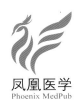

凤凰医学
Phoenix MedPub

# 皮肤病理学

## Textbook of
## Dermatopathology

王 雷 著

U0332183

江苏凤凰科学技术出版社 ·南京

**图书在版编目（CIP）数据**

皮肤病理学／王雷著．－－南京：江苏凤凰科学技术出版社，2021.6（2022.5 重印）
ISBN 978-7-5713-1888-8

Ⅰ．①皮…　Ⅱ．①王…　Ⅲ．①皮肤病学－病理学　Ⅳ．① R751.02

中国版本图书馆 CIP 数据核字（2021）第 078763 号

**皮肤病理学**

| | | |
|---|---|---|
| **著　　　者** | 王　雷 | |
| **策　　　划** | 傅永红 | |
| **责 任 编 辑** | 杨　淮　程春林 | |
| **责 任 校 对** | 仲　敏 | |
| **责 任 监 制** | 刘文洋 | |

| | |
|---|---|
| **出 版 发 行** | 江苏凤凰科学技术出版社 |
| **出版社地址** | 南京市湖南路 1 号 A 楼，邮编：210009 |
| **出版社网址** | http://www.pspress.cn |
| **印　　　刷** | 徐州绪权印刷有限公司 |

| | |
|---|---|
| **开　　　本** | 889 mm×1194 mm　1/16 |
| **印　　　张** | 44.5 |
| **插　　　页** | 4 |
| **字　　　数** | 900 000 |
| **版　　　次** | 2021 年 6 月第 1 版 |
| **印　　　次** | 2022 年 5 月第 2 次印刷 |

| | |
|---|---|
| **标 准 书 号** | ISBN 978-7-5713-1888-8 |
| **定　　　价** | 398.00 元（精） |

图书如有印装质量问题，可随时向我社印务部调换。

谨以此书向刘玉峰教授、高天文教授和王刚教授致敬！正是因为近20年来三位老师的悉心指导、关心和爱护，我才能在皮肤病理专业上取得一点微不足道的成绩。三位老师的学术水平和人格魅力让我敬仰，是我终生学习的榜样！

# 著者简介（About the Author）

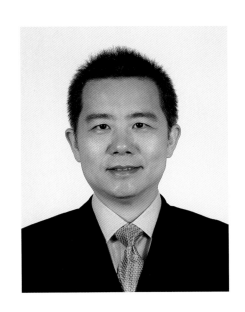

　　王　雷　医学博士，副主任医师、副教授，湖北省黄冈市团风县人。1997年考入第四军医大学临床七年制专业，2002年获得临床医学学士学位，2004年在刘玉峰和王刚两位教授指导下获得皮肤病与性病学硕士学位，2007年在刘玉峰教授指导下获得皮肤病与性病学博士学位。2002年开始在高天文教授指导下学习皮肤病理学，2010年5~11月份在日本札幌皮肤病理研究所木村铁宣医师指导下进修皮肤病理。目前任空军军医大学西京皮肤医院（西京医院皮肤科）副主任，负责西京皮肤医院皮肤病理诊断、进修医师带教、皮肤病理亚专业进修医师带教和皮肤科住院医师规范化培训工作。在皮肤病理领域发表英文论文30篇，和高天文教授、廖文俊教授共同主编《实用皮肤组织病理学》（第2版），具有丰富的皮肤病理诊断经验。

# 序 (Foreword)

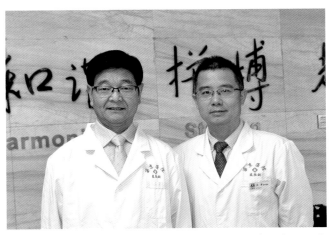

2020 年高天文教授和王雷副教授在发表巴拉姆希阿米巴感染
（外伤后致死性阿米巴肉芽肿）英文论文后合影

皮肤病理不仅对皮肤病的诊断有重要价值，而且对了解疾病的发生、发展、转归，机体的全身状态以及对治疗方法的选择均有重要意义。目前皮肤科医师已经意识到皮肤病理诊断水平对个人和科室临床水平有着非常大的影响，最新的皮肤科住院医师规范化培训细则也已经把皮肤病理作为必备的培训和考核内容。中国皮肤病理学专业近 20 年发展迅猛并形成了一定的国际影响力，近年来有多部皮肤病理学专著、译著陆续在国内出版，推动了我国皮肤病理学的普及和提高。

王雷医师于 2002 年进入西京医院皮肤科学习并在我的指导下开始进行皮肤病理学培训，现已成为国内知名的中青年皮肤病理学专家。目前，他已经在国际期刊上发表了 30 余篇临床研究论文，参与撰写了多部皮肤病学和皮肤病理学著作。本书是王雷医师近 20 年皮肤病理工作经验的总结，我于 2020 年底收到他发给我的书稿，阅读后总结本书有以下特点：

一、内容深度适中，适合初级、中级皮肤科医师、对皮肤病理感兴趣的病理医师，以及参加住院医师规范化培训的皮肤科医师系统学习。

二、本书由王雷医师独立完成，这种情况在国内以往的皮肤病理学专著中并不多见。全书写作风格前后统一，简明扼要，图片丰富，可读性强。

三、本书包括 37 个章节，基本涵盖了皮肤病理学的主要知识点，对相关疾病的临床和病理特点总结精炼，要点突出。

四、本书的图片质量代表了国内最高水平，绝大多数病种均按照临床和病理低倍镜、中倍镜、高倍镜逐渐展示，图片排列合理，利于学习，尤其有利于对皮肤科临床缺乏了解的大病理医师学习。

我将此书推荐给广大住院医师、皮肤科医师和病理科医师，希望本书的出版能对我国皮肤病理学继续教育和住院医师规范化培训起到很好的促进作用。

高天文

2021 年 3 月

# 前言（Preface）

　　这本书献给广大青年皮肤科医师和对皮肤病理感兴趣的病理科医师。

　　2002 年，在我上研究生选择临床专业的时候，师兄李巍带我走进了刘玉峰教授的办公室，从此我非常有幸成为了刘玉峰教授的学生。当天师兄还带我去了高天文主任的办公室，高教授送给我 3 本书，一本影印版的 *Andrews' Diseases of the Skin*，一本影印版的 *Dermatopathology*，和一本他自己主编的《现代皮肤组织病理学》，自此以后我对皮肤病理学产生了浓厚的兴趣。进入西京医院皮肤科的第一天我就被两位老师的人格魅力深深地吸引，心情十分激动，我把书捧回宿舍后爱不释手，认真学习、研读。直到现在我还保留着这 3 本书，其中《现代皮肤组织病理学》都被我翻得残缺不全了。

　　研究生期间对我产生巨大影响的一位皮肤病理专家是 A. Bernard Ackerman 教授。当我第一次从高天文教授那里看到 *Histological Diagnosis of Inflammatory Skin Diseases*（第 2 版）时，感觉像是突然打开了一扇窗，发现皮肤病理还可以这样学。我非常渴望能有机会亲自向 Ackerman 教授学习，但 2008 年 Ackerman 教授因突发心脏病逝世，我的这个梦想无法实现了。非常幸运的是，我在 2008 年杭州举办的中日皮肤科会议上认识了日本札幌皮肤病理研究所的木村铁宣先生，他是 Ackerman 教授的学生和忠实粉丝。在他的帮助下，我于 2010 年到日本札幌学习了 6 个月，在那段时间里我阅读了大量的皮肤病理学专业书籍，看了大量的皮肤病理切片，同时也深刻体会到了日本人严谨的治学态度和一丝不苟的工匠精神。

　　至今，我从事皮肤病理学专业已经 19 年，在显微镜下看了约 20 万张皮肤病理切片，从一无所知的懵懂学生成长为在此领域有一定水准的专科大夫。在我 40 岁的时候，我特别想按照自己的想法写一本通俗易懂的皮肤病理学教材。让我下定决心付诸实施的另一个原因是木村铁宣医师和日本北海道大学皮肤科清水宏教授的鼓励。木村铁宣老师经常鼓励我成为一名专业的皮肤病理医师。我在札幌学习的时候每周去北海道大学皮肤科参加 CPC 学习，并有几次机会与清水宏教授在工作餐时交谈。清水宏教授利用挤出来的闲暇时间独立完成了一本广受日本皮肤科医师欢迎的 *Shimizu's Textbook of Dermatology*。我想我应该也能像清水宏教授一样，独立完成《皮肤病理学》的写作。

　　我在本书写作的过程中试图做到以下几点：

　　**临床结合病理**　书中所涉及的绝大多数病种都采用了临床和病理相结合的方式。皮肤科临床照片实质上就是病理学中的大体病理（gross pathology），对于炎症和肿瘤性皮肤病都有非常重要的诊断价值。本书所描述的绝大多数病种都按照临床和病理低倍镜、中倍镜、高倍镜的形式展示，必要时还补充有免疫组化、免疫荧光等结果。这样的编排方式能让皮肤科医师和病理科医师从大体到细节逐层递进，更好地掌握疾病的临床和病理特点。

　　**语言精炼**　我在写作中试图用最精炼的文字和个人经验对疾病的临床、病理特点和诊断要点进行总结，以便于初级医师能更好地掌握疾病的临床和病理特点。因为简洁的需要和个人能力有限，本书列出部分的参考文献。如果读者对某一疾病特别关注，可以在PubMed或互联网上很方便地找到该疾病的相关文献。

**图片精美** 临床照片和病理切片质量反映了皮肤科临床和皮肤病理实验室的管理和诊断水平。本书力求保证每一幅图的高清品质，以便于读者能更好地通过看图识病的方式来掌握疾病临床和病理特点。感谢数字病理技术的普及，本书中用到的绝大多数病理图片都来自数字化病理切片。

**重点突出** 本书不是一本皮肤病理百科全书，试图从本书中找到所有皮肤病的诊断是不可能的。我在写作的过程中尽可能地囊括了临床中常见的皮肤病，同时也放弃了一些罕见的，以及病理特征不鲜明的病种。除了对疾病的描述之外，我更想向读者传递的是一种方法，即任何皮肤疾病的诊断都是既要注重大体，也要注重细节。病理对于很多疾病的诊断是必要的，但病理同样也属于一孔之见，有一定的局限性，在很多情况下并不是诊断的金标准。对于很多疾病而言，对患者整体情况的掌握显得非常重要。

衷心感谢刘玉峰教授、高天文教授和王刚教授对我的悉心教育和培养，站在老师们的肩膀之上，我才能站得更高，看得更远。在我近20年的成长过程中在学习、工作和生活诸方面都得到了三位老师的关心和爱护，我感觉非常幸运。高天文教授不仅是我皮肤病理专业上的启蒙老师，更是在工作、生活等诸多方面给予我莫大的关爱。当我告诉高教授我想出版这本图书的时候，高教授很快联系了江苏凤凰科学技术出版社。高教授对我个人的恩情我无法用言语表达，唯有更加努力地工作来回报他对我的培养。

感谢西京医院皮肤科全体老师和同事给予我的帮助，因为有西京医院皮肤科这个平台，我才能更好地完成这个工作。感谢我的日本老师木村铁宣先生给我提供去札幌学习的机会，鼓励我成为一名专业的皮肤病理医师，并为本书提供了部分典型的病理资料。感谢重庆市第一人民医院余音医师、上海交通大学医学院附属瑞金医院赵肖庆医师、上海市皮肤病医院陈佳医师提供了部分典型临床和病理资料。西京医院皮肤科皮肤病理中心的于梅红、李娜、王怡、林巧珍等诸位技师为制作高质量的病理切片付出了艰辛劳动，成都医学院第一附属医院宋黎医师对文稿进行了多轮校对，江苏凤凰科学技术出版社为本书的出版做了大量的工作，在此向诸位老师和朋友表示衷心的感谢！

最后，感谢我的家人对我的支持和鼓励！你们是我前进的动力所在！

一个人独自完成这本书的写作对于我来说是一个非常巨大的挑战，如果不是因为热爱，这本书的出版将遥遥无期。近两年来因为编写本书，我放弃了很多其他的工作，较少参加各种学术会议，也很少有学术论文发表。在写作的过程中要查阅很多文献，需要大量的知识储备和更新。在整理图片的时候要做海量的筛选、图像采集和后期处理。但是也只有一个人独立去工作，才能更好地掌控好这本书的写作内容和深度，保持我个人的写作风格。在编写的早期我雄心勃勃，中间则处于长时间的焦躁、沮丧和抑郁状态，完成后又感觉不是很完美。2020年，在新型冠状病毒疫情的影响下，线下的出差、学术会议等都暂停了，因此也给了我充裕的时间来完成这项工作。衷心希望这本书能够被广大青年皮肤科医师以及对皮肤病理感兴趣的病理科医师认可。我深知个人水平有限，书中仍有很多不足之处，恳请同道师友批评指正，以期再版时修正完善。

王雷

2021年3月于西京医院

# 目录（Contents）

## 皮肤肿瘤

## 索 引

# 1. 皮肤组织学 (Histology of Skin)

**目 录**

皮肤由表皮、真皮和皮下脂肪层构成，不同部位的皮肤表皮、真皮和皮下脂肪层厚度有明显差异（图 1.1）。

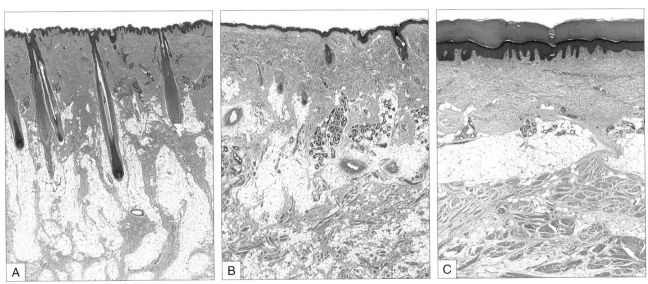

图 1.1　**正常皮肤**。A. 头皮，毛囊深达皮下脂肪层；B. 面部，来自老年人，有明显胶原嗜碱性变和细小的毛囊；C. 足底，呈显著角化过度

## 表皮 (epidermis)

主要由角质形成细胞组成，由底部往上依次为基底层、棘层、颗粒层和角质层。角质形成细胞在向上分化的过程中细胞质逐渐丰富，最后完全角化。角质形成细胞之间由桥粒连接，正常情况下不易观察，出现海绵水肿时可见到明显的桥粒（图 1.2）。表皮内还有其他细胞成分，包括朗格汉斯细胞、黑素细胞、Merkel 细胞和具有部位特异性的 Toker 细胞。

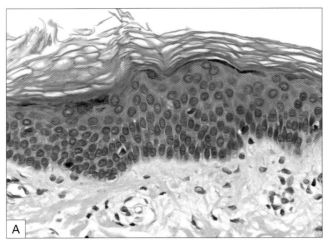 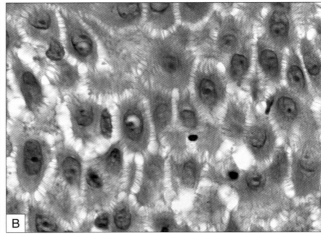

图 1.2　表皮。A. 正常表皮；B. 表皮海绵水肿，可见细胞间桥粒

　　朗格汉斯细胞 (Langerhans cell)　位于表皮棘层，细胞周围有轻度空晕，光镜下不易观察，免疫组化染色可见到表皮内散在分布的树突状朗格汉斯细胞（图 1.3）。

　　黑素细胞 (melanocyte)　分布于表皮基底层和毛囊球部，因缺乏角蛋白细胞骨架，在组织脱水过程中发生收缩，表现为胞浆空泡化的透明细胞。免疫组化染色可显示皮肤基底层均匀分布的黑素细胞。毛囊球部的黑素细胞呈双极性，色素重，其形态往往不容易辨认（图 1.4）。

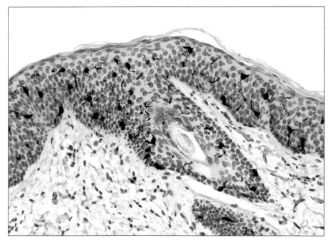 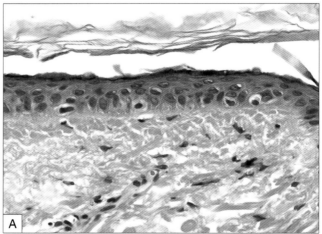

图 1.3　朗格汉斯细胞。CD207 染色显示有明显树突的朗格汉斯细胞

图 1.4　黑素细胞。A. 基底层散在分布的黑素细胞，胞浆有明显空晕

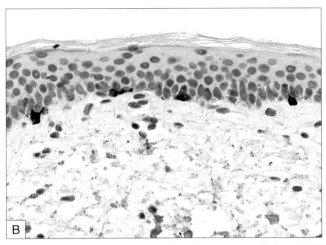

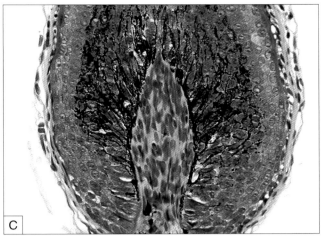

图 1.4 黑素细胞（续）。B. 基底层 Melan-A 染色阳性的黑素细胞；C. 毛囊球部黑素细胞，色素明显，不易辨认

Merkel 细胞 (Merkel cell) 正常组织分布较少，免疫组化染色可以标记表皮基底层散在分布的 Merkel 细胞（图 1.5）。

Toker 细胞 (Toker cell) 主要分布于乳头、乳晕和外阴等部位的皮肤，常规苏木精 – 伊红（HE）染色不易辨认，CK7 染色可检测到在这些部位的表皮内有散在分布的 Toker 细胞。Toker 细胞被认为是乳房外 Paget 病和少数乳房 Paget 病的起源细胞（图 1.6）。

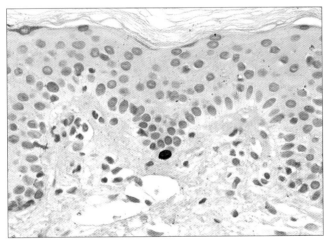

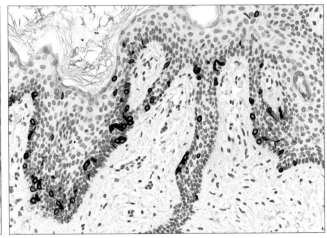

图 1.5 Merkel 细胞。CK20 染色显示表皮基底层阳性的 Merkel 细胞

图 1.6 Toker 细胞。CK7 染色显示乳头部位皮肤分布的 Toker 细胞。本标本来自副乳

## 基底膜带 (basement membrane zone)

即真表皮连接，切片上显示为真表皮之间的带状结构，通过 PAS 染色或 Ⅳ 型胶原免疫组化染色可显示（图 1.7）。超微结构下基底膜带可区分为胞膜层、透明层、致密层和致密下层。基底膜带的异常与遗传性和自身免疫性疱病、结缔组织病的发生有密切关系。

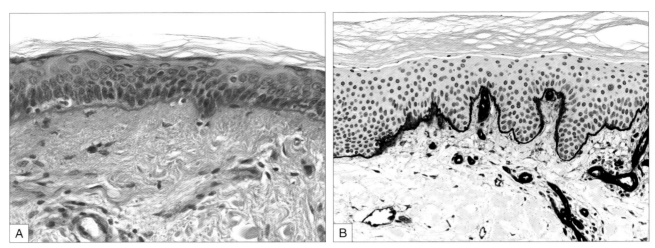

图 1.7　基底膜带。A. PAS 染色显示基底膜带；B. IV 型胶原染色显示基底膜带和血管阳性

## 真皮 (dermis)

　　表皮下以胶原为主要成分的组织结构，分为乳头层和网状层。二者之间无严格的界线，其中乳头层胶原更为纤细。不同部位的真皮厚度不一。真皮内的主要结构包括胶原纤维、弹力纤维、网状纤维、血管、淋巴管和神经等。

　　胶原纤维 (collagen fiber)　由纤维细胞合成产生，HE 染色呈现鲜亮的红色，乳头层胶原纤维相对纤细，染色略淡，网状层胶原纤维相对粗大（图 1.8）。

　　弹力纤维 (elastic fiber)　主要分布于胶原间和血管壁，HE 染色不易观察，弹力纤维染色显示真皮乳头层弹力纤维纤细，垂直于表皮排列，网状层弹力纤维略粗，平行于表皮分布（图 1.9）。

　　网状纤维 (reticular fiber)　属于特殊的胶原纤维，需特殊染色才能显示，在皮肤病理诊断中很少使用。

　　血管 (blood vessel)　真皮及皮下组织内有丰富的血管网，形成立体性分布的浅丛和深丛，包括大量的毛细血管和直径大小不一的动脉、静脉。通常动脉管壁较厚，有连续的肌层，静脉管壁较薄，肌层不连续。依据管壁的厚度不能区分动脉和静脉，弹力纤维染色可见动脉有完整的内弹力膜，静脉仅显示肌层间稀疏的弹力纤维（图 1.10）。

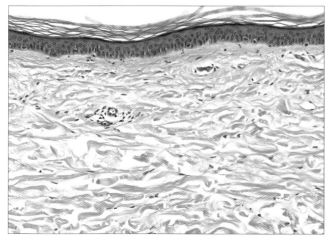

图 1.8　胶原纤维。真皮主要由胶原组成，呈鲜亮的红色

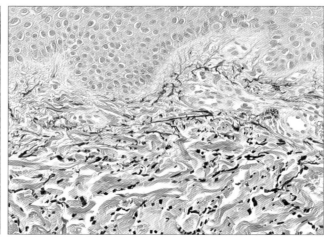

图 1.9　弹力纤维。正常皮肤弹力纤维分布

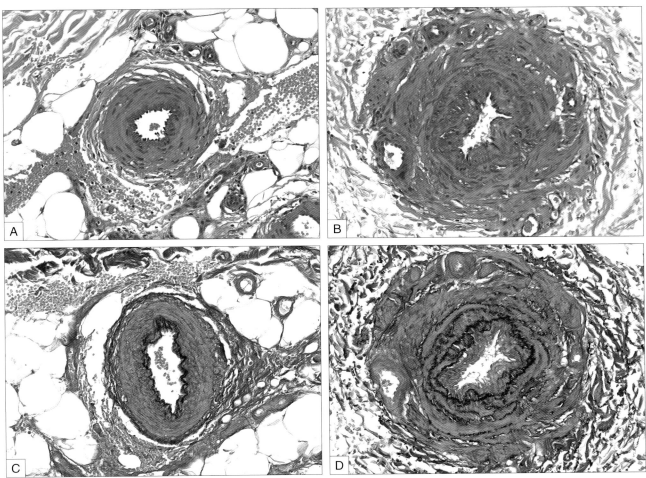

图 1.10　**动脉和静脉**。A. 通常动脉管壁较厚，有连续的肌层；B. 静脉管壁肌层不连续，但 HE 染色有时不易区分；C. 弹力纤维染色显示动脉管壁有明显的内弹力膜，肌层间无明显弹力纤维分布；D. 静脉管壁缺乏内弹力膜，肌层内有散在分布的弹力纤维

　　**淋巴管 (lymphatic vessel)**　真皮内的淋巴管不易和毛细血管区分，免疫组化染色如 D2-40、Prox1 等是淋巴管分化的标志（图 1.11）。

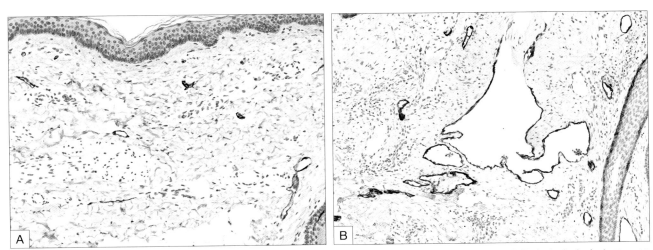

图 1.11　**淋巴管**。A. 正常皮肤真皮内散在分布的 D2-40 阳性的淋巴管；B. 获得性淋巴管扩张患者真皮内 D2-40 阳性的扩张淋巴管

神经 (nerve)　包括小的外周神经、触觉小体和压觉小体。①外周神经：核心是神经轴突和包绕轴突的施万细胞，最外侧由神经束膜细胞包绕（图 1.12）。②触觉小体：是以掌跖，尤其是指腹分布为主的感受器，位于真皮乳头层，椭圆状，垂直于表皮分布，由施万细胞呈扁平状平行排列包绕神经轴突末梢所形成（图 1.13）。③压觉小体：是位于掌跖部位真皮深部或脂肪间隔的环状结构，中央为神经轴突和包绕神经轴突的施万细胞，周围由多层扁平的神经束膜细胞呈洋葱皮样环状包绕（图 1.14）。

平滑肌 (smooth muscle)　皮肤的平滑肌主要包括立毛肌、阴囊平滑肌、乳晕部位和血管壁的平滑肌。立毛肌表现为真皮内与毛囊隆突部位相连的嗜伊红染色细胞条索，细胞有杆状核（图 1.15）。血管球是位于肢端的特殊结构，属于特殊类型的平滑肌细胞，球细胞通常呈圆形（图 1.16）。

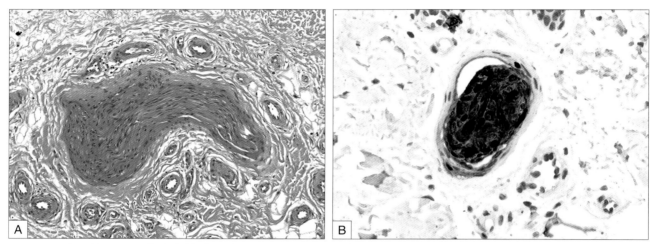

图 1.12　**外周神经**。A. 真皮内的外周神经，主要由施万细胞组成，周围有神经束膜细胞；B. S100 阳性的施万细胞

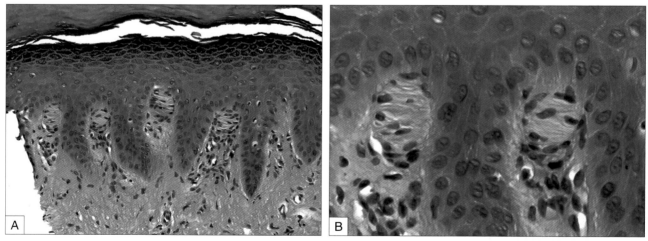

图 1.13　**触觉小体**。A. 指尖皮肤真皮乳头层的触觉小体；B. 触觉小体由层状排列的施万细胞组成

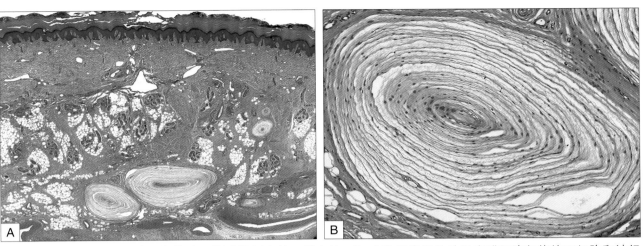

图 1.14　压觉小体。A. 掌跖部位皮下脂肪间隔内的压觉小体；B. 由数层扁平的神经束膜细胞包绕施万细胞和神经轴突组成

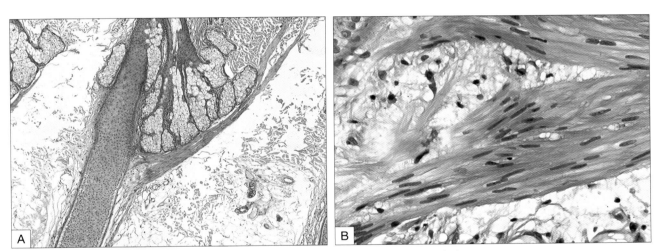

图 1.15　立毛肌。A、B. 真皮内立毛肌结构，细胞具有杆状细胞核和嗜酸性胞浆

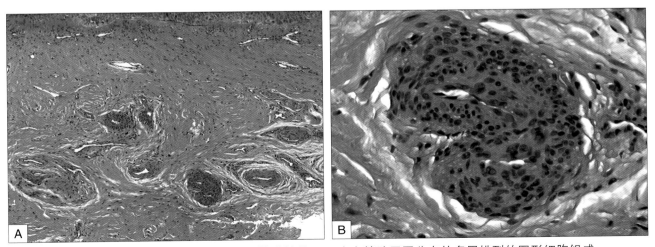

图 1.16　血管球。A. 甲床下真皮内分布的血管球结构；B. 由血管腔周围分布的多层排列的圆形细胞组成

横纹肌 (striated muscle)　皮肤的横纹肌主要是面部表情肌、嘴唇等部位的横纹肌以及掌跖部位深切后所见到的横纹肌。横纹肌细胞具有明显的嗜酸性胞浆和横纹，数个细胞核位于周边（图 1.17）。

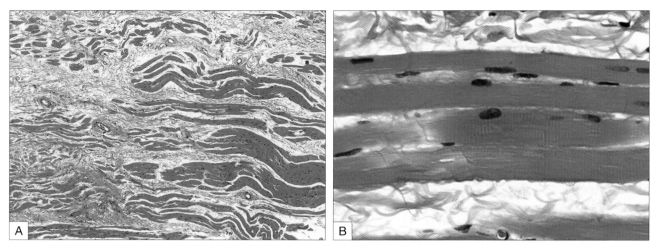

图 1.17　**横纹肌，面部表情肌。**A. 真皮内散在分布的呈嗜酸性染色的横纹肌。B. 可见明显的横纹

## 皮下组织 (subcutaneous tissue)

　　由脂肪细胞形成的脂肪小叶以及与真皮深部相连的纤维组织形成的脂肪间隔所组成。脂肪细胞的脂质在制片过程中被溶解，在 HE 染色下表现为空泡状结构，无明显细胞核（图 1.18）。皮下脂肪内也含有血管、神经等结构。

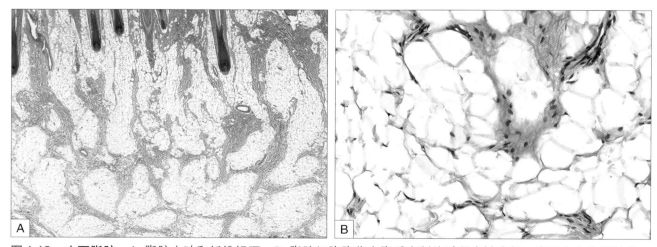

图 1.18　**皮下脂肪。**A. 脂肪小叶和纤维间隔；B. 脂肪细胞胞浆内脂质在制片过程中被溶解，表现为空泡样结构，细胞核不可见

## 皮肤附属器 (cutaneous appendages)

皮肤附属器包括毛囊、皮脂腺、顶泌汗腺（大汗腺）、外泌汗腺（小汗腺）以及甲单位。

毛囊 (hair follicle)　包括毛囊上皮和毛干。毛干依据直径大小分为终毛和毳毛，以及位于二者之间的中间毛。终毛直径一般大于 0.06mm，毳毛直径一般小于 0.03mm。终毛毛囊深达皮下脂肪，而毳毛毛囊位于真皮内（图 1.19）。毛囊具有生长周期，包括生长期、退行期和休止期（图 1.20）。正常人约 85% 以上毛囊处于生长期，小于 15% 毛囊处于休止期，退行期为二者之间的中间状态，比例最少。

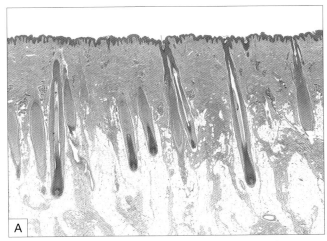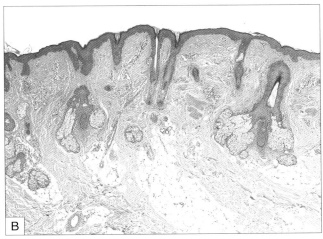

图 1.19　毛囊。A.终毛毛囊直径较大，达皮下脂肪层；B.毳毛毛囊直径较小，位于真皮内

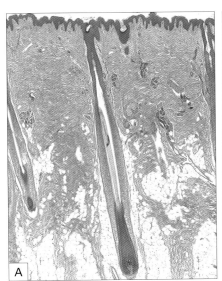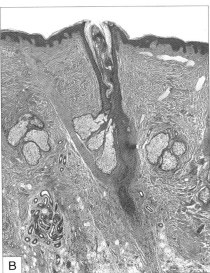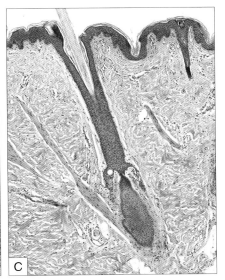

图 1.20　毛囊生长周期。A.生长期；B.退行期；C.休止期

　　毛囊与表皮相连，从上往下依次是毛囊漏斗部、峡部、茎部和球部。毛囊漏斗部与峡部的分界线为皮脂腺开口，毛囊漏斗部的特征与表皮层类似，均包含基底层、棘层、颗粒层和角质层，但是无表皮突。毛囊峡部为一段相对狭窄的区域，峡部与茎部的分界点为立毛肌附着点，即毛囊隆突部位。毛囊隆突被认为是毛囊干细胞所在部位。毛囊峡部外侧基底层细胞在向内侧分化的过程中胞浆逐渐红染，最内层细胞缺乏颗粒层，最后形成一层很薄的强嗜酸性染色的角质层。毛囊内鞘则呈灰色，在毛囊峡部消失。毛囊茎部与球部的分界点为毛髓质从有核细胞到完全角化性毛干的分界点（Adamson's fringe）。毛囊茎部由外向内由多层细胞组成，最外侧细胞呈栅栏状排列，细胞核远离基底膜带，细胞胞浆淡染，最内侧为灰色的毛囊内鞘及毛干。毛囊球部的最下方是毛球，主要由毛母质细胞和黑素细胞组成，毛球的基底部位是特殊的成纤维细胞形成的毛乳头，内含丰富的毛细血管和神经。毛囊各个部位从组织学结构上是相互延续的，如茎部下端的细胞形态与球部上端的细胞形态相延续（图1.21～图1.25）。

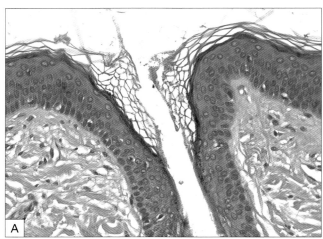
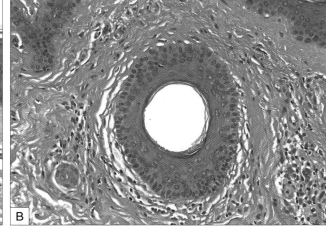

图1.21　**毛囊漏斗部**。A. 有明显的颗粒层；B. 横切面

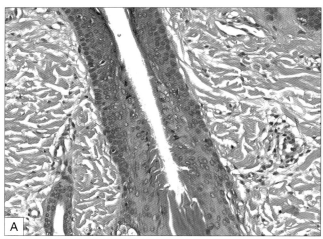
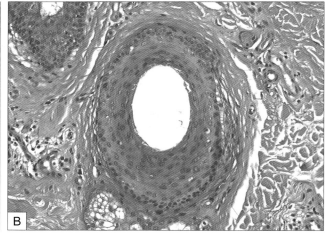

图1.22　**毛囊峡部**。A. 有显著的嗜酸性角化现象；B. 横切面

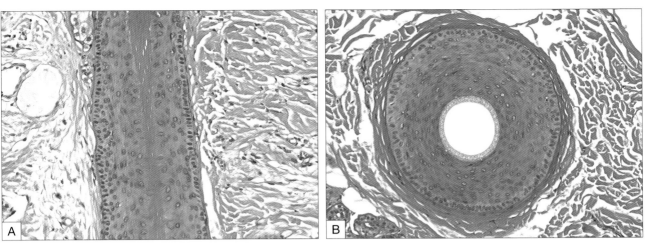

图1.23 毛囊茎部上段。A. 与峡部相延续，内层为略呈灰色的内鞘角化，可见基底层细胞呈栅栏状排列；B. 横切面

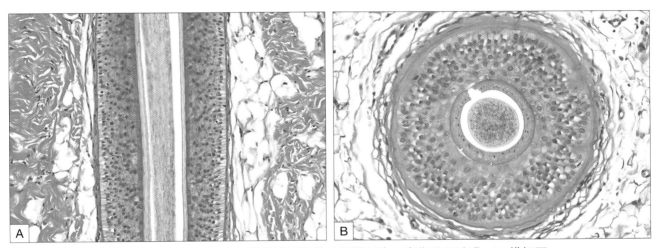

图1.24 毛囊茎部下段近球部。A. 可见栅栏状排列的外毛根鞘细胞，胞浆明显透明；B. 横切面

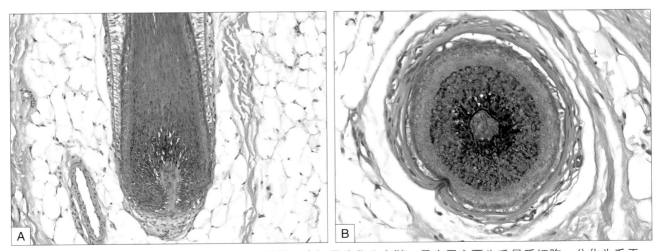

图1.25 毛囊球部。A. 最外层细胞分化为毛外鞘，中间层分化为内鞘，最内层主要为毛母质细胞，分化为毛干，毛乳头属于真皮成分，位于毛囊正中央，被毛母质细胞包绕；B. 横切面

　　**皮脂腺 (sebaceous gland)**　　开口于毛囊漏斗部和峡部交界处，少数情况下直接开口于表皮。皮脂腺包含导管和腺体。皮脂腺导管内有嗜酸性角化物质，在一些皮脂腺肿瘤中皮脂腺导管常形成一层嗜酸性护膜，是鉴定皮脂腺分化的重要线索。皮脂腺腺体由皮脂腺细胞组成，中央部分为成熟皮脂腺细胞，含有泡状脂质，细胞核因受到脂质挤压而呈多角形。腺体最外周则是未分化成熟的皮脂腺细胞，类似基底样细胞的形态（图 1.26）。皮脂腺受雄激素影响，在青春期前和老年后皮脂腺发生退化，形成蔓套 (mantle) 结构（图 1.27）。

　　**顶泌汗腺 (apocrine gland)**　　开口于毛囊漏斗部，出生后在大多数部位退化，但仍可见于腋下、外阴等部位。顶泌汗腺分为导管部和分泌部，分泌部的管腔相比外泌汗腺要大，其标志性的特点是顶浆分泌。顶泌汗腺和外泌汗腺的肿瘤在起源上很难区分，如能找到顶浆分泌，即可判断为顶泌汗腺肿瘤，如无法找到顶浆分泌，则可能是顶泌汗腺起源或外泌汗腺起源（图 1.28）。

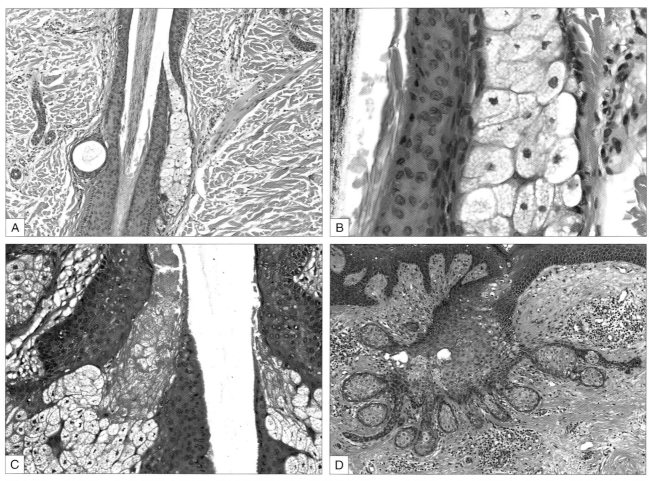

**图 1.26　皮脂腺**。A. 皮脂腺小叶开口于毛囊漏斗部与峡部连接处；B. 皮脂腺小叶由周围嗜碱性的皮脂腺生发细胞和中央成熟的皮脂腺细胞组成；C. 皮脂腺小叶通过皮脂腺导管开口于毛囊，导管部位常有嗜酸性角化物质；D. 一个毛囊周围常有多个皮脂腺小叶（图 D 来自皮脂腺痣）

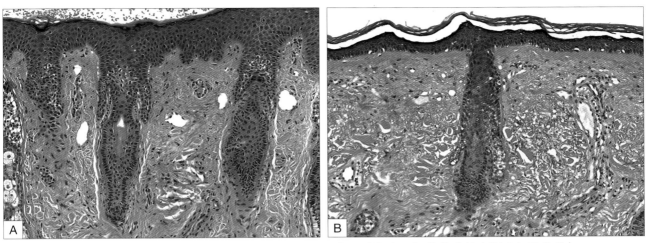

图1.27　**皮脂腺蔓套**。A. 退化的皮脂腺形成蔓套结构；B. 蔓套结构出现轻微的成熟皮脂腺细胞分化

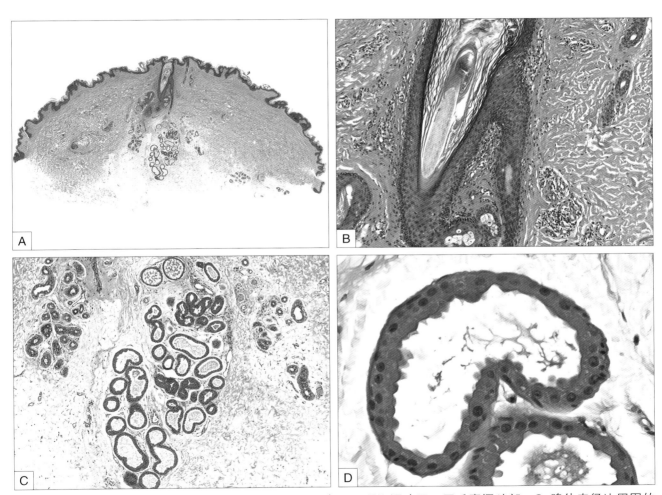

图1.28　**顶泌汗腺**。A. 真皮深部与毛囊相连的顶泌汗腺；B. 顶泌汗腺开口于毛囊漏斗部；C. 腺体直径比周围的汗腺大；D. 腺体有明显的嗜酸性胞浆和顶浆分泌现象，周围有扁平的肌上皮细胞

外泌汗腺 (eccrine gland)　分布于全身，以掌跖部位最多见。外泌汗腺直接开口于表皮，可分为表皮内螺旋导管、真皮内直行导管、皮下脂肪浅层蟠形导管和汗腺分泌部。外泌汗腺分泌部细胞内含有透明化胞浆，周围有肌上皮细胞（图1.29）。

甲单位 (nail unit)　包括甲板、形成甲板的甲上皮及周围的附属组织。甲的生发中心为甲母质，为多层嗜碱性染色的细胞，往上、往前逐渐分化过程中细胞核逐渐变小，胞浆逐渐红染，最后形成致密的甲板。甲母质的后端为近端甲襞，与表皮结构类似，有颗粒层，但无表皮突。甲母质的前端为甲床，甲床上皮细胞胞浆略丰富，无颗粒层。最近的观点认为甲床上皮仅作为支撑，不参与甲板的形成。甲床前端为甲下皮，与指腹部的皮肤相延续（图1.30）。

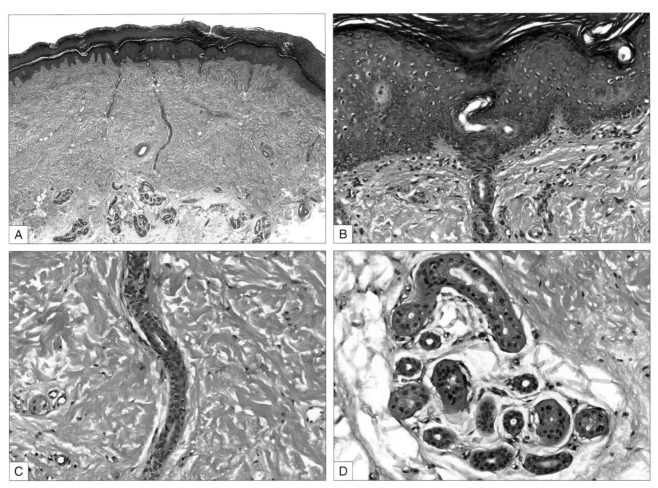

图1.29　外泌汗腺。A.掌跖部位的外泌汗腺；B.表皮内的螺旋状汗腺导管；C.真皮内直行汗腺导管；D.皮下脂肪浅层的蟠形导管和与之相邻的汗腺分泌部

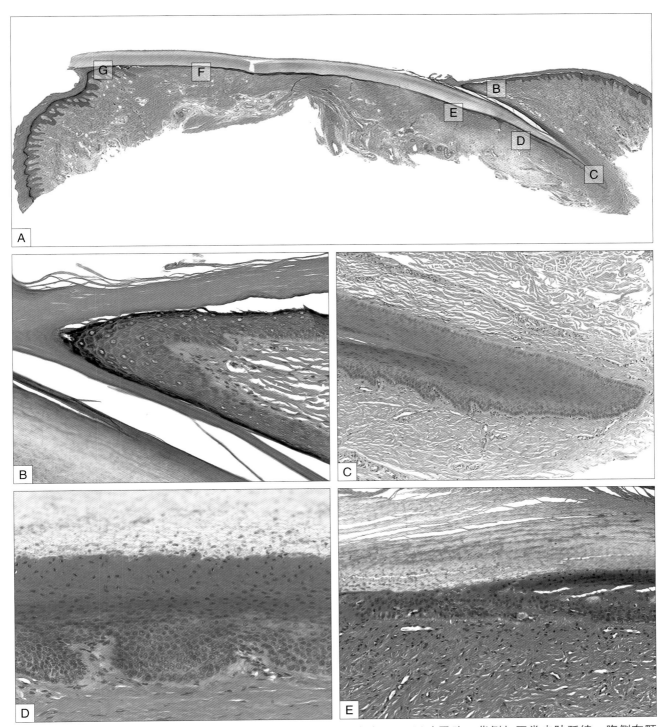

图 1.30　甲单位。A. 甲单位包括甲板、甲上皮和周围的附属组织；B. 近端甲襞，背侧与正常皮肤延续，腹侧有颗粒层，但无表皮突；C. 甲母质与甲襞的交界处，二者之间无明显的分界线；D. 甲母质上皮由嗜碱性的甲母质细胞组成，逐渐过渡为胞浆嗜酸性的细胞，最后突然角化，形成致密甲板；E. 甲母质前端与甲床交界部位，甲床缺乏过渡性的胞浆嗜酸性的细胞

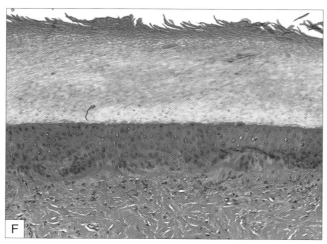
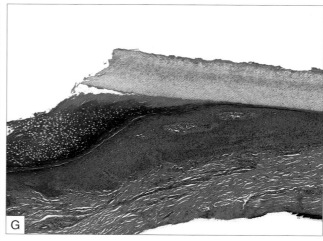

图 1.30　甲单位（续）。F. 甲床上皮为鳞状上皮，无颗粒层，其上方为致密的甲板；G. 甲下皮与甲床为延续性结构

## 特殊部位皮肤和黏膜的结构
(histology of skin of special sites and mucous membrane)

　　头皮 (scalp)　具有大而深在的毛囊，深达皮下脂肪层（图 1.1A）。

　　眼睑 (eyelid)　睑结膜和眼睑部位的皮肤是延续性的，区别在于眼睑无颗粒层，同时眼睑上皮内有特征性的胞浆嗜碱性的杯状细胞，近球结膜部位眼睑上皮呈不规则状，杯状细胞增多。眼睑内还含有皮脂腺、顶泌汗腺、横纹肌等结构（图 1.31）。

　　鼻 (nose)　含有非常丰富的毛囊皮脂腺组织（图 1.32）。

　　耳郭 (auricle)　含有大量毳毛毛囊，其下有耳郭软骨（图 1.33）。

　　面部 (face)　额部常含有较多的皮脂腺组织，面颊常含有较多毳毛。因光老化，老年人面部常有不同程度的胶原嗜碱性变（图 1.34）。

　　口唇 (lip)　唇红与表皮延续，缺乏颗粒层，胞浆内出现透明糖原，颊黏膜上皮内糖原逐渐增多，有时在真皮内可见唾液腺（图 1.35）。

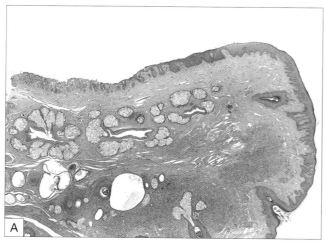
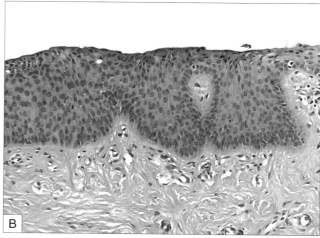

图 1.31　眼睑。A. 睑结膜与睑缘皮肤相连，眼睑部位有皮脂腺、顶泌汗腺等结构；B. 眼睑结膜为多层鳞状上皮，含有杯状细胞（此标本来自眼睑部位色素痣，可见真皮内痣细胞）

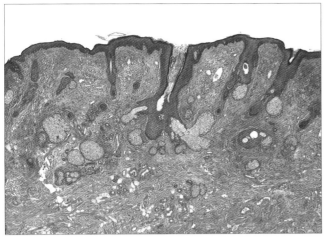

图1.32 鼻。有非常丰富的毛囊皮脂腺组织

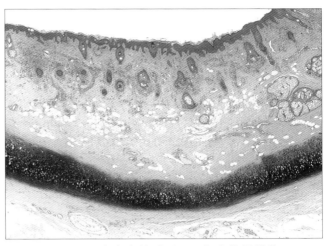

图1.33 耳郭。有丰富的毳毛，深部有软骨结构

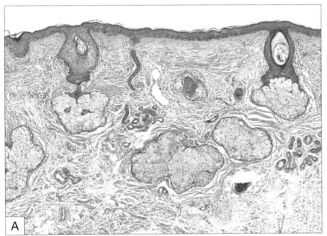

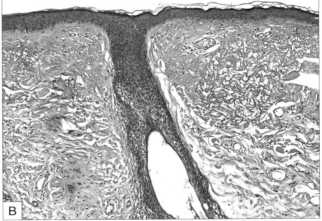

图1.34 面部。A. 额部有丰富的皮脂腺；B. 面部曝光部位有胶原嗜碱性变

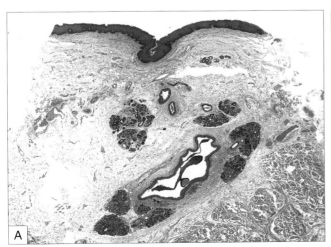

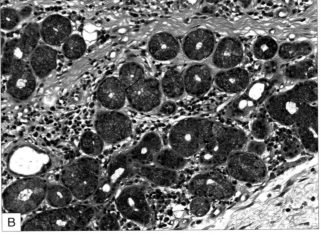

图1.35 口唇。A. 口唇黏膜为复层鳞状上皮结构，缺乏颗粒层；B. 真皮内嗜碱性的唾液腺腺体

腋下 (axilla)　有大量的顶泌汗腺和外泌汗腺（图 1.36）。

乳头 (nipple)　含有乳腺组织，表皮基底层色素明显，真皮内有平滑肌结构（图 1.37）。

背部 (back)　真皮层肥厚，胶原粗大致密（图 1.38）。

龟头 (glans penis)　角质层不明显，表皮薄，深部真皮内含有海绵状扩张的血管（图 1.39）。

阴囊 (scrotum)　表皮不规则，真皮内有散在分布的平滑肌（图 1.40）。

阴唇和阴道黏膜 (the labia and vaginal mucosa)　阴唇黏膜类似口唇部位黏膜特点，含有丰富的糖原，阴道壁上可见前庭小腺腺体结构（图 1.41）。

外阴肛周乳腺样腺体 (anogenital mammary-like glands)　在外阴、肛周等部位可见腺样结构，分为导管和腺体。导管部分开口于表皮，其周围可见 Toker 细胞分布。腺体在真皮内，部分腺体类似顶泌汗腺结构，部分腺体形成乳头状增生，类似乳腺小叶结构（图 1.42）。外阴肛周乳腺样腺体是一些部位特异性肿瘤（如外阴乳头状腺瘤）的起源。

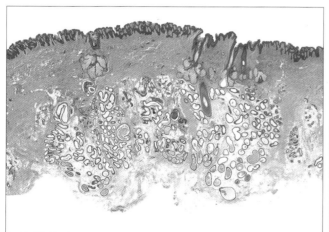

图 1.36　腋下。可见大量顶泌汗腺和外泌汗腺

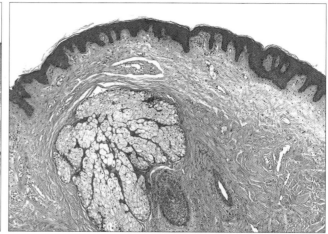

图 1.37　乳头。基底层色素增加，真皮内有平滑肌

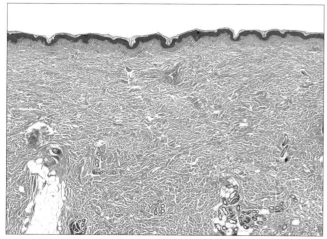

图 1.38　背部。真皮厚，附属器结构少

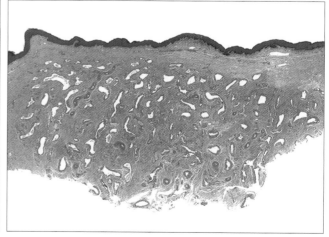

图 1.39　龟头。表皮薄，真皮内有扩张的海绵状血管

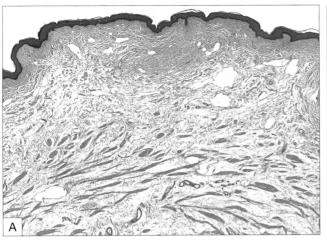
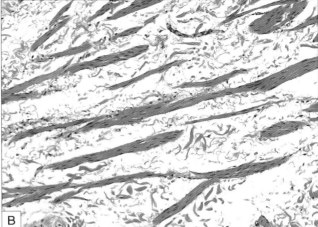

图1.40 阴囊。A、B.可见真皮深部散在分布的平滑肌

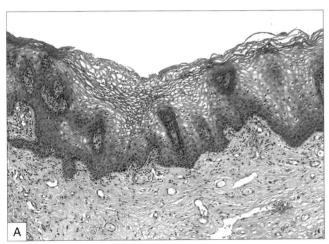
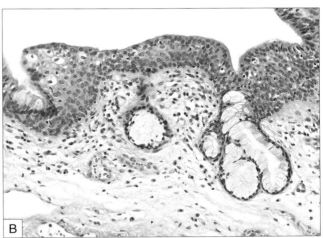

图1.41 阴唇和阴道黏膜。A.阴唇黏膜为复层鳞状上皮，胞浆含有丰富的糖原；B.阴道壁可有腺样结构，为前庭小腺

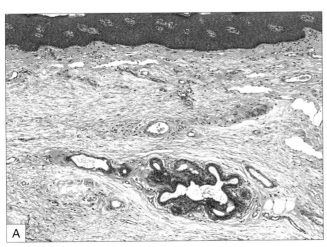
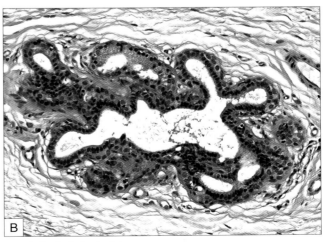

图1.42 外阴肛周乳腺样腺体。A.真皮中部的腺样结构；B.类似乳腺小叶形态

下肢 (lower limb)　因重力和血液回流的影响，常表现为乳头层扩张的圆形血管腔，附属器较少（图 1.43）。

掌跖 (palmoplantar)　有致密的角质层，真皮内有大量外泌汗腺（图 1.44）。

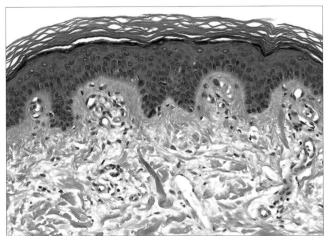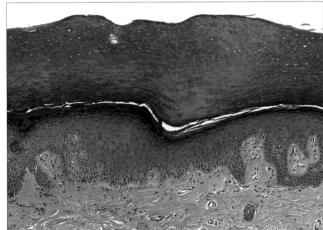

图 1.43　下肢。可在乳头层见到扩张的圆形血管腔　　图 1.44　掌跖。有厚的致密的角质层

# 2. 基本皮肤病理变化
## (Basic Terms in Dermatopathology)

本章节描述基本皮肤病理变化及皮肤病理诊断中常用的术语。

角化过度 (hyperkeratosis) 角质层的显著增厚，通常指不伴有角化不全的正角化过度，表现为以下三种形式：①网篮状角化过度，表现为角质层角化过度呈网篮状，多见于花斑癣、未经刺激的扁平疣等（图 2.1）；②致密型角化过度，表现为致密增厚的角质层，常见于搔抓所致的慢性皮肤病，如神经性皮炎、结节性痒疹、部分掌跖角化症等（图 2.2）；③板层状角化过度，角质层呈多层片状分布，见于寻常型鱼鳞病等（图 2.3）。

角化减少 (hypokeratosis) 角质层的减少，常见于局限性掌跖角化减少症 (circumscribed hypokeratosis)（图 2.4）。

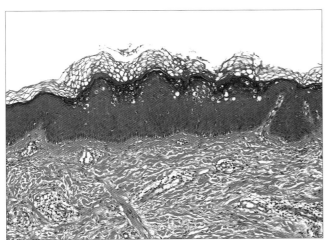

图 2.1　扁平疣表现为网篮状角化过度

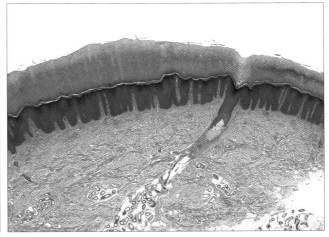

图 2.2　神经性皮炎表现为致密型角化过度

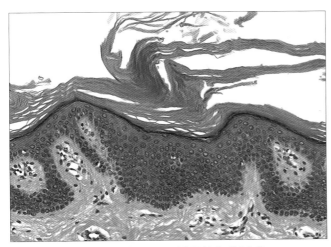

图 2.3　寻常型鱼鳞病表现为板层状角化过度

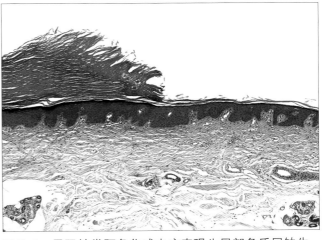

图 2.4　局限性掌跖角化减少症表现为局部角质层缺失

角化不全 (parakeratosis)　存在角化过度，同时角质层仍保留有细胞核成分，常由角质形成细胞的过度增生所致，临床常表现为鳞屑，见于银屑病等多数伴有表皮异常分化的疾病（图 2.5）。

角化不全柱 (cornoid lamella)　局限性的柱状角化不全，其下可见角化不良细胞，见于各种类型的汗孔角化症，光线性角化病有时也可见到类似现象（图 2.6）。

角化不良 (dyskeratosis)　角质形成细胞未达到角质层即出现角化现象，角化不良是一种细胞凋亡或坏死现象。圆体和谷粒是特殊的角化不良细胞：①圆体，较周围细胞体积增大，圆形，细胞中央为均质化固缩的核，深嗜碱性，周围常有透亮的晕，胞膜清晰；②谷粒，因细胞皱缩呈不规则形状，核浓染，核周为均质性嗜酸性物质（图 2.7）。

胶样小体 (colloid body)　又称为 Civatte 小体，在表皮底部或真皮浅层出现的均质嗜酸性小体，多见于扁平苔藓等界面皮炎（图 2.8）。

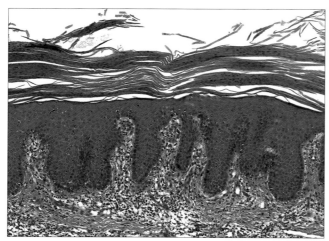

图 2.5　寻常型银屑病表现为融合性角化不全

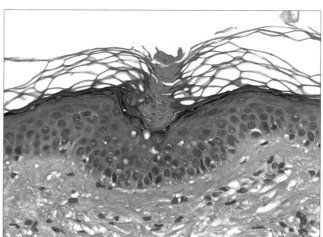

图 2.6　浅表播散性汗孔角化症表现为角化不全柱

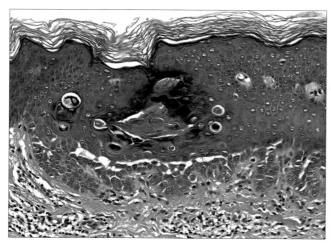

图 2.7　圆体和谷粒，见于毛囊角化病

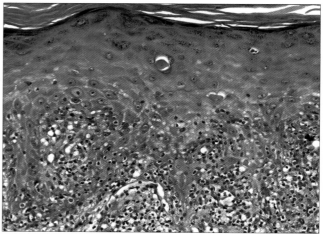

图 2.8　扁平苔藓表皮及真皮浅层的胶样小体

角质形成细胞坏死 (keratinocyte necrosis) 表皮内单个或成片的细胞坏死现象，表现为胞浆明显嗜酸性染色，细胞核皱缩或消失，在普通光镜下角质形成细胞的坏死和凋亡现象难以区别（图 2.9）。

棘层松解 (acantholysis) 因棘细胞之间连接功能障碍，细胞与细胞之间发生松解的现象。单个松解的细胞呈圆形，体积相对较大，称为棘层松解细胞。常见于天疱疮及其各种亚型（图 2.10）。

棘层松解性角化不良 (acantholytic dyskeratosis) 发生棘层松解的细胞同时出现胞浆嗜酸性染色的现象，见于家族性良性慢性天疱疮（图 2.11）。

颗粒变性 (granular degeneration) 角质形成细胞内合成大量功能缺陷的角蛋白，在细胞内聚集成大小不一的异常角蛋白颗粒，表现为角化过度，颗粒层增厚，胞浆变空，胞浆内充满异常的嗜碱性颗粒，严重时累及棘层全层，常见于红皮病型鱼鳞病、表皮痣等遗传性皮肤病（图 2.12）。

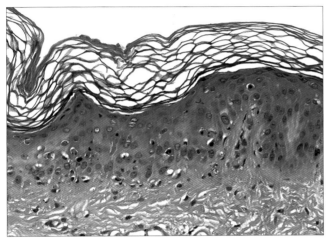

图 2.9 多形红斑单个角质形成细胞坏死

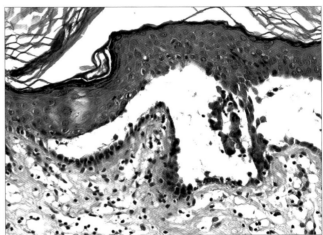

图 2.10 寻常型天疱疮基底层之上的棘层松解

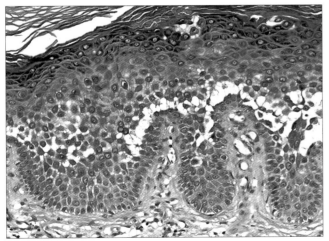

图 2.11 家族性良性慢性天疱疮表现为棘层松解性角化不良

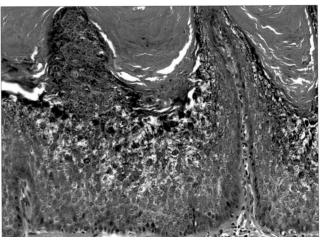

图 2.12 表皮痣表现为颗粒变性

表皮增生 (epidermis hyperplasia) 　表皮层的厚度明显增加，见于部分炎症和表皮来源肿瘤（图2.13）。

颗粒层增厚 (hypergranulosis) 　通常与表皮增生相伴随，见于表皮增生性疾病（图 2.14）。

颗粒层减少 (hypogranulosis) 　颗粒层厚度减少，常与角质形成细胞分化异常相关，常见于银屑病、寻常型鱼鳞病等（图 2.15）。

表皮萎缩 (epidermis atrophy) 　表皮变薄，见于老年性皮肤、红斑狼疮、皮肌炎、硬化性苔藓等（图 2.16）。

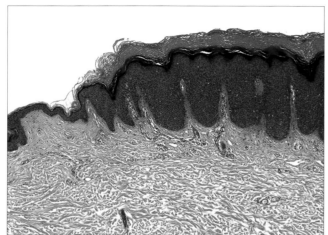

图 2.13　脂溢性角化病表现为表皮显著增生

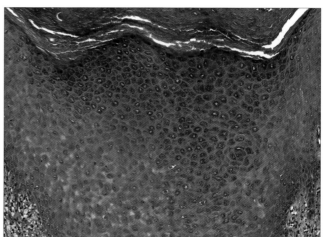

图 2.14　扁平苔藓颗粒层楔形增厚

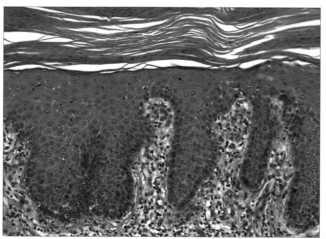

图 2.15　活动期银屑病无明显的颗粒层

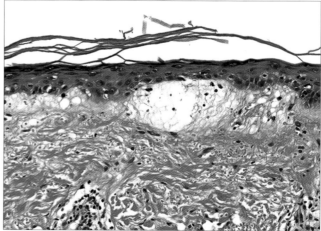

图 2.16　皮肌炎表现为表皮萎缩

棘层肥厚 (acanthosis)　棘层厚度明显增加，常伴随有表皮增生和颗粒层增厚（图 2.17）。

假上皮瘤样增生 (pseudoepithelial hyperplasia)　又称假癌性增生，常与炎症反应刺激有关，表皮呈向下不规则增生，但细胞分化一般良好，无明显的异型性和核分裂象。常见于慢性炎症性疾病，如深部真菌感染、皮肤结核、皮肤慢性溃疡等（图 2.18）。

乳头瘤样增生 (papillomatosis)　真皮乳头不规则的向上延伸，致表皮呈不规则的波浪状起伏，同时表皮本身也有轻度不规则的增生，见于表皮痣、黑棘皮病等表皮增生性疾病（图 2.19）。

疣状增生 (verrucous hyperplasia)　在乳头瘤样增生的基础上如伴有表皮明显的增生肥厚和角化过度则称为疣状增生，常见于寻常疣等疾病。乳头瘤样增生和疣状增生并无本质差别，后者表皮增生和角化的程度更明显一些（图 2.20）。

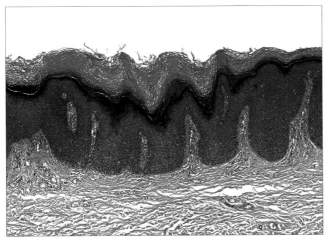

图 2.17　脂溢性角化病表现为表皮增生，棘层肥厚

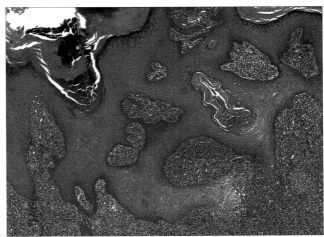

图 2.18　文身异物反应导致假上皮瘤样增生

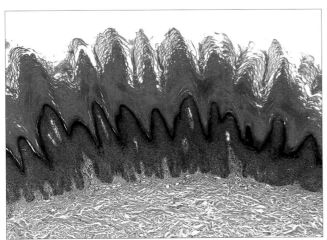

图 2.19　表皮痣表现为乳头瘤样增生

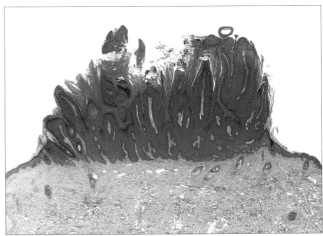

图 2.20　寻常疣呈现典型的疣状增生

细胞内水肿 (intracellular edema)　细胞内水分的增多导致细胞肿胀，可出现于细胞质，或可同时累及细胞核，常见于病毒感染性疾病，尤其是疱疹病毒感染，严重时形成气球样变和网状变性（图2.21，图2.22）。

细胞间水肿 (intercellular edema)　角质形成细胞之间的水含量增加，致细胞间桥明显，也称为海绵水肿，有时可形成水疱（图2.23）。

挖空细胞 (koilocyte)　因病毒感染导致颗粒层细胞胞浆空泡化及胞浆内大小不一的嗜碱性颗粒，见于各种类型乳头瘤病毒感染，如寻常疣、扁平疣、尖锐湿疣等（图2.24）。

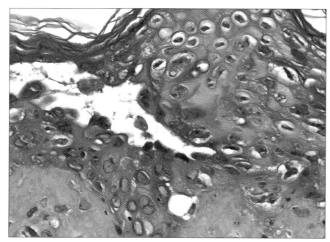

图2.21　单纯疱疹病毒感染所致细胞内水肿

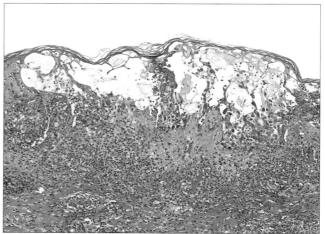

图2.22　严重细胞内水肿导致网状变性

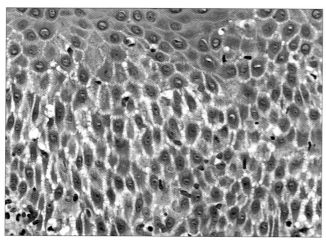

图2.23　湿疹表现为明显的海绵水肿

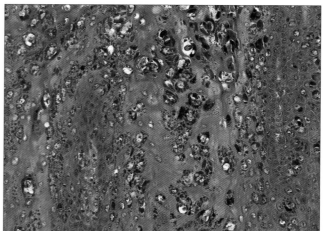

图2.24　寻常疣可见颗粒层显著的挖空细胞

透明细胞 (clear cell)　细胞质因含有丰富的糖原出现透明化的情况，生理情况下主要见于黏膜上皮（图 2.25），病理情况下见于透明细胞棘皮瘤、透明细胞鲍温病等疾病（图 2.26）。

水疱和大疱 (blister and bulla)　表皮或真表皮交界部位含有液体的空腔，一般直径小于 1cm 的为水疱，直径大于 1cm 为大疱，见于各种遗传性和自身免疫性疱病。依据疱所在的位置可分为表皮内疱和表皮下疱。病理上能捕捉到的基本上为直径较小的水疱（图 2.27）。

Munro 微脓疡 (Munro microabscess)　角质层内局限性中性粒细胞聚集，常见于活动期银屑病（图 2.28）。

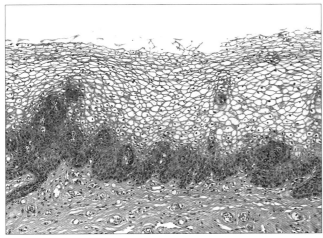

图 2.25　阴道黏膜上皮含有大量糖原所致的透明细胞

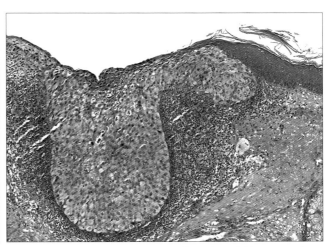

图 2.26　鲍温病异常增殖的表皮细胞形成的透明细胞

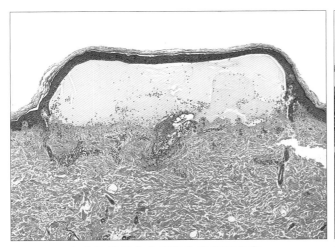

图 2.27　大疱性类天疱疮表现为表皮下水疱

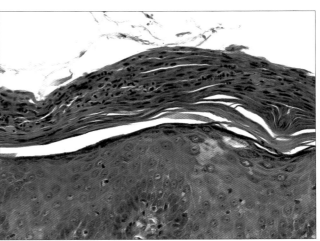

图 2.28　银屑病角质层内 Munro 微脓疡

Kogoj 微脓疡(Kogoj microabscess)　颗粒层内局限性中性粒细胞聚集,常见于脓疱型银屑病(图 2.29)。

嗜酸性微脓疡 (eosinophilic microabscess)　表皮内局限性嗜酸性粒细胞的聚集，常见于色素失禁症水疱期、药疹等疾病（图 2.30）。

Pautrier 微脓疡 (Pautrier microabscess)　表皮内局限性淋巴细胞的聚集，见于部分斑片期和斑块期蕈样肉芽肿，但多数蕈样肉芽肿并无此现象，因此不应作为诊断的必要条件（图 2.31）。

真皮乳头微脓疡 (microabscess in papillary dermis)　真皮乳头局限性的中性粒细胞的聚集，见于疱疹样皮炎、线状 IgA 皮病、部分急性发作的红斑狼疮等（图 2.32）。

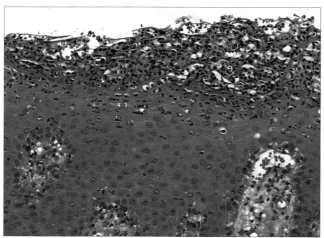

图 2.29　脓疱型银屑病表现为 Kogoj 微脓疡

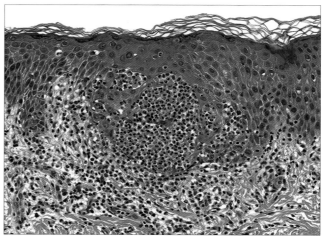

图 2.30　色素失禁症嗜酸性微脓疡

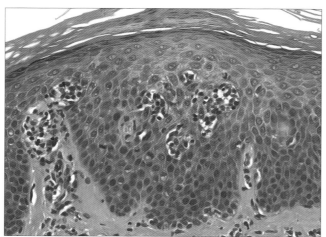

图 2.31　蕈样肉芽肿表现为表皮内 Pautrier 微脓疡

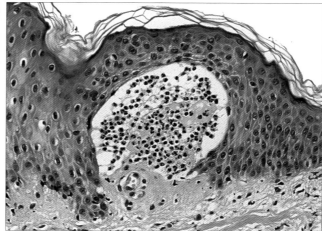

图 2.32　疱疹样皮炎真皮乳头微脓疡

痂皮 (crust)　由角质、干涸的血浆及炎症细胞形成的混合物（图 2.33）。

糜烂 (erosion)　累及表皮层部分或全层的缺损（图 2.34）。

溃疡 (ulceration)　深达真皮层的皮肤局部缺损（图 2.35）。

亲表皮性 (epidermotropism)　表皮内大量淋巴细胞的移入，同时不伴有明显的海绵水肿，常见于蕈样肉芽肿及其他少见类型的皮肤 T 细胞淋巴瘤（图 2.36）。

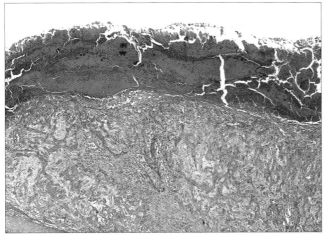

图 2.33　基底细胞癌表面由坏死的表皮、血浆、炎症细胞、细菌等成分形成的痂皮

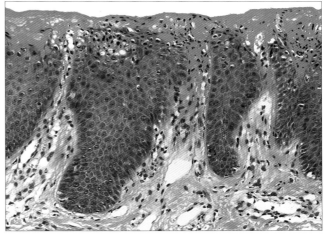

图 2.34　严重的搔抓导致皮肤糜烂

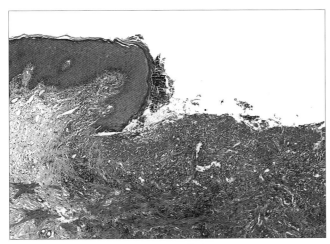

图 2.35　坏疽性脓皮病形成的溃疡

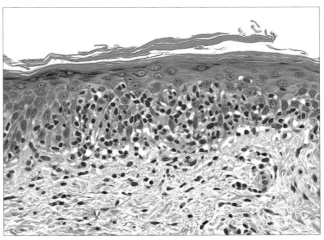

图 2.36　斑片期蕈样肉芽肿表现为淋巴细胞亲表皮性

色素增加（hyperpigmentation） 表皮内色素增加，如咖啡斑、黄褐斑、脂溢性角化病等（图2.37）。
色素减少（hypopigmentation） 表皮内色素减少，如白癜风等（图2.38）。
毛囊炎（folliculitis） 累及毛囊的炎症性改变（图2.39）。
毛囊角栓（follicular plug） 毛囊口的角质堆积，常见于小棘苔藓、红斑狼疮等（图2.40）。

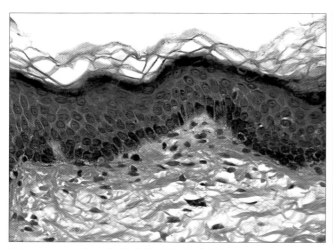

图2.37　咖啡斑表现为基底层色素增加

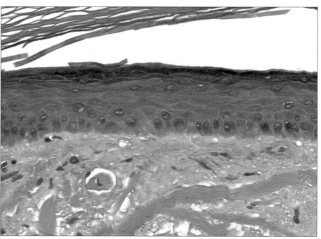

图2.38　白癜风表现为色素脱失和黑素细胞缺失

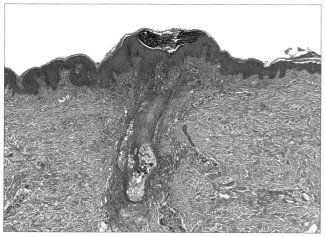

图2.39　细菌性毛囊炎表现为以毛囊为中心的化脓性
炎症

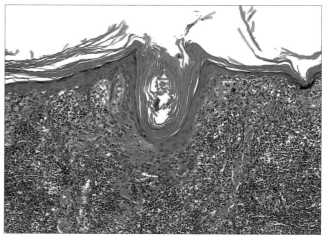

图2.40　红斑狼疮表现为毛囊角栓和界面皮炎

鳞状涡 (squamous eddy)　增生的角质形成细胞呈同心圆排列为漩涡状，细胞胞浆呈淡红色，无角化不良或不典型性，见于刺激性脂溢性角化病、倒置性毛囊角化病等（图 2.41）。

角珠 (keratin pearl)　通常指由异常的角质形成细胞形成的呈环状排列的角化性改变，常见于高分化鳞癌（图 2.42）。

角质囊肿 (keratinous cyst)　由表皮细胞形成的含有角质的囊腔，与表皮囊肿的结构类似（图 2.43，图 2.44）。

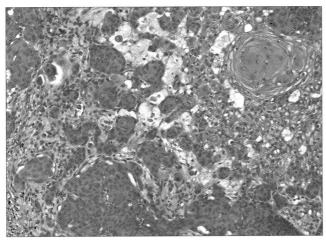

图 2.41　倒置性毛囊角化病表现为明显的鳞状涡

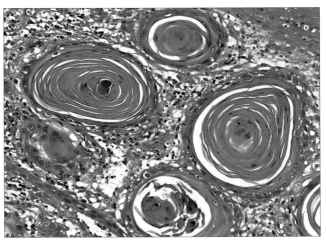

图 2.42　高分化鳞癌形成明显的角珠

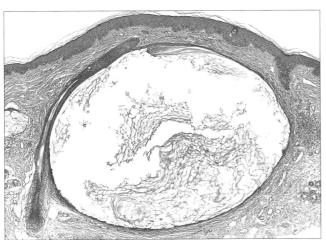

图 2.43　毛囊漏斗部扩张形成的角质囊肿

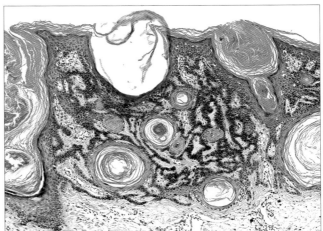

图 2.44　脂溢性角化病形成的角质囊肿

空泡变性 (vacular degeneration)　基底层角质形成细胞轻微破坏，形成胞浆内空泡，一般伴有稀疏的炎症细胞浸润。见于红斑狼疮、皮肌炎、多形红斑等空泡型界面皮炎（图 2.45）。

苔藓样浸润 (lichenoid infiltration)　由于致密的淋巴细胞位于真表皮交界部位并造成基底膜带破坏的现象，见于扁平苔藓等苔藓样界面皮炎（图 2.46）。

境界带 (grenz zone)　真皮乳头层或真皮浅层相对正常的不受炎症或肿瘤浸润的区域，如皮肤纤维瘤、瘤型麻风等（图 2.47）。

收缩间隙 (retraction space)　肿瘤细胞与周围包绕的组织之间形成的裂隙状空腔，通常由于制片过程中肿瘤组织发生收缩而形成，常见于基底细胞癌、Spitz 痣等（图 2.48）。

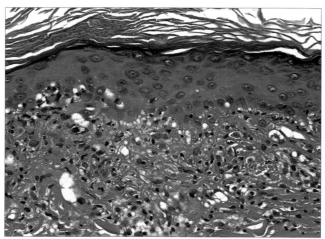

图 2.45　红斑狼疮所致空泡型界面皮炎

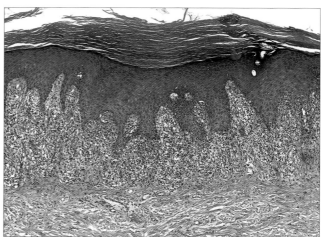

图 2.46　扁平苔藓表现为苔藓样界面皮炎

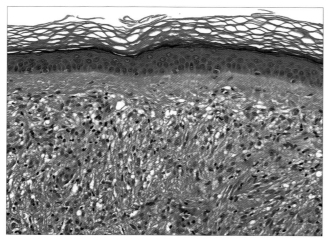

图 2.47　瘤型麻风表现为真皮内境界带

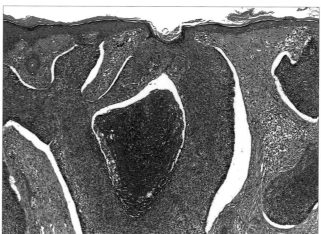

图 2.48　基底细胞癌瘤团与周围组织间明显的裂隙

　　**嗜碱性变** (basophilic degeneration)　由于长期光老化原因导致的真皮胶原呈嗜碱性着色的现象，常见于老年人光暴露部位皮肤（图 2.49）。

　　**胶样变性** (colloid degeneration)　真皮内变性的胶原呈现的类似胶冻状有裂隙的嗜酸性结构，见于胶样粟丘疹（图 2.50）。

　　**淀粉样变性** (amyloid degeneration)　真皮乳头层或血管周围出现的淀粉样物质沉积，见于皮肤型、结节型或系统性淀粉样变病（图 2.51）。

　　**纤维素沉积** (fibrin deposition)　纤维素在血管壁出现的沉积，表现为鲜亮的嗜伊红染色，常见于各种类型的血管炎（图 2.52）。

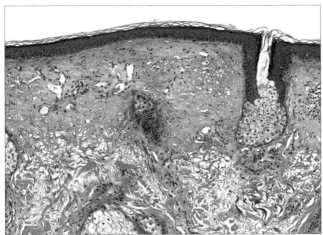

图 2.49　慢性光老化表现为胶原嗜碱性变

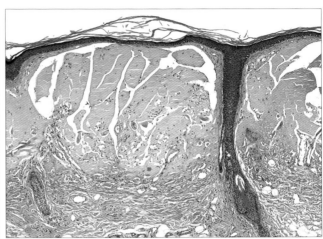

图 2.50　胶样粟丘疹表现为胶样变性

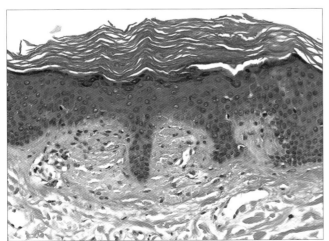

图 2.51　皮肤淀粉样变病真皮乳头淀粉样物质沉积

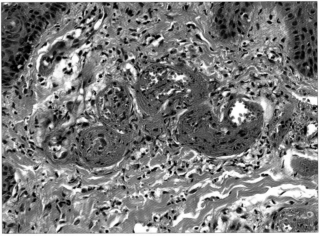

图 2.52　青斑样血管病表现为血管壁纤维素沉积

　　**黏液变性 (muciod degeneration)**　皮肤组织内黏液物质的沉积，可由上皮组织或真皮胶原产生（图 2.53）。

　　**弹力纤维变性 (elastic fiber degeneration)**　弹力纤维形态或数量出现异常，如弹力纤维假黄瘤等（图 2.54）。

　　**渐进性坏死 (necrobiosis)**　真皮内胶原变性，同时伴有肉芽肿性炎症的现象，常见于类脂质渐进性坏死、渐进性坏死性黄色肉芽肿（图 2.55）。

　　**纤维化 (fibrosis)**　真皮内成纤维细胞增生，同时伴有胶原增生的现象（图 2.56）。

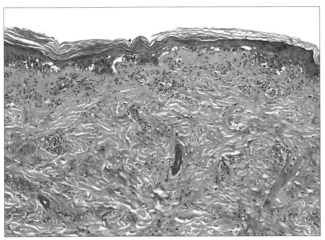

图 2.53　皮肌炎表现为真皮黏蛋白沉积

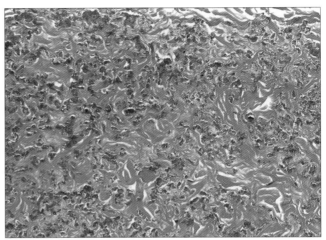

图 2.54　弹力纤维假黄瘤表现为异常的弹力纤维

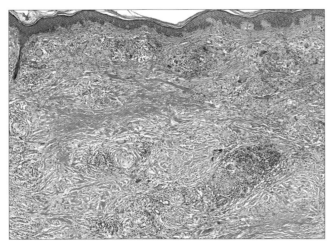

图 2.55　类脂质渐进性坏死表现为渐进性坏死

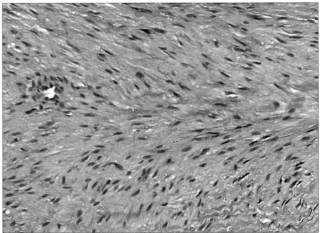

图 2.56　瘢痕组织表现为明显的纤维化

肉芽组织 (granulation tissue) 机体外伤后的一种修复反应，表现为垂直生长的新生毛细血管，伴有成纤维细胞增生、水肿及炎症细胞浸润（图 2.57）。

肉芽肿 (granuloma) 表现为巨噬细胞聚集形成的结节性改变。

结核肉芽肿 (tuberculous granuloma) 中央表现为明显的干酪样坏死，周围为上皮形态的巨噬细胞和多核巨细胞形成的结节性改变，最外周常有数量不等的淋巴细胞浸润。常见于皮肤结核、颜面播散性粟粒性狼疮等（图 2.58）。

结核样肉芽肿 (tuberculoid granuloma) 类似结核肉芽肿的形态，但无明显的干酪样坏死现象。常见于寻常狼疮等（图 2.59）。

异物肉芽肿 (foreign body granuloma) 由外源性或内源性异物引起的肉芽肿性反应，含有多核异物巨细胞，有时中央可见异物（图 2.60）。

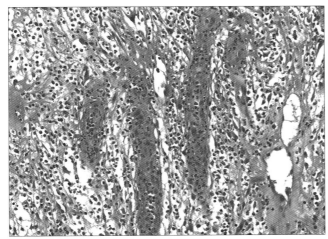

图 2.57 肉芽组织表现为垂直生长的新生毛细血管，周围有水肿性基质和反应性炎症细胞浸润

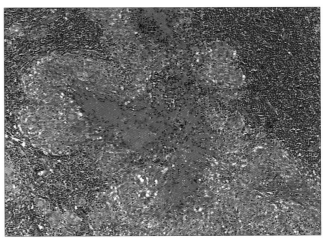

图 2.58 皮肤结核表现为以组织细胞为中心的结核肉芽肿，可见干酪样坏死，最外周为淋巴细胞包绕

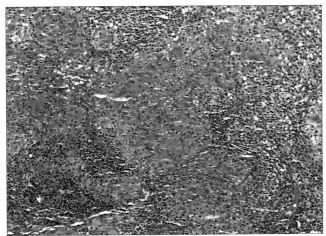

图 2.59 皮肤结核（寻常狼疮）表现为结核样肉芽肿，无干酪样坏死

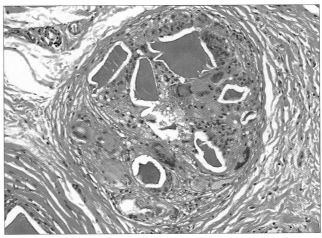

图 2.60 注射某美容产品（具体成分未知）后形成的异物肉芽肿

结节病性肉芽肿 (sarcoidal granuloma) 又称为裸结节，指由上皮样巨噬细胞形成的结节，界线相对清楚，周围缺乏淋巴细胞浸润。常见于结节病（图 2.61）。

栅栏状肉芽肿 (palisaded granuloma) 真皮或皮下脂肪间隔内组织细胞呈栅栏状排列，中央可有黏液物质或变性的胶原沉积，常见于环状肉芽肿等（图 2.62）。

脂膜炎（panniculitis） 累及脂肪组织的炎症性病变。

间隔性脂膜炎 (septal panniculitis) 主要累及脂肪间隔的炎症性改变，见于结节性红斑等（图 2.63）。

小叶性脂膜炎 (lobular panniculitis) 主要累及脂肪小叶的炎症性改变，如结节性血管炎等（图 2.64）。

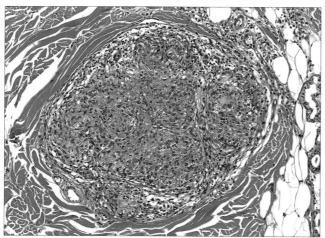

图 2.61 结节病表现为组织细胞形成的裸结节

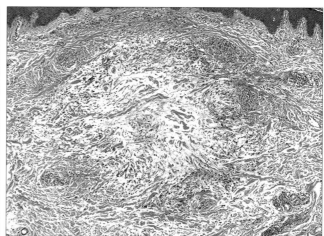

图 2.62 环状肉芽肿表现为栅栏状肉芽肿

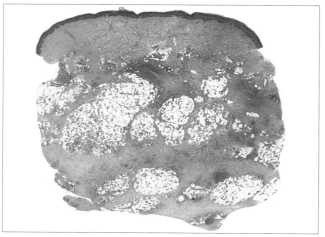

图 2.63 结节性红斑表现为间隔性脂膜炎

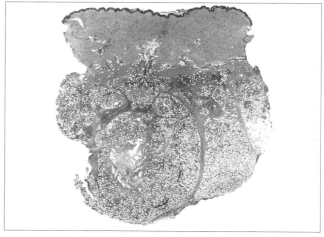

图 2.64 结节性血管炎表现为小叶性脂膜炎

脂肪坏死 (fat necrosis) 主要表现为以下几种形式，包括片状坏死、形成噬脂细胞、形成大小不一的囊腔、囊膜性改变及出现嗜碱性染色的皂化现象（图 2.65～图 2.68)。

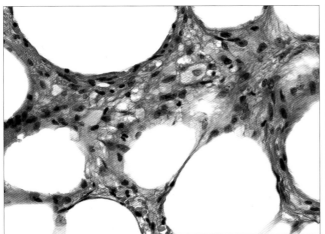

图 2.65 脂肪细胞坏死继发泡沫样噬脂细胞浸润

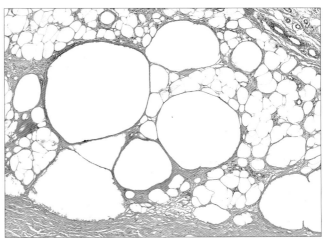

图 2.66 脂肪细胞坏死形成大小不一的囊腔

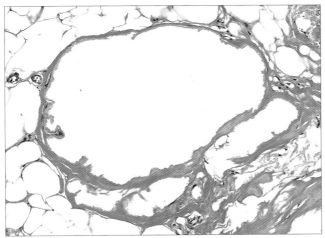

图 2.67 脂肪细胞坏死后形成的囊腔壁出现嗜酸性膜样改变

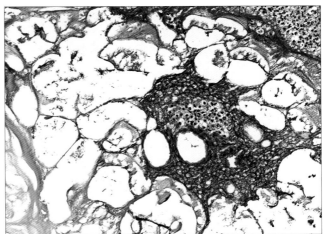

图 2.68 脂肪细胞坏死后出现嗜碱性皂化改变

化生（metaplasia） 在炎症刺激或肿瘤的背景下，一种组织转化成另一种组织的现象（图 2.69）。

间变（anaplasia） 肿瘤组织缺乏明显的分化现象，转变为较低的分化状态，细胞形态不易辨认，如原发皮肤间变性大细胞淋巴瘤等（图 2.70）。

非典型性（atypia） 肿瘤细胞出现的轻微形态不规则现象称为非典型性（图 2.71）。

异型性（pleomorphism） 肿瘤细胞重度的形态不规则现象则称为异型性（图 2.72）。非典型性与异型性的判断并非完全客观，与阅片者的经验有关。异型性是判断恶性肿瘤的重要依据，但有时在良性肿瘤也能见到此现象。

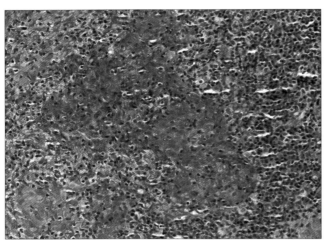

图 2.69 亲汗腺蕈样肉芽肿汗腺化生为鳞状细胞

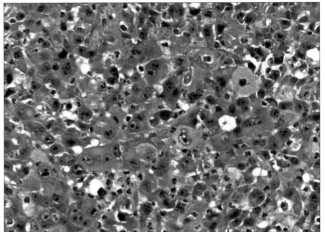

图 2.70 原发间变性大细胞淋巴瘤的肿瘤细胞出现间变现象，类似组织细胞

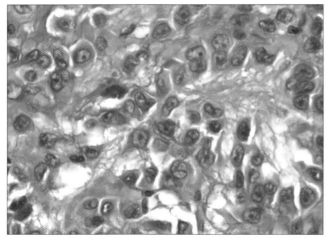

图 2.71 Spitz 痣细胞形态轻度不一致，但无染色质明显加深和核分裂象，可描述为非典型性

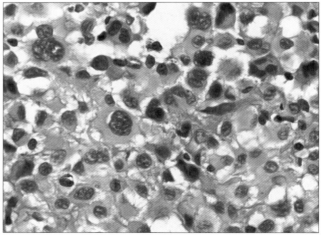

图 2.72 黑素瘤细胞呈现明显异型性和核分裂象

# ③. 特殊染色 (Special Stains)

常规 HE 染色下，某些病原体、特殊成分或沉积物无法明确显示，需特殊染色以辅助诊断。近年来，一些特殊染色方法逐渐被更特异的免疫组化方法取代。常用的特殊染色如下：

淀粉染色　用于显示淀粉样物质，常见的染色方法有刚果红、结晶紫和直接耐酸大红（direct fast scarlet，DFS）等染色方法。DFS 染色在日本应用较多（图 3.1）。

黏液染色　用于显示黏蛋白，常用阿辛蓝或胶样铁染色，后者更敏感（图 3.2）。

弹力纤维染色　常用 Verhoeff-Van Gieson 染色方法，主要用于观察弹力纤维的分布（图 3.3）。

PAS 染色　用来显示真菌、细胞内糖原以及基底膜带（图 3.4）。

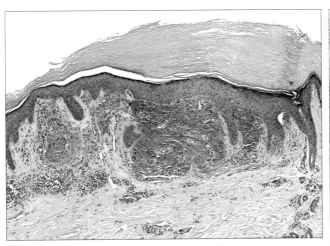

图 3.1　皮肤淀粉样变病 DFS 染色阳性

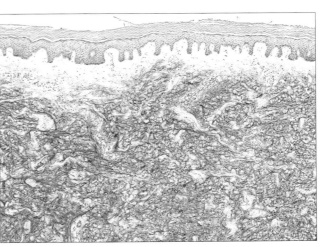

图 3.2　胫前黏液水肿胶样铁染色阳性

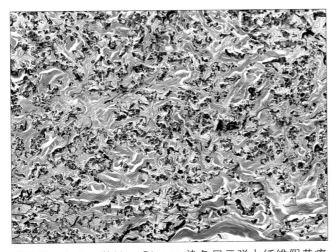

图 3.3　Verhoeff-Van Gieson 染色显示弹力纤维假黄瘤变性的弹力纤维

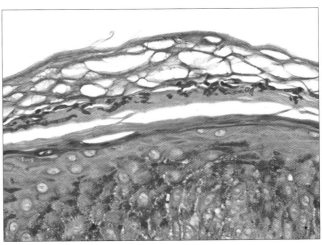

图 3.4　PAS 染色显示角质层内菌丝

Masson 三色染色　用于显示肌肉、胶原等成分，现逐渐被免疫组化染色替代（图 3.5）。

Giemsa 染色　用于显示肥大细胞，免疫组化时可作为衬染以区别黑色素和辣根过氧化物酶的底物 DAB 的着色（图 3.6）。

普鲁士蓝染色　用于显示真皮内含铁血黄素（图 3.7）。

黑色素染色　常用 Masson-Fontana 染色方法，用于显示表皮内黑色素（图 3.8）。

抗酸染色　常用 Fite 染色方法，用于显示麻风杆菌、结核分枝杆菌等细菌（图 3.9）。

六胺银染色　常用 Grocott 银染方法，用于显示真菌，对比度比 PAS 染色更好（图 3.10）。

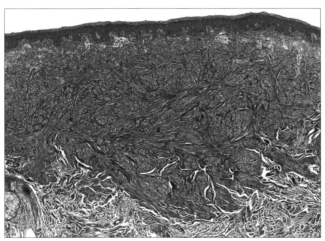

图 3.5　Masson 三色显示平滑肌瘤呈红色着色

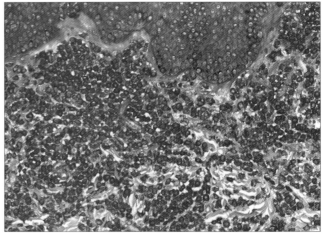

图 3.6　肥大细胞增生症 Giemsa 染色阳性

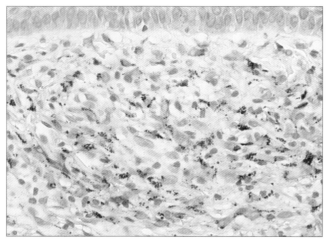

图 3.7　普鲁士蓝染色显示淤积性皮炎内含铁血黄素沉积

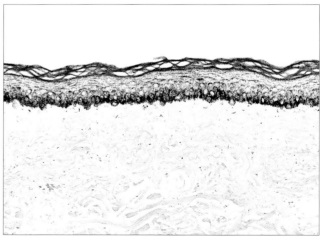

图 3.8　Masson-Fontana 染色显示黄褐斑表皮内色素明显增加

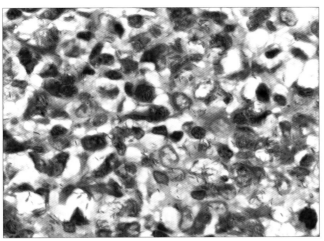

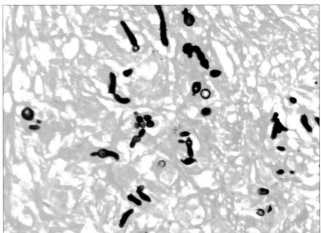

图 3.9 Fite 抗酸染色显示瘤型麻风组织细胞内的麻风杆菌

图 3.10 Grocott 银染显示真皮内菌丝和孢子

# 4. 免疫组化 (Immunohistochemistry)

## 目录

　　免疫组化以抗原抗体特异性结合以及信号级联放大的方式检测组织切片中的抗原成分，用于鉴定细胞的起源或分化方向，判断组织的良恶性或预后，或明确组织内的特殊成分及其分布。

　　从诊断思路看，抗体的使用依赖于医师对皮肤病临床和病理资料的综合分析。如果临床能确诊，则通常不需要病理学检查；如果病理 HE 染色能确诊，则不需要进一步的免疫组化染色。临床中应当避免无目的、撒大网的方式进行免疫组化染色，这样不仅增加经济成本，而且不利于梳理诊断思路。对免疫组化结果的解释也必须建立在结合临床和病理的基础之上。

　　从技术层面看，良好的免疫组化染色结果是一个系统工程。组织固定、包埋、抗原修复方式、抗体克隆号选择、抗体孵育温度和时间、显色系统敏感度、洗涤方法、衬染、封片等步骤均对最终的免疫组化结果产生重要影响。自动免疫组化仪染色结果相对稳定，是临床诊断工作的必然趋势。需注意的是目前任何自动免疫组化染色仪都不是百分百完美的，可能会出现个别特殊抗体无法正确染色的情况，因此有必要采用其他染色平台或采用手工染色的办法。

　　临床中使用到的抗体标记在不断地增加和更新，目前皮肤病理常用的抗体标记描述如下：

## 上皮性标记 (epithelial markers)

　　AE1/3　广谱角蛋白标记，表达于表皮、附属器等上皮来源的组织，也表达于部分软组织肿瘤（图 4.1）。

　　CAM5.2　表达于汗腺分泌部和 Merkel 细胞，用于鉴别汗腺起源的附属器肿瘤、Paget 病和 Merkel 细胞癌，也表达于多数上皮样肉瘤、上皮样血管内皮细胞瘤、上皮样血管肉瘤等软组织肿瘤（图 4.2）。

　　CK7　表达于汗腺分泌部，用于鉴别汗腺分泌部起源的肿瘤，包括 Paget 病和乳房外 Paget 病等（图 4.3）。

　　CK20　表达于 Merkel 细胞和肠道肿瘤，用于鉴别 Merkel 细胞癌及肠道来源的转移性肿瘤（图 4.4）。

　　EMA　表达于成熟皮脂腺细胞、汗腺导管的腔面和汗腺分泌部（以分泌部近腔面染色较明显），也表达于部分上皮来源肿瘤、部分恶性血管肿瘤以及神经束膜细胞和脑膜细胞来源肿瘤（图 4.5）。

　　CEA　通常表达于汗腺分泌部的腔面，常用于汗腺肿瘤的诊断（图 4.6）。

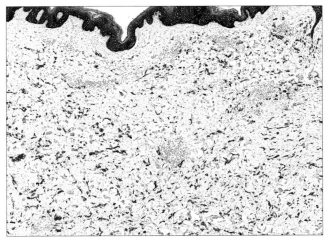

图 4.1　转移性胃癌 AE1/3 阳性

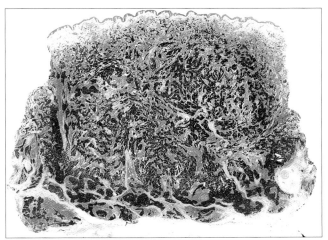

图 4.2　Merkel 细胞癌 CAM5.2 阳性

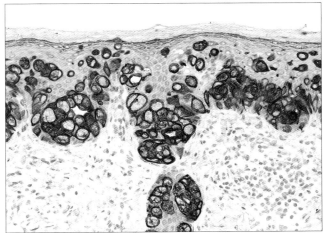

图 4.3　乳房外 Paget 病肿瘤细胞表达 CK7

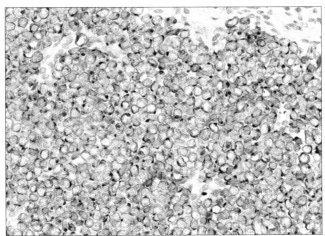

图 4.4　Merkel 细胞癌 CK20 阳性

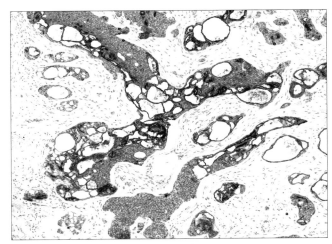

图 4.5　皮肤筛孔状癌 EMA 阳性

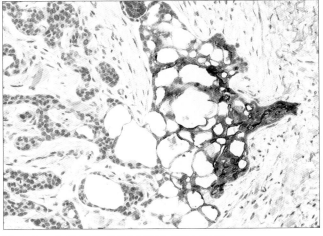

图 4.6　皮肤筛孔状癌局灶性 CEA 阳性

## 间质相关标记 (mesenchymal markers)

vimentin 间质分化标记，常和上皮标记配合使用，用于判断组织的间质起源，但特异性较差（图 4.7）。

smooth muscle actin (SMA) 平滑肌分化标志，表达于平滑肌、肌纤维母细胞、血管球细胞以及肌上皮细胞等（图 4.8）。

desmin 表达于平滑肌、横纹肌以及相关肿瘤，在部分肌纤维母细胞来源肿瘤呈弱表达（图 4.9）。

myogenin 和 MyoD1 早期横纹肌分化标志，相对特异性表达于横纹肌肉瘤，其中 myogenin 更为敏感和特异（图 4.10）。

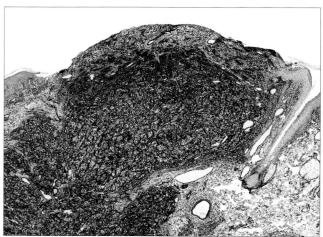

图 4.7 转移性肾透明细胞癌 vimentin 阳性

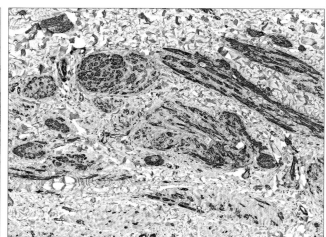

图 4.8 平滑肌瘤 SMA 阳性

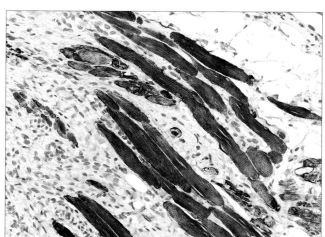

图 4.9 面部表情肌 desmin 阳性

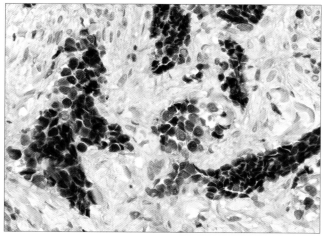

图 4.10 横纹肌肉瘤 myogenin 阳性

## 血管标记 (vascular markers)

CD31 相对特异的血管内皮标志，也表达于巨噬细胞、浆细胞和多数浆细胞样树突状细胞肿瘤（图4.11）。

CD34 血管内皮标志，特异性差，也表达于上皮样肉瘤、孤立性纤维性肿瘤、隆突性皮肤纤维肉瘤、梭形细胞脂肪瘤、神经束膜瘤、脑膜瘤、外毛根鞘瘤等皮肤肿瘤（图4.12）。

ERG 血管内皮标志，为核表达，表达于各种正常血管和淋巴管内皮细胞和各种良恶性血管肿瘤，也表达于部分原始神经外胚层肿瘤、上皮样肉瘤（图4.13）。

D2-40 表达于淋巴管内皮细胞，包括淋巴管扩张、淋巴管畸形、卡波西（Kaposi）肉瘤、部分血管内皮瘤和血管肉瘤。也表达于其他软组织肿瘤，如脑膜瘤、细胞型神经鞘黏液瘤（cellular neurothekeoma）等（图4.14）。

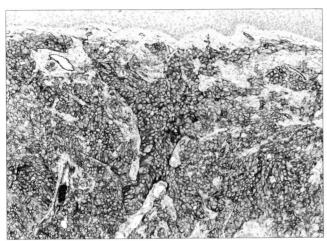

图 4.11 血管肉瘤 CD31 阳性

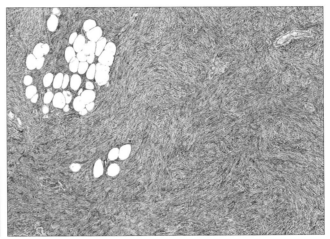

图 4.12 隆突性皮肤纤维肉瘤 CD34 弥漫阳性

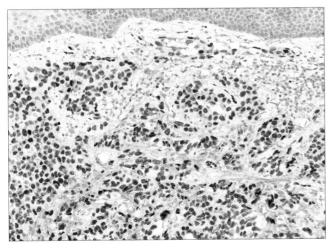

图 4.13 上皮样血管肉瘤 ERG 阳性

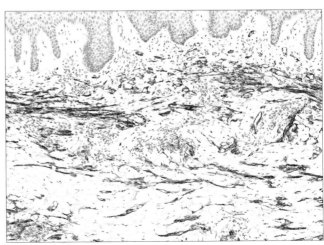

图 4.14 Kaposi 肉瘤 D2-40 阳性

Prox1　淋巴管分化标志,为核表达,其敏感性和特异性比D2-40高,表达于各种淋巴管分化的肿瘤、部分血管内皮瘤和血管肉瘤（图4.15）。

Wilms tumor 1　克隆号6F-H2在血管肿瘤为细胞膜阳性表达,在血管畸形通常为阴性表达,可用于鉴别血管肿瘤和血管畸形（图4.16）。

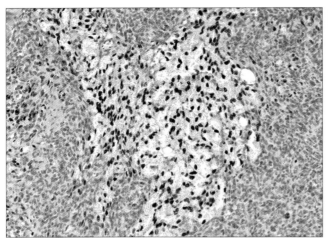
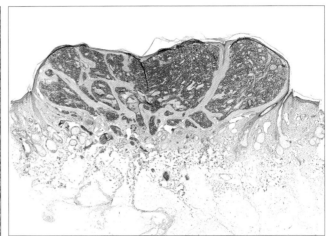

图4.15　Kaposi样血管内皮瘤 Prox1局部阳性　　图4.16　化脓性肉芽肿 Wilms tumor 1阳性

## 神经和黑素细胞标记 (neural and melanocytic markers)

S100　表达于施万细胞、黑素细胞和朗格汉斯细胞。S100在鉴别黑素细胞时敏感性高但特异性差,几乎所有黑素细胞肿瘤都呈阳性,包括结缔组织增生性黑素瘤。S100的表达与否通常不能用于鉴别黑素细胞肿瘤良恶性（图4.17）。

SOX10　表达于黑素细胞肿瘤和施万细胞肿瘤,在梭形和结缔组织增生性黑素瘤表达阳性,为核表达。SOX10还表达于汗腺分泌部（图4.18）。

Melan-A　表达于黑素细胞,是相对特异的黑素细胞标志,在梭形和结缔组织增生性黑素瘤表达呈阴性。可表达于非黑素细胞肿瘤,如血管周上皮样细胞肿瘤（PEComa）和透明细胞肉瘤（图4.19）。

HMB45　表达于黑素细胞,在黑素瘤、蓝痣等常呈阳性表达,在普通色素痣通常为阴性表达或仅浅层细胞表达,在梭形和结缔组织增生性黑素瘤表达呈阴性。在Spitz痣通常不表达或仅表达于浅层细胞。HMB45可用于辅助判断黑素细胞肿瘤的良恶性（图4.20）。

神经丝蛋白　在神经轴突表达呈阳性,在部分有神经轴突分化的神经来源肿瘤中表达（图4.21）。

神经束膜细胞标记　包括EMA、CD34、Claudin-1和Glut-1,后二者染色相对更特异,表达于神经束膜细胞及其来源的肿瘤（图4.22）。

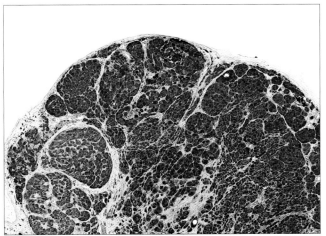

图 4.17　黑素瘤表现为弥漫性 S100 阳性

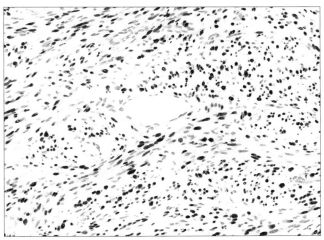

图 4.18　梭形细胞黑素瘤 SOX10 弥漫阳性

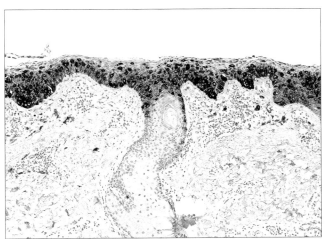

图 4.19　Melan-A 染色显示表皮内黑素瘤细胞

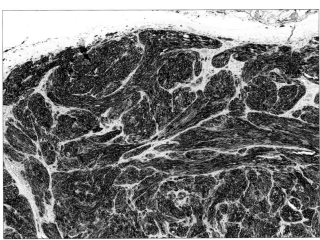

图 4.20　黑素瘤 HMB45 弥漫阳性

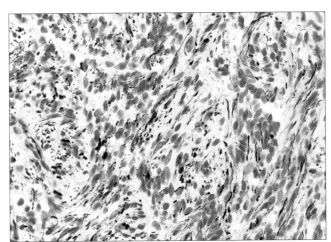

图 4.21　栅栏状包膜性神经瘤神经丝蛋白阳性

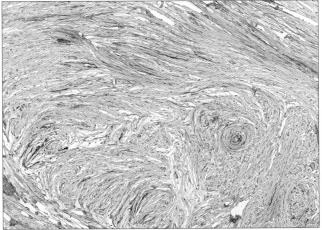

图 4.22　神经束膜瘤 Glut-1 阳性

## 淋巴增生性疾病相关标记 (hematopoietic markers)

CD45　又称为 LCA，广谱淋巴细胞标记，表达于 T 细胞和 B 细胞。

CD2、CD3、CD5 和 CD7　广谱 T 细胞标记，以 CD3 应用最广泛，有时在皮肤 T 细胞淋巴瘤中可出现 T 细胞标记的部分或全部丢失（图 4.23）。

CD4 和 CD8　分别代表辅助性 T 细胞和杀伤性 T 细胞标志。T 细胞淋巴瘤常出现 CD4 或 CD8 的单一表达，或二者均不表达，混合性表达常提示为非肿瘤病变（图 4.24）。CD4 在朗格汉斯细胞和组织细胞呈弱阳性表达。

CD30　表达于淋巴瘤样丘疹病、间变性大细胞淋巴瘤、霍奇金淋巴瘤和其他特殊类型淋巴瘤，常用于淋巴瘤样丘疹病和原发皮肤间变性大细胞淋巴瘤的诊断，也可见于其他类型淋巴瘤（图 4.25）。

CD56　NK 和 NKT 细胞标记，常表达于结外 NK/T 细胞淋巴瘤，鼻型、浆细胞样树突状细胞肿瘤等，有时在一些惰性淋巴瘤也可出现 CD56 的表达，CD56 在 Merkel 细胞癌、横纹肌肉瘤可为阳性（图 4.26）。

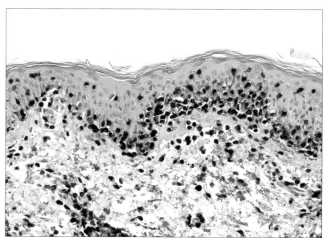

图 4.23　蕈样肉芽肿表皮内 CD3 阳性 T 细胞

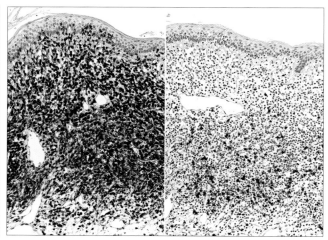

图 4.24　蕈样肉芽肿肿瘤细胞 CD4 阳性（左侧），CD8 阴性（右侧）

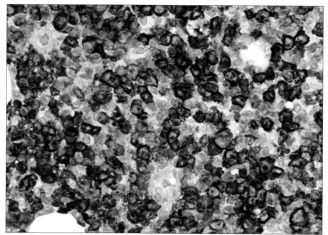

图 4.25　原发皮肤间变性大细胞淋巴瘤 CD30 阳性

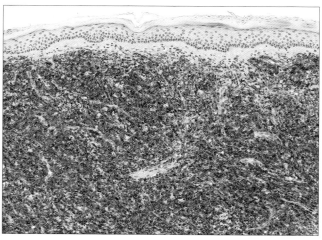

图 4.26　浆细胞样树突状细胞肿瘤 CD56 弥漫性阳性

细胞毒标记　包括 perforin、grazyme B 和 TIA-1，通常表达于一些侵袭性 T 细胞淋巴瘤，包括结外 NK/T 细胞淋巴瘤，鼻型、原发皮肤侵袭性亲表皮 CD8$^+$ T 细胞淋巴瘤、原发皮肤 γ/δ T 细胞淋巴瘤等，但有时在惰性淋巴瘤也可表达（图 4.27），如皮下脂膜炎样 T 细胞淋巴瘤。

CD20、CD79a 和 PAX5　为临床常用的 B 细胞标志。CD20 和 CD79a 为细胞膜表达，PAX5 为核表达，三种标记表达谱略有差异，在 B 细胞发育的早期阶段 PAX5 为阳性，但 CD20 和 CD79a 呈阴性（图 4.28）。

CD138 和 CD38　为浆细胞标志，其中 CD138 也表达于上皮组织（图 4.29）。

MUM-1　表达于活化 B 细胞和浆细胞。浆细胞来源肿瘤、弥漫大 B 细胞淋巴瘤、部分 T 细胞淋巴瘤表达此标记（图 4.30）。

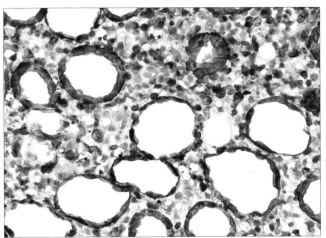

图 4.27　结外 NK/T 细胞淋巴瘤，鼻型 perforin 表达阳性

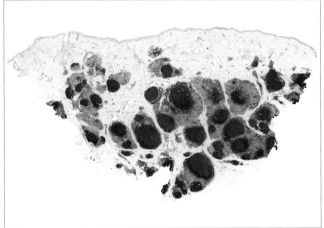

图 4.28　假性淋巴瘤表现为 CD20 阳性 B 细胞增生

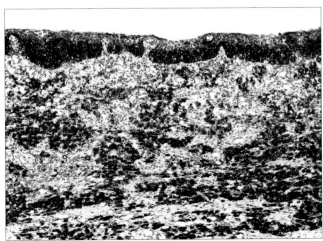

图 4.29　浆细胞性外阴炎真皮内大量 CD138 阳性的浆细胞增生

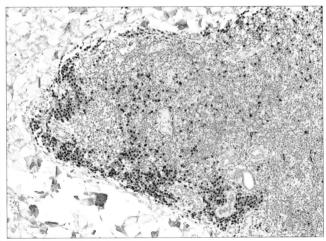

图 4.30　皮肤边缘区 B 细胞淋巴瘤肿瘤周围浆细胞 MUM-1 阳性

　　BCL2、BCL6 和 CD10　　在正常或反应性淋巴结组织，BCL2 表达于边缘区 B 细胞（图 4.31），BCL6 和 CD10 表达于滤泡 B 细胞（图 4.32），因此 BCL2 通常是边缘区 B 细胞淋巴瘤的标志，而 BCL6 和 CD10 通常是滤泡 B 细胞淋巴瘤的标志（图 4.33）。CD10 还表达于一些软组织肿瘤，如非典型纤维黄瘤、细胞型神经鞘黏液瘤等。

　　κ 链和 λ 链　　用于判断具有浆细胞分化特征的 B 细胞增生的克隆属性，κ 链和 λ 链的混合性表达提示炎症反应（正常人 κ∶λ 比例约为 2∶1），而单一表达提示克隆性增生，即肿瘤性改变，常用于皮肤边缘区 B 细胞淋巴瘤和浆细胞瘤的诊断（图 4.34）。

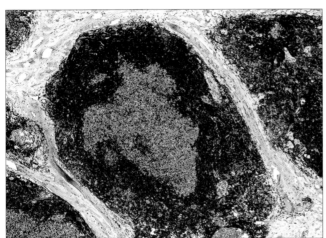

图 4.31　淋巴滤泡周围边缘区 B 细胞 BCL2 阳性

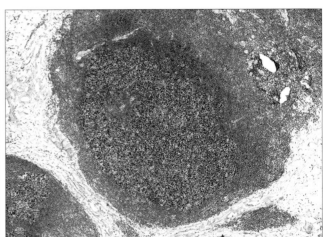

图 4.32　淋巴滤泡生发中心滤泡 B 细胞 BCL6 阳性

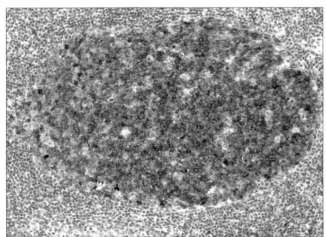

图 4.33　淋巴滤泡生发中心滤泡 B 细胞 BCL6 阳性

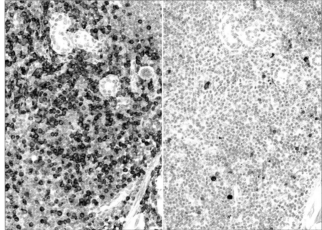

图 4.34　皮肤边缘区 B 细胞淋巴瘤 κ 链表达（左侧），λ 链不表达（右侧），提示为单克隆增生

## 组织细胞和肥大细胞标记 (histocyte and mastocyte markers)

CD207　朗格汉斯细胞特异性标记（图 4.35）。

S100 和 CD1a　朗格汉斯细胞标记，Rosai-Dorfman 病的组织细胞表达 S100，但 CD1a 阴性（图 4.36）。未定类组织细胞瘤有不同程度的 S100 和 CD1a 表达，但 CD207 阴性。

CD68　巨噬细胞标记，表达于组织细胞肿瘤，但也表达于多种其他类型肿瘤（图 4.37）。

CD117　肥大细胞标记，用于皮肤肥大细胞增生症的诊断（图 4.38）。也可表达于其他肿瘤，如黑素瘤、Merkel 细胞癌等。

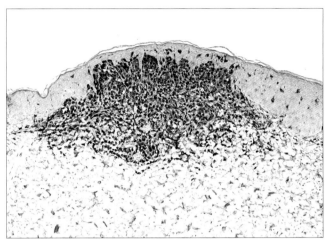

图 4.35　朗格汉斯细胞组织细胞增生症肿瘤细胞 CD207 阳性

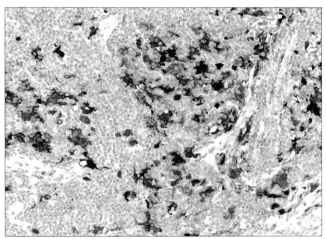

图 4.36　皮肤 Rosai-Dorfman 病组织细胞 S100 阳性

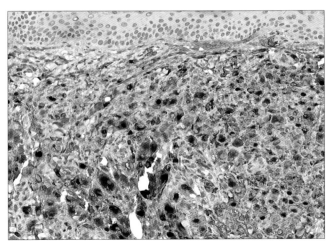

图 4.37　多中心网状组织细胞增生症 CD68 阳性

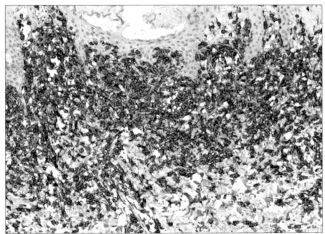

图 4.38　色素性荨麻疹肥大细胞 CD117 阳性

## 增殖相关标记 (proliferation markers)

Ki67 用于判断细胞的增殖指数，与多数肿瘤的预后有关，常依据阳性细胞的比例来描述染色结果（图 4.39）。

p16 又称为 p16（INK4a）和 CDKN2A，属于肿瘤抑制蛋白。p16 的丢失和过度表达与肿瘤均相关。如上皮内瘤变常存在 p16 的过度表达，而黑素瘤则容易出现 p16 的表达丢失（图 4.40）。

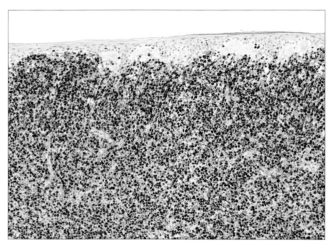 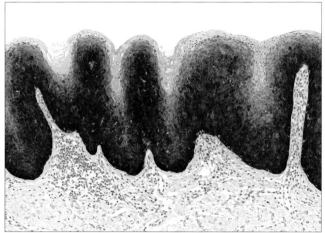

图 4.39 原发皮肤弥漫大 B 细胞淋巴瘤，腿型，几乎所 图 4.40 外阴上皮内瘤变 p16 阳性
有的肿瘤细胞 Ki67 均为阳性

# 5. 免疫荧光 (Immunofluorescence)

## 免疫荧光技术 (immunofluorescence technique)

免疫荧光技术是通过荧光标记的抗体与抗原结合进行定位检测的方法，需借助荧光显微镜的观察。皮肤病理诊断中常用的免疫荧光技术包括直接和间接免疫荧光方法。

直接免疫荧光（direct immunofluorescence）　选择患者的皮肤组织进行冰冻切片，然后加入荧光标记的抗免疫球蛋白抗体（或抗补体的抗体），检测沉积在患者皮肤上的致病性抗体或补体。

间接免疫荧光（indirect immunofluorescence）　以健康人或动物的皮肤或其他上皮组织为底物，加入患者的血清进行孵育，最后加入荧光标记的抗免疫球蛋白抗体，检测患者血清中是否有致病性抗体，主要用于自身免疫性疱病的检测。临床上间接免疫荧光通常检测 IgG 型的抗体，有时也可检测 IgA 型的抗体。

直接免疫荧光的取材对于诊断非常关键。对于自身免疫性疱病，应选择疱周围外观接近正常的皮肤，这样获得阳性结果的可能性较大。对于血管炎通常需选择新鲜的皮疹，即单个皮疹出现时间在 12~24 小时之间的皮损。对于红斑狼疮等结缔组织病，选择病变最明显的典型皮疹出现阳性结果的可能性较大。直接免疫荧光和间接免疫荧光的组织标本应当在取材后直接浸泡在 4℃ 生理盐水中，在 24 小时内进行包埋切片，以降低非特异性染色背景。Michel 固定液也可用于免疫荧光固定，组织可在固定液内保存 1 周而不影响检测结果。

## 免疫荧光的主要模式 (main patterns of immunofluorescence)

对免疫荧光结果的分析主要包括三个方面：荧光着色的部位、种类和强度。对结果的最终解释需结合临床和病理检查的结果。通常阳性结果提示疾病的可能性较大，而阴性结果则不能完全排除临床诊断。

直接免疫荧光的主要模式如下：

表皮细胞间免疫荧光沉积　如为 IgG 和 C3 沉积，通常见于寻常型天疱疮和红斑落叶型天疱疮（图 5.1~图 5.3）。因表皮和附属器均属于上皮性组织，因此抗体和补体有时候也会沉积在毛囊、皮脂腺和汗腺等部位，其模式与在表皮部位的沉积一致（图 5.4）。如为明显的 IgA 沉积，则提示 IgA 天疱疮（图 5.5，图 5.6）。少数患者同时有 IgG 和 IgA 抗体沉积。

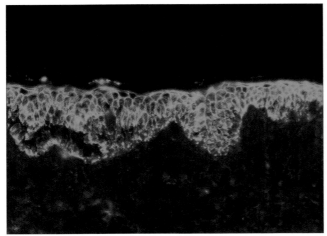

图 5.1 寻常型天疱疮表皮细胞间 IgG 沉积

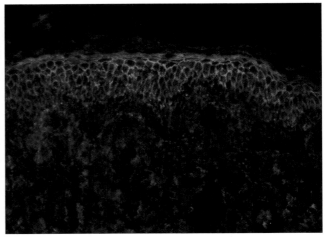

图 5.2 红斑型天疱疮表皮细胞间 IgG 沉积，以上侧明显，提示存在针对 Dsg1 的抗体

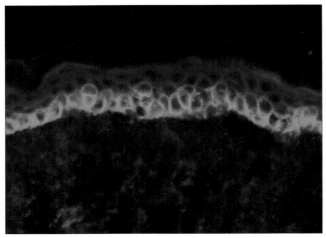

图 5.3 寻常型天疱疮表皮细胞间 C3 全层沉积，以下侧明显，提示存在针对 Dsg3 的抗体

图 5.4 天疱疮汗腺导管细胞间 IgG 呈网状沉积

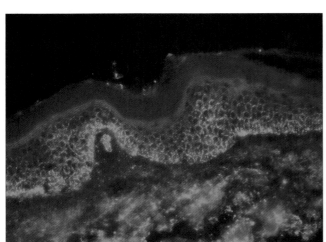

图 5.5 IgA 天疱疮表皮细胞间 IgA 抗体阳性

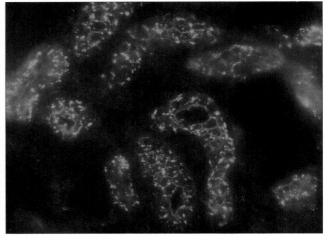

图 5.6 IgA 天疱疮汗腺上皮细胞间 IgA 抗体阳性

基底膜带线状免疫荧光沉积　　基底膜带出现 IgG、C3 带状沉积，通常见于大疱性类天疱疮、获得性大疱表皮松解症或罕见的针对基底膜带其他抗原的自身免疫性疱病（图 5.7～图 5.9）。如果是以 IgA 为主的沉积，通常见于线状 IgA 皮病（图 5.10）。部分病例 IgG 和 IgA 抗体可同时存在。有时在基底膜带线状沉积的情况下，可合并细胞间网状沉积，提示患者同时有针对基底膜带和细胞间的抗体，常见于副肿瘤性天疱疮（图 5.11）。

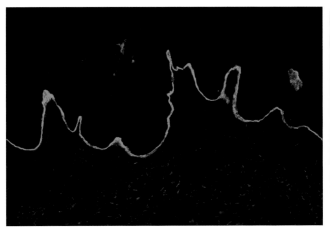

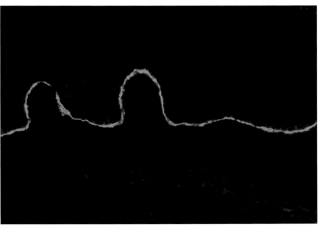

图 5.7　大疱性类天疱疮基底膜带线状 IgG 沉积　　　　图 5.8　大疱性类天疱疮基底膜带线状 C3 沉积

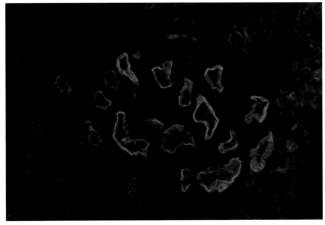

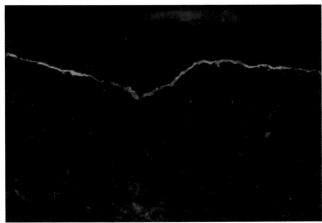

图 5.9　大疱性类天疱疮汗腺周围基底膜带线状 IgG 沉积　　图 5.10　线状 IgA 皮病基底膜带线状 IgA 沉积

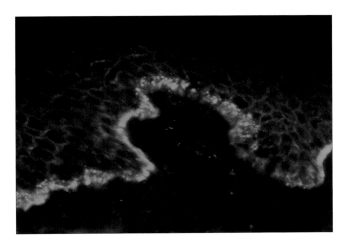

图 5.11　副肿瘤性天疱疮直接免疫荧光表现为基底膜带和细胞间 IgG 均阳性，提示有针对细胞间和基底膜带抗原的混合致病性抗体。临床上因为单个副肿瘤天疱疮患者所产生的自身抗体谱有明显差异，因此直接免疫荧光模式可以表现为细胞间、基底膜带或二者同时有沉积

基底膜带线状 / 颗粒状沉积　低倍镜下基底膜带大致呈线状 IgG、IgM 或 C3 沉积，但中高倍镜下显示阳性信号呈颗粒状改变，且条带厚薄不一，通常见于红斑狼疮（图 5.12，图 5.13）。有时在附属器周围也可见到类似变化（图 5.14）。少数情况下可同时出现细胞核阳性信号，提示抗核抗体阳性，常见于系统性红斑狼疮、混合性结缔组织病等（图 5.15）。

真皮乳头免疫荧光沉积　疱疹样皮炎通常表现为真皮乳头层颗粒状 IgA 沉积，有时也可同时合并有基底膜带的沉积。除 IgA 阳性外，IgM、IgG 以及 C3 也可同时出现阳性（图 5.16，图 5.17）。

真皮乳头层点状沉积　有时可在真皮乳头层见到明亮的点状沉积，可以是 IgM、C3、IgG 或 IgA 沉积，以 IgM 最为明显。这些阳性信号是凋亡或坏死的角质形成细胞非特异性地黏附了荧光抗体所致，又称为细胞样小体（cytoid body）。此现象常见于界面皮炎，如扁平苔藓、红斑狼疮、多形红斑、黑变病等（图 5.18～图 5.21）。

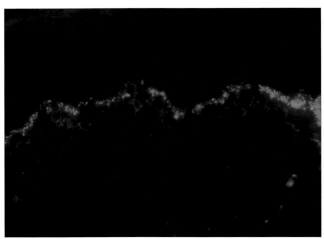

图 5.12　红斑狼疮基底膜带线状 / 颗粒状 IgG 沉积

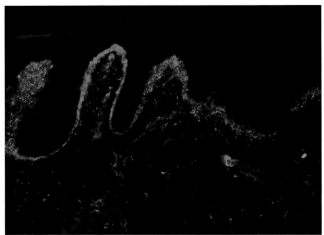

图 5.13　红斑狼疮基底膜带线状 / 颗粒状 C3 沉积

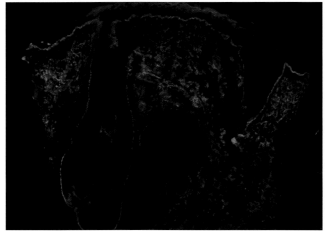

图 5.14　红斑狼疮累及表皮、毛囊和皮脂腺基底层的线状 / 颗粒状 IgG 沉积

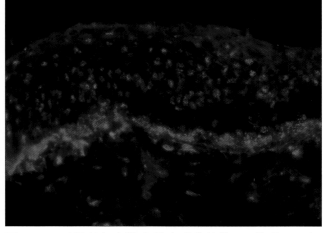

图 5.15　系统性红斑狼疮基底膜带线状 / 颗粒状 IgG 沉积，同时伴有抗核抗体阳性

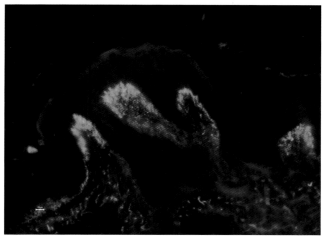

图 5.16　疱疹样皮炎真皮乳头层颗粒状 IgA 沉积，同时合并轻微基底膜带颗粒状 IgA 沉积

图 5.17　疱疹样皮炎基底膜带及真皮乳头层 IgG 沉积

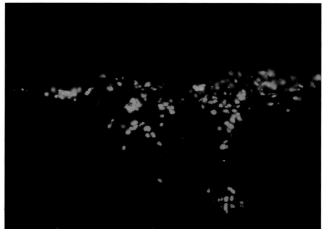

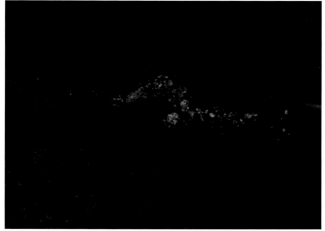

图 5.18　扁平苔藓出现典型的 IgM 型细胞样小体

图 5.19　扁平苔藓出现典型的 IgG 型细胞样小体

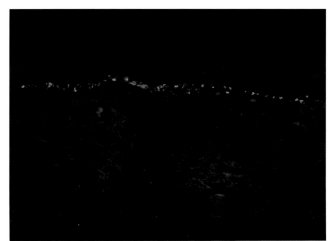

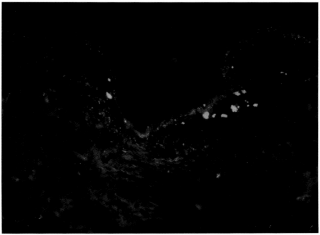

图 5.20　黑变病出现 IgM 型细胞样小体

图 5.21　红斑狼疮出现 IgM 型细胞样小体，同时合并有基底膜带线状 / 颗粒状沉积

血管壁免疫荧光沉积　通常见于各种类型的小血管炎和血管病。过敏性紫癜常表现为 IgA 和补体 C3 的沉积（图 5.22，图 5.23）。白细胞碎裂性血管炎（除过敏性紫癜之外）和荨麻疹性血管炎则可表现为其他类型的抗体沉积，IgA 通常为阴性（图 5.24，图 5.25）。青斑样血管病通常表现为 C3、IgM 或其他类型的抗体沉积（图 5.26，图 5.27）。红斑狼疮出现血管损伤时可同时出现基底膜带和血管壁的免疫球蛋白沉积（图 5.28）。迟发性卟啉病则表现为基底膜带和血管周围均质状免疫球蛋白沉积（图 5.29）。

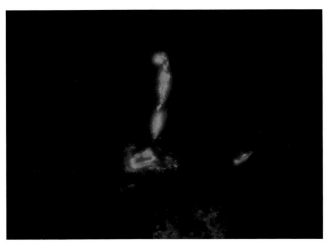

**图 5.22**　过敏性紫癜真皮乳头层血管壁 IgA 沉积

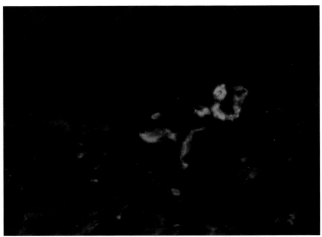

**图 5.23**　过敏性紫癜真皮乳头层血管壁 C3 沉积

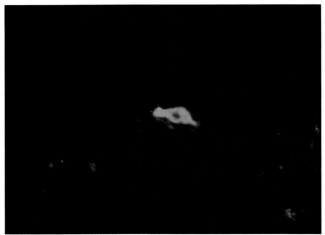

**图 5.24**　白细胞碎裂性血管炎血管壁 IgM 沉积

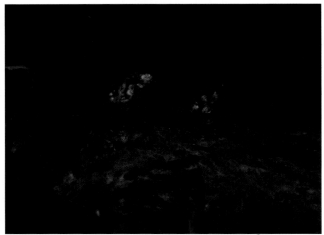

**图 5.25**　荨麻疹性血管炎血管壁 IgG 沉积

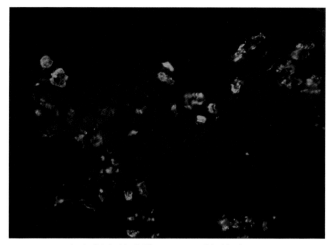

图5.26　青斑样血管病浅层至深层血管壁 C3 沉积

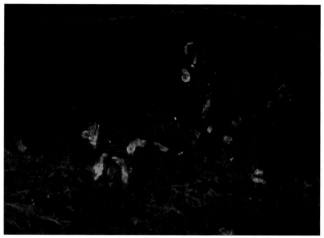

图5.27　青斑样血管病血管壁 IgM 沉积

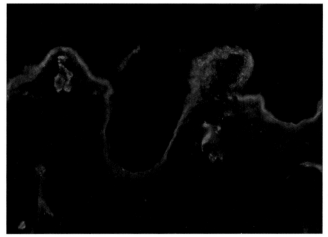

图5.28　红斑狼疮出现血管损伤时表现为基底膜带线状/颗粒状沉积和血管壁 IgM 沉积

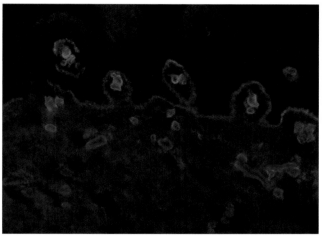

图5.29　迟发性卟啉病表现为基底膜带和血管周围均质状 IgG 沉积

间接免疫荧光结果的主要模式如下：

表皮细胞间免疫荧光沉积　通常见于天疱疮及其亚型，其结果与直接免疫荧光的结果一致。

基底膜带免疫荧光沉积　通常见于大疱性类天疱疮、获得性大疱性表皮松解症和其他类型的针对基底膜带抗原的自身免疫性疱病，其阳性结果与直接免疫荧光的结果一致。

盐裂皮肤免疫荧光　盐裂皮肤免疫荧光检测可以通过直接免疫荧光或间接免疫荧光的方式进行。盐裂皮肤从 IV 型胶原所在的部位分离。因此，在大疱性类天疱疮，针对 BP180 和 BP230 的抗体沉积于分离部位（IV 型胶原）上方，也就是疱顶（图 5.30）；而在获得性大疱性表皮松解症，针对 VII 型胶原的抗体沉积于 IV 型胶原的下方，也就是疱底（图 5.31）。

怀疑副肿瘤性天疱疮者，通常以大鼠膀胱和舌头作为底物行间接免疫荧光检查，阳性结果表现为膀胱上皮和舌上皮细胞间 IgG 沉积（图 5.32，图 5.33）。需注意部分副肿瘤性天疱疮患者膀胱上皮间接免疫荧光可为阴性，同时天疱疮患者也可出现舌上皮细胞间 IgG 沉积，因此诊断需结合临床、影像学表现和病理特征。

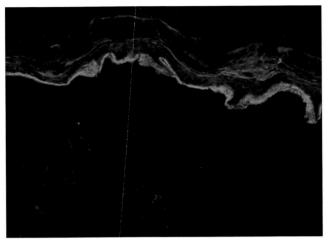

图 5.30　大疱性类天疱疮盐裂皮肤间接免疫荧光显示抗体沉积于疱顶

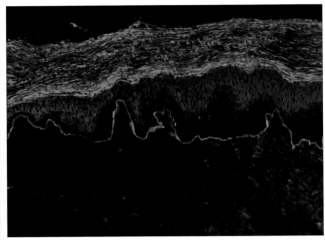

图 5.31　获得性大疱性表皮松解症盐裂皮肤间接免疫荧光显示抗体沉积于疱底

图 5.32　副肿瘤性类天疱疮以大鼠膀胱为底物显示膀胱上皮细胞间 IgG 沉积

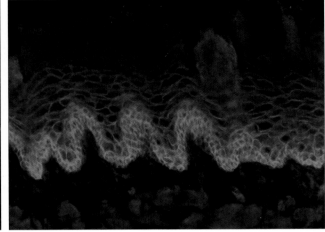

图 5.33　副肿瘤性类天疱疮以大鼠舌为底物显示黏膜上皮细胞间 IgG 沉积

# 6. 皮肤病理取材和切片制作
## (Biopsy and Slide Preparation)

获得优良的病理切片是病理诊断的关键所在，但这也是国内很多皮肤病理实验室甚至是大病理实验室没能很好解决的一个问题。从病理取材到切片制作是一个系统工程，只有每一步都做到完美，才能最终得到优秀的病理切片。以下是皮肤病理取材和切片制作程序中需要重点掌握的内容。

### 选择患者（selecting patients）

对于临床上诊断有困难或者需鉴别良恶性的病例通常需要进行病理检查。有时为了掌握疾病严重程度，也需要进行病理检查。皮肤科医师需加强病理诊断意识，并与患者进行良好沟通，以获得患者的充分配合，并在活检操作前签署知情同意书。

### 皮肤病理申请单（dermatopathology request form）

临床医师需详细填写病理申请单，包括患者的基本信息、联系方式、临床病史、皮疹描述、临床诊断等，以便于皮肤病理医师出具诊断报告时参考以及后续随访患者。

### 临床照相（clinical photography）

皮疹临床照片的信息相当于病理检查中的巨检（gross pathology），对诊断具有非常重要的价值。皮肤科医师应在活检前保存患者的高质量临床数码照片。照片信息应包括皮疹的大体分布和皮疹细节，以便病理诊断时参考，以及后续总结临床经验。

### 禁忌证（contraindication）

部分患者不适合进行皮肤活检。皮肤活检的禁忌证有以下几种情况：明显的出凝血功能障碍、正在进行抗凝治疗、精神明显异常或认知功能显著障碍、身体极度衰弱无法耐受活检手术以及需紧急救治的患者等。

### 活检部位和时机（biopsy site and time）

对于炎症性疾病通常选择接近成熟期的皮疹，避免选择消退期或搔抓、治疗后的皮疹。对于肿瘤性疾病应当选择充分发展的直径相对较大的皮疹。对于少数疑难疾病，可能需要多次反复取材或多部位取材才能最终确诊。在满足诊断要求的情况下应尽量选择隐蔽部位，避免容易形成瘢痕的部位，在满足诊断需求的同时尽量保证美容效果。

### 取材方法（biopsy method）

主要包括削除、环钻和手术取材三种方法。①削除，适合浅表良性肿物；②环钻，方便快捷，适合相对表浅的皮疹；③手术取材，是兼容性最好的方法，对于直径较大或者深在组织的取材只有手术才能满足要求。

### 诊断和治疗统一（consistence of diagnosis and treatment）

对于孤立性肿瘤性皮损，良性肿瘤可考虑完整切除送检，高度怀疑恶性肿瘤的皮疹可扩大边界完整切除肿瘤送检。

### 避免挤压（avoid crushing）

局部麻醉时注射部位不宜过度接近病变组织，避免切片中出现针眼以及大量红细胞。对于淋巴瘤等组织需小心取材，避免挤压，以免影响细胞形态观察结果。电刀取材也容易导致细胞变形无法辨认。

### 固定（fixation）

常规病理以 10% 中性福尔马林溶液固定，固定液体积通常需在标本体积 10 倍以上，以避免在固定过程中固定液被过度稀释。有蒂组织、囊性病变和大组织应切开固定，固定时间在 24~72 小时为最佳，多数小组织过夜（12 小时）可达到满意的固定效果，但对于大组织需适当延长时间或切开固定。

### 标本处理（handling of samples）

固定好的皮肤病理标本在实验室需经过脱水、透明、浸蜡，制备成蜡块，然后经过切片和染色过程制备成合格的病理切片。包埋时需注意皮肤的包埋方向，脱发性标本有时需制备横向切片，指甲标本在脱水或切片前须进行充分软化。制备成蜡块之前的步骤最为关键，一旦失败，无法重复。皮肤病理实验室必须遵循病理实验室的管理标准进行全程质量控制，制备完美的病理切片，以满足诊断的需求。

# 7. 皮肤病理学习要点
## (Tips to Learn Dermatopathology)

### 临床结合病理 (clinical pathological correlation)

病理诊断的目的是服务于临床。临床和病理紧密结合是所有器官病理诊断必须遵循的原则。皮肤病病种和病名繁多，如果缺乏皮肤科临床知识，病理医师无法将显微镜下观察到的病理特征映射到临床对应的疾病。如果病理基本功不扎实，则可能对显微镜下的细微病理改变视而不见。只有临床和病理密切结合，才能更快、更准确地作出诊断。通俗地讲，一名优秀的医生应当在看到临床的时候想到病理，看到病理的时候想到临床。

### 疾病在演变 (diseases are evolving)

疾病是在逐渐变化和演变的，炎症和肿瘤性疾病在不同病期会有不同的临床和病理表现。例如银屑病的进行期、静止期和消退期临床和病理表现不完全一样，蕈样肉芽肿的斑片期、斑块期和肿瘤期表现也不完全一样。只有动态掌握疾病各个阶段的临床和病理特点，才算对疾病有了全面的掌握。

### 模式和细节都很重要 (pattern and detail are both important)

Ackerman 教授提出了针对炎症性皮肤病和皮肤肿瘤的模式分析方法，强调在低倍镜下观察到的炎症模式和肿瘤生长模式。在强调模式分析方法的同时，Ackerman 教授也从未否认过在高倍镜下观察病理细节的重要性，因此模式和细节都很重要。对任何事物的观察都是由远及近的，因此病理诊断必须从低倍镜开始，从高倍镜结束，有时还需要再返回到低倍镜或临床进行观察。对于初级皮肤科医师而言，常犯的错误是强调低倍镜下的增生模式，忽略高倍镜下细胞形态的改变；对于初级病理科医师而言，常犯的错误则是过分纠结于细胞的异型性和核分裂象，忽略低倍镜下的生长模式和临床表现。

### 理论结合实践 (combination of theory with practice)

学习理论知识犹如搭建钢筋混凝土框架，临床实践则相当于添砖加瓦，只有理论结合实践才能建造一座坚固的大楼。源于书本、文献和大师讲座的知识即是理论，皮肤病理医师必须系统地阅读皮肤病学和皮肤病理学的专著和文献，聆听大师们授课，才能丰富理论知识，并不断补充和更新。病理阅片即实践，皮肤病理医师必须经过大量的显微镜下阅片，才能不断地增加临床经验，并印证、修正和补充以往掌握的理论知识。

### 与时俱进 (keeping pace with the times)

医学是一门高速发展的学科，医学知识的更新越来越快。常规病理仍然是诊断的基础，免疫病理和分子病理将会是未来病理诊断的有益补充。医学文献日新月异，很多疾病的发病机制、分类和诊断标准与过去相比发生了较大变化，这些知识的更新将是持续性的。医疗工作者需要不断紧跟最新知识，与时俱进，才能在工作中少犯错误。

### 病理有时候不是金标准 (pathology is not always the gold standard)

大多数临床和病理医师的潜意识里都认为病理是诊断的金标准。部分临床医师认为只要提供一块标本，病理医师就应该给出准确的诊断。然而病理只是形态学观察的一个局部，在很多时候也只是一孔之见。病理在很多皮肤病的诊断中并不是金标准，如荨麻疹、药疹的诊断必须依靠临床病史和皮疹表现，以临床特征为主。任何专业的医师都应当有全局观念，从临床、体格检查、影像学检查、实验室检查等多方面综合分析，而不是仅仅依赖于病理检查。

### 承认诊断灰区 (acknowledge the grey zone of diagnosis)

少数情况下良恶性是不能绝对区分的。近年来的研究已经证实，肿瘤的产生可能是多个基因异常叠加积累所导致的，同时还受到了表观遗传学、患者免疫状态等多方面的影响。因此，无论采用何种诊断方法，都会有少数肿瘤无法准确判断良恶性，这一点在 Spitz 肿瘤的诊断中表现尤为突出。另外，病理标本的质量，以及目前所应用的技术手段的限制也导致我们对少数肿瘤的诊断无法给出准确意见。科学技术的进步会导致诊断灰区缩小，但不会消失。临床和病理医生都应该知道诊断灰区的存在，并能和患者进行良好的沟通。

### 师父领进门，修行在个人 (teacher opens the door, you enter alone)

我们从老师那里得到启蒙，逐步建立知识体系。老师为我们打开一扇门，但能否真正开窍主要取决于我们个人的努力。"师父领进门，修行在个人"是一句俗语，也非常适合临床医学，包括皮肤病理诊断的训练。我们接诊的每一个患者，读过的每一张病理切片，学习训练中花费的每一分钟都有助于诊断水平的提高。只有在日积月累的基础上总结经验，才能水滴石穿，不断进步。除了时间的付出，勤于思考也是很重要的一方面，只有在临床工作中不断涌现出新的想法，并且去小心求证，才能在前人的基础上有所创新和突破。

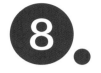 **海绵水肿性皮炎** (Spongiotic Dermatitis)

海绵水肿性皮炎以表皮细胞间海绵水肿为主要特征，可分为以淋巴细胞、嗜酸性粒细胞和中性粒细胞浸润为主的海绵水肿性皮炎。以淋巴细胞浸润为主的海绵水肿性皮炎包括湿疹、传染性湿疹样皮炎、特应性皮炎、白色糠疹、汗疱疹、接触性皮炎、光敏性皮炎、光毒性皮炎、浅表真菌感染、药疹等；以嗜酸性粒细胞浸润为主的海绵水肿性皮炎包括色素失禁症水疱期、大疱性类天疱疮和天疱疮早期、药疹、嗜酸性粒细胞增多综合征的皮肤表现、虫咬皮炎等；以中性粒细胞浸润为主的海绵水肿性皮炎包括脓疱型银屑病、IgA 天疱疮、浅表真菌感染、色素性痒疹、药疹等。海绵水肿性皮炎的诊断必须结合临床表现，多数情况下依据临床和病理特征可得出相对特异的诊断，但也有一些病例只能给出描述性的诊断。

## 目　录

## 湿疹（eczema）

**临床表现**　代表一大组病因不明的疾病。临床可局限或泛发，常表现为多形性皮疹，伴有明显的瘙痒。湿疹有不同的病期，急性期常以渗出为表现，慢性期以增生、苔藓化为表现。传染性湿疹样皮炎是细菌感染、外伤等诱因所导致的湿疹样反应。钱币状湿疹、乏脂性湿疹、汗疱疹等均是湿疹的特殊临床表现形式。

**病理表现**　①急性期：表现为表皮内海绵水肿，典型病例可见到细胞间桥粒，严重时可形成表皮内多发的大小不一的水疱，真皮内可有轻度的血管周围淋巴细胞浸润，有时可伴有嗜酸性粒细胞浸润；②慢性期：海绵水肿现象减轻，同时伴有表皮增生，以及角化过度、角化不全等现象。因长期搔抓而伴有明显苔藓化的皮疹的病理改变类似神经性皮炎（图 8.1，图 8.2）。特应性皮炎与湿疹的病理类似（图 8.3）。

**诊断要点**　海绵水肿是湿疹的共同特点，在不同病期海绵水肿的程度有差异，诊断需结合临床表现。

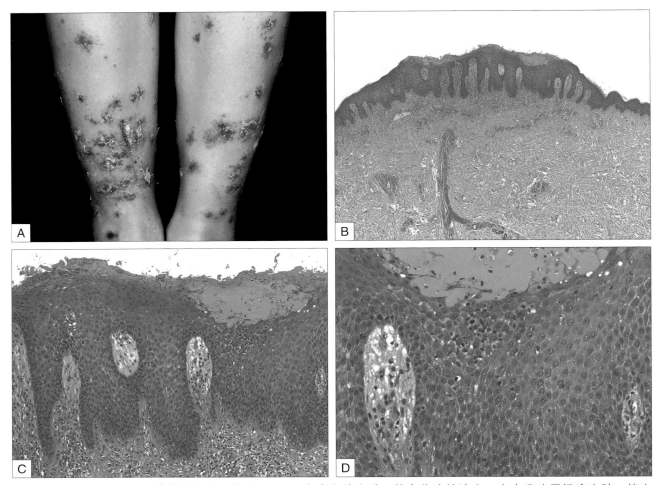

图 8.1　急性湿疹。A. 下肢多发红斑及渗出；B~D. 表皮海绵水肿，伴有浆液性渗出。真皮乳头层轻度水肿，伴少量淋巴细胞浸润

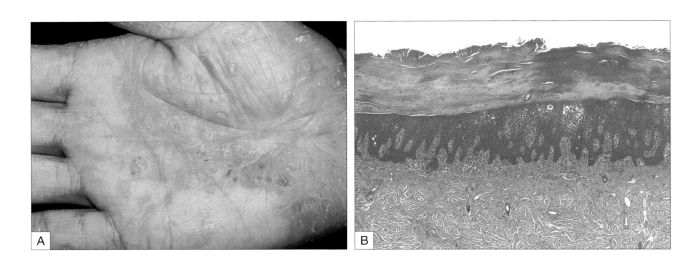

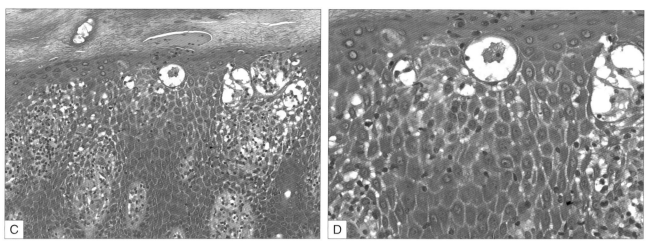

图 8.2　**手部湿疹**。A. 手掌多发角化性斑疹；B~D. 表皮明显的海绵水肿，伴有轻微的表皮内水疱形成及少量淋巴细胞浸润

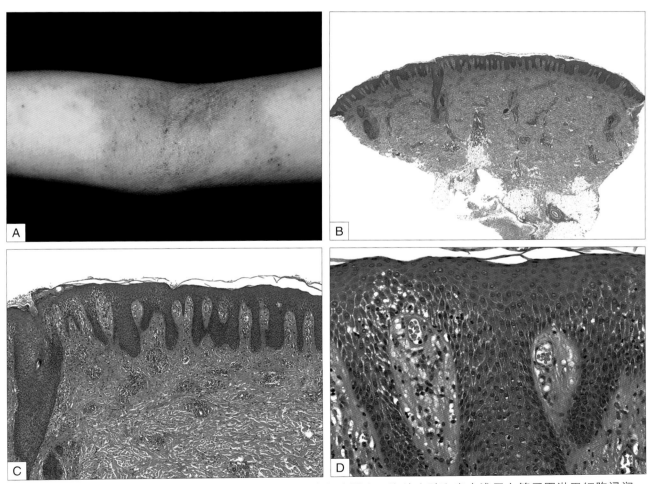

图 8.3　**特应性皮炎**。A. 肘窝红斑及苔藓化；B~D. 表皮轻度增生、海绵水肿和真皮浅层血管周围淋巴细胞浸润。特应性皮炎病理可表现为急性、亚急性或慢性湿疹，诊断以临床特征为主

## 汗疱疹（pompholyx）

　　**临床表现**　湿疹的特殊类型，表现为手指指端或累及手掌的多发性小丘疹、水疱，并伴有剧烈的瘙痒，后期水疱消失，形成轻微脱屑。皮疹可同时累及足部。

　　**病理表现**　表皮内局灶性海绵水肿性皮炎，典型病例可见到小水疱。真皮浅层血管周围淋巴细胞浸润（图8.4）。

　　**诊断要点**　需鉴别掌跖脓疱病和手足癣。掌跖脓疱病往往有颗粒层或角质层局限性中性粒细胞聚集，手足癣可在角质层内找到菌丝。

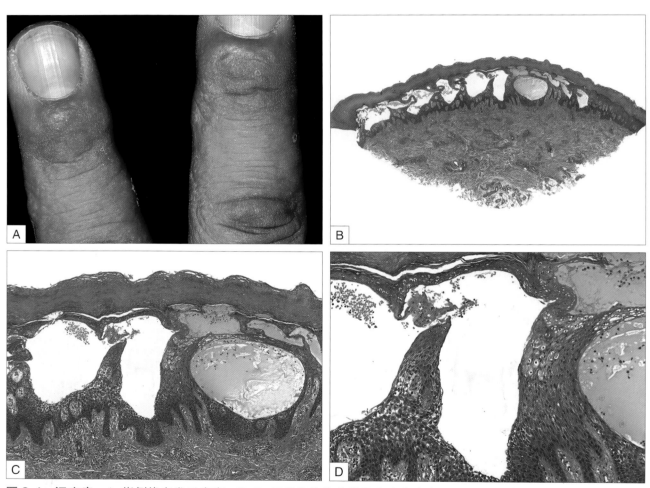

图8.4　**汗疱疹**。A.指侧缘多发丘疱疹；B~D.显著的海绵水肿及表皮内水疱

## 接触性皮炎（contact dermatitis）

　　**临床表现**　分为过敏性接触性皮炎和刺激性接触性皮炎。①过敏性接触性皮炎：为免疫异常所致，表现为接触部位边界清楚的红斑、水疱，慢性期可发生苔藓样变。部分接触性皮炎可导致全身免疫反应，出现泛发性红斑，称为系统性接触性皮炎。②刺激性接触性皮炎：多为化学物直接接触损伤所致，常急性发作，表现为接触部位发生红斑、糜烂、坏死等改变。一些化妆品导致的接触性皮炎可能兼有过敏性接触性皮炎和刺激性接触性皮炎的特点。

　　**病理表现**　过敏性接触性皮炎病理和湿疹相同，以海绵水肿为基本特征。刺激性接触性皮炎也有海绵水肿，但常见到角质形成细胞的坏死现象，尤其是在靠近颗粒层的部位（图8.5~图8.8）。

　　**诊断要点**　接触史是诊断接触性皮炎的基础。有时候过敏性反应和刺激性反应无法绝对区分，或者患者的发病可能由两种原因协同作用导致。

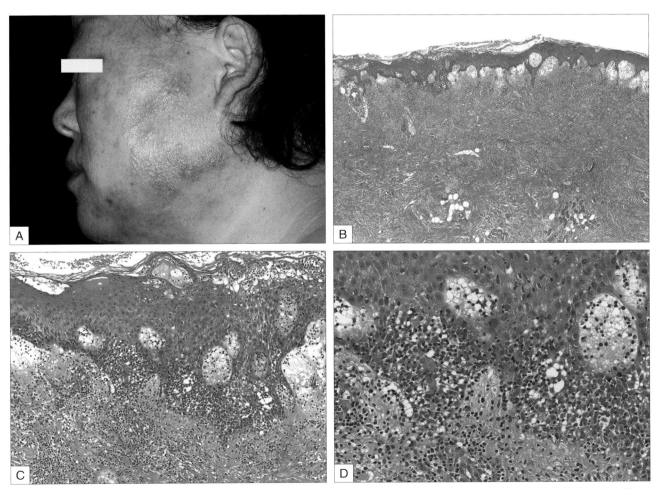

**图8.5　过敏性接触性皮炎**。A.染发剂过敏导致面部弥漫性红斑；B~D.海绵水肿性皮炎，伴真皮乳头水肿及淋巴细胞浸润

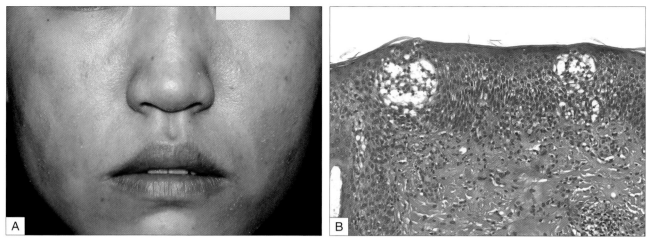

图 8.6　**接触性皮炎**。A. 面部弥漫性红斑脱屑；B. 病理为海绵水肿。本例可能与化妆品使用有关，临床中常用的诊断名称包括面部皮炎、化妆品皮炎。过度使用化妆品、过度清洁面部可破坏皮肤屏障，形成湿疹样改变，其发生机制可能不仅仅局限于接触过敏

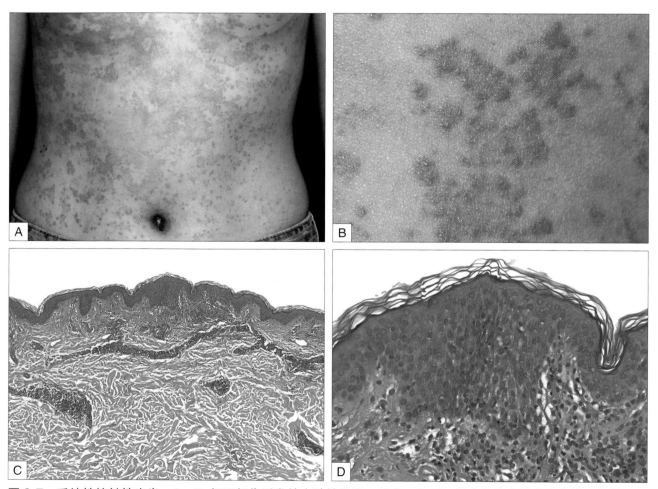

图 8.7　**系统性接触性皮炎**。A、B. 躯干部位泛发性水肿性红斑、丘疹。C、D. 轻度海绵水肿和真皮浅层血管周围炎。本例患者因面膜过敏导致全身泛发性红斑，为抗原局部吸收后引起全身过敏反应

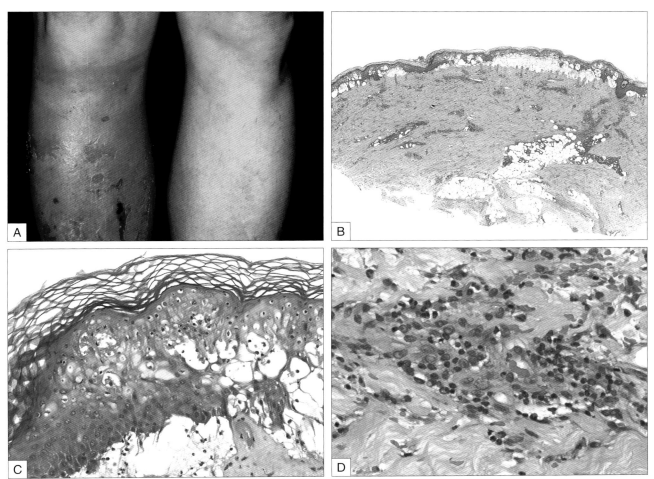

图 8.8　**刺激性接触性皮炎**。A. 使用外用膏药后引起的局部红斑、糜烂；B~D. 表皮坏死，同时伴有真皮血管周围淋巴细胞和嗜酸性粒细胞浸润

## 皮肤浅表真菌感染（dermatophytosis）

　　*临床表现*　包括体癣、股癣、手足癣，通常表现为环状红斑，边缘有鳞屑。其中大多数病例通过临床特征或真菌镜检可以确诊。少数病例或不规范治疗后的病例临床特征不典型，可表现为不规则红斑或鳞屑，容易被误诊为湿疹。

　　*病理表现*　海绵水肿性皮炎，严重者可形成表皮内水疱。常有角化不全现象，或伴有角质层内少量中性粒细胞浸润。真皮浅层通常表现为血管周围淋巴细胞为主的浸润。特殊染色可显示角质层内的菌丝（图 8.9，图 8.10）。

　　*诊断要点*　诊断湿疹类疾病时需考虑到真菌感染的可能性，PAS 染色有助于鉴别。

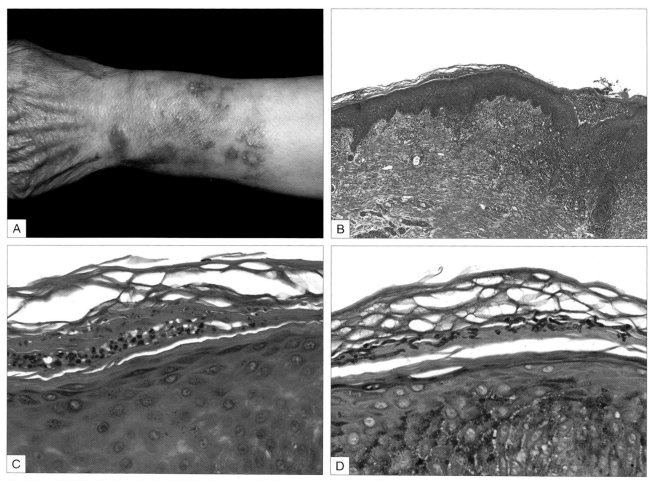

图 8.9 **难辨认体癣**。A. 手腕部位红斑，部分呈环形并有少量小脓疱；B、C. 表皮为增生性改变，高倍镜下可见角质层内菌丝及伴随的中性粒细胞浸润；D. PAS 染色显示角质层内菌丝

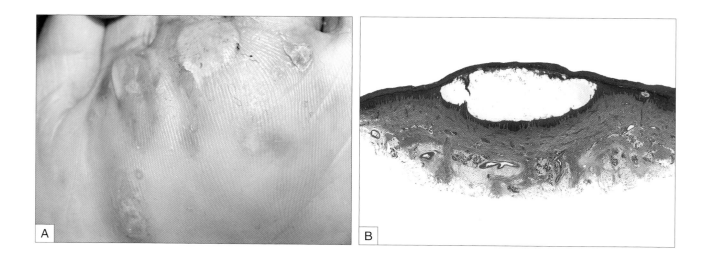

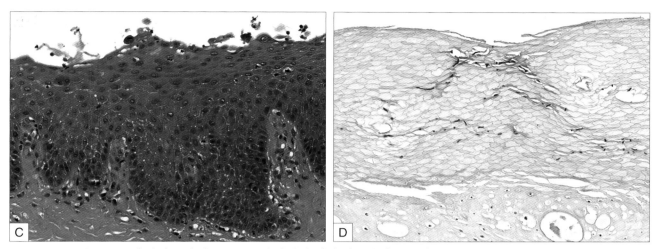

图 8.10　足癣。A. 足底水疱及痂皮；B、C. 表皮内海绵水肿及表皮内水疱，与湿疹难以区别；D. PAS 染色显示角质层内菌丝

## 玫瑰糠疹（pityriasis rosea）

临床表现　多表现为成年人躯干、四肢为主的小片状红斑、鳞屑，皮疹沿皮纹分布，伴有不同程度的瘙痒，部分患者可有直径较大的母斑。

病理表现　多表现为局限性海绵水肿，海绵水肿部位表面可有轻微的角化不全，其下的表皮可有非常轻微的界面空泡改变，真皮浅层血管周围有淋巴细胞浸润。急性发作的病例可见到血管周围红细胞外溢现象（图 8.11）。

诊断要点　海绵水肿和角化不全是局灶性的，与临床上见到的小片状鳞屑性红斑一致。病理有时和远心性环状红斑、慢性苔藓样糠疹类似，此时可依据临床特征进行鉴别。

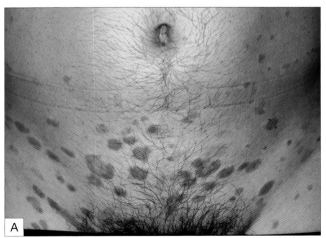
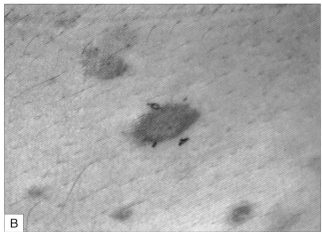

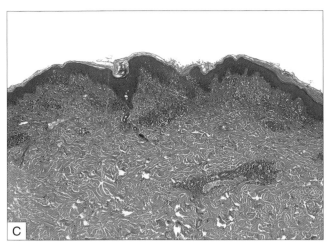
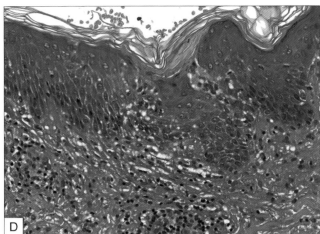

图 8.11　玫瑰糠疹。A、B. 躯干部位多发红斑，皮疹沿皮纹分布，呈椭圆形；C、D. 表皮局部海绵水肿及角化不全，有局部轻微界面破坏，真皮内有血管周围淋巴细胞浸润及红细胞外溢

## 红皮病（erythroderma）

**临床表现**　是一种临床表现而非独立病种，其本质可能是以下疾病的特殊表现，包括药疹、银屑病、毛发红糠疹、特应性皮炎、皮肤淋巴瘤等。

**病理表现**　各种不同类型的红皮病病理均表现为海绵水肿，伴有程度不等的角化不全，以及真皮浅层血管周围淋巴细胞浸润。从病理细节上有时能区分少数红皮病的类型，如药疹往往有嗜酸性粒细胞浸润，银屑病往往有轻度的银屑病样增生及较明显的角化不全，皮肤淋巴瘤可见异型淋巴细胞等。更多的时候诊断需密切结合临床表现以及疾病的演变过程（图 8.12）。

**诊断要点**　红皮病是临床诊断，病理仅有辅助诊断价值。

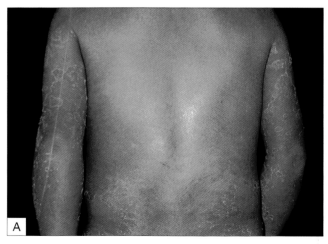
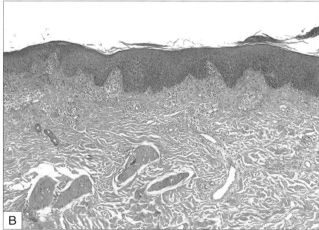

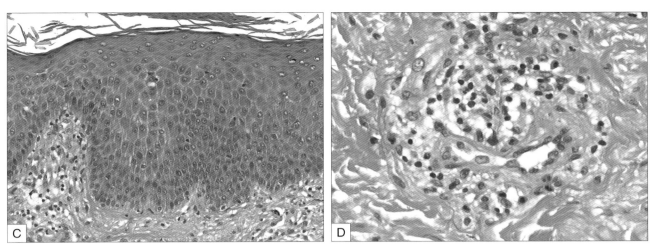

图 8.12　红皮病型药疹。A. 全身弥漫性红斑、脱屑；B~D. 海绵水肿性皮炎，伴真皮浅层血管周围淋巴细胞、嗜酸性粒细胞浸润

## 色素性痒疹（prurigo pigmentosa）

　　临床表现　亚洲人多见，成年人好发。表现为前胸、后背、颈部为主的红斑，皮疹可形成网状分布，伴有明显瘙痒，愈后可形成色素沉着。皮疹可反复发生。有文献报告减肥者采用低碳水化合物饮食可能会导致本病发生。

　　病理表现　各个不同病期的病理有明显差异。最早期病变可捕捉到真皮血管周围散在中性粒细胞浸润。早期表现为表皮海绵水肿和表皮内、真皮浅层血管周围中性粒细胞浸润。成熟期皮疹表现为表皮内海绵水肿、水疱形成，界面可有轻度破坏，真皮乳头层水肿，真皮内中性粒细胞、淋巴细胞、嗜酸性粒细胞浸润。后期为炎症后色素沉着改变，仅有噬黑素细胞沉积（图 8.13，图 8.14）。

　　诊断要点　中性粒细胞浸润和海绵水肿在不同的病期程度差异较大，诊断需结合临床特征。

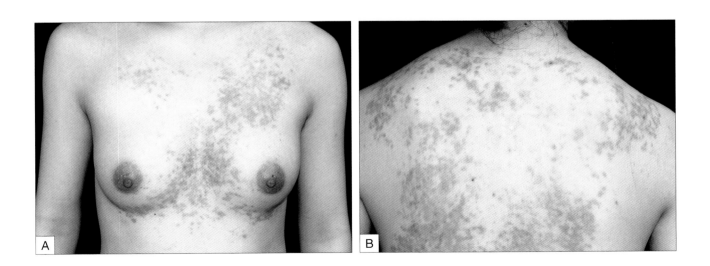

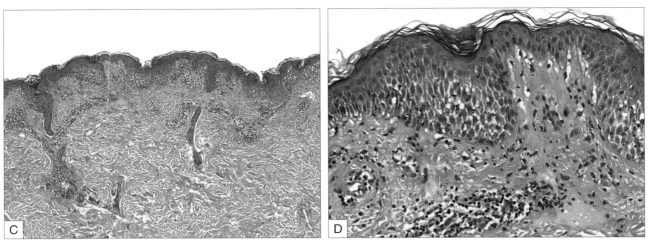

图 8.13　**色素性痒疹**。A、B. 前胸后背呈网状分布的红斑；C、D. 病理表现为海绵水肿和真皮浅层血管周围淋巴细胞为主的炎症，真皮内有稀疏中性粒细胞及嗜酸性粒细胞浸润，界面有轻微空泡改变

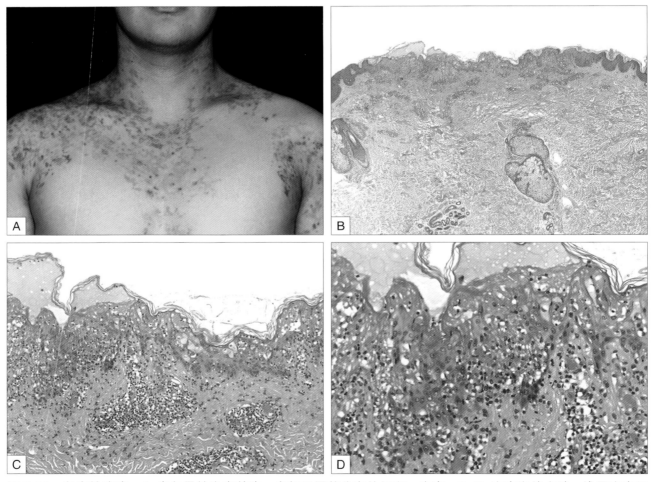

图 8.14　**色素性痒疹**。A. 青年男性患者前胸、肩部呈网状分布的红斑、痂皮；B~D. 表皮海绵水肿，浅层表皮细胞有坏死现象，真皮内血管周围以淋巴细胞为主的浸润

# 9. 银屑病样皮炎 (Psoriasiform Dermatitis)

　　银屑病样皮炎以银屑病为原型，其病理特点为角化过度和角化不全、表皮增生、表皮突下延、表皮突下端平齐。常见的银屑病样皮炎包括银屑病及其亚型，如掌跖脓疱病、连续性肢端皮炎等。需注意的是银屑病在不同的病期其病理表现不一样，如点滴状银屑病、斑块状银屑病、脓疱型银屑病和红皮病型银屑病的病理有一定差异。

## 目 录

## 银屑病（psoriasis）

　　**临床表现**　分为寻常型、脓疱型、红皮病型和关节病型银屑病四种基本的类型。寻常型银屑病以边界清楚的红斑、鳞屑为表现，反复发作，好发于头皮、四肢伸侧、躯干等部位，常伴有瘙痒症状。脓疱型银屑病分为泛发性和局限性，局限性银屑病包括掌跖脓疱病和连续性肢端皮炎。红皮病型银屑病往往继发于寻常型或泛发性脓疱型银屑病。关节病型银屑病往往在寻常型银屑病或其他类型银屑病的基础上出现关节损害。

　　**病理表现**　寻常型银屑病早期表现为轻微的局限性梭状角化不全，表皮局灶性增生，真皮乳头层血管扩张，血管周围淋巴细胞浸润。成熟期表现为显著的角化过度和角化不全，有时呈融合性角化不全，角质层内可有中性粒细胞浸润，表皮显著增生，颗粒层减少，表皮突延长，表皮突下端基本平齐，真皮乳头血管明显扩张充血，血管周围有淋巴细胞浸润。消退期银屑病可见轻度角化不全，表皮增生减轻，真皮内血管扩张及血管周围淋巴细胞浸润不明显。红皮病型银屑病表现为表皮增生，同时伴有细胞间海绵水肿，真皮浅层血管周围淋巴细胞浸润，病理上有时无法与其他类型的红皮病区别。脓疱型银屑病可有表皮的轻度增生，海绵水肿常见，典型表现为角质层及颗粒层可见明显的中性粒细胞聚集，即Munro 微脓疡及 Kogoji 微脓疡（图 9.1～图 9.4）。

　　**诊断要点**　明显的角化不全，表皮增生，颗粒层减少和真皮乳头血管扩张是银屑病的特点。消退期、红皮病等情况下病理改变可能不典型。泛发性脓疱型银屑病需与急性泛发性发疹性脓疱病鉴别，二者病理表现类似，但后者病程短，往往与药物过敏相关。

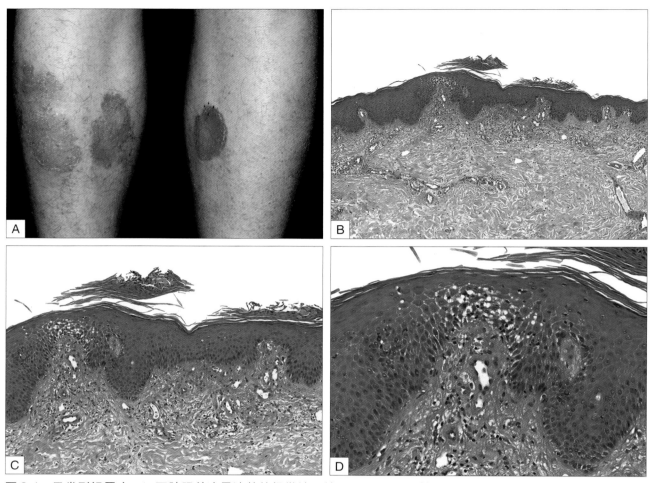

图9.1　寻常型银屑病。A. 下肢胫前边界清楚的轻微鳞屑性红斑；B~D. 局灶性角化过度、角化不全，表皮有轻度增生，颗粒层减少，真皮乳头层血管扩张，血管周围淋巴细胞浸润及红细胞外溢

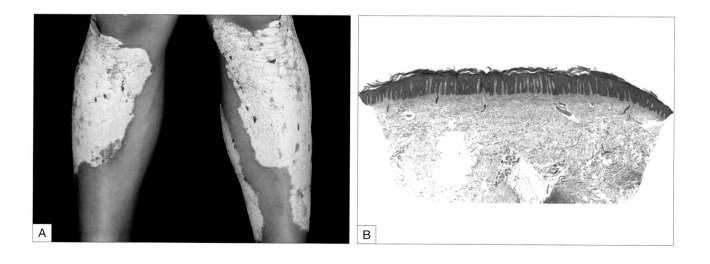

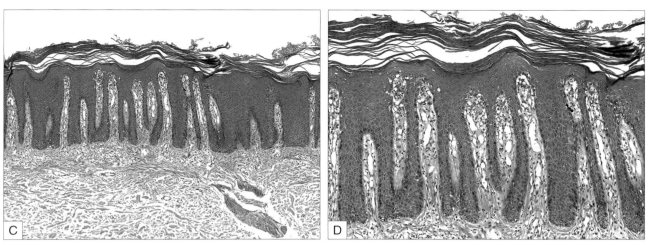

图 9.2　**寻常型银屑病**。A. 下肢胫前边界清楚的对称性鳞屑性斑块；B~D. 弥漫性角化过度、角化不全，表皮显著增生，真皮乳头层血管扩张，血管周围淋巴细胞浸润

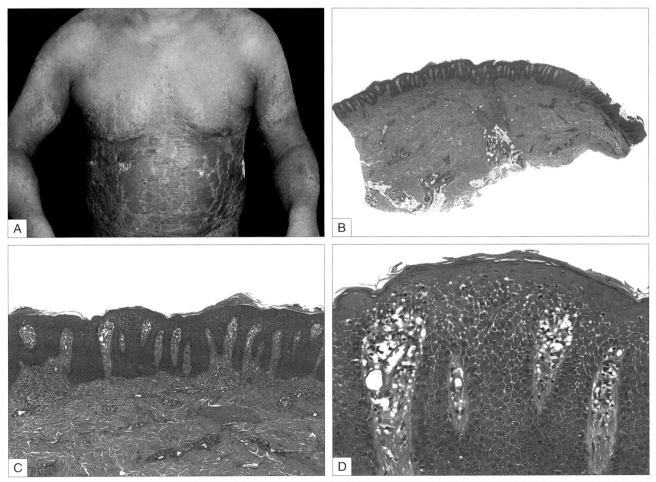

图 9.3　**红皮病型银屑病**。A. 弥漫性红皮鳞屑；B~D. 表皮增生及明显的海绵水肿，真皮乳头层血管扩张及血管周围淋巴细胞浸润。海绵水肿在红皮病型银屑病的病理改变中很常见

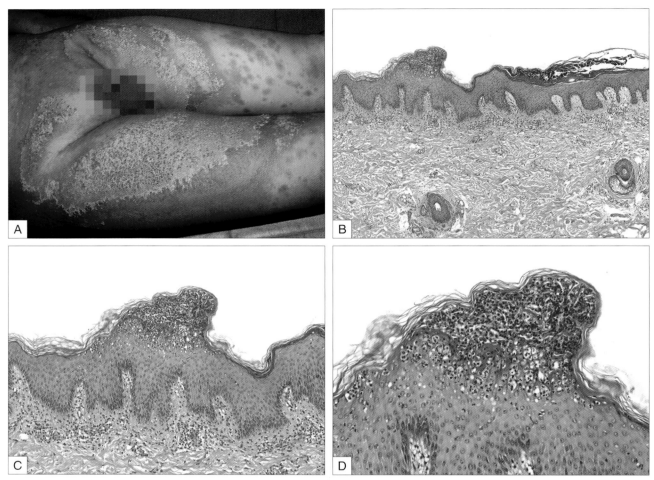

图 9.4　**泛发性脓疱型银屑病**。A. 儿童全身泛发性脓疱；B~D. 表皮有轻度增生，角质层及颗粒层内可见局限性中性粒细胞聚集，真皮浅层血管周围淋巴细胞浸润

## 连续性肢端皮炎（acrodermatitis continua）

　　临床表现　属于局限性脓疱型银屑病。表现为单个或多个甲周围的红肿、脓疱、糜烂，有时伴有甲板的明显破坏，反复发作，可单独发生或合并其他类型的银屑病。

　　病理表现　与脓疱型银屑病一致，伴有颗粒层中性粒细胞聚集，即 Kogoji 微脓疡，海绵水肿常见（图 9.5）。

　　诊断要点　Kogoji 微脓疡是本病的特征性改变。

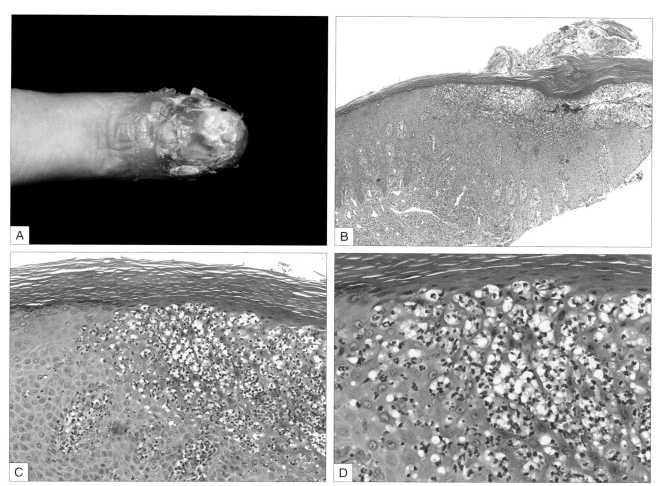

图 9.5  **连续性肢端皮炎**。A. 指头末端红肿脱屑，指端脓疱，甲板被完全破坏；B~D. 表皮增生，伴有角化不全，颗粒层内见明显的 Kogoji 微脓疡

## 掌跖脓疱病（palmoplantar pustulosis）

临床表现  属于局限性脓疱型银屑病。多见于成年人，表现为手足掌跖部位多发脓疱，脓疱干涸后可形成黄痂，常见于手掌大、小鱼际及足弓部位，多为对称发生。

病理表现  类似连续性肢端皮炎，可见到局限性 Kogoji 微脓疡或 Munro 微脓疡（图 9.6）。

诊断要点  消退期很难见到典型 Kogoji 微脓疡，仅可见到角质层内含有中性粒细胞的角化不全性痂皮，有时与湿疹很难鉴别，需结合临床诊断。

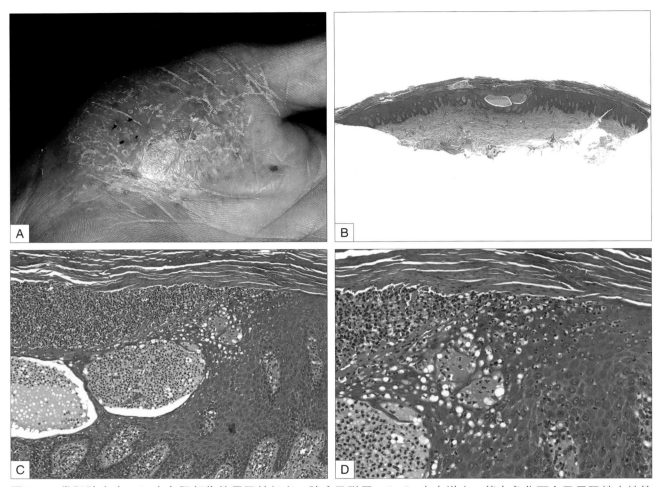

图 9.6　**掌跖脓疱病**。A. 大鱼际部位的局限性红斑、脓疱及脱屑；B~D. 表皮增生，伴有角化不全及局限性中性粒细胞聚集，高倍镜下可见明显的 Kogoji 微脓疡

## 反应性关节炎（reactive arthritis）

　　临床表现　本病又称 Reiter 综合征（Reiter syndrome），典型特征为关节炎、尿道炎、结膜炎以及银屑病样皮损，但症状不一定全部出现。皮肤表现为有明显角化的蛎壳样银屑病样改变。患者可有 HLA-B27 阳性。

　　病理表现　同脓疱型银屑病或严重的斑块型银屑病（图 9.7）。

　　诊断要点　病理同银屑病，二者之间依靠临床特征进行鉴别。

## 毛发红糠疹（pityriasis rubra pilaris）

　　临床表现　可发生于成年人或儿童，发病部位包括颈部、四肢伸侧及关节、掌跖等部位。典型皮损为毛囊角化性丘疹与散在的淡红色鳞屑性斑块，严重时可形成红皮病样改变，掌跖往往为弥漫性角化。

　　病理表现　银屑病样增生模式，但角化不全、真皮内血管扩张、炎症浸润等相对较为轻微，角化不全呈棋盘状分布，有时需在高倍镜下才能观察到（图 9.8）。

　　诊断要点　角化不全非常轻微，掌跖部位皮疹有时缺乏角化不全，此时诊断需结合临床。

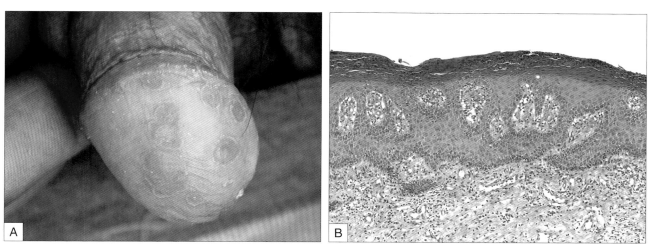

图 9.7　**反应性关节炎，Reiter 综合征**。A. 龟头部位鳞屑性红斑，与龟头银屑病难以区别；B. 病理与银屑病一致

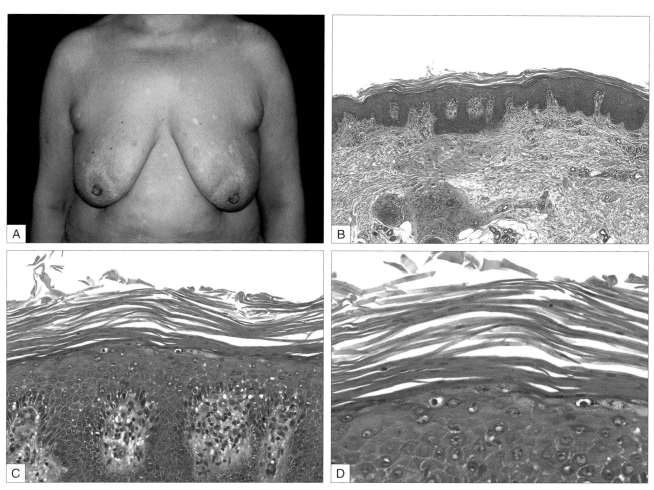

图 9.8　**毛发红糠疹**。A. 全身弥漫性红斑，伴有少数残留的正常皮肤形成的皮岛；B~D. 银屑病样增生，但角化不全相对轻微，高倍镜下呈现轻微的棋盘状角化不全

## 脂溢性皮炎（seborrheic dermatitis）

　　**临床表现**　多发生于颜面、头皮等油脂分泌相对丰富的部位，表现为面部或头皮散在红斑，面部皮疹有时可有油腻性痂皮，头皮皮疹可有鳞屑或痂皮。真菌镜检往往可见马拉色菌。

　　**病理表现**　银屑病样增生，伴有角化过度及角化不全。表皮内可见轻度海绵水肿，有时海绵水肿以毛囊漏斗部更为明显（图9.9）。

　　**诊断要点**　发生在头皮的脂溢性皮炎和银屑病鉴别比较困难，局部中性粒细胞浸润更倾向于银屑病，毛囊口海绵水肿更倾向于脂溢性皮炎。病理上无法区分的病例需结合临床特征，甚至需要后期随访结果才能确诊。

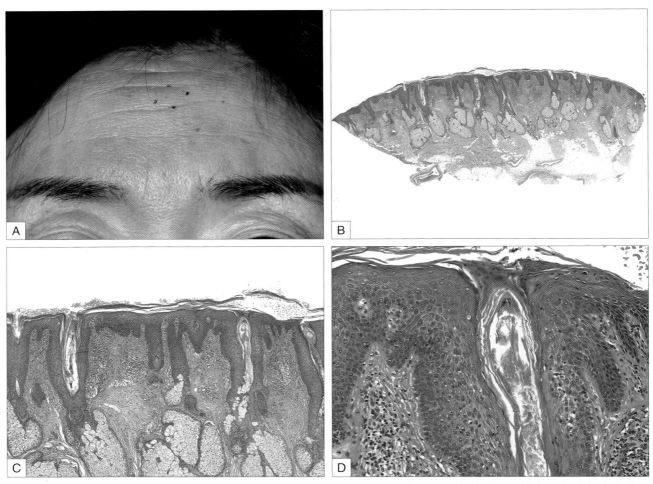

　　**图9.9　脂溢性皮炎**。A. 额部边界不清的红斑，鳞屑不明显；B~D. 表皮呈银屑病样增生，伴有轻微的海绵水肿，尤其以毛囊漏斗部较为明显

## 二期梅毒（syphilis, secondary stage）

**临床表现** 皮疹多样，多数情况下表现为暗红色鳞屑性斑疹，发生在掌跖部位的皮疹具有特征性。肛周等部位可出现多发湿润红斑、斑块，称为扁平湿疣。

**病理表现** 银屑病样皮炎，或具有轻度苔藓样浸润的皮炎。真皮乳头层可见淋巴细胞、浆细胞为主的浸润，有时在表皮内或角质层内可见到中性粒细胞。免疫组化染色可见到在表皮基底层分布为主的螺旋体，病原体较多时在真皮内也可见到（图9.10）。

**诊断要点** 非黏膜部位浆细胞的浸润往往提示二期梅毒的可能，可通过免疫组化染色鉴定梅毒螺旋体，梅毒血清学检测也具有重要价值。

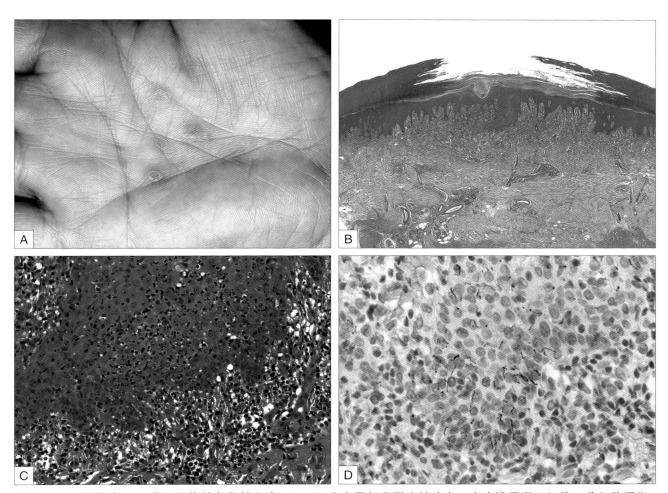

图9.10 **二期梅毒**。A.掌跖部位的角化性斑疹；B、C.表皮局部呈增生性改变，真皮浅层淋巴细胞、浆细胞浸润，表皮内可见散在分布的中性粒细胞；D.免疫组化染色显示表皮内分布的大量螺旋体

## 烟酸缺乏症（pellagra）

临床表现　通常表现为皮炎、痴呆和腹泻，严重者可导致死亡。皮肤症状主要表现为光暴露部位红斑，严重时可出现水疱，后期可呈现色素沉着性改变。

病理表现　轻度银屑病样增生，常伴有不同程度的海绵水肿和真皮浅层淋巴细胞浸润。典型病例常表现为表皮浅层苍白着色，细胞呈现明显淡染（图9.11）。

诊断要点　病理改变与取材部位及病期有关，并非每例均能见到表皮浅层苍白着色，因此诊断需结合患者临床特征。坏死性游走性红斑、肠病性肢端皮炎等均可出现类似的病理改变，可依据临床特征进行鉴别。

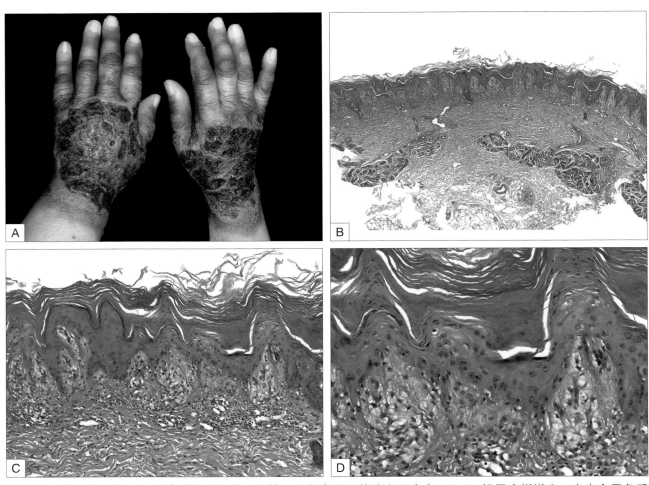

图9.11　烟酸缺乏症。A. 手背暗红色斑片、斑块，局部有明显的渗出及痂皮；B~D. 银屑病样增生，表皮全层角质形成细胞略淡染，真皮乳头层明显水肿

## 坏死性游走性红斑（necrolytic migratory erythema）

　　**临床表现**　为副肿瘤性表现，通常为胰高血糖素瘤的皮肤表现，有时也可继发于其他类型的胰腺内分泌肿瘤。皮肤表现为发生于面部、躯干、四肢的片状红斑，表面有痂皮形成，皮疹分布及形态特异性不高。有患者表现为口腔部位的红斑、舌炎。

　　**病理表现**　与烟酸缺乏症的病理类似，表现为表皮浅层苍白着色，细胞呈现明显淡染（图9.12）。

　　**诊断要点**　皮肤病理检查可提示诊断。通过影像学检查发现胰腺肿瘤可确诊。

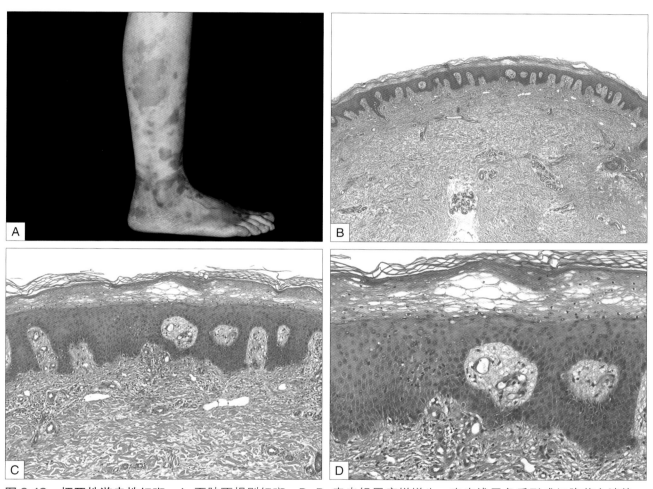

**图9.12　坏死性游走性红斑**。A. 下肢不规则红斑；B~D. 表皮银屑病样增生，表皮浅层角质形成细胞苍白淡染，真皮乳头层有明显水肿。此病例确诊为胰腺内分泌肿瘤，手术切除肿瘤后皮疹迅速消退

## 神经性皮炎（lichen simplex chronicus）

　　临床表现　　与精神紧张、长期搔抓等密切相关。好发于颈项、肘关节伸侧、胫前、骶尾部及外阴等部位，严重时可泛发全身。表现为边界相对清楚的斑片或斑块，表面呈苔藓样变或有细小的鳞屑。神经性皮炎和慢性湿疹、结节性痒疹形成谱系性改变，这些疾病的共性是长期的慢性搔抓刺激。

　　病理表现　　表皮呈银屑病样增生或不规则增生，颗粒层增厚，其上方的角质层往往呈致密型角化过度，真皮乳头常伴有一定程度的胶原硬化，有时增生的胶原束垂直于表皮排列（图 9.13）。结节性痒疹也有表皮增生和致密型角化，但病变范围较为局限（图 9.14，图 9.15）。

　　诊断要点　　致密角化过度提示搔抓反应，部分患者可因剧烈的刺激形成局部浅表糜烂或浆液渗出。不同的患者表皮增生和炎症细胞浸润程度有差异。

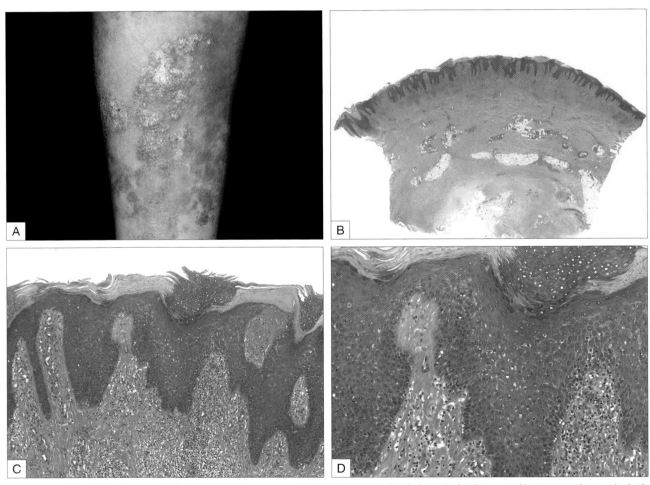

图 9.13　神经性皮炎。A. 下肢肥厚性斑块；B~D. 显著的致密型角化过度及表皮增生，颗粒层明显增厚，真皮浅层胶原硬化，真皮浅层血管周围有稀疏淋巴细胞浸润

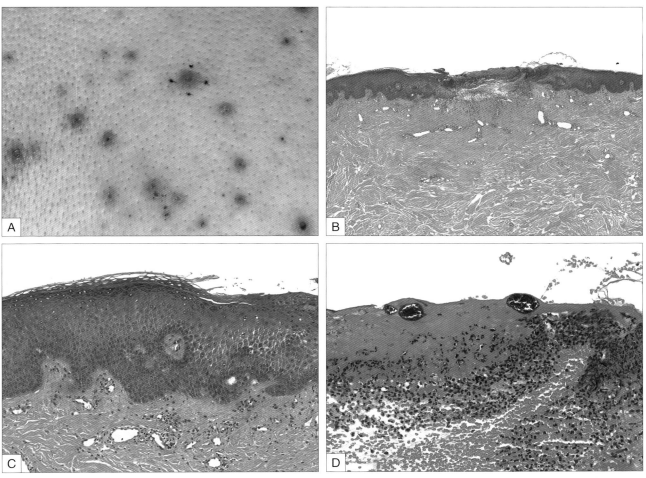

图 9.14　**痒疹**。A. 背部多发糜烂性红斑、丘疹；B~D. 表皮局部增生，皮疹边缘有致密型角化过度和表皮肥厚，中央有浆液渗出和细菌菌团。本病在英文文献里称为 Picker's nodule，为剧烈搔抓所致

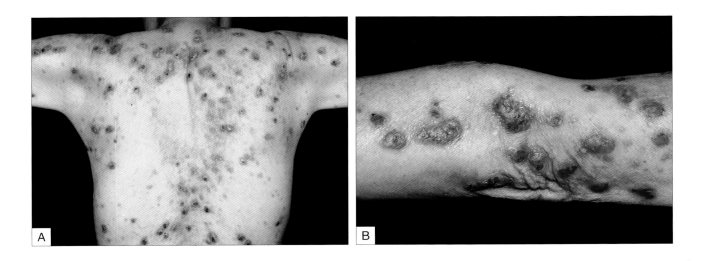

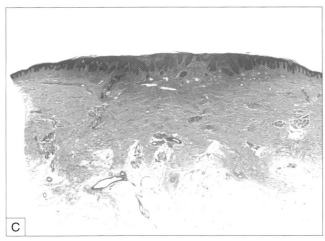
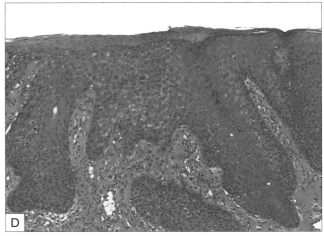

图 9.15　**结节性痒疹**。A. 躯干部位多发丘疹、结节；B. 上肢散在丘疹、结节及浅表糜烂；C、D. 表皮局限性不规则增生，角化过度，部分角质形成细胞坏死伴浆液渗出，真皮乳头层有成纤维细胞增生及胶原均质化改变

## 慢性光化性皮炎（chronic actinic dermatitis）

　　临床表现　多发生于老年男性，好发于面颈部、手背等光暴露部位，表现为多发的红斑、斑块，有时可有明显的苔藓化改变，往往伴有明显的瘙痒。

　　病理表现　增生模式类似神经性皮炎，有时表皮内可伴有淋巴细胞浸润。真皮内有胶原嗜碱性变，提示为成年人光暴露部位皮疹，真皮内可有深达中层的血管周围淋巴细胞浸润（图 9.16）。

　　诊断要点　往往具有胶原嗜碱性变和深在的淋巴细胞浸润。

## 炎性线性疣状表皮痣（inflammatory linear verrucous epidermal nevus）

　　临床表现　常在婴幼儿时期发现，表现为四肢为主的沿 Blaschko 线分布的鳞屑性斑丘疹，常累及外阴或肛周等部位，往往有剧烈的瘙痒。

　　病理表现　银屑病样皮炎，呈正角化与角化不全交替的现象。其中正角化下方有明显的颗粒层，角化不全下方颗粒层变薄，类似银屑病。真皮浅层血管周围可见淋巴细胞浸润（图 9.17）。

　　诊断要点　正角化与角化不全交替发生是本病的病理特点，临床上早发、带状、瘙痒性皮疹也提示本病。

## Netherton 综合征（Netherton syndrome）

　　临床表现　又称为回旋形线状鱼鳞病，与 *SPINK5* 基因突变有关。患者出生时表现为红皮病样改变，后期红皮症状可减轻，表现为躯干四肢红斑、鳞屑，红斑性皮疹边缘形成明显领圈状鳞屑，面部可有红斑，皮疹有明显的瘙痒。患者往往无法留长发，可出现显微镜下特征性的竹节状发。

　　病理表现　银屑病样皮炎，可合并有海绵水肿，浆液渗出等表现。毛发呈现竹节状发（图 9.18）。

　　诊断要点　先天发生，领圈状鳞屑和竹节状发高度提示诊断，病理特异性较差，基因检测可确诊。

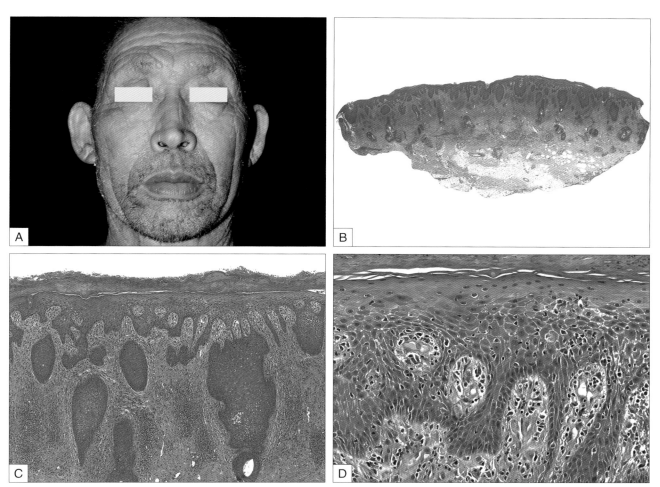

图 9.16　**慢性光化性皮炎**。A. 面部弥漫性红斑、脱屑，皮肤轻度肥厚；B~D. 表皮呈不规则增生，伴较为深在的淋巴细胞浸润。部分淋巴细胞浸润至表皮，此现象既往称为光线性类网织细胞增生症，需和蕈样肉芽肿鉴别

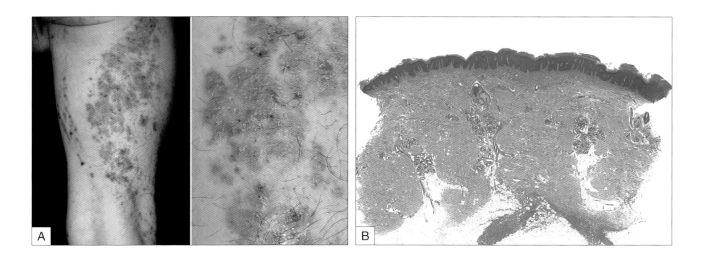

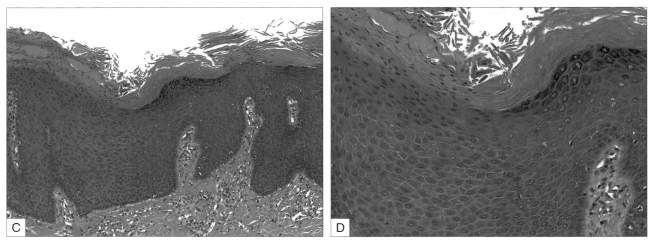

图 9.17　炎性线性疣状表皮痣。A. 右下肢带状分布的角化性红色斑块；B~D. 表皮呈银屑病样增生，可见表皮呈角化不全与正角化交替的现象，角化不全下方颗粒层消失

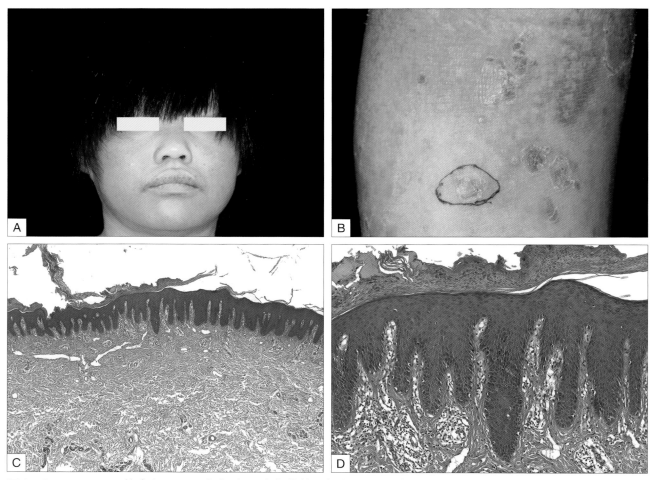

图 9.18　Netherton 综合征。A. 面部红斑，头发蓬松，短发；B. 四肢红斑、鳞屑，边缘形成明显领圈状鳞屑；C、D. 呈银屑病样皮炎，表皮内有轻度浆液渗出

# 10. 界面皮炎 (Interface Dermatitis)

　　界面皮炎是一组真表皮交界部位（基底膜带）出现破坏的炎症性疾病。按照浸润细胞的严重程度可大致分为苔藓样界面皮炎和空泡型界面皮炎。由于疾病不断演变，因此同一种疾病的不同病期既可能表现为苔藓样界面皮炎，也可能表现为空泡型界面皮炎。最常见的苔藓样界面皮炎是扁平苔藓，最常见的空泡型界面皮炎是多形红斑和红斑狼疮。

## 目　录

## 扁平苔藓（lichen planus）

　　**临床表现**　好发于成年人，常表现为腕、踝等部位紫红色扁平丘疹，表面有蜡样薄膜，常多发。也可发生在全身任何部位。其他好发部位包括口腔黏膜、外阴、甲单位、足底、毛囊等。特殊的临床亚型包括肥厚性扁平苔藓、萎缩性扁平苔藓、色素性扁平苔藓、大疱性扁平苔藓、线状扁平苔藓等。

　　**病理表现**　典型改变为正角化过度，表皮增生，颗粒层肥厚，基底层破坏，伴苔藓样淋巴细胞浸润，表皮和真皮浅层可见单个坏死的角质形成细胞（Civatte 小体）。真皮浅层可见致密淋巴细胞及噬黑素细胞浸润。肥厚性扁平苔藓表现为表皮不规则增生，角质层明显增厚。萎缩性扁平苔藓多发生于躯干、腰及皱褶部位，呈界面皮炎的特点，表皮相对萎缩，可伴有相对明显的噬黑素细胞浸润，炎症细胞浸润往往不明显，病理很难与灰皮病、黑变病等鉴别。足部扁平苔藓的界面皮炎改变常不明显，或为局灶性改变，多数情况下表皮相对萎缩，并伴有角化不全，有时可出现溃疡。甲扁平苔藓可累及甲母质、甲床、甲襞或甲周围皮肤，可见到相应部位不同程度的淋巴细胞浸润，往往因取材不完整或炎症消退后很难见到典型界面皮炎改变。口腔扁平苔藓病理与皮肤病变类似，但有时因取材等原因看不到典型病变。毛发扁平苔藓详见毛囊炎和脱发章节（图 10.1～图 10.5）。

　　**诊断要点**　苔藓样界面皮炎是典型特点。需注意的是因部位、取材以及病期等原因可导致部分病例缺乏典型的苔藓样界面皮炎，因此诊断需密切结合临床。

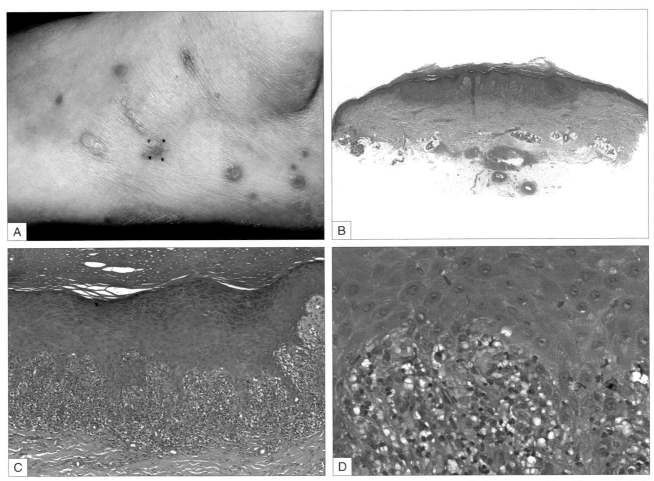

图 10.1　**扁平苔藓**。A. 足踝部位多发紫红色丘疹；B~D. 病理表现为苔藓样界面皮炎，可见颗粒层增厚及真表皮交界部位 Civatte 小体

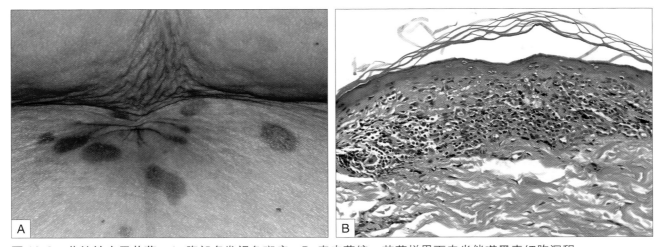

图 10.2　**萎缩性扁平苔藓**。A. 腹部多发褐色斑疹；B. 表皮萎缩，苔藓样界面皮炎伴噬黑素细胞沉积

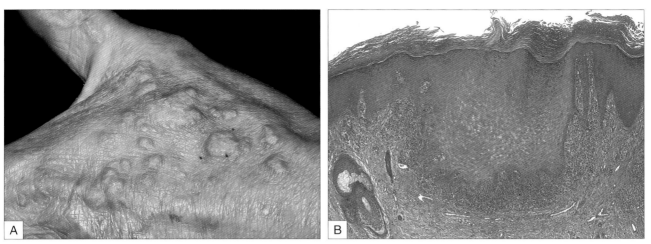

图 10.3　**肥厚性扁平苔藓**。A. 手腕部扁平丘疹；B. 苔藓样界面皮炎，伴有表皮显著增生

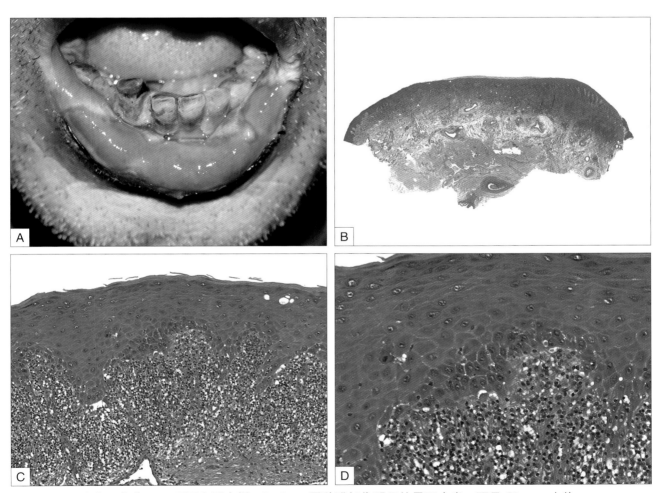

图 10.4　**口腔扁平苔藓**。A. 下唇广泛糜烂；B~D. 口唇黏膜部位明显的界面皮炎，可见 Civatte 小体

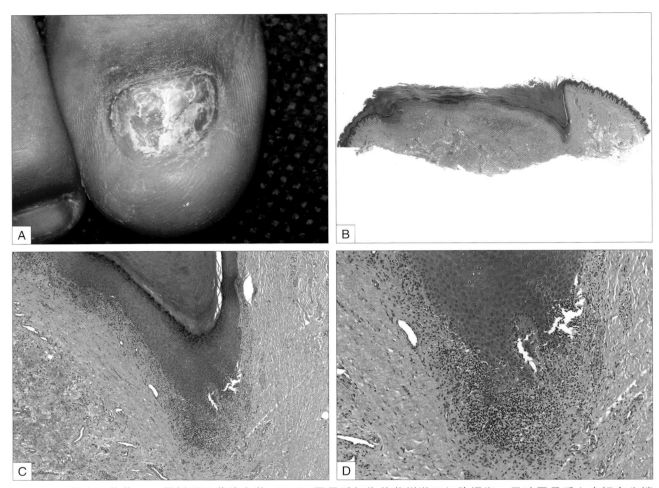

图 10.5　甲扁平苔藓。A. 甲板明显萎缩变薄；B~D. 甲母质部位苔藓样淋巴细胞浸润，导致甲母质上皮间变为鳞状上皮

## 扁平苔藓样药疹（lichen planus-like drug eruption）

　　临床表现　多见于成年人，表现为躯干、四肢泛发的红斑，有时分布于光暴露部位，皮疹相对泛发，大小相对均一，伴有不同程度的瘙痒。患者往往有明确的用药史。

　　病理表现　类似扁平苔藓，但往往有角化不全，真皮浅层有时能见到嗜酸性粒细胞浸润（图 10.6）。

　　诊断要点　患者有用药史，皮疹多为泛发，病理上可见到角化不全及嗜酸性粒细胞浸润。

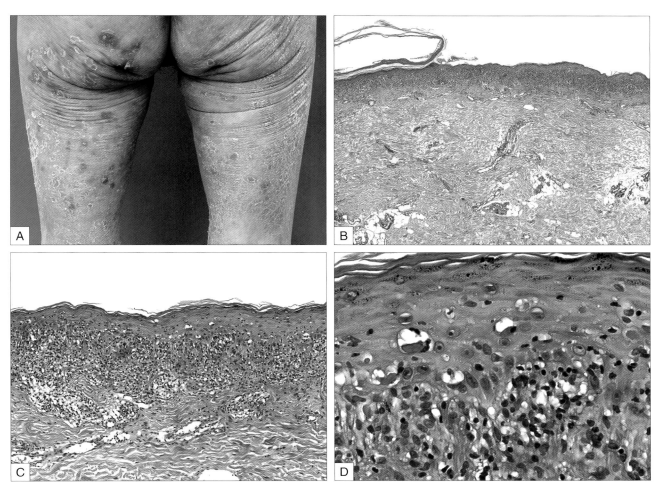

图 10.6　扁平苔藓样药疹。A. 躯干、四肢泛发红斑及鳞屑；B~D. 苔藓样界面皮炎，与扁平苔藓很难区别，但真皮内可见个别嗜酸性粒细胞

## 线状苔藓（lichen striatus）

临床表现　常见于儿童及青少年，以四肢多见，表现为带状分布的红色或褐色斑疹或丘疹，也可表现为色素沉着斑或色素减退斑，有时伴有细小鳞屑。

病理表现　表皮呈轻度增生，可伴有角化过度及角化不全。真皮浅部呈苔藓样淋巴细胞浸润，同时伴有轻至中度的界面破坏。淋巴细胞浸润明显的部位对应的表皮可出现局灶性的角质形成细胞坏死现象。相比扁平苔藓而言，线状苔藓界面破坏的程度较轻，淋巴细胞浸润的程度也较轻。除表皮外，毛囊漏斗部、汗腺分泌部也可见到相对致密的淋巴细胞浸润，可作为诊断线索。部分消退期病例可缺乏苔藓样界面炎症或汗腺周围的炎症（图 10.7）。

诊断要点　附属器周围淋巴细胞浸润是线状苔藓的重要病理改变，病理不典型的患者诊断需结合临床。

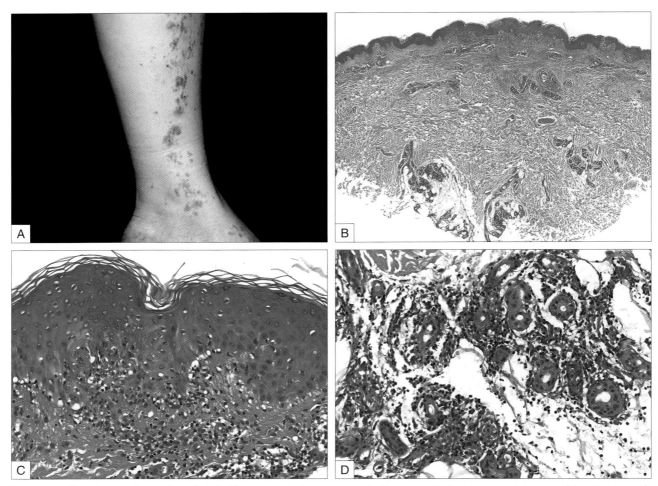

图 10.7　线状苔藓。A. 下肢带状红色丘疹；B~D. 苔藓样界面皮炎，可见表皮局部界面破坏及汗腺周围淋巴细胞浸润

## 光泽苔藓（lichen nitidus）

临床表现　多见于儿童及青少年，常发生于四肢、躯干、阴茎等部位，表现为多发、有光泽、互不融合的小丘疹，直径为 1~3mm。

病理表现　真表皮交界部位局灶性苔藓样炎症。炎症细胞聚集的部位有界面破坏和角质形成细胞坏死，其上方的表皮萎缩，两侧的表皮包绕炎症细胞。早期以淋巴细胞浸润为主，晚期以组织细胞浸润为主（图 10.8）。

诊断要点　界面皮炎为局限性改变。

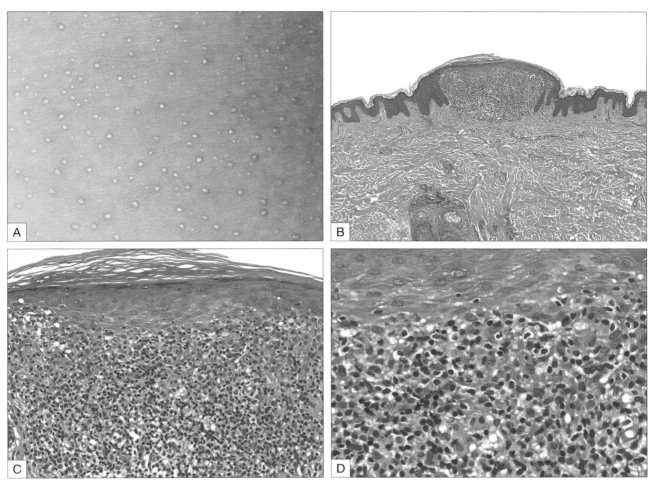

图 10.8　光泽苔藓。A. 躯干多发小丘疹；B~D. 真皮乳头局限性淋巴细胞及组织细胞聚集，伴界面破坏

# 红斑狼疮（lupus erythematosus）

临床表现　好发于育龄期女性，也见于男性和其他年龄人群。可大致分为皮肤型红斑狼疮、亚急性皮肤型红斑狼疮和系统性红斑狼疮等类型。皮肤型红斑狼疮以盘状红斑狼疮多见，表现为面部曝光部位的盘状红斑，常有黏着性鳞屑。线状红斑狼疮是皮肤型红斑狼疮的特殊类型，表现为面部等部位呈线状或带状分布的红斑。肿胀性红斑狼疮多表现为面部等部位浸润性红斑、结节。亚急性皮肤型红斑狼疮常表现为面部及全身多发浸润性红斑，伴有轻微的系统性损害。系统性红斑狼疮的皮肤损害主要包括蝶形红斑、狼疮性脱发、肢端红斑、毛细血管扩张等表现，并伴有其他脏器损害和自身抗体异常。

病理表现　表皮萎缩，毛囊漏斗部位可见毛囊角栓，基底细胞空泡变性，基底膜带增厚。真皮血管周围程度不一的淋巴细胞浸润，同时伴有胶原间黏蛋白沉积。直接免疫荧光可观察到基底膜带 IgG、IgM、C3 等线状／颗粒状沉积。早期和急性期发作的病例可表现为中性粒细胞浸润及核尘，需要和 Sweet 综合征鉴别。肿胀型红斑狼疮往往界面改变不明显，真皮内有明显的淋巴细胞浸润和黏蛋白沉积。狼疮性脂膜炎见脂膜炎章节（图 10.9～图 10.14）。

诊断要点　空泡型界面皮炎，基底膜带增厚，真皮黏蛋白沉积和直接免疫荧光阳性是诊断的重要线索。少数红斑狼疮界面破坏不明显，表现为血管周围及附属器周围为主的淋巴细胞浸润，甚至可形成类似假性淋巴瘤样的结构。

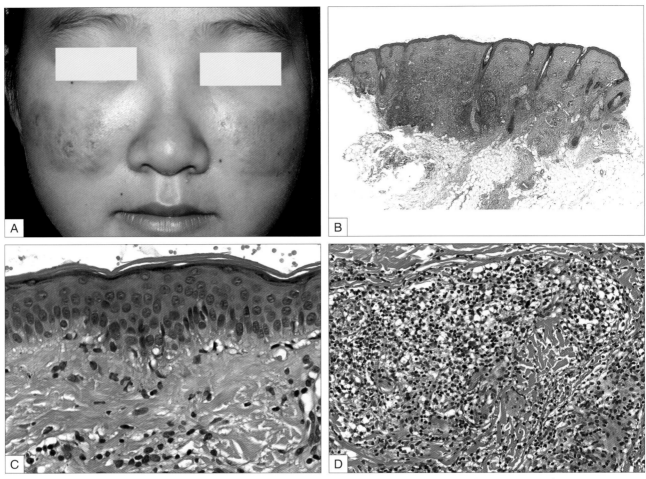

图 10.9　**系统性红斑狼疮**。A. 面部蝶形红斑；B~D. 空泡型界面皮炎及真皮深部血管周围淋巴细胞浸润

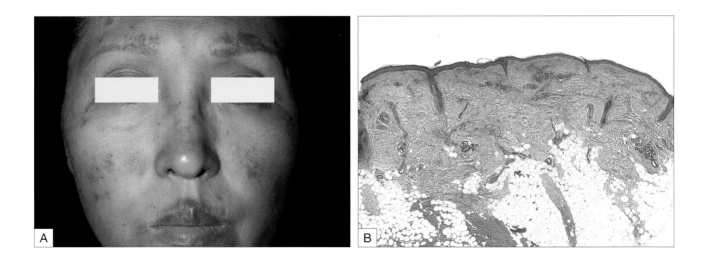

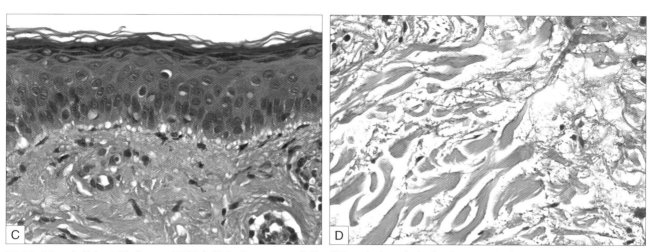

图 10.10　**盘状红斑狼疮**。A. 面部多发红斑；B~D. 空泡型界面皮炎及真皮胶原间明显的黏蛋白沉积

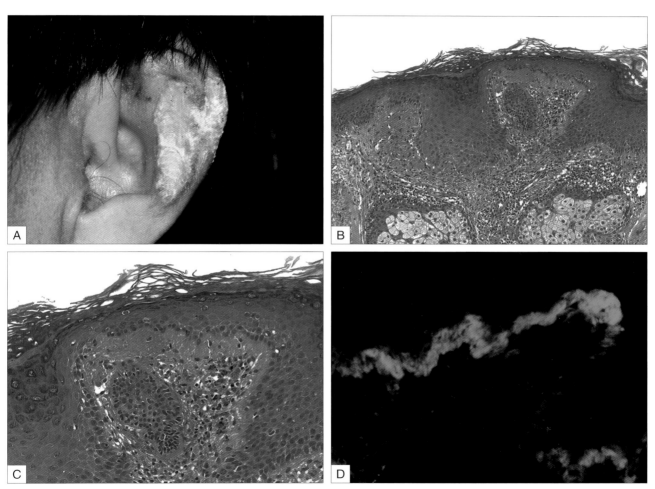

图 10.11　**盘状红斑狼疮**。A. 耳部鳞屑性红斑；B、C. 基底膜带明显增厚伴真皮浅层血管周围炎症；D. 直接免疫荧光显示基底膜带线状 / 颗粒状 IgG 沉积

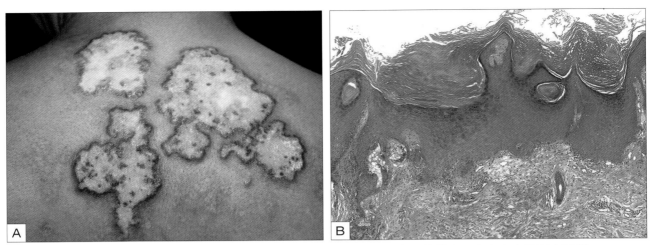

图 10.12　疣状红斑狼疮。A. 背部疣状斑块；B. 空泡型界面皮炎及表皮显著增生，真皮内有黏蛋白沉积

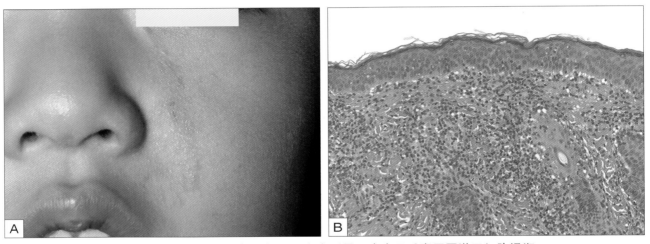

图 10.13　线状红斑狼疮。A. 面部线状分布红斑；B. 空泡型界面皮炎及毛囊周围淋巴细胞浸润

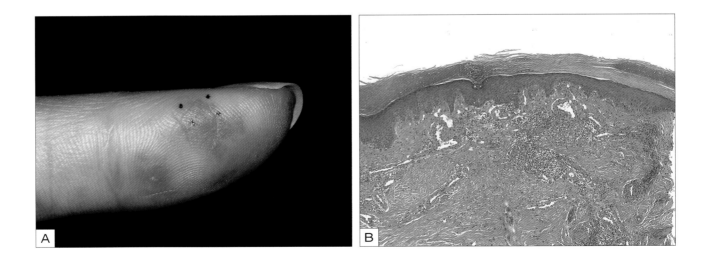

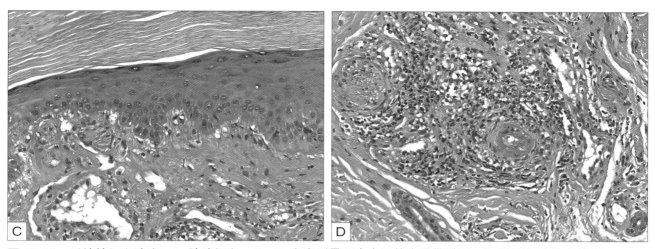

图 10.14　**系统性红斑狼疮**。A. 肢端红斑；B、C. 空泡型界面皮炎及基底膜带增厚；D. 淋巴细胞性血管炎

# 皮肌炎（dermatomyositis）

*临床表现*　多见于中老年人及儿童，也可见于青壮年，是包括从无肌病性皮肌炎到多发性肌炎的谱系性疾病。典型的皮肌炎具有皮肤和肌肉症状，其中皮肤症状包括以上眼睑为主的水肿性红斑、面颈部的皮肤异色症、关节突出部位的鳞屑性丘疹（Gottron 丘疹）、肢端毛细血管扩张等表现。肌肉损害多累及四肢近心端肌肉，表现为肌痛、肌无力，常伴有血清肌酶的升高。

*病理表现*　类似红斑狼疮，为轻微空泡型界面皮炎，伴有表皮萎缩。真皮浅层可有黏蛋白沉积，血管周围少至中等量淋巴细胞浸润，常见噬黑素细胞。直接免疫荧光通常为阴性（图 10.15）。

*诊断要点*　病理表现和红斑狼疮类似，但空泡型界面皮炎的改变和淋巴细胞浸润相对轻微，诊断需结合临床特征。Civatte 皮肤异色症和 Kindler 综合征可出现空泡型界面皮炎或类似改变，需与皮肌炎鉴别。

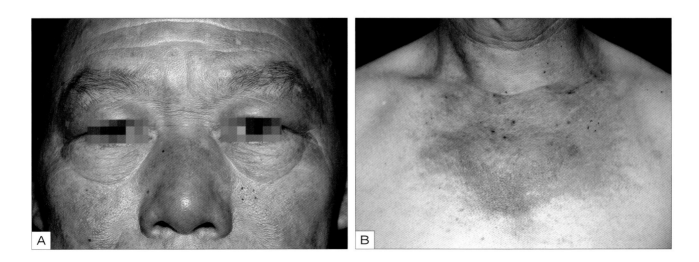

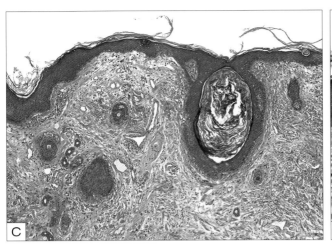 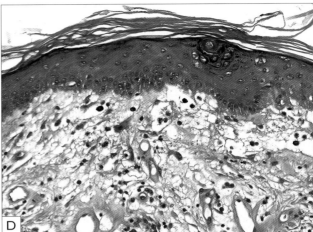

图 10.15　皮肌炎。A. 面部以眼周为主的红斑，轻度肿胀；B. 胸前 V 字区曝光部位红斑；C、D. 空泡型界面皮炎，真皮乳头层水肿及淋巴细胞浸润，少量噬黑素细胞沉积

## 多形红斑（erythema multiforme）

　　临床表现　多见于成年人，表现为肢端为主的散在水肿性红斑，边界清楚，典型皮疹中央皮肤坏死，呈靶样外观。部分患者可出现黏膜损害。严重患者可出现水疱、糜烂等改变。

　　病理表现　角质层呈网篮状角化，晚期可出现角化不全。表皮见单个或片状角质形成细胞坏死，同时其下方的基底层呈空泡型界面破坏。真皮浅层有少至中等量淋巴细胞浸润（图 10.16）。

　　诊断要点　靶样皮疹是多形红斑的临床特点，与之对应的病理特点是程度不等的角质形成细胞坏死和界面破坏，真皮内为少量单一的淋巴细胞浸润。多形红斑与中毒性坏死性表皮松解型药疹、Stevens-Johnson 综合征的病理类似，后二者表皮坏死更严重。

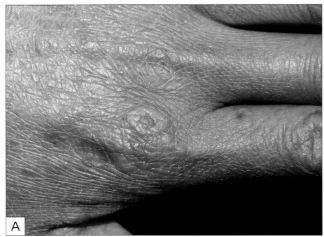 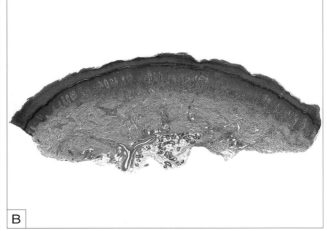

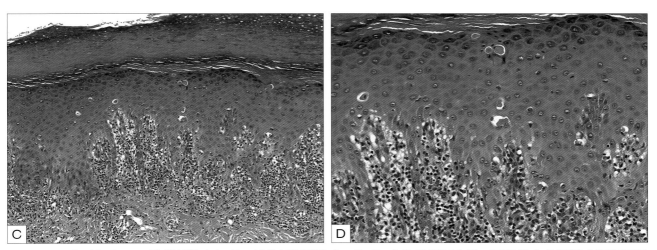

图 10.16　**多形红斑**。A. 手背部散在红斑，部分呈靶形改变；B~D. 空泡型界面皮炎，可见散在角质形成细胞坏死

# 中毒性坏死性表皮松解型药疹和 Stevens-Johnson 综合征

（toxic epidermal necrolysis and Stevens-Johnson syndrome）

　　**临床表现**　此二者均为重症药疹。常发生于镇静类、解热镇痛、抗生素等药物过敏后，表现为全身突发大面积皮肤红斑，迅速坏死，形成水疱、糜烂，严重者发生表皮剥脱，类似烫伤样外观。中毒性坏死性表皮松解型药疹累及范围相对广泛（大于 30% 体表面积），Stevens-Johnson 综合征通常累及范围相对较小（小于 10% 体表面积），伴有口腔、外阴、眼睑等黏膜损害。二者之间无严格界限，均可合并系统损害，并导致生命危险。

　　**病理表现**　网篮状角化，早期呈散在角质形成细胞坏死，类似多形红斑。典型期呈片状表皮坏死，残留的少量表皮可见基底层破坏，真皮浅层稀疏淋巴细胞浸润或淋巴细胞浸润不明显（图 10.17，图 10.18）。

　　**诊断要点**　临床相对特异，病理类似严重的多形红斑。

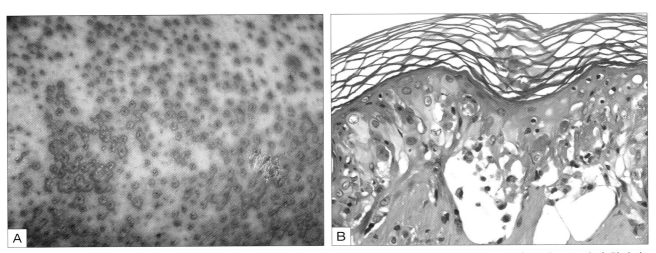

图 10.17　**中毒性坏死性表皮松解型药疹，早期病变**。A. 为沿毛囊分布的皮肤坏死及小水疱形成；B. 表皮散在角质形成细胞坏死，类似多形红斑病理

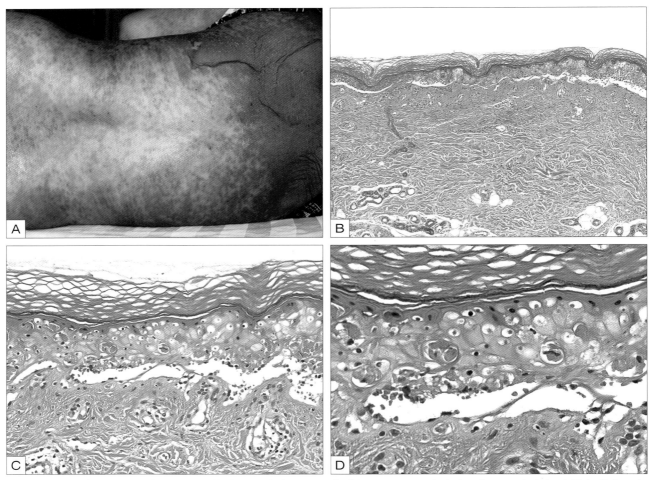

图 10.18　**中毒性坏死性表皮松解型药疹**。A. 全身大面积皮肤坏死；B~D. 表皮全层坏死，炎症细胞浸润稀少，角质层为网篮状角化，提示疾病进展迅速

## 固定性药疹（fixed drug eruption）

　　**临床表现**　表现为口腔、外阴或躯干部位皮疹，少数患者可表现为全身散在或泛发性皮疹。早期为水肿性红斑，严重者可形成水疱，后期出现色素沉着性改变，需长时间才能消退。后续药物再次激发时则又在同样部位形成类似皮疹。

　　**病理表现**　早期表现为表皮局部坏死，伴有苔藓样淋巴细胞浸润，其上方的角质层往往呈正常角化。真皮内可有明显的淋巴细胞、嗜酸性粒细胞、噬黑素细胞混合浸润。消退期皮疹表皮基本正常，仅有真皮内噬黑素细胞，病理与黑变病、灰皮病一致（图 10.19，图 10.20）。

　　**诊断要点**　病史具有诊断价值。病理改变因病期而不同，消退期皮疹需结合临床诊断。

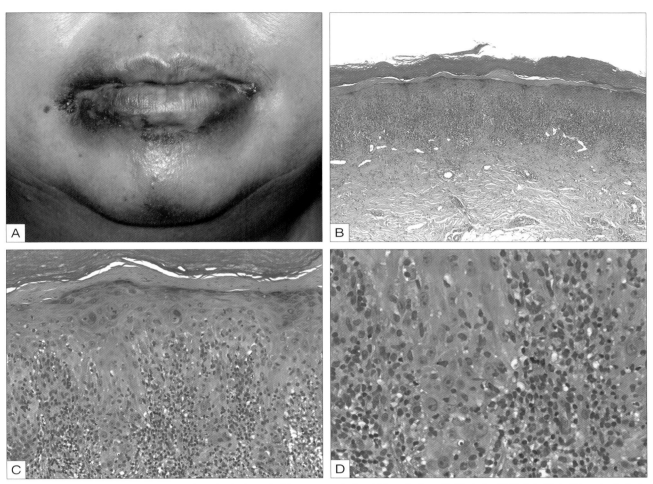

图 10.19　**固定性药疹**。A. 口周暗红色斑疹及糜烂；B~D. 空泡型界面皮炎，伴散在角质形成细胞坏死，真皮内有淋巴细胞及嗜酸性粒细胞浸润

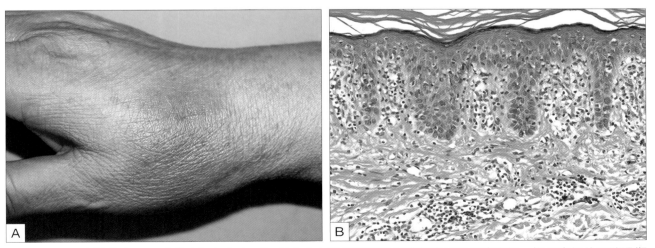

图 10.20　**固定性药疹**。A. 手背暗红色斑疹；B. 真皮内血管周围淋巴细胞及噬黑素细胞浸润，提示皮损处于消退期

## 皮肤移植物抗宿主反应（cutaneous graft-versus-host disease）

　　临床表现　常发生于骨髓移植、造血干细胞等移植后。急性期反应常表现为皮肤红肿、糜烂、坏死。慢性期反应多表现为全身散在的扁平苔藓样暗红斑、丘疹，或出现硬皮病样表现。

　　病理表现　因免疫排斥反应程度的不同，其病理表现具有差异。急性排斥反应表现为表皮坏死，类似中毒性坏死性表皮松解型药疹样改变。慢性移植物抗宿主反应表现为苔藓样或空泡型界面皮炎，常可见到表皮坏死现象，可累及毛囊或汗腺开口部位。部分病例表皮萎缩，真皮胶原硬化，类似硬皮病样表现（图 10.21～图 10.23）。

　　诊断要点　临床病史具有提示意义，因排斥反应的程度不同而在病理上呈现不同程度的界面破坏。

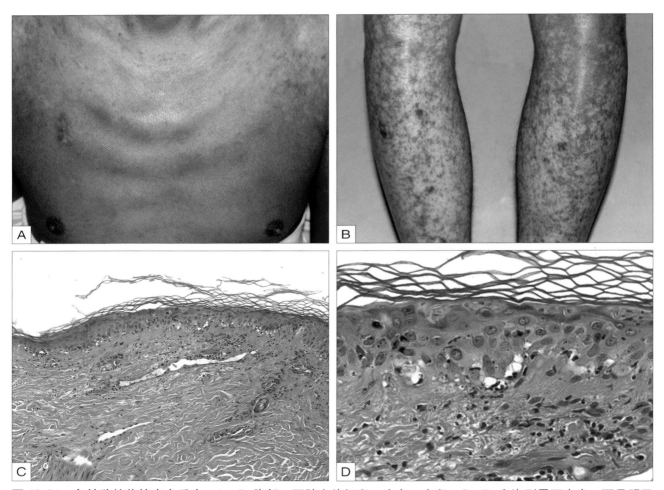

**图 10.21　急性移植物抗宿主反应。**A、B.胸部、下肢大片红斑、瘀点、瘀斑；C、D.空泡型界面皮炎，可见明显的表皮坏死现象

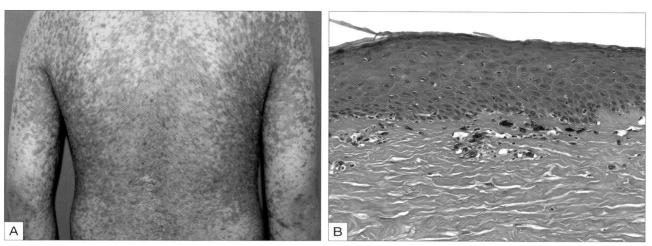

图 10.22　慢性移植物抗宿主反应。A.躯干为主多发褐色斑疹；B.真皮内噬黑素细胞沉积，胶原轻度硬化

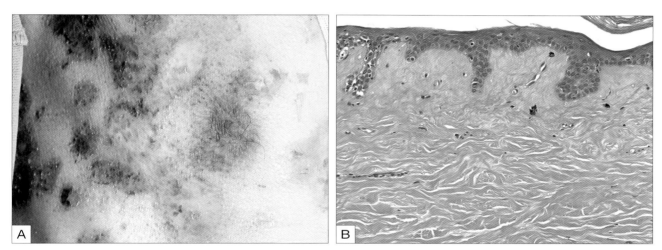

图 10.23　硬皮病样移植物抗宿主反应。A.躯干部位褐色斑疹及皮肤萎缩；B.表皮萎缩，真皮胶原明显均质化，可见噬黑素细胞

## 苔藓样糠疹（pityriasis lichenoides）

　　**临床表现**　包括急性痘疮样苔藓样糠疹和慢性苔藓样糠疹，二者为谱系性改变，无法严格区分。急性痘疮样苔藓样糠疹多表现为全身散在的坏死性丘疹，分布于躯干和四肢，常急性发作，缓慢消退，皮疹此起彼伏。慢性苔藓样糠疹坏死程度相对较轻，表现为多发性鳞屑性丘疹。

　　**病理表现**　急性痘疮样苔藓样糠疹表现为楔形炎症性改变，角质层可见角化不全，表皮散在角质形成细胞坏死，伴有界面破坏。表皮内及真皮浅中层楔形分布的淋巴细胞浸润，细胞无明显异型性。部分病例可见血管炎改变，称为淋巴细胞性血管炎。慢性苔藓样糠疹病理改变相对轻微，一般无血管炎改变（图 10.24，图 10.25）。

　　**诊断要点**　急性痘疮样苔藓样糠疹和慢性苔藓样糠疹无法严格区分。急性期以表皮坏死和淋巴细胞性血管炎改变为主。急性痘疮样苔藓样糠疹需与 D 型淋巴瘤样丘疹病鉴别，二者之间也存在谱系性改变，有时不易区分。慢性苔藓样糠疹需和早期蕈样肉芽肿鉴别。

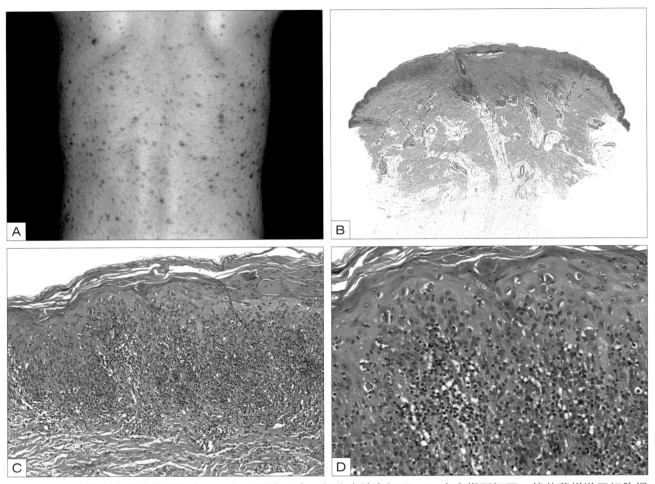

图10.24 **急性痘疮样苔藓样糠疹**。A. 躯干泛发丘疹，部分皮肤有坏死；B. 表皮楔形坏死，伴苔藓样淋巴细胞浸润；C、D. 空泡型界面皮炎，可见角化不全，淋巴细胞移入表皮及角质形成细胞坏死

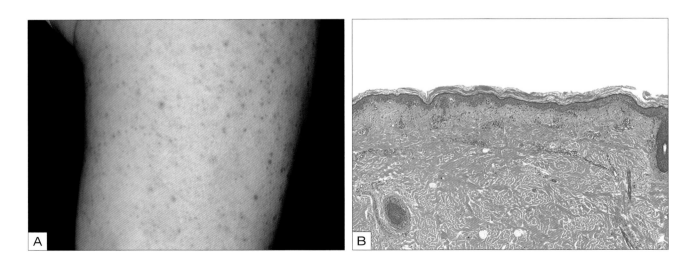

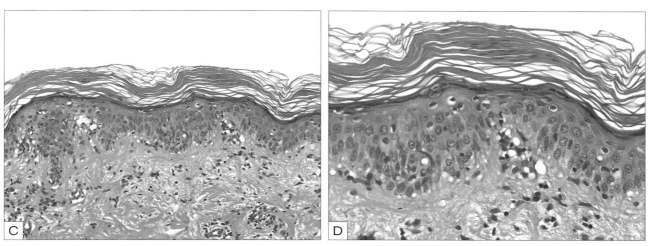

图 10.25 **慢性苔藓样糠疹**。A. 大腿散在小丘疹；B~D. 轻微空泡型界面皮炎，可见角化不全现象

## 黑变病和灰皮病（Riehl's melanosis and ashy dermatosis）

临床表现 病因不明。黑变病表现为面部弥漫性色素沉着，无明显边界。灰皮病表现为躯干部位多发褐色斑片，边界清楚或不清楚，早期可呈轻度红斑样改变，称为持久性色素异常性红斑。

病理表现 急性期可见基底膜带空泡改变，慢性期空泡改变不明显。真皮浅层及血管周围可见明显的噬黑素细胞沉积，同时伴有稀疏的淋巴细胞浸润（图 10.26，图 10.27）。

诊断要点 噬黑素细胞沉积是这一组疾病的共同特点，因此诊断需结合临床特征。很多炎症性疾病的终末期如固定性药疹、结缔组织病、Civatte 皮肤异色症等可出现类似的病理改变（图 10.28）。作者在临床上将一些无法确诊的病例病理诊断为炎症后色素沉着，需依靠临床特征寻找发病原因。

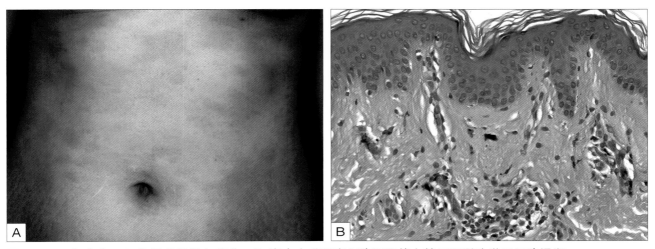

图 10.26 **灰皮病**。A. 躯干多发褐色斑片；B. 真皮内噬黑素细胞沉积伴血管周围稀疏淋巴细胞浸润

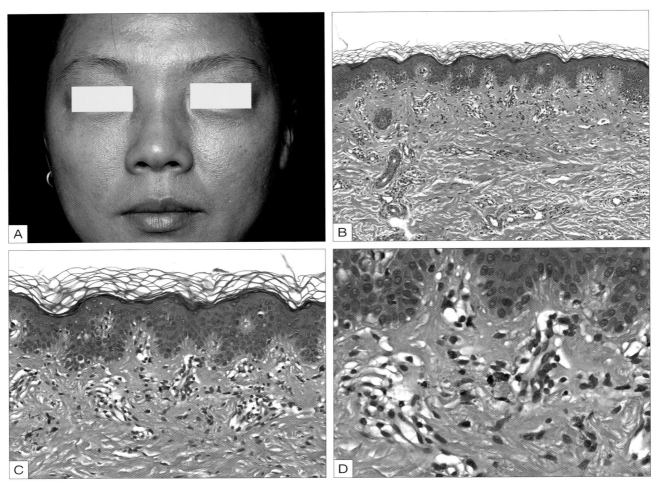

图10.27　**黑变病**。A. 面部弥漫性色素沉着；B~D. 病理表现为真皮浅层噬黑素细胞沉积及稀疏淋巴细胞浸润

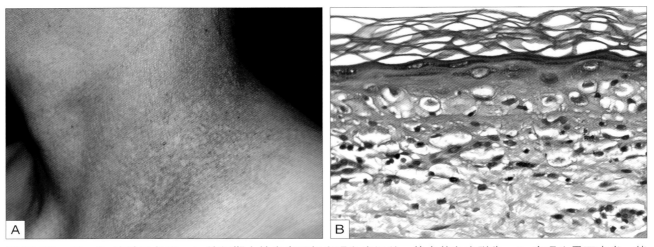

图10.28　**Civatte 皮肤异色症**。A. 绝经期女性患者颈部出现色素沉着，伴点状色素脱失；B. 病理为界面皮炎，伴噬黑素细胞沉积

# 11. 表皮内疱病
## (Intraepidermal Bullous Dermatosis)

　　表皮内疱病（包括表皮内水疱和脓疱性皮病）的主要特征是表皮细胞间的分离，可伴有或不伴有中性粒细胞浸润。按照形态学分类，分离的部位可以在角质层下、颗粒层、棘层或基底层之上。有的分离是水疱或裂隙性改变，有的则含有大量中性粒细胞，形成肉眼或显微镜下可见的脓疱。从发病机制而言，这些疱病的产生与遗传、感染或自身免疫等不同的病因相关。

## 目　录

## 天疱疮（pemphigus）

　　临床表现　中年人多发，分为寻常型、增殖型、红斑型、落叶型四个主要类型。寻常型天疱疮最常见，表现为躯干、四肢、口腔等部位松弛性大疱，尼氏征阳性，部分水疱破裂后容易形成糜烂面。早期寻常型天疱疮可仅表现为口腔内水疱和糜烂面。增殖型天疱疮是寻常型天疱疮的亚型，容易发生于头皮、腹股沟、腋下、肚脐等皱褶部位，表现为局部肥厚性斑块、糜烂。红斑、落叶型天疱疮容易发生于胸背部，表现为散在红斑，有时表面覆着油腻性痂皮。

　　病理表现　寻常型天疱疮表现为表皮内水疱，在基底层和棘细胞层之间分离，有时水疱内可见散在的棘层松解细胞。棘层松解可累及毛囊、汗腺等附属器结构。增殖型天疱疮可见表皮不规则增生，表皮局部可有嗜酸性粒细胞形成的微脓疡。表皮内可见海绵水肿形成及表皮局部棘层松解现象。红斑、落叶型天疱疮表现为发生在角层下或颗粒层的棘层松解现象，有时病变轻微，在低倍镜下容易被忽视。直接免疫荧光可见棘细胞间 IgG、C3 网状沉积（图 11.1～图 11.3）。

　　诊断要点　需病理检查确诊，通过免疫荧光或 ELISA 等方法检测到针对桥粒芯糖蛋白的抗体可与其他疾病鉴别。

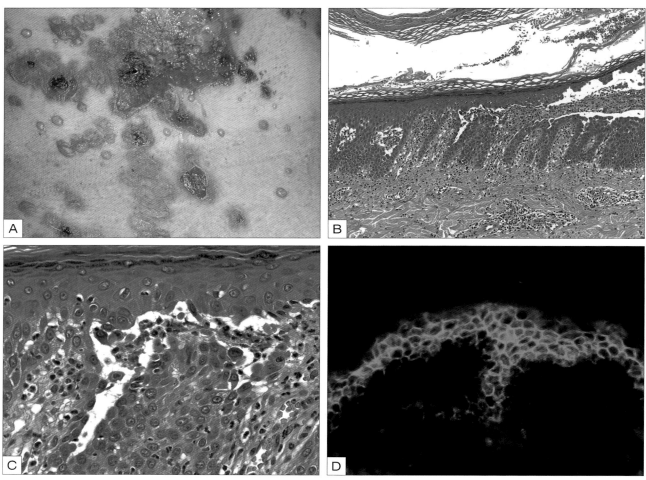

图 11.1　**寻常型天疱疮**。A. 躯干部位松弛性水疱及糜烂面；B、C. 表皮内细胞松解，松解的部位位于棘细胞层；D. 免疫荧光示棘细胞间网状 IgG 沉积

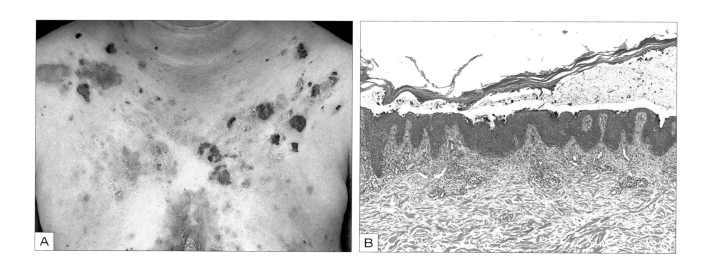

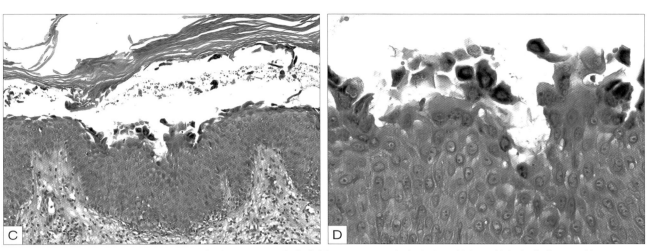

图 11.2　红斑型天疱疮。A. 躯干部位散在红斑及浅表糜烂面；B~D. 表皮内发生松解，松解部位位于颗粒层

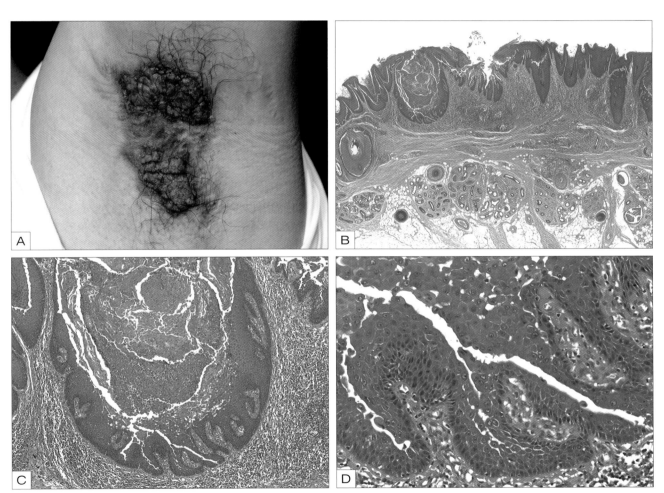

图 11.3　增殖型天疱疮。A. 腋下增生性斑块；B~D. 表皮显著不规则增生，局部可见棘层松解现象

## 疱疹样天疱疮 (pemphigus herpetiformis)

　　属于天疱疮的一种临床变异。临床多表现为环状分布的红斑或小的丘疱疹，伴有明显的瘙痒，类似疱疹样皮炎。病理表现为表皮内分离或裂隙，细胞松解现象少见，可见到表皮内嗜酸性粒细胞，有时有中性粒细胞浸润。免疫病理同寻常型天疱疮（图 11.4）。

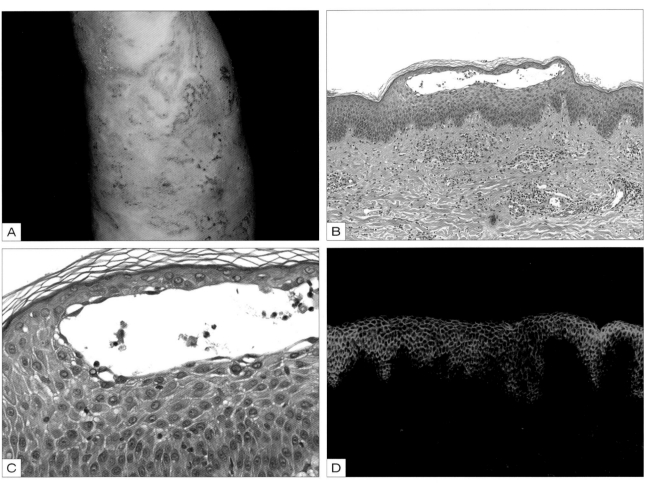

图 11.4　**疱疹样天疱疮**。A. 躯干部位泛发红斑，部分呈环状排列；B、C. 表皮内水疱，但棘层松解细胞不明显，疱内有个别嗜酸性粒细胞及中性粒细胞；D. 免疫病理显示细胞间 IgG 沉积

# 副肿瘤性天疱疮（paraneoplastic pemphigus）

**临床表现** 顽固性、疼痛性口腔、外阴黏膜糜烂，反复不愈。躯干部位可出现红斑、丘疹、水疱等多形性皮疹。掌跖部位常受到累及。患者常合并有胸腹腔 Castleman 病、滤泡树突状细胞肉瘤、慢性 B 细胞淋巴瘤／白血病等肿瘤性改变。

**病理表现** 角化不全，表皮海绵水肿，棘层松解，表皮内有散在角质形成细胞坏死，基底膜带明显破坏，真皮浅层淋巴细胞浸润。有时见不到明显的松解现象而表现为表皮下疱或苔藓样界面皮炎的改变，常伴有真皮内嗜酸性粒细胞浸润。直接免疫荧光可见 IgG、C3 于表皮细胞间沉积，或同时合并有基底膜带的沉积。以大鼠膀胱或舌头为底物行间接免疫荧光检查可见到上皮细胞间 IgG 沉积（图 11.5）。

**诊断要点** 顽固性、疼痛性口腔、外阴黏膜糜烂具有重要提示作用。病理可表现为棘层松解、界面皮炎或二者的组合。因为不同的病例所针对的抗原谱有差异，因此病理和免疫荧光的结果不尽相同。直接和间接免疫荧光检查有重要诊断价值。找到潜在的肿瘤背景是关键。

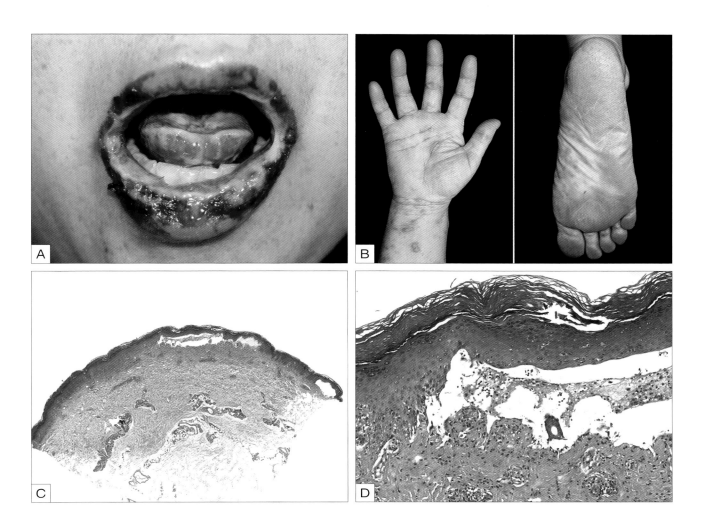

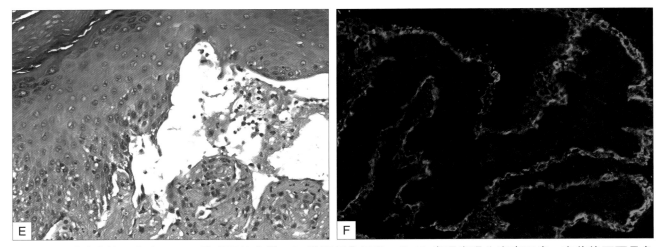

图 11.5　**副肿瘤性天疱疮**。A. 口腔顽固性糜烂；B. 掌跖部位红斑；C~E. 病理表现为表皮下疱，高倍镜下可见角质形成细胞坏死现象；F. 大鼠膀胱间接免疫荧光提示膀胱上皮间 IgG 沉积。副肿瘤性天疱疮的病理不一定是表皮内疱，也可以是真表皮分离或界面皮炎

## IgA 天疱疮（IgA pemphigus）

**临床表现**　通常表现为小脓疱，或者在红斑基础上出现的脓疱。可发生于躯干或四肢近端、腋下等部位，部分皮疹可形成花环状排列。有患者合并有异常单克隆 IgA 免疫球蛋白血症或坏疽性脓皮病。

**病理表现**　可分为角层下脓疱病型 IgA 天疱疮和表皮内中性粒细胞型 IgA 天疱疮两个亚型。角层下脓疱病型 IgA 天疱疮常表现为角质层与颗粒层之间的分离，疱内以中性粒细胞浸润为主，形态上与角层下脓疱病无法鉴别。表皮内中性粒细胞型 IgA 天疱疮表现为表皮内中性粒细胞性脓疱。真皮浅层可有散在的混合性炎症细胞浸润。有部分患者可出现中性粒细胞和嗜酸性粒细胞的混合浸润。直接免疫荧光可见棘细胞间 IgA 沉积，其中角层下脓疱病型 IgA 天疱疮阳性部位为表皮上部，而表皮内中性粒细胞型 IgA 天疱疮的阳性部位为表皮全层。IgA 天疱疮所针对的抗原可能是多样性的，包括桥粒芯糖蛋白（desmoglein）和桥粒芯胶黏蛋白（desmocollin）等（图 11.6）。

**诊断要点**　本病的确诊需要免疫荧光结果支持。IgA 天疱疮与天疱疮有时也存在谱系性关系，少数病例可同时存在细胞间 IgG 和 IgA 抗体沉积，称为 IgG/IgA 天疱疮（图 11.7）。

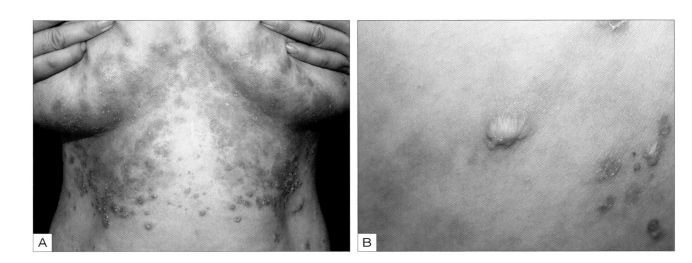

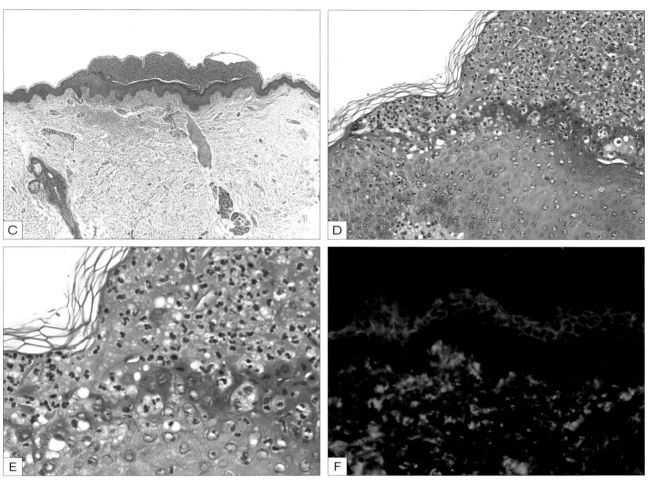

图 11.6 IgA **天疱疮**。A. 乳房下及腹部红斑、脓疱；B. 躯干脓疱；C~E. 角层下脓疱性病变，表皮局部大量中性粒细胞聚集；F. 表皮层上部 IgA 网状沉积

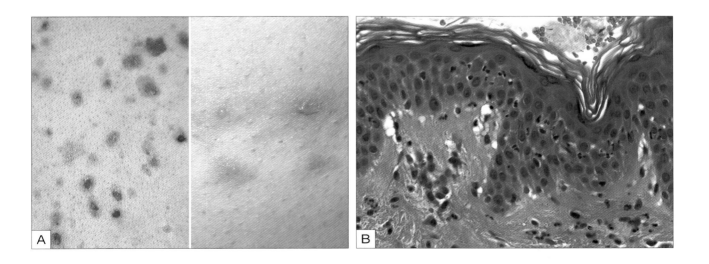

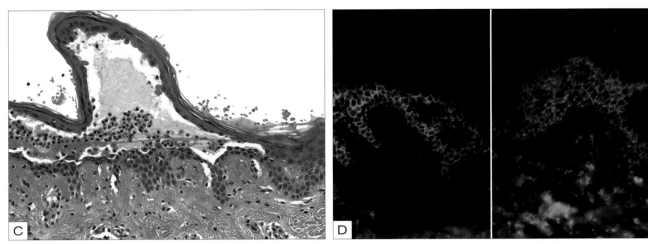

图 11.7　IgG/IgA 天疱疮。A. 躯干部位红斑、糜烂和水疱；B. 早期皮疹显示表皮内中性粒细胞浸润；C. 成熟期皮疹显示表皮内水疱和中性粒细胞浸润；D. 直接免疫荧光显示 IgG（左）和 IgA（右）网状沉积

## 角层下脓疱病（subcorneal pustular dermatosis）

　　临床表现　多见于中年女性，好发于腋下等皮肤皱褶部位，表现为在红斑基础上出现的多发浅表脓疱，典型病例可形成半月形积脓，皮疹边缘可呈环形或不规则弓形分布，脓疱主要分布在红斑边缘或呈散在分布。也有部分病例与坏疽性脓皮病伴发。

　　病理表现　角质层下表浅的脓疱，可伴有颗粒层的轻微松解，也可出现表皮海绵水肿及真皮浅层水肿。直接免疫荧光 IgA 阴性（图 11.8）。

　　诊断要点　与 IgA 天疱疮的区别仅仅在于直接免疫荧光检查结果，因此免疫荧光检查是必需的。因为免疫荧光检测的敏感性并非 100%，因此推测有部分 IgA 天疱疮可能会因免疫荧光检测阴性而被诊断为角层下脓疱病。本病需和脓疱型银屑病鉴别，脓疱型银屑病有表皮增生、毛细血管扩张等表现。

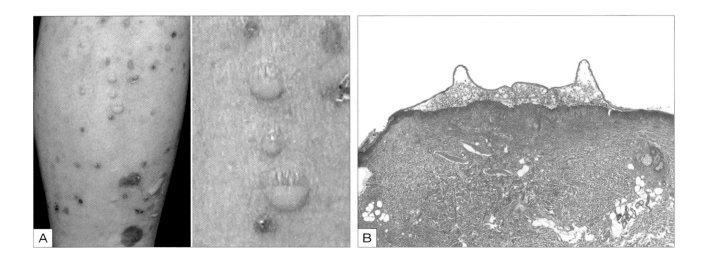

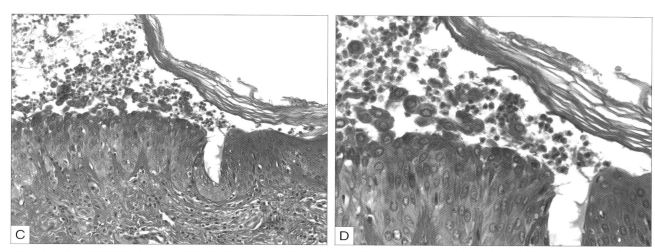

图 11.8　**角层下脓疱病**。A. 下肢散在脓疱，可见明显的半月形积脓；B~D. 角质层局限性中性粒细胞聚集，与 IgA 天疱疮无法区别

## 急性泛发性发疹性脓疱病（acute generalized exanthematous pustulosis, AGEP）

　　临床表现　常与药物使用有关，表现为急性发作的全身散在的小脓疱。皮疹开始常出现于面部、皱褶部位，后迅速扩散至全身。患者常有高热、血中性粒细胞升高等表现。

　　病理表现　局限的角质层下或颗粒层脓疱，常伴有海绵水肿。真皮乳头水肿，有时伴有血管周围中性粒细胞浸润（图 11.9）。

　　诊断要点　需与泛发性脓疱型银屑病鉴别，病理不容易区分，泛发性脓疱型银屑病常无用药史，既往有银屑病病史。

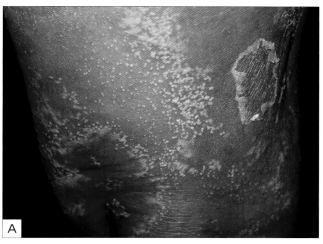

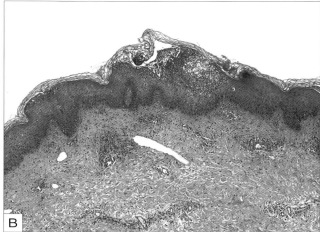

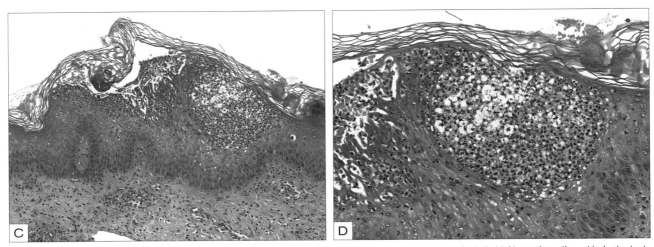

图 11.9　急性泛发性发疹性脓疱病。A. 大腿部位密集脓疱；B~D. 表皮内局限性的中性粒细胞聚集，伴有真皮内红细胞外溢

## 家族性良性慢性天疱疮（familial benign chronic pemphigus）

临床表现　为 *ATP2C1* 基因突变所致的遗传性疾病。发病多在青春期后或成年后，表现为腋下、腹股沟等皱褶部位为主的红斑、糜烂、渗液，夏季往往因合并细菌感染病情较重。

病理表现　表皮增生，棘层松解，但细胞与细胞之间仅为轻度分离，犹如倒塌的砖墙。棘层松解的角质形成细胞可出现胞浆明显红染，细胞核轻度皱缩，称为棘层松解性角化不良（图 11.10）。

诊断要点　家族史、皱褶部位顽固性红斑糜烂性皮疹高度提示本病，棘层松解性角化不良提示本病。

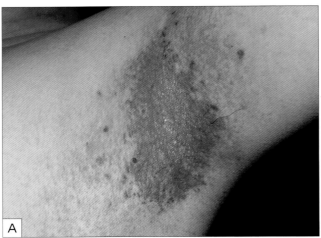

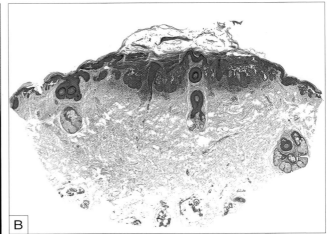

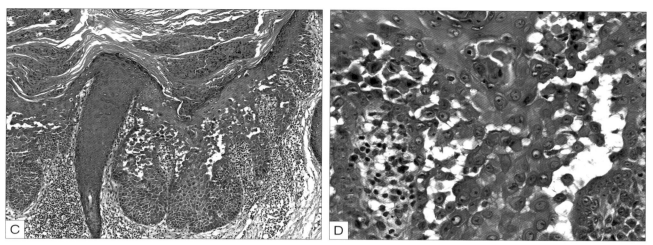

图 11.10　**家族性良性慢性天疱疮**。A. 腋下红斑及渗出；B~D. 表皮增生，伴局部棘层松解及胞浆嗜酸性着色

## 毛囊角化病（Darier's disease）

**临床表现**　遗传性疾病，与 *ATP2A2* 基因突变有关。多于儿童期发病，表现为面部、胸背部等部位出现的污褐色或灰褐色角化性丘疹，覆油腻性痂皮。严重者皮疹可泛发于躯干、四肢，常因合并感染而有明显臭味。少数皮疹呈带状或局限性分布。疣状肢端角化症是本病在肢端的特殊表现。

**病理表现**　表皮增生伴局灶性棘层松解，松解部位的表皮细胞有明显的角化不良现象，表现为圆体和谷粒，其上方的角质层表现为角化过度及角化不全。疣状肢端角化症表现为表皮呈山峰状增生，伴有或不伴有角化不良现象（图 11.11~图 11.13）。

**诊断要点**　局灶性棘层松解伴圆体和谷粒需考虑本病。病理需与暂时性棘层松解性皮病（Grove's disease）鉴别，后者在中国几乎未见明确报告。

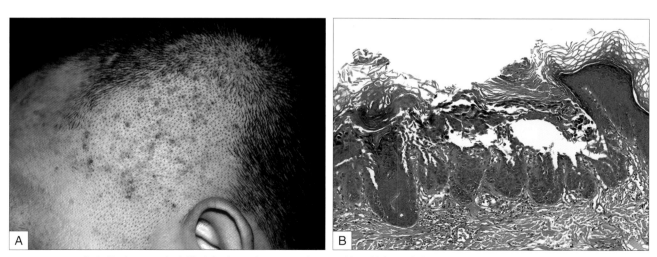

图 11.11　**毛囊角化病**。A. 头皮散在褐色丘疹；B. 局部可见棘层松解及角化不良现象

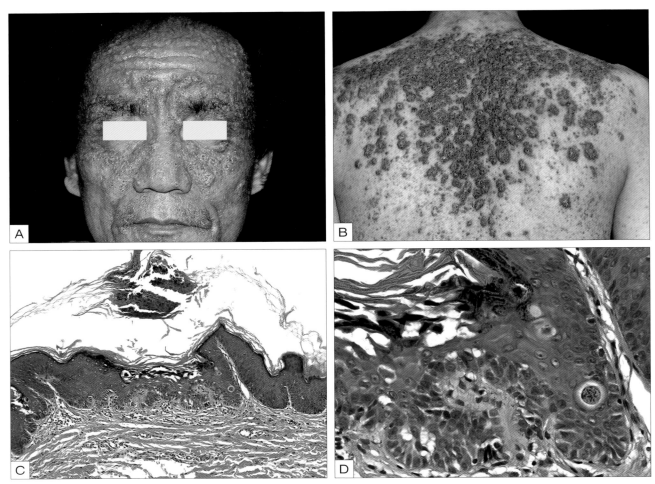

图 11.12　**毛囊角化病**。A、B.面部及背部显著污秽的角化性丘疹，部分发生融合；C、D.局部棘层松解，可见圆体和谷粒

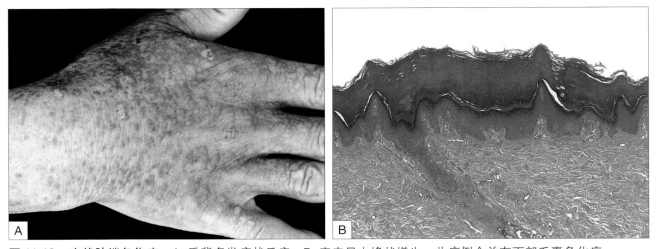

图 11.13　**疣状肢端角化症**。A.手背多发疣状丘疹；B.表皮呈山峰状增生。此病例合并有面部毛囊角化病

# 疱疹病毒感染（herpes virus infection）

　　**临床表现**　以水疱为表现的疱疹病毒感染包括单纯疱疹、生殖器疱疹、水痘和带状疱疹。单纯疱疹多发生于口唇部位，也可发生于面部、肢端等部位，常表现为局部反复发作的群集性水疱。生殖器疱疹发生于外阴部位，也表现为局部反复发作的群集性水疱、糜烂。水痘多发生于儿童或青少年，表现为全身散在的丘疹、水疱、糜烂，伴有瘙痒、发热、乏力等不适症状。带状疱疹常表现为单侧、带状分布的群集性水疱，多伴有明显疼痛。

　　**病理表现**　表皮细胞内水肿，严重时可形成气球样变性或网状变性。角质形成细胞体积增大，细胞核体积增大，染色质边集，形成灰蓝色染色，有时多个角质形成细胞可发生融合，形成多核上皮巨细胞。严重病例可见血管内皮水肿或血管炎。真皮内可有数量不等的淋巴细胞浸润。部分单纯疱疹病毒感染可形成真皮内假性淋巴瘤样改变，甚至出现明显的 CD30 的表达。免疫组化抗体可特异性地鉴别几种疱疹病毒（图 11.14～图 11.17）。

　　**诊断要点**　多数疱疹病毒感染依靠临床特征可准确诊断。病理上发现典型的细胞内水肿可确诊。相应的抗疱疹病毒免疫组化抗体可用于疑难病例的诊断。

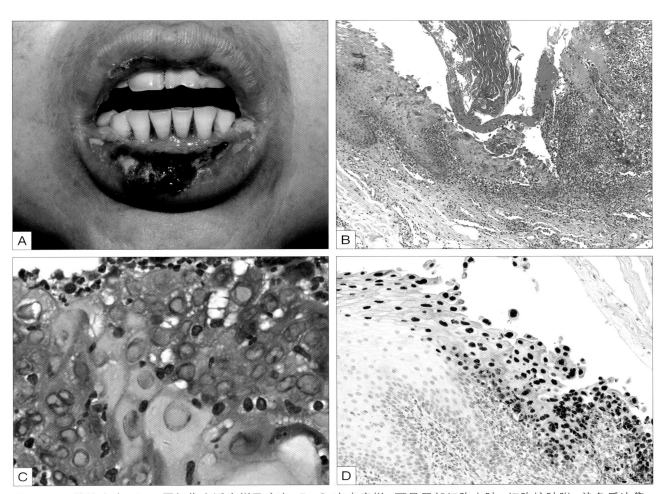

图 11.14　**单纯疱疹**。A. 口唇部位广泛糜烂及痂皮；B、C. 表皮糜烂，可见局部细胞水肿，细胞核肿胀，染色质边集；D. 单纯疱疹病毒免疫组化阳性

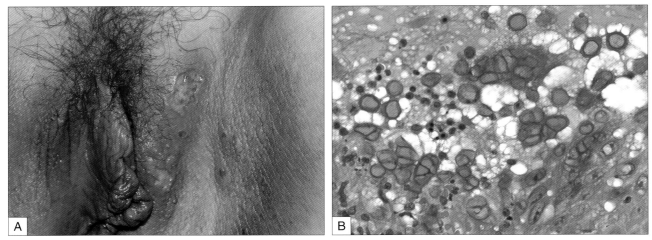

图 11.15　**生殖器疱疹**。A. 阴唇部位多发糜烂；B. 细胞水肿，细胞核肿胀，细胞核融合形成多核细胞

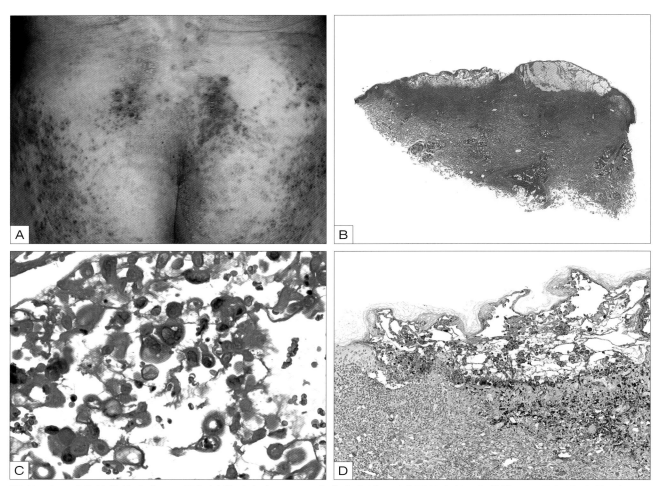

图 11.16　**泛发性带状疱疹**。A. 臀部泛发丘疱疹；B、C. 表皮内水肿，形成网状变性，高倍镜下可见细胞肿胀及坏死；D. 水痘 - 带状疱疹病毒免疫组化阳性

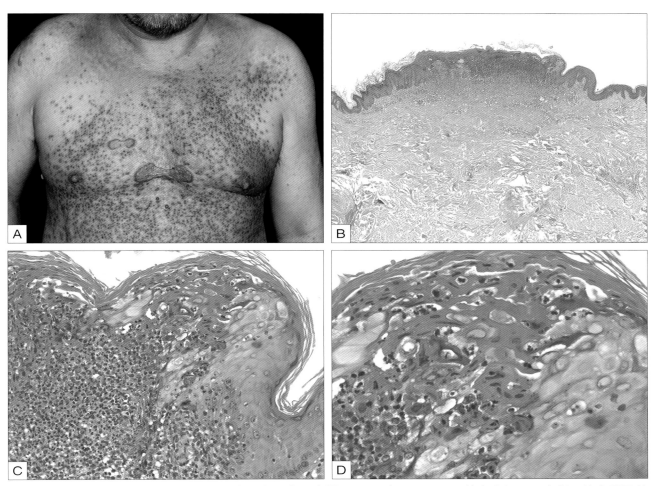

图 11.17　Kaposi 水痘样疹。A. 躯干部位泛发丘疹、糜烂；B~D. 病理显示局限性表皮坏死、糜烂，伴有明显的细胞内肿胀。此病例基础疾病为毛囊角化病

表皮下疱病的产生主要是因为基底膜带结构先天缺陷或后天被破坏。病理表现为真表皮之间的分离，与之相伴随的可能是嗜酸性粒细胞、中性粒细胞或淋巴细胞的浸润，或没有明显的炎症。一些先天性遗传性疱病的诊断需结合临床病理特点，最终确诊依赖于基因检测。对于自身免疫性疱病的诊断常需结合临床病理特点和免疫荧光检查，一些特殊病例还需要进行蛋白免疫印迹检测。由于遗传及免疫的复杂性以及大多数临床实验室检测手段的限制，一些罕见的疱病在多数临床病理实验室只能进行大致的归类，而无法做绝对精准地区分。

## 目 录

## 大疱性表皮松解症（epidermolysis bullosa，EB）

**临床表现**　一组复杂的遗传性疾病，可区分为四种基本类型，包括单纯型、交界型、营养不良型EB 以及 Kindler 综合征。单纯型 EB 多为常染色体显性遗传，多于出生或出生后不久发现，可局限性累及或泛发全身，症状相对较轻，水疱多在摩擦、创伤后出现，愈后一般不留瘢痕。多数病例为角蛋白5 或角蛋白 14 基因异常，也可由于其他基因异常所致，部分患者有其他系统累及。交界型 EB 多为常染色体隐性遗传，可局限或泛发全身，患者常表现为相对严重的大疱，伴有瘢痕形成、口腔黏膜糜烂、指甲破坏等，可合并有系统症状，部分患者早期即死亡。营养不良型 EB 可为隐性遗传或显性遗传，临床可于出生时发病或青少年时期发病。表现为局限性或泛发性大疱性皮疹，常伴有萎缩性瘢痕、粟丘疹形成、甲萎缩等表现，部分患者可有系统表现。Kindler 综合征为常染色体隐性遗传，先天发生，表现为泛发性皮疹，以面颈部、手背等部位皮肤异色症、大疱、萎缩性瘢痕为表现。

**病理表现**　多数病例表现为真表皮的分离。单纯型 EB 实际上是表皮内水疱，可表现为棘细胞之间或基底层部位的分离，部分病例可见到基底层细胞胞浆空泡或胞浆内嗜酸性着色。IV 型胶原染色显示着色部位在疱底。电镜显示分离部位在基底膜带的胞膜层（表皮内）。交界型 EB 表现为表皮下疱，炎症浸润不明显。IV 型胶原染色显示着色部位在疱底。电镜显示分离部位为透明层。营养不良型 EB 表现为表皮下疱，炎症不明显，真皮内可有成纤维细胞增生或粟丘疹形成。IV 型胶原染色显示着色部位在疱顶。电镜显示分离部位为致密下层，表现为锚丝的减少。Kindler 综合征病理表现为表皮萎缩，表皮内有时可见凋亡细胞，基底膜带轻度空泡样改变，真皮浅层噬黑素细胞沉积。电镜可显示有多个致密层（图 12.1～图 12.4）。

**诊断要点**　EB 的初步诊断依靠临床病史和病理。IV 型胶原免疫组化染色可区分出营养不良型EB，但单纯型 EB 和交界型 EB 的染色模式相同，无法区分。EB 的大致分类基于电镜下的观察，因此电镜在 EB 的诊断中仍具有较高价值。最终诊断通常依赖于致病基因的确认。

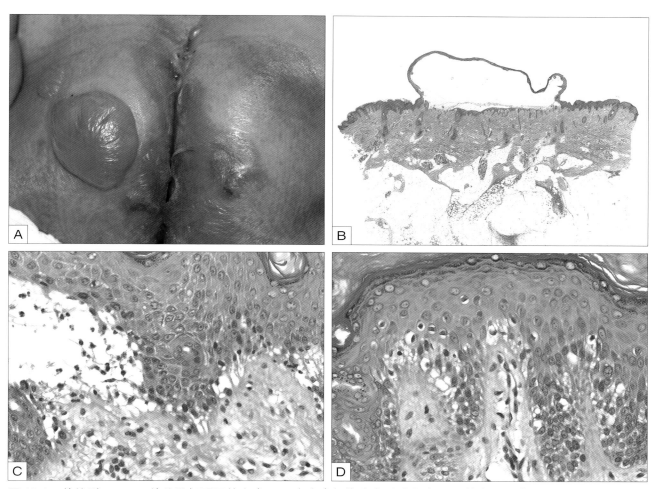

图 12.1 单纯型 EB。A. 幼儿臀部明显的大疱；B. 真表皮部位分离形成大疱；C. 基底层细胞质内出现空泡；D. 部分细胞胞浆内有团块状嗜酸性物质，代表异常聚集的角蛋白丝，提示角蛋白功能异常

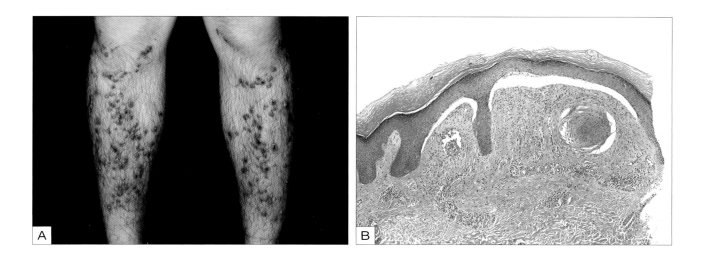

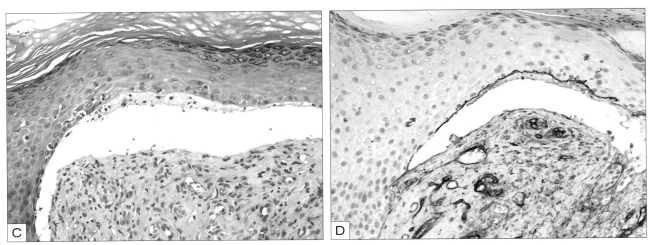

图 12.2　**胫前营养不良型 EB**。A. 胫前多发瘙痒性丘疹；B、C. 真表皮分离伴真皮内纤维化；D. Ⅳ 型胶原染色显示分离部位在 Ⅳ 型胶原之下。胫前营养不良型 EB 是中国人比较常见的 EB 类型

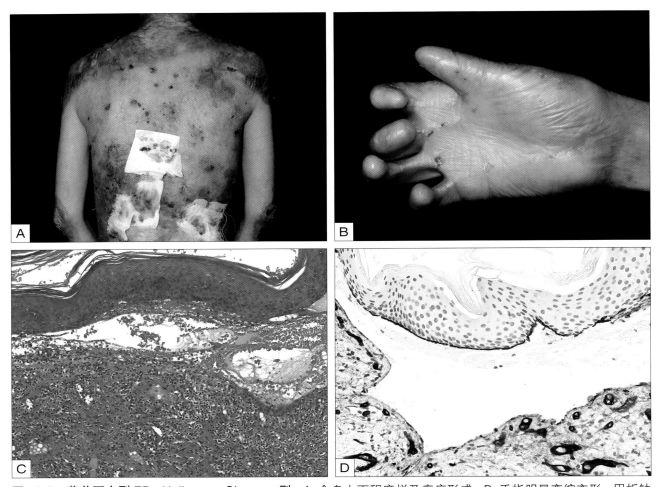

图 12.3　**营养不良型 EB，Hallopeau-Siemens 型**。A. 全身大面积糜烂及瘢痕形成；B. 手指明显挛缩变形，甲板缺失；C. 病理显示真表皮分离，真皮内有明显炎症；D. Ⅳ 型胶原定位于疱顶。Hallopeau-Siemens 型属于隐性营养不良型 EB 中最严重的类型

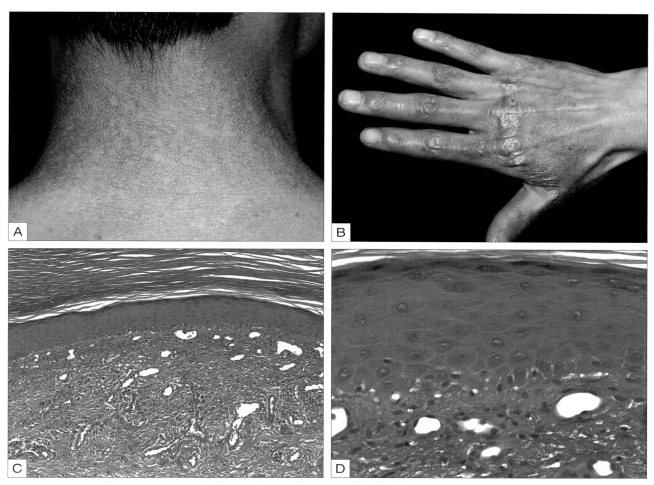

图 12.4　Kindler 综合征。A. 颈部皮肤异色症样改变；B. 肢端皮肤萎缩性红斑；C、D. 病理为真表皮空泡型界面皮炎样改变。此病例曾被作者误诊为皮肌炎，在外院经基因测序证实为 KIND-1 基因突变

## 获得性大疱性表皮松解症（epidermolysis bullosa acquisita, EBA）

**临床表现**　中年人多发，表现为获得性大疱性皮疹，好发部位包括四肢伸侧和易受摩擦部位，愈后容易留有萎缩性瘢痕和粟丘疹，类似大疱性表皮松解症。也有患者出现类似大疱性类天疱疮、瘢痕性类天疱疮或线状 IgA 皮病的皮疹。

**病理表现**　类似营养不良型大疱性表皮松解症，表现为表皮下疱，真皮内可无明显炎症或为轻微的淋巴细胞、中性粒细胞混合浸润。也有患者出现类似大疱性类天疱疮、瘢痕性类天疱疮或线状 IgA 皮病的病理改变。免疫组化显示 IV 型胶原位于疱顶。直接免疫荧光显示基底膜带 IgG 沉积。盐裂皮肤间接免疫荧光显示抗体沉积于疱底（图 12.5）。

**诊断要点**　直接免疫荧光、盐裂皮肤间接免疫荧光和 IV 型胶原免疫组化检查有诊断价值，ELISA 方法可检测到血清中抗 VII 型胶原的抗体。

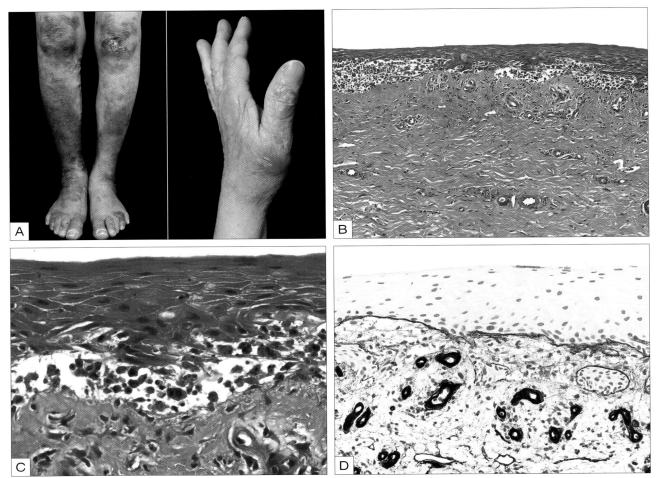

图 12.5　获得性大疱性表皮松解症。A. 四肢水疱明显，有粟丘疹及瘢痕形成；B、C. 病理显示真表皮分离，伴有少量中性粒细胞浸润；D. Ⅳ型胶原染色显示分离部位在Ⅳ型胶原之下，即Ⅶ型胶原所在位置。此病例盐裂皮肤实验显示沉积物在真皮侧

## 大疱性类天疱疮（bullous pemphigoid）

　　*临床表现*　多见于老年人，也可见于其他年龄人群。早期多为荨麻疹样红斑，在此基础上可发生紧张性大疱，尼氏征阴性，伴有剧烈瘙痒。好发部位包括躯干、四肢，尤其是腹股沟、下肢等部位。部分患者伴有口腔黏膜损害。也有患者表现为全身散在丘疹，伴有明显瘙痒，类似结节性痒疹的临床表现，称为结节性痒疹样大疱性类天疱疮。妊娠疱疹的临床和病理与大疱性类天疱疮一致。

　　*病理表现*　早期荨麻疹样皮疹多表现为表皮海绵水肿，真皮浅层大量嗜酸性粒细胞浸润。典型皮疹表现为表皮下张力性水疱，真皮内可有大量嗜酸性粒细胞浸润。也有患者表现为嗜酸性粒细胞和中性粒细胞混合浸润。少数患者真皮内炎症细胞浸润不明显，类似大疱性表皮松解症。结节性痒疹样大疱性类天疱疮可伴有表皮不规则增生及致密型角化过度，有时可见到真表皮发生轻度分离现象。直接和间接免疫荧光可见基底膜带 IgG、C3 沉积（图 12.6～图 12.10）。

　　*诊断要点*　结合临床和病理特征可诊断。ELISA 可检测到患者血清中针对 BP180 和（或）BP230 的抗体。

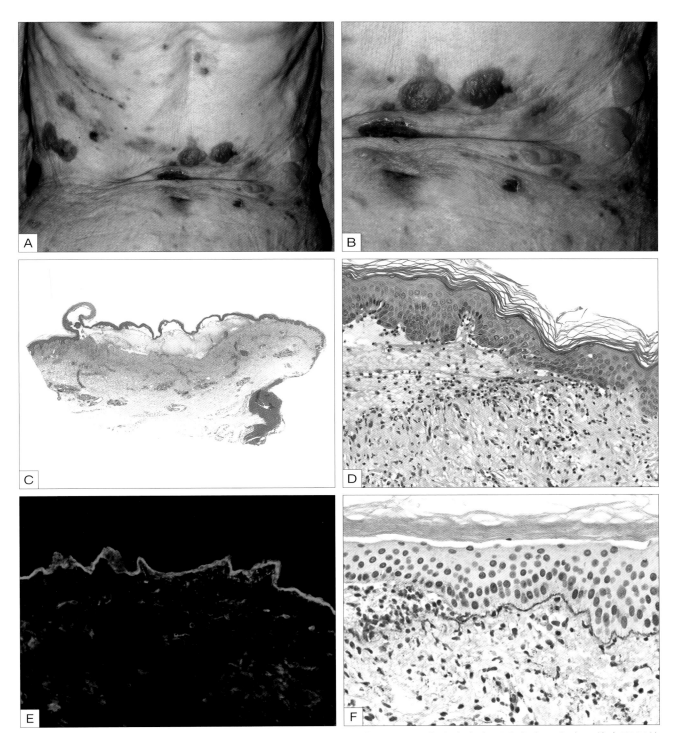

图 12.6　**大疱性类天疱疮**。A、B. 老年人躯干部位紧张性大疱；C、D. 真表皮分离形成表皮下大疱，伴有明显的嗜酸性粒细胞浸润；E. 直接免疫荧光基底膜带 IgG 沉积；F. 石蜡组织切片免疫组化染色显示基底膜带 C4 沉积，提示为免疫性疱病

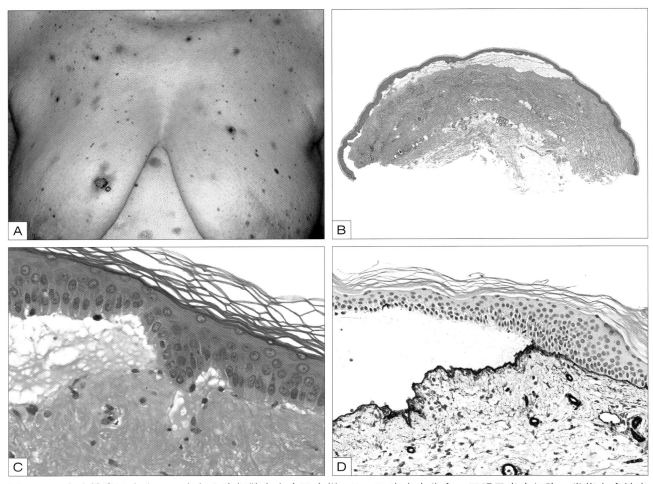

图12.7 **大疱性类天疱疮**。A. 老年人胸部散在水疱及糜烂；B、C. 真表皮分离，无明显炎症细胞，类似大疱性表皮松解症；D. Ⅳ型胶原免疫组化染色显示着色部位在疱底，区别于获得性大疱性表皮松解症和营养不良型大疱性表皮松解症

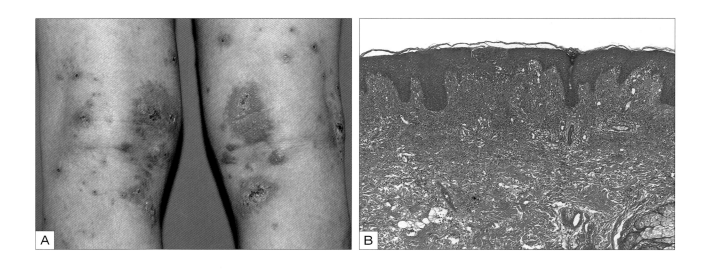

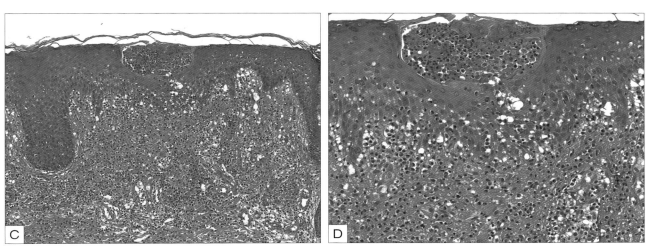

图 12.8　荨麻疹样大疱性类天疱疮。A. 下肢散在红斑及个别水疱；B~D. 真皮乳头层大量嗜酸性粒细胞浸润，表皮有轻度海绵水肿

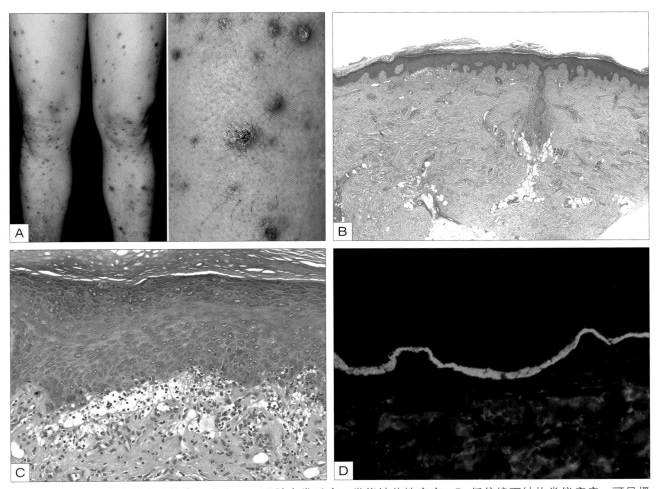

图 12.9　结节性痒疹样大疱性类天疱疮。A. 下肢多发丘疹，类似结节性痒疹；B. 低倍镜下结构类似痒疹，可见搔抓所形成的致密型角化过度及颗粒层增厚；C. 高倍镜下局部可见真表皮裂隙；D. 直接免疫荧光显示 IgG 带状沉积

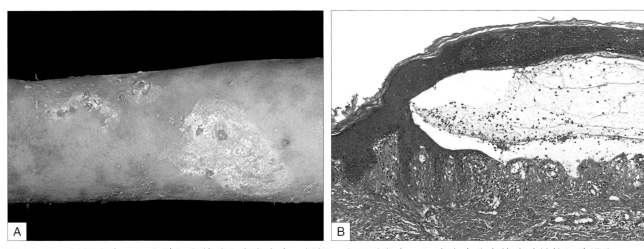

图 12.10　妊娠疱疹。A. 上肢红斑基础上多发水疱，妊娠 7 个月时发病；B. 真表皮分离伴嗜酸性粒细胞浸润

## 瘢痕性类天疱疮（cicatricial pemphigoid）

　　**临床表现**　又称为黏膜类天疱疮。常发生于老年人，以女性居多，泛发型主要侵犯口腔、鼻、咽、食道、尿道、阴道、肛门黏膜，多伴有眼部损害，常伴有瘢痕形成。多数患者仅有黏膜损害，少数患者除黏膜部位皮疹外，皮肤也可出现红斑、水疱。也有患者仅表现为皮肤局限性水疱，愈后形成瘢痕。

　　**病理表现**　表皮或黏膜下疱，真皮浅部可有成纤维细胞增生，或伴有淋巴细胞、中性粒细胞、嗜酸性粒细胞等浸润。Ⅳ 型胶原染色提示着色部位在疱底。直接免疫荧光显示基底膜带 IgG 阳性。瘢痕性类天疱疮是一组针对不同基底膜带抗原的杂合性疾病，具体针对的抗原包括 BP180、BP230、laminin332 等（图 12.11）。

　　**诊断要点**　本病多累及黏膜部位，包括眼睑、口腔等部位，并容易形成瘢痕，因此诊断需结合临床特征。

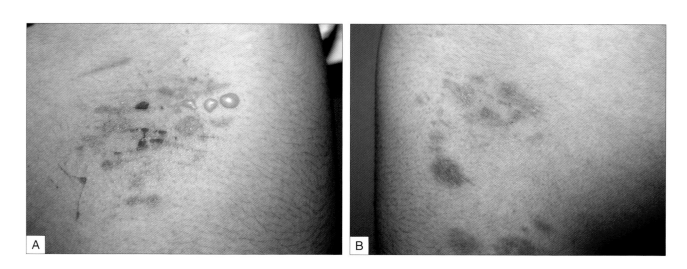

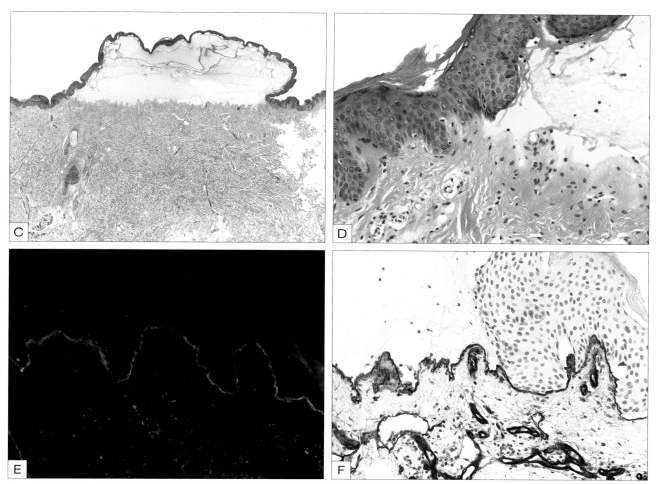

图 12.11　**瘢痕性类天疱疮**。A、B. 发生于股部的水疱及瘢痕，此病例同时有结膜瘢痕、口腔溃疡、咽痛、咳嗽、呼吸困难等表现；C、D. 病理示乏炎症性表皮下疱；E. 免疫病理示基底膜带 IgG 带状沉积；F. 疱的分离发生于 IV 型胶原之上，区别于获得性大疱性表皮松解症

## 扁平苔藓类天疱疮（lichen planus pemphigoides）

　　扁平苔藓类天疱疮为在扁平苔藓基础上继发的大疱性疾病。扁平苔藓样皮疹的病理与经典扁平苔藓一致。大疱性损害的病理为表皮下疱，伴有淋巴细胞、中性粒细胞或嗜酸性粒细胞浸润，免疫荧光显示基底膜带 IgG 为主的线状沉积。扁平苔藓类天疱疮所针对的抗原在不同病例不完全一致。需要与大疱性扁平苔藓鉴别，大疱性扁平苔藓表现为大量淋巴细胞苔藓样浸润，无基底膜带自身抗体沉积（图 12.12）。

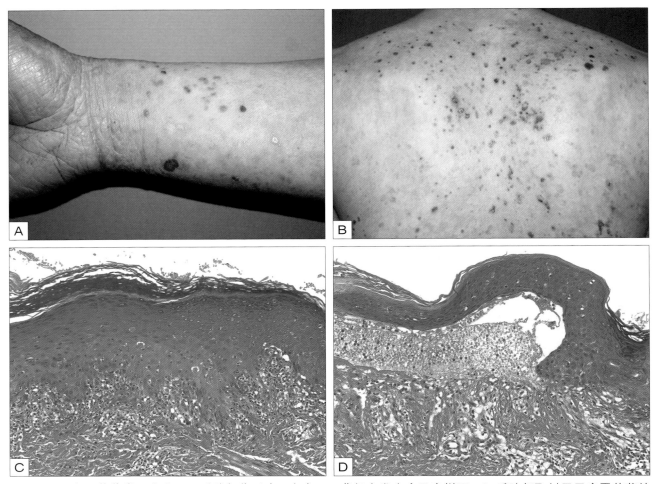

图 12.12　**扁平苔藓类天疱疮**。A.手腕部位丘疹、水疱；B.背部多发水疱及糜烂面；C.手腕部取材显示扁平苔藓特点；D.背部取材显示大疱性类天疱疮特点

## 其他类天疱疮（other pemphigoid diseases）

　　少数患者临床、病理、直接和间接免疫荧光特征与大疱性类天疱疮相似，但血清 ELISA 方法检测不到针对 BP180 和 BP230 的抗体，这类患者所产生的自身抗体可能针对 BP180 和 BP230 的不同表位，或产生针对基底膜带其他抗原的抗体，其中包括抗 laminin γ -1 类天疱疮（抗 p200 类天疱疮）。这类病例仅在少数专业性实验室可鉴定出针对特异性抗原的抗体，在常规病理实验室很难做出精准诊断，作者将这类患者统称为类天疱疮（pemphigoid）。这类疾病的治疗与大疱性类天疱疮相似（图 12.13）。

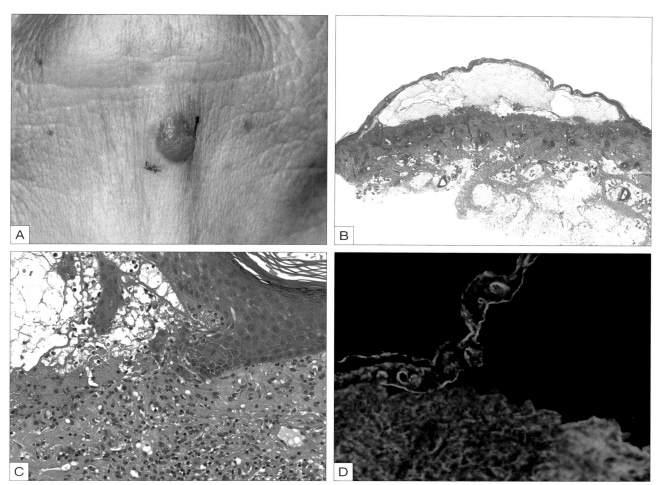

图 12.13　**类天疱疮**。A. 老年患者颈部大疱；B、C. 病理显示表皮下水疱及嗜酸性粒细胞浸润；D. 盐裂皮肤实验显示 IgG 沉积于表皮侧。此病例 ELISA 法检测 BP180 和 BP230 均为阴性，提示存在针对其他基底膜带抗原的自身抗体，或针对 BP180 和 BP230 其他表位的自身抗体

## 疱疹样皮炎（dermatitis herpetiformis）

　　临床表现　多见于成年人，表现为躯干四肢多发丘疹、丘疱疹改变，好发部位包括肘关节、臀部等。典型皮疹为簇集性张力性小水疱，排列成弧状或环形。皮疹常有剧烈瘙痒。患者多有谷胶敏感，进食面食后皮疹可复发或加重。

　　病理表现　典型表现为表皮下疱，真皮乳头可见明显的中性粒细胞为主的浸润，形成中性粒细胞微脓疡，有时可混杂有嗜酸性粒细胞浸润。直接免疫荧光可见真皮乳头层 IgA 颗粒状沉积，或乳头层合并基底膜带 IgA 沉积（图 12.14）。

　　诊断要点　临床为剧烈瘙痒的水疱或丘疱疹，常伴有抓痕，以及进食面食后加重提示本病。确诊需结合免疫病理检查结果。

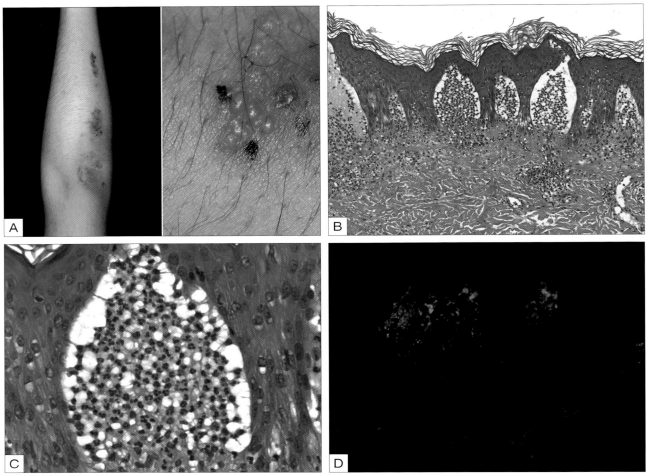

图 12.14　**疱疹样皮炎**。A. 上肢红斑、水疱；B、C. 表皮下脓疱，可见中性粒细胞聚集；D. 真皮乳头 IgA 颗粒状沉积

## 线状 IgA 皮病（linear IgA dermatosis）

　　*临床表现*　可发生于儿童及成人，无性别差异。儿童皮损好发于口周、躯干下部、股内侧及生殖器周围。成人皮损无一定好发部位，躯干、四肢均可累及。临床表现为紧张性大疱，尼氏征阴性，部分典型病例大疱可形成花环状排列。皮疹可有明显瘙痒或刺痛。儿童常在较短时间内自然缓解，而成人则往往迁延不愈。

　　*病理表现*　和疱疹样皮炎无法区分，表现为表皮下疱，真皮乳头可见明显的中性粒细胞为主的浸润，有时也可有嗜酸性粒细胞。直接免疫荧光显示基底膜带线状 IgA 沉积。有时也可合并 IgG 沉积，有作者称为线状 IgA/IgG 皮病（图 12.15，图 12.16）。

　　*诊断要点*　需病理和免疫病理结果确诊。

## 大疱性红斑狼疮（bullous lupus erythematosus）

　　往往见于系统性红斑狼疮，表现为大疱性改变。病理具有红斑狼疮的特点，如界面皮炎、淋巴细胞浸润、直接免疫荧光阳性等。因显著的水肿导致真表皮分离，分离的部位位于 Ⅶ 型胶原所在部位，因此免疫组化 Ⅳ 型胶原染色在疱顶（图 12.17）。

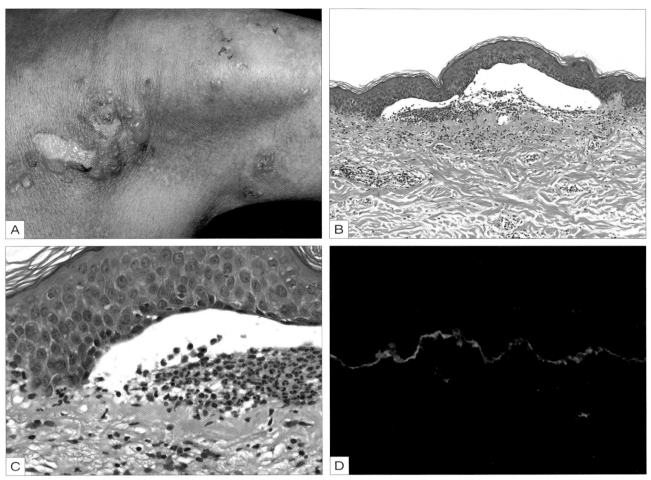

图 12.15 **线状 IgA 皮病**。A. 成年人肩背部水疱、糜烂；B、C. 真表皮分离，分离部位大量中性粒细胞聚集；D. 基底膜带线状 IgA 沉积

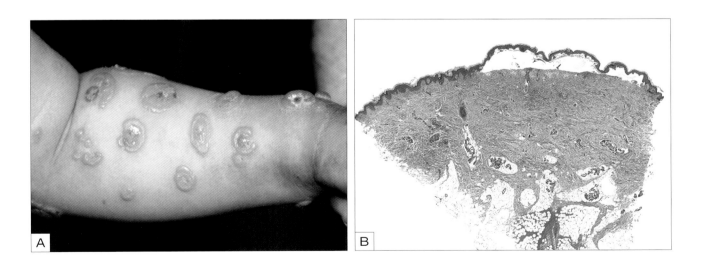

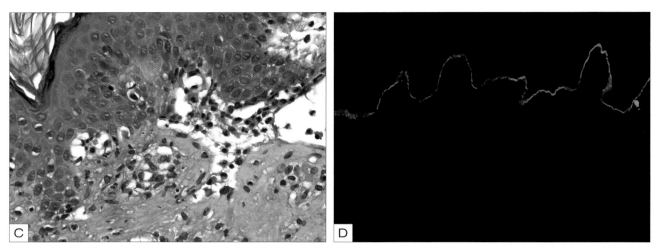

图 12.16　**线状 IgA 皮病**。A. 儿童四肢多发水疱，水疱边缘隆起，呈环状排列；B、C. 真表皮分离，分离部位以嗜酸性粒细胞浸润为主，类似大疱性类天疱疮；D. 基底膜带线状 IgA 沉积

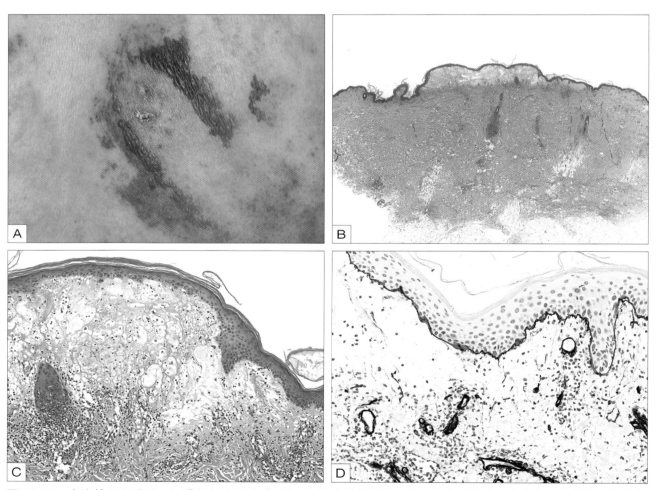

图 12.17　**大疱性红斑狼疮**。A. 背部红斑及血疱；B、C. 真皮乳头明显水肿，真表皮分离，真皮内有较多淋巴细胞浸润；D. Ⅳ 型胶原位于疱顶

# 13. 血管周围炎 (Perivasculitis)

血管周围炎是一组病理特异性不高的异质性疾病，多数疾病的病因不清，需结合临床特征才能诊断。病理主要表现为浅在或深在的血管周围炎症细胞浸润，通常不伴有表皮的改变，或者表皮改变非常轻微。按照真皮内血管周围浸润细胞的成分，可大致分为以淋巴细胞、中性粒细胞、嗜酸性粒细胞浸润为主和以混合细胞浸润为主的血管周围炎。

## 目 录

## 远心性环状红斑（erythema annulare centrifugum）

临床表现　病因不明。表现为躯干或四肢环形或半环形红斑，表面无鳞屑或有轻度鳞屑。皮疹呈离心性扩大，直径可达数厘米。

病理表现　血管周围单一淋巴细胞浸润，累及浅层和中层。部分病例有轻度角化不全及局灶性海绵水肿（图 13.1）。

诊断要点　血管周围袖套状淋巴细胞浸润是其病理特点，需与玫瑰糠疹鉴别。

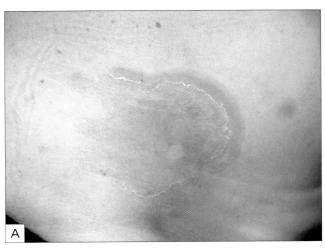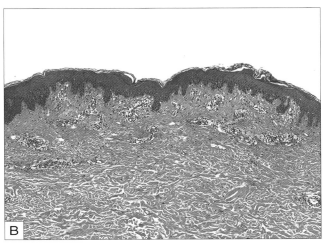

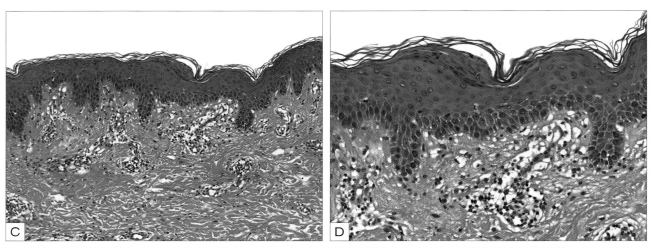

图13.1 远心性环状红斑。A.臀部半环形红斑，内侧有领圈状鳞屑；B~D.血管周围淋巴细胞浸润，伴有轻微的角化不全及海绵水肿

## 冻疮（chilblain）

临床表现 通常发生于寒冷季节，皮疹分布于手、足、面部以及股部外侧，表现为红斑、肿胀等改变，严重者可出现糜烂、溃疡。皮疹可有瘙痒、疼痛。

病理表现 真皮血管周围淋巴细胞浸润，炎症通常上重下轻。炎症浸润深度和冻伤程度有关，严重病例可深达皮下脂肪层，称为寒冷性脂膜炎。真皮浅层有不同程度的水肿和血管周围淋巴细胞浸润，其上方表皮可有海绵水肿或坏死（图13.2）。

诊断要点 病理上需与冻疮样红斑狼疮鉴别，冻疮样红斑狼疮可不局限于寒冷季节发病，或具有红斑狼疮相关的其他临床表现和实验室检查结果异常。

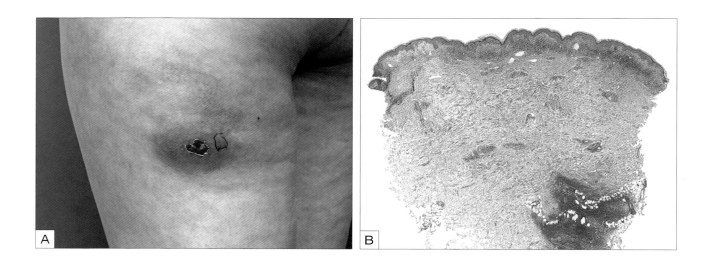

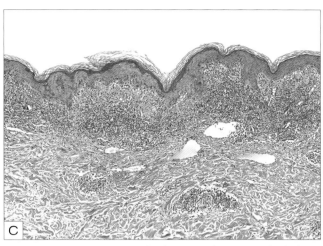

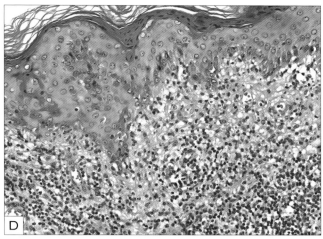

图 13.2　冻疮。A. 大腿外侧红色斑块；B~D. 真皮浅层、中层的血管周围致密淋巴细胞浸润，伴有角化不全及散在坏死的角质形成细胞

## 网状红斑黏蛋白病（reticular erythema mucinosis）

临床表现　多见于成年人，表现为前胸或后背呈中心性分布的片状轻度肿胀性红斑。

病理表现　真皮浅至深层血管周围淋巴细胞为主的浸润，伴有胶原间显著的黏蛋白沉积（图 13.3）。

诊断要点　本病多数情况下可能是皮肤型红斑狼疮的特殊表现形式。

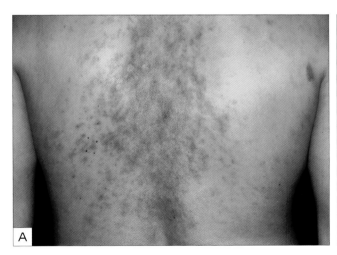

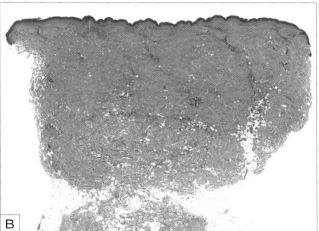

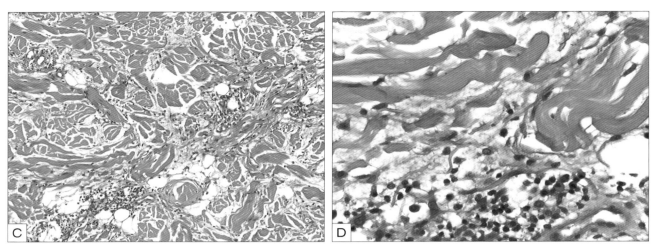

图 13.3　网状红斑黏蛋白病。A. 背部片状红斑；B. 低倍镜显示血管周围炎；C. 中倍镜显示血管周围炎及胶原间黏蛋白沉积；D. 高倍镜显示血管周围淋巴细胞、浆细胞浸润及黏蛋白沉积

## 色素性紫癜性皮病（pigmented purpuric dermatosis）

　　*临床表现*　多见于中老年人，以下肢多发，也可发生在其他部位。根据临床表现可分为不同亚型，包括色素性紫癜性苔藓样皮病、湿疹样色素性紫癜性皮病、毛细血管扩张性环状紫癜、金黄色苔藓等。皮疹表现为紫癜性改变，早期呈鲜红色，晚期呈暗红色或褐色，压之不褪色，伴有不同程度的瘙痒。

　　*病理表现*　表皮局部海绵水肿，真皮浅层血管周围淋巴细胞浸润，可见到红细胞外溢现象，或合并有含铁血黄素沉积。急性发作的皮疹可伴有红细胞移入表皮内现象（图 13.4，图 13.5）。

　　*诊断要点*　血管周围淋巴细胞浸润和血管周围红细胞外溢是诊断线索。

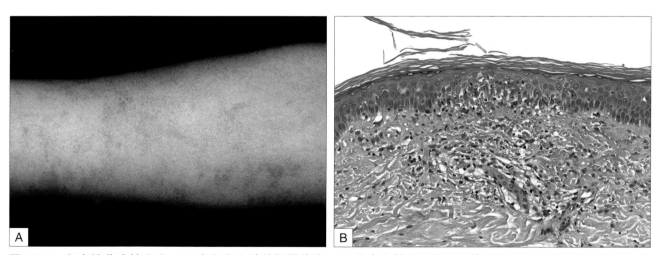

图 13.4　色素性紫癜性皮病。A. 发生在上肢的轻微紫癜；B. 真皮血管周围淋巴细胞浸润及红细胞外溢，部分红细胞移入表皮

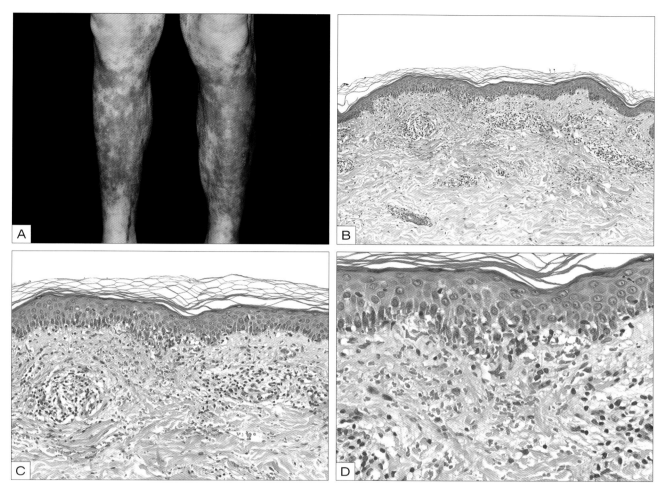

图 13.5　**色素性紫癜性皮病**。A. 双下肢对称性紫癜；B~D. 真皮血管周围淋巴细胞浸润及红细胞外溢，伴有轻度海绵水肿及基底细胞局灶性空泡样改变，部分红细胞移入表皮

## 淤积性皮炎（stasis dermatitis）

**临床表现**　中老年人以及长期站立工作者容易发生，伴有下肢静脉回流障碍。表现为下肢以足踝部最先累及的暗红色或黑褐色斑片、斑块。皮疹压之不褪色，可逐渐往上发展，严重病例可形成慢性溃疡。

**病理表现**　表皮可有不同程度的海绵水肿。真皮浅部可见血管扩张，管壁增厚，血管周围有淋巴细胞浸润、红细胞外溢以及含铁血黄素沉积。部分病例可有溃疡形成。假性 Kaposi 肉瘤是淤积性皮炎的特殊表现，伴有显著的血管内皮细胞增生（图 13.6，图 13.7）。

**诊断要点**　临床特征具有较高特异性，病理表现为血管内皮细胞反应性增生、含铁血黄素沉积以及表皮海绵水肿。

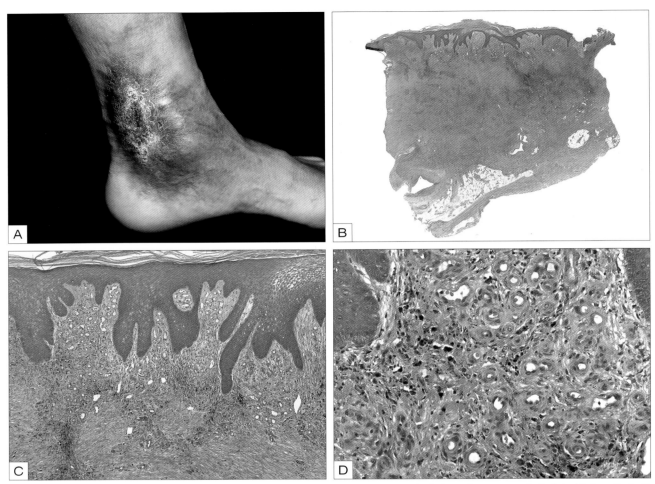

图 13.6 淤积性皮炎，假性 Kaposi 肉瘤。A. 足踝内侧褐色斑片，局部有溃疡形成；B~D. 真皮内纤维化，伴有乳头层显著的血管内皮细胞增生及含铁血黄素沉积

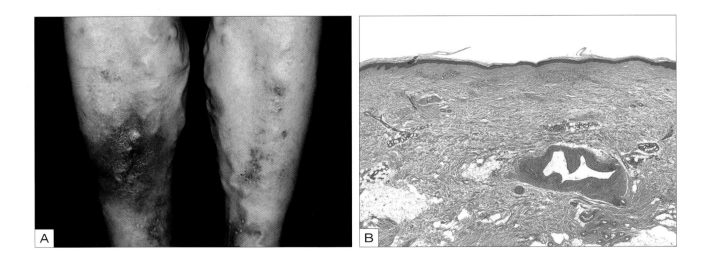

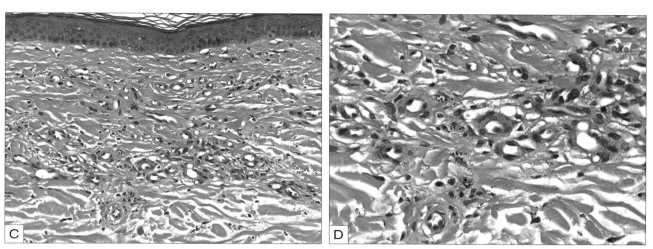

图 13.7　**淤积性皮炎**。A. 下肢局部暗褐色斑片，伴有静脉曲张；B~D. 真皮浅层血管内皮细胞增生，伴血管周围稀疏淋巴细胞浸润及含铁血黄素沉积

## 发疹性药疹（exanthematous drug eruption）

**临床表现**　最常见的药疹类型。多表现为躯干、四肢泛发的小片状红斑或丘疹，严重者可发生融合，后期可伴有轻微的鳞屑，皮疹常有明显的瘙痒。药物超敏反应综合征（drug induced hypersensitivity syndrome，DIHS）除了系统损害之外，皮疹多表现为发疹性药疹。

**病理表现**　表皮轻至中度海绵水肿，通常不形成表皮内水疱，后期可伴有角化不全。基底膜带可有非常轻微的空泡改变，真皮浅层往往有淋巴细胞和数量不等的嗜酸性粒细胞、中性粒细胞混合浸润（图 13.8，图 13.9）。

**诊断要点**　以临床病史和皮疹表现为主，病理有提示作用。

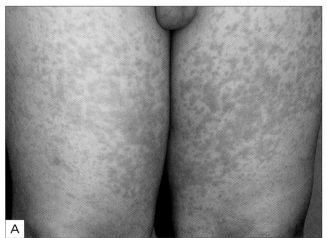

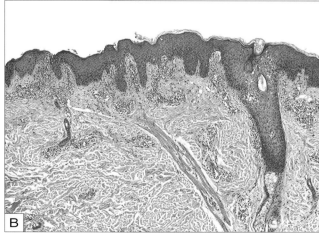

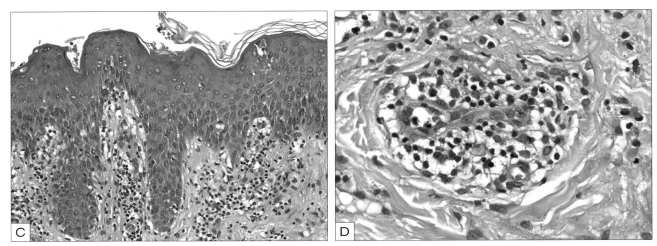

图 13.8　发疹型药疹。A. 大腿多发红斑，局部融合成片；B~D. 表皮海绵水肿，有轻微界面破坏，真皮浅层血管周围淋巴细胞及嗜酸性粒细胞浸润

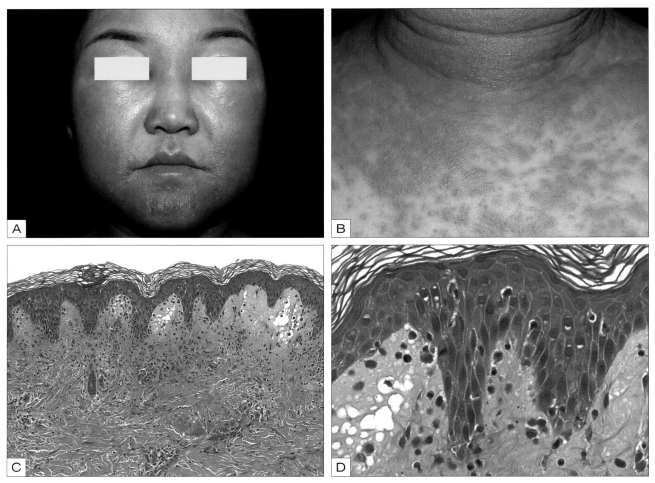

图 13.9　药物超敏反应综合征。A、B. 面部明显肿胀，颈胸部水肿性红斑；C、D. 真皮血管周围淋巴细胞为主的浸润，伴少量中性粒细胞浸润，乳头层水肿明显

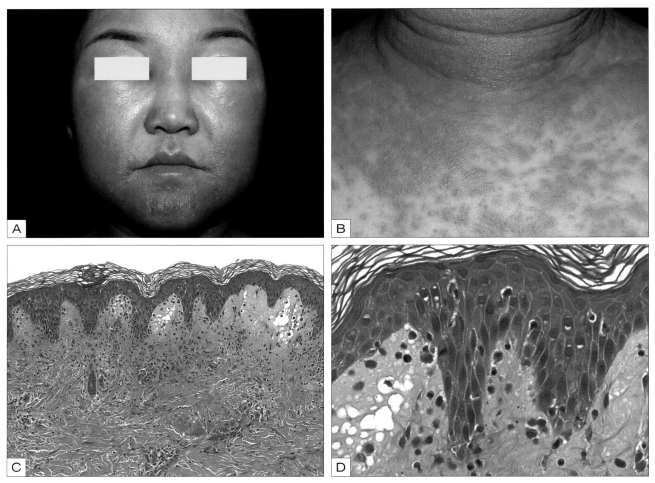

# 荨麻疹（urticaria）

　　**临床表现**　荨麻疹是一种临床症状，而不是独立疾病，其病因多样。表现为风团，可呈急性或慢性发作，皮疹通常瘙痒，多数在 24 小时内消退。

　　**病理表现**　异质性很大。多数病例表现为真皮浅层血管周围淋巴细胞、嗜酸性粒细胞、中性粒细胞混合浸润。部分病例以中性粒细胞浸润为主，称为嗜中性荨麻疹。有些病例以淋巴细胞浸润为主，有少量嗜酸性粒细胞或中性粒细胞（图 13.10～图 13.12）。

　　**诊断要点**　需与荨麻疹性血管炎鉴别，后者以持续性、刺痛性皮疹为主，病理有明显的白细胞碎裂性血管炎。一些自身炎症性疾病和自身免疫性疾病也表现为中性粒细胞浸润为主的荨麻疹样皮疹，文献中把这类疾病叫作嗜中性荨麻疹性皮病（neutrophilic urticarial dermatosis）。总之，表现为风团样的皮疹并非都是荨麻疹，诊断需结合患者的临床表现、实验室检查结果，病理仅作为参考。

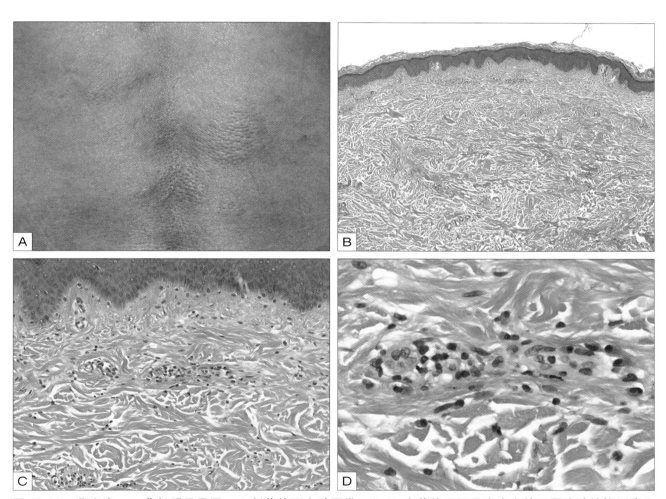

图 13.10　**荨麻疹**。A. 背部明显风团；B. 低倍镜下大致正常；C~D. 高倍镜下可见真皮血管周围嗜酸性粒细胞为主的浸润

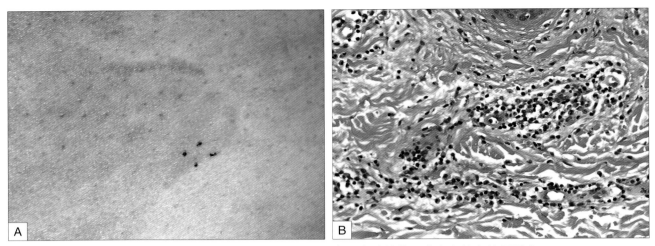

图13.11　荨麻疹。A.腹部红斑、风团；B.病理为淋巴细胞和嗜酸性粒细胞为主的血管周围炎

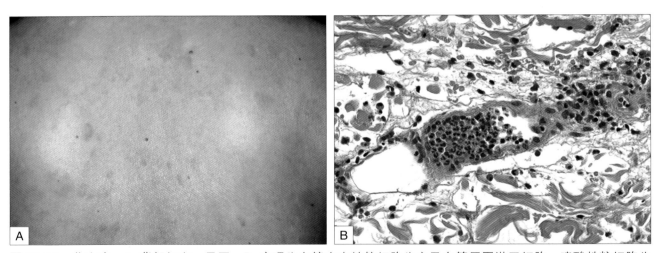

图13.12　荨麻疹。A.背部红斑、风团；B.病理为血管内中性粒细胞为主及血管周围淋巴细胞、嗜酸性粒细胞为主的浸润

# 14. 皮肤血管炎 (Cutaneous Vasculitis)

血管炎属于血管壁的炎症，通常表现为紫癜、瘀斑、皮下结节和溃疡。一些血管栓塞性疾病的临床特征与之类似，也归入此章节讲述。累及皮肤的小血管炎通常是白细胞碎裂性血管炎，包括过敏性紫癜、荨麻疹性血管炎、婴儿急性出血性水肿、面部肉芽肿、持久性隆起性红斑等。累及皮肤小血管及中等大小血管的血管炎主要包括抗中性粒细胞胞浆抗体相关血管炎、结节性多动脉炎和浅表血栓性静脉炎。累及较大血管的主要是颞动脉炎。部分血管炎可能出现以淋巴细胞为主的浸润，称为淋巴细胞性血管炎，包括部分急性痘疮样苔藓样糠疹、恶性萎缩性丘疹病以及系统性红斑狼疮。中性粒细胞浸润性疾病如 Sweet 综合征、白塞病等也可出现血管炎反应。一些淋巴增生性疾病如淋巴瘤样丘疹病、结外 NK/T 细胞淋巴瘤，鼻型等也可以出现亲血管及破坏血管的反应。

## 目 录

## 过敏性紫癜 ( Henoch-Schonlein purpura )

**临床表现** 多见于儿童及青少年，表现为下肢多发瘀点、瘀斑、坏死，可伴有关节肿痛、腹痛等症状以及肾脏受累等表现。严重患者表现为胃肠道出血，可继发出现梗阻、穿孔，或出现蛋白尿、血尿或肾功能不全等改变。

**病理表现** 表现为白细胞碎裂性血管炎。表皮局部可缺血坏死，真皮浅中层可见血管壁纤维素沉积、血管内皮细胞肿胀，血管周围可见中性粒细胞核尘及红细胞外溢等表现。因取材时机等原因，并非所有病例均能表现出以上特征。免疫病理表现为血管壁 IgA、C3 沉积（图 14.1，图 14.2）。

**诊断要点** 多数患者为临床诊断。免疫病理发现血管壁 IgA 沉积可确诊，但阴性不能完全排除诊断。作者不建议使用 IgA 血管炎的名称，因为过敏性紫癜的名称已经被广泛接受，而新的命名则意味着诊断必须依靠免疫病理检查，但多数情况下这不是必需的。

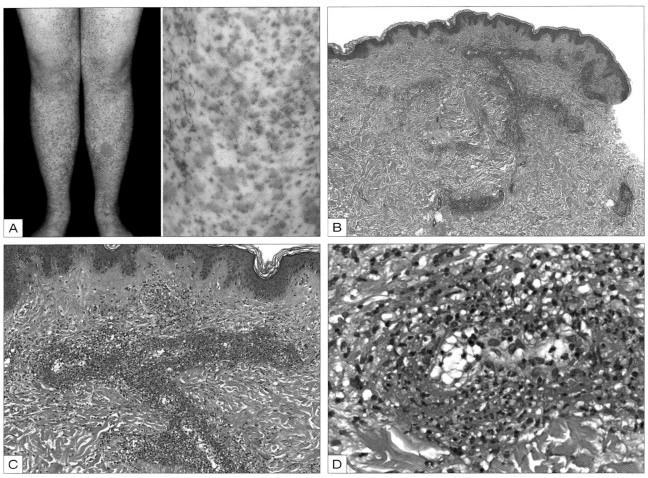

图 14.1　**过敏性紫癜**。A. 下肢泛发的瘀点、瘀斑；B~D. 真皮浅中层白细胞碎裂性血管炎，可见明显的血管壁纤维素沉积

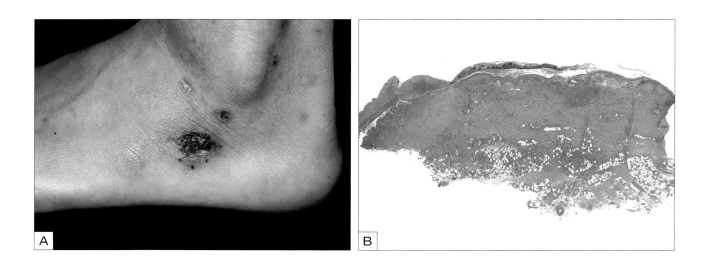

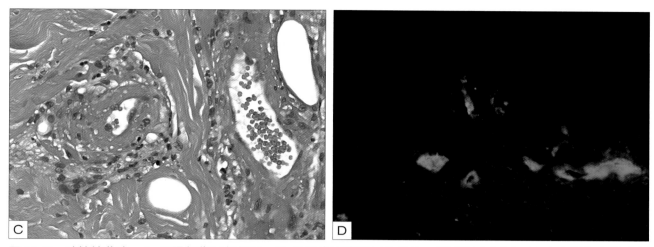

图 14.2　**过敏性紫癜**。A. 足踝部位局部坏死；B. 累及皮下脂肪层的炎症，伴有表皮坏死；C. 真皮深部血管壁纤维素沉积；D. 真皮浅层血管周围 IgA 沉积。以明显坏死、溃疡为主的病例如果没有免疫荧光检查，往往被错误诊断为变应性血管炎

## 荨麻疹性血管炎（urticaria vasculitis）

　　临床表现　　表现为持续性红斑、风团。皮疹鲜红或暗红色，压之不能完全褪色，常持续超过 24 小时，愈后可留有色素沉着。皮疹有瘙痒或伴有刺痛，患者可伴有低补体血症等表现，可合并关节痛、发热等系统症状。荨麻疹性血管炎并非独立病种，部分患者可能合并有系统性红斑狼疮或其他系统性疾病。

　　病理表现　　血管周围可见中性粒细胞及核尘、嗜酸性粒细胞、淋巴细胞混合浸润，可伴有红细胞外溢现象。典型病例有血管壁纤维素变性，但部分患者病理上找不到此典型证据（图 14.3）。

　　诊断要点　　临床和病理有时和荨麻疹无法绝对区分。

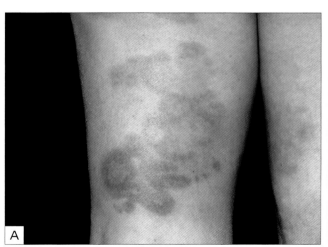
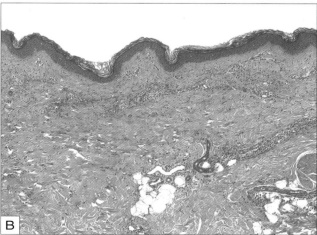

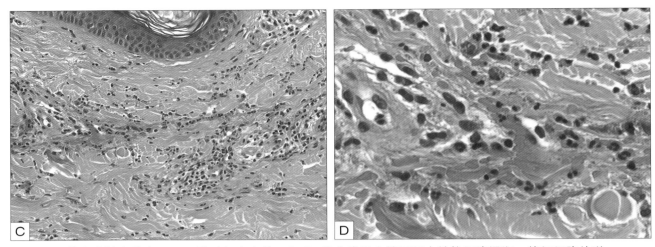

图 14.3　荨麻疹性血管炎。A. 下肢暗红色斑片；B~D. 真皮浅层血管周围中性粒细胞浸润，伴红细胞外溢

## 皮肤白细胞碎裂性血管炎（cutaneous leukocytoclastic vasculitis）

　　属于病理诊断，临床特征可以是紫癜、丘疹、水疱或坏死。诊断应建立在排除过敏性紫癜、荨麻疹性血管炎、婴儿急性出血性水肿或其他具有特定临床表现的白细胞碎裂性血管炎的基础上。病理表现为真皮浅层小血管为主的血管炎，有时可累及真皮深层。血管壁纤维素沉积，血管周围有中性粒细胞浸润及红细胞外溢。直接免疫荧光为 C3、IgG 阳性，IgA 阴性。既往文献里所描述的变应性血管炎（hypersensitivity vasculitis）在临床和病理特征上与过敏性紫癜无法区别，因此作者不建议使用这个名称。怀疑过敏性紫癜的患者如果临床仅有皮疹而没有系统症状，没有行 IgA 免疫荧光检查或其检查结果阴性，可以病理诊断为皮肤白细胞碎裂性血管炎（图 14.4）。

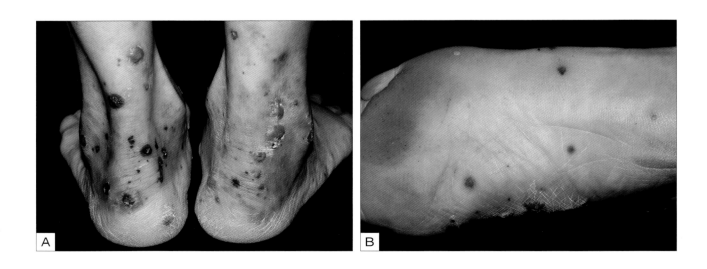

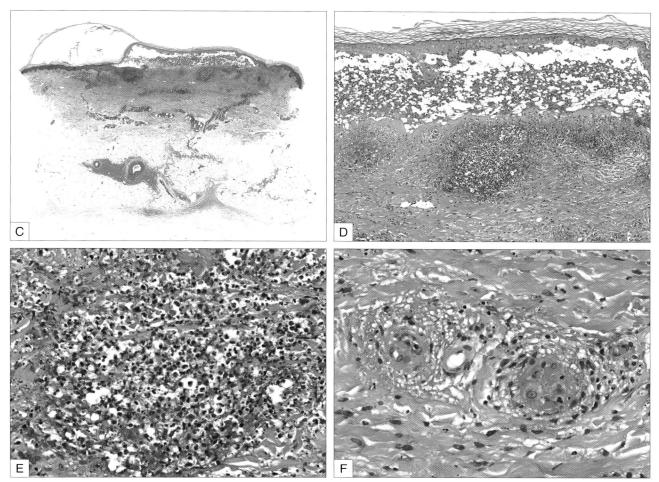

图 14.4　皮肤白细胞碎裂性血管炎。A、B. 足踝及足底的坏死性丘疱疹；C. 楔形分布的炎症；D、E. 表皮坏死伴局部中性粒细胞聚集；F. 深部血管壁纤维素沉积，伴少量中性粒细胞浸润

# ANCA 相关血管炎（ANCA associated vasculitis）

*临床表现*　包括一组少见的系统性血管炎疾病，少数情况下可出现皮肤损害。抗中性粒细胞胞浆抗体（anti-neutrophil cytoplasmic antibodies，ANCA）在本组疾病的诊断中有重要意义，但也有部分病例 ANCA 为阴性。患者往往有系统症状和多系统累及，如发热、疲乏、体重明显下降。皮疹往往是多形性的，包括紫癜、瘀斑、网状青斑、丘疹、皮下结节、溃疡等类型。肉芽肿性多血管炎 (granulomatosis with polyangiitis，GPA)，又称为 Wegner 肉芽肿：主要表现为呼吸系统和肾脏累及，可累及上呼吸道和下呼吸道（从鼻至肺），可出现血尿、蛋白尿等。全身其他系统也可累及。嗜酸性肉芽肿性多血管炎 (eosinophilic granulomatosis with polyangiitis，EGPA)，又称为 Churg-Strauss 综合征：主要表现为高嗜酸性粒细胞性血症、过敏性鼻炎、哮喘、鼻窦炎、肺部病变、单发或多发神经病变。显微镜下多血管炎 (microscopic polyangiitis，MPA)：主要累及肾脏，表现为肾小球肾炎，也可累及肺脏、神经系统或其他脏器。三种疾病都不一定有皮肤表现。皮疹可表现为紫癜、丘疹、结节、溃疡，临床上常无法区分。肉芽肿性多血管炎的口腔损害相对常见，可出现口腔溃疡、牙龈增殖性改变现象。

*病理表现*　往往呈现多形性病理损害，白细胞碎裂性血管炎是较为常见的一种表现，可累及小血管及中等大小血管。肉芽肿性多血管炎可出现真皮内局限的中性粒细胞浸润，或伴有肉芽肿性炎症。嗜

酸性肉芽肿性多血管炎往往会有程度不等的嗜酸性粒细胞浸润，可形成局限性肉芽肿性炎症。显微镜下多血管炎通常不出现肉芽肿性炎症（图 14.5，图 14.6）。

诊断要点 多数情况下皮肤并非 ANCA 相关血管炎最重要的靶器官，单纯依靠皮疹的形态和皮肤病理表现常无法诊断，系统评估及相关实验室检查有助于确诊和鉴别。

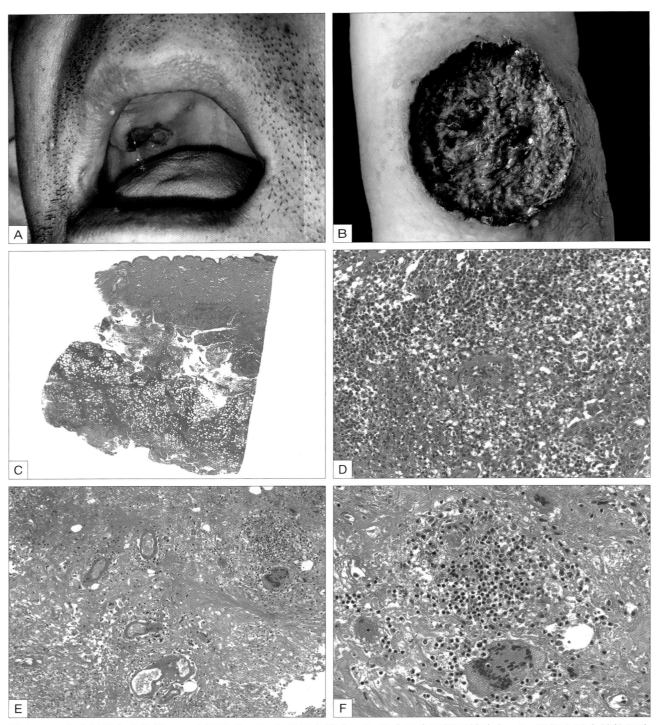

**图 14.5 肉芽肿性多血管炎**。A. 上颚溃疡；B. 上臂巨大溃疡；C. 真皮至皮下坏死性改变；D. 局部大量中性粒细胞浸润；E. 皮下脂肪层局部可见明确的血管坏死及肉芽肿性炎症；F. 高倍镜下可见中性粒细胞浸润及肉芽肿。本病例影像学检查提示肺部明显病变，患者死于肉芽肿性多血管炎（上海交通大学医学院附属瑞金医院赵肖庆医师提供）

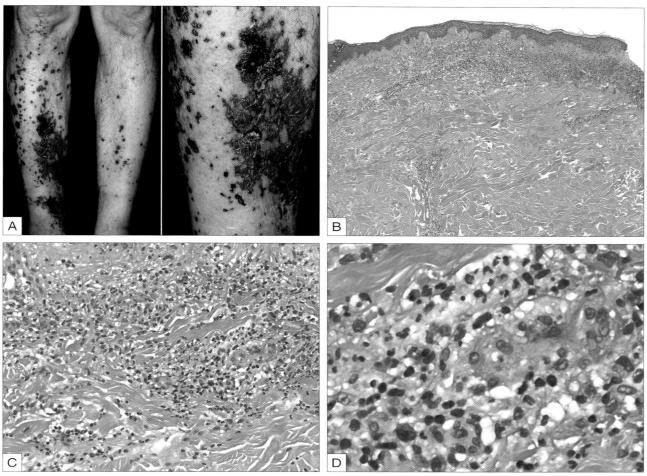

图 14.6　嗜酸性肉芽肿性多血管炎。A. 下肢为主的紫癜、瘀斑；B~D. 白细胞碎裂性血管炎，同时有嗜酸性粒细胞浸润。此病例同时有哮喘、过敏性鼻炎、高嗜酸性粒细胞血症及 ANCA 阳性

## 恶性萎缩性丘疹病（malignant atrophic papulosis, Degos disease）

　　*临床表现*　较罕见，青壮年多见。多累及皮肤、肠道系统、脑血管，也可累及其他系统血管。轻症患者仅有皮肤累及。临床主要表现为血管梗死症状。皮肤表现为多发的局部炎性丘疹，随后发生坏死，形成萎缩性瘢痕，表面常呈现瓷白色，周围有轻度毛细血管扩张。肠道症状表现为黑便、便血、腹痛、肠穿孔等急腹症表现，急腹症常是本病致死性原因。部分患者合并红斑狼疮或其他结缔组织病。

　　*病理表现*　典型表现为真皮深部小动脉的淋巴细胞性血管炎。但多数情况下可能见到的是消退期皮疹，仅表现为真皮层局部纤维化、胶原硬化等改变（图 14.7）。

　　*诊断要点*　以临床特征为主，当合并有明显消化道症状时需考虑到本病，没有消化道症状也不能排除本病。

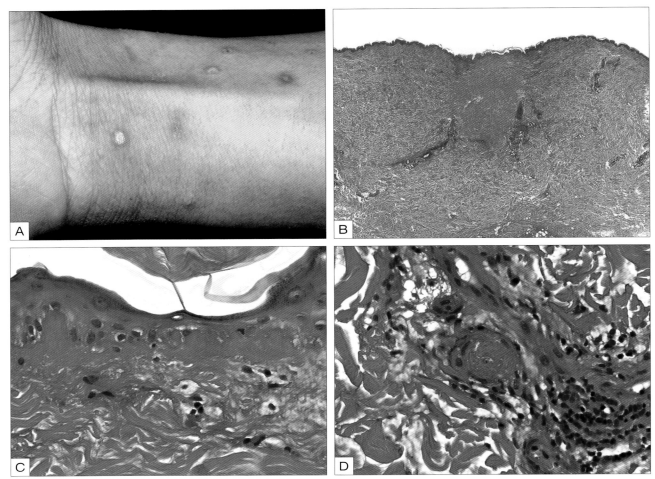

**图14.7　恶性萎缩性丘疹病。** A. 手腕部位的多发坏死性丘疹，部分皮疹表面呈瓷白色；B~D. 真皮内呈楔形的病变区域，可见表皮萎缩，真皮胶原均质化及胶原间黏蛋白沉积，血管栓塞，血管壁纤维素沉积及血管周围淋巴细胞浸润

## 皮肤结节性多动脉炎（cutaneous polyarteritis nodosa）

　　*临床表现*　分为两种情况。一种是下肢累及，无明显系统损害的皮肤型结节性多动脉炎，多见于中年人，常表现为以下肢为主的瘀斑、结节、网状青斑、溃疡等改变，有时可累及上肢血管；另一种是相对少见的伴随有系统损害、具有结缔组织病背景的系统性结节性多动脉炎，伴有发热、乏力、胃肠道或其他系统性损害，如不及时治疗预后不良。

　　*病理表现*　真皮深部或皮下脂肪间隔可见中等大小的血管炎，脂肪小叶一般不累及或改变轻微。血管内膜可有肿胀或纤维素沉积，管壁有炎症细胞浸润，因病期不同可出现中性粒细胞或淋巴细胞为主的浸润，晚期可出现肉芽肿性改变。严重患者可出现管腔闭塞，管壁明显破坏现象。弹力纤维染色可显示部分存在的内弹力膜，提示受累血管为动脉（图14.8，图14.9）。

　　*诊断要点*　皮肤型和系统性结节性多动脉炎在病理上无法区分，其区别在于是否存在多系统累及。所谓的斑状淋巴细胞性血管炎与皮肤型结节性多动脉炎类似，受累血管多在真皮深部（图14.10）。

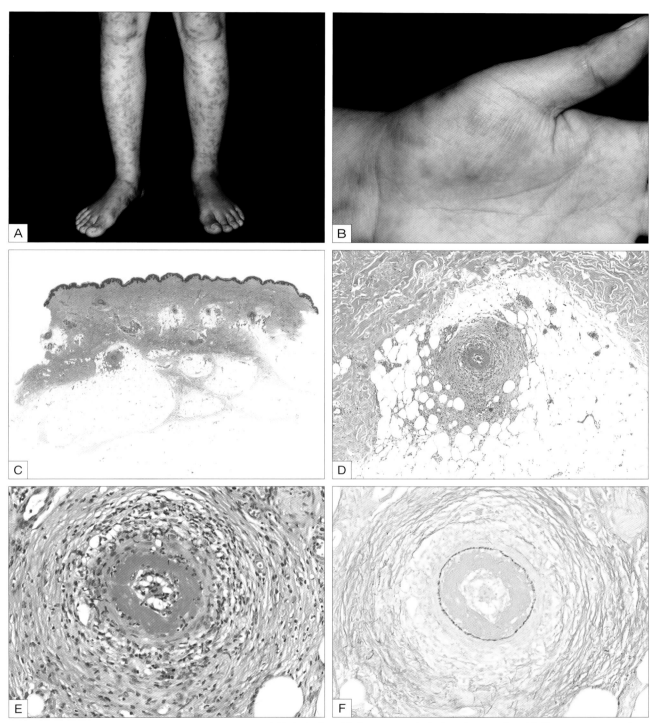

图14.8  **系统性结节性多动脉炎**。A. 累及下肢的多发皮下结节；B. 上肢肢端也有明显皮下结节；C~E. 累及皮下脂肪的血管炎，表现为血管闭塞，管壁有淋巴细胞浸润；F. 弹力纤维染色提示为动脉。此病例有严重系统症状，包括高热、流产、自身抗体异常等

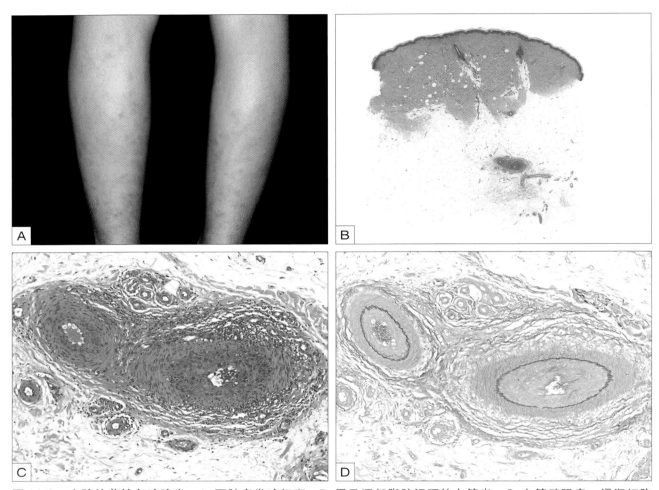

图 14.9　**皮肤结节性多动脉炎**。A. 下肢多发暗红斑；B. 累及深部脂肪间隔的血管炎；C. 血管壁阻塞，浸润细胞为淋巴细胞；D. 弹力纤维染色显示受累血管为动脉

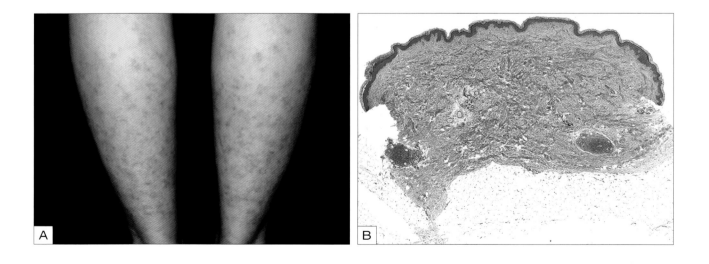

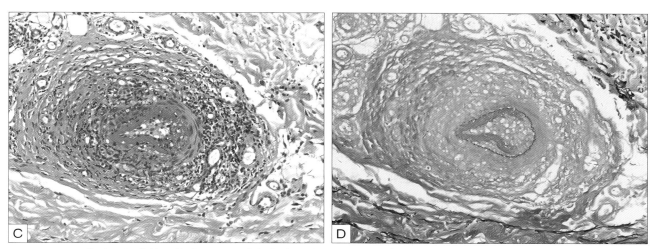

图 14.10　斑状淋巴细胞性血管炎。A. 下肢多发暗红斑；B. 累及真皮深部的血管炎；C. 血管壁明显破坏，浸润细胞为淋巴细胞；D. 弹力纤维染色显示受累血管为动脉

## 浅表血栓性静脉炎（superficial thrombophlebitis）

临床表现　多见于成年人，表现为下肢为主的单发或多发皮下结节，可有紧张、疼痛等不适或继发色素沉着、溃疡等改变。本病原因不清，与静脉曲张、创伤、高凝状态等有关。

病理表现　真皮深部或皮下脂肪间隔的中等大小血管炎，脂肪小叶一般不累及。可出现血管闭塞、血管壁破坏以及淋巴细胞为主的浸润（图 14.11）。

诊断要点　弹力纤维染色可区别于皮肤型结节性多动脉炎。少数白塞病也表现为血栓性静脉炎，但往往有显著的中性粒细胞浸润和其他皮肤黏膜表现。

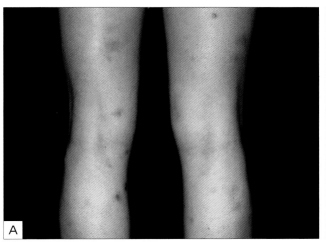
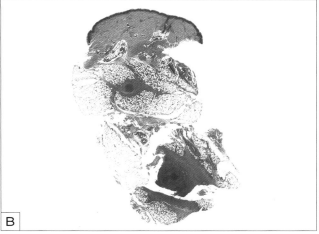

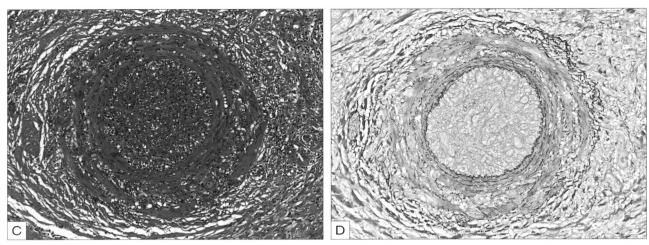

图 14.11　浅表血栓性静脉炎。A. 下肢多发皮下结节；B. 累及皮下脂肪间隔的血管炎；C. 血管明显闭塞；D. 弹力纤维染色显示为静脉

## 青斑样血管病（livedoid vasculopathy）

临床表现　又称为节段性透明性血管炎、白色萎缩。常见于中青年，女性多发，夏季好发。皮疹以足踝部位为主，严重者可累及整个小腿区域甚至大腿部位皮肤。皮疹早期为红斑、紫癜，逐渐发展为局部皮肤坏死，形成浅表至深在的多发不规则形态的溃疡，伴有明显疼痛，后期溃疡可愈合，遗留星芒状不规则萎缩性瘢痕，表面可有色素减退，周围往往伴有色素沉着。

病理表现　表皮局部坏死，真皮浅层可见小血管管壁纤维素沉积，微血栓形成，有时血管损伤可达真皮深部甚至皮下。血管壁周围可有淋巴细胞浸润或无炎症性改变。免疫病理表现为血管壁纤维素、C3 等沉积（图 14.12，图 14.13）。

诊断要点　对于消退期皮疹，活检可能无法捕捉到血管壁破坏的情况，此时诊断应以临床特征为主。本病需与结节性多动脉炎鉴别，后者临床皮肤坏死不明显，累及真皮深部或皮下脂肪的小动脉及中等大小的动脉，不出现真皮乳头层血管病变。

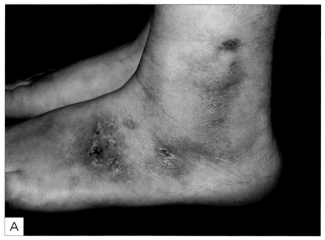
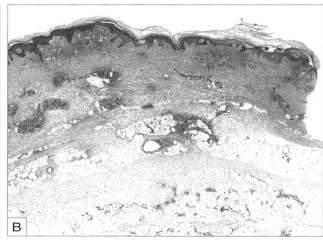

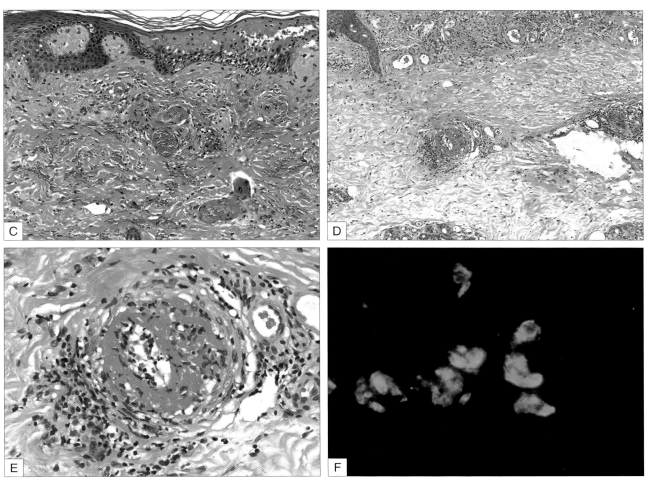

图 14.12 **青斑样血管病**。A. 以足踝部位为主的浅表溃疡，局部形成瓷白色萎缩；B. 累及脂肪层的血管炎；C. 真皮浅层血管壁纤维素沉积，伴出血及表皮梗死；D、E. 真皮中部的血管壁纤维素沉积；F. 真皮乳头层血管壁 IgM 均质状沉积

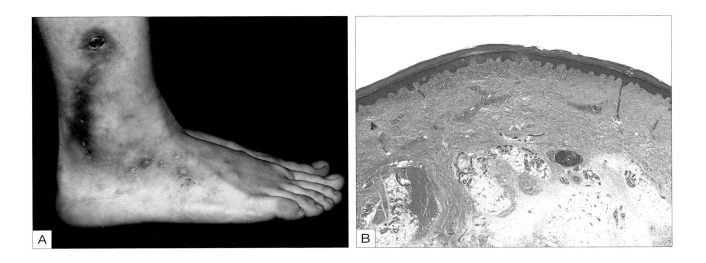

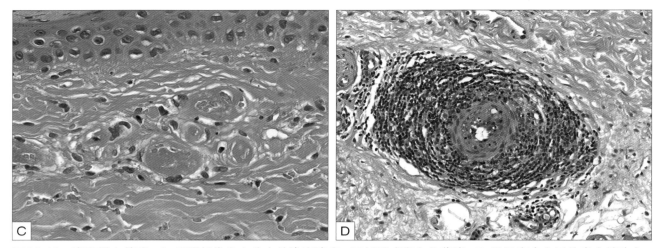

图14.13　**青斑样血管病**。A.足踝部位为主分布的浅表溃疡，局部形成瓷白色萎缩；B.累及真皮全层的炎症性改变；C.浅表血管壁纤维素沉积，无明显炎症细胞；D.深部小血管周围致密淋巴细胞浸润，提示为淋巴细胞性血管炎

## 冷球蛋白血症（cryoglobulinemia）

*临床表现*　分为3个类型。Ⅰ型为伴有血液系统肿瘤的异常单克隆免疫球蛋白增生。Ⅱ型为多克隆抗体增生并伴有IgM型的单克隆类风湿因子抗体。Ⅲ型为多克隆抗体增生并伴有多克隆的类风湿因子抗体。Ⅱ型和Ⅲ型冷球蛋白血症通常和HCV感染、结缔组织病或B淋巴细胞增生性疾病有关。皮肤可见红斑、紫癜等改变，并可伴有乏力、关节痛、肾炎等表现。

*病理表现*　Ⅰ型冷球蛋白血症表现为血管闭塞，管腔内有均质嗜酸性物质，PAS染色阳性。Ⅱ型和Ⅲ型冷球蛋白血症也表现为血管闭塞，但不明显，可伴有白细胞碎裂性血管炎表现（图14.14）。

*诊断要点*　属于系统性疾病，需进行血液系统检查及HCV感染等排查。冷球蛋白检测技术要求较高，很多病例查不到冷球蛋白阳性。

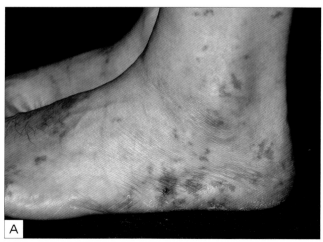
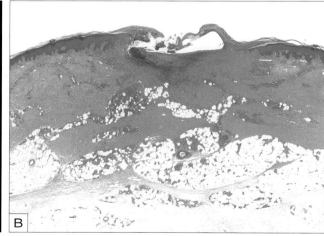

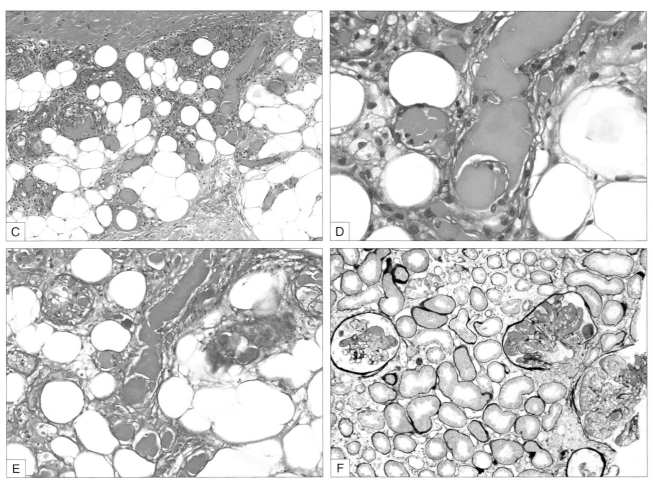

图 14.14　I 型冷球蛋白血症。A. 以足踝为主的紫癜，患者自诉有明显疼痛；B~D. 表皮梗死，真皮和皮下血管内可见均质嗜酸性物质；E. PAS 染色阳性；F. 肾小球内可见血栓（六胺银染色套染 Masson 染色）。此病例最终确诊为骨髓瘤

## 暴发性紫癜（purpura fulminans）

临床表现　属于发生在皮肤的弥散性血管内凝血。婴幼儿病例可源于基因异常导致蛋白 C、蛋白 S 缺乏。成年发病的病例可能与细菌感染如脑膜炎球菌、链球菌感染等有关。表现为皮肤快速进展的紫癜、瘀斑和皮肤坏死，可合并系统症状，病情凶险，需紧急救治。愈后皮肤常留有瘢痕。

病理表现　管腔内血栓，红细胞外溢和表皮梗死（图 14.15）。

诊断要点　临床诊断为主，病理表现为微血栓。

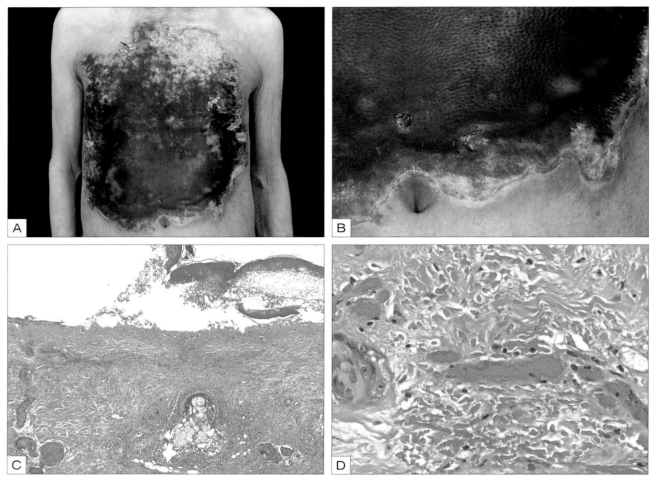

图 14.15　**暴发性紫癜**。A、B. 胸腹部快速进展的皮肤坏死；C、D. 表皮梗死，真皮浅层血管内血栓形成和红细胞外溢

## 胆固醇栓塞（cholesterol emboli）

　　临床表现　来源于血管壁粥样硬化斑块的脱落，表现为肢体末端的紫癜、瘀斑、坏死，可伴有疼痛。

　　病理表现　真皮或皮下小动脉内的栓塞，伴有多发裂隙形成，为制片过程中二甲苯溶解了栓子中部分脂性成分所致（图 14.16）。

　　诊断要点　含有裂隙的栓子是其特征，有时需连续切片才能捕捉到。

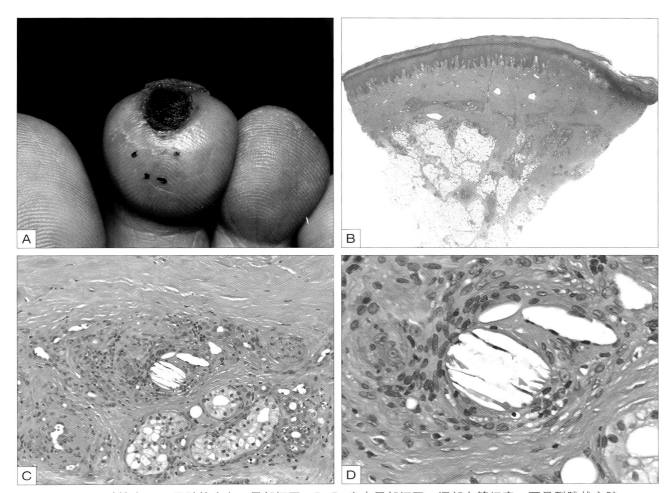

图 14.16　胆固醇栓塞。A. 足趾的瘀斑，局部坏死；B~D. 表皮局部坏死，深部血管闭塞，可见裂隙状空腔

## 血栓闭塞性脉管炎（thromboangiitis obliterans, Buerger disease）

临床表现　好发于青壮年男性，与吸烟密切相关。表现为肢端疼痛、缺血、坏死。患者可因疼痛剧烈出现间歇性跛行。

病理表现　真皮和皮下脂肪动脉闭塞，引起所支配区域的皮肤发生梗死。炎症细胞浸润不明显（图14.17）。

诊断要点　以临床诊断为主，需与其他梗死性疾病鉴别，如皮肤胆固醇栓塞，皮肤胆固醇栓塞切片上可见血管内胆固醇裂隙。

## 老年性紫癜（senile purpura）

属于皮肤老化的形式，表现为老年人四肢、面部，尤其是手背部为主的紫癜、瘀斑、血疱。系统使用糖皮质激素后可能导致皮疹加重。病理表现为严重的日光变性和真皮内血管周围为主的片状红细胞外溢（图 14.18）。

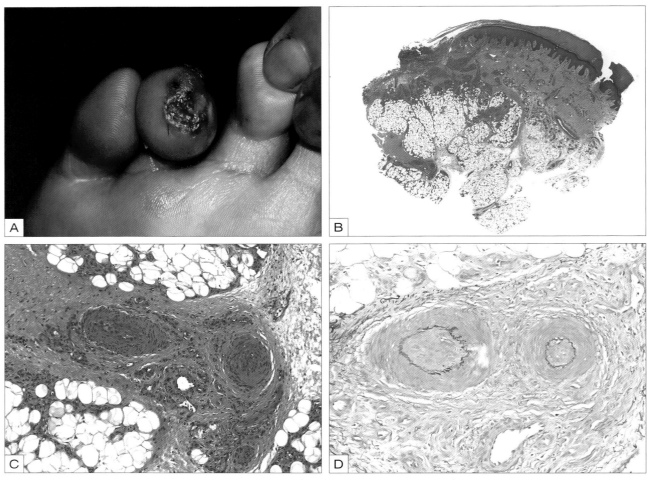

图 14.17　**血栓闭塞性脉管炎**。A. 足趾局部坏死、溃疡形成；B~C. 表皮局部溃疡形成，深部血管闭塞；D. 弹力纤维染色提示为动脉梗死

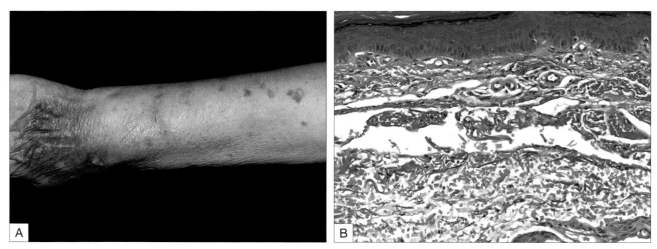

图 14.18　**老年性紫癜**。A. 前臂红色、褐色斑片；B. 真皮胶原嗜碱性变和大量红细胞外溢

# 15. 结节性皮炎 (Nodular Dermatitis)

结节性皮炎表现为以真皮内为主的结节性浸润，浸润广泛时可发展成弥漫浸润性皮炎。结节性皮炎可进一步分为以组织细胞、中性粒细胞、淋巴细胞或嗜酸性粒细胞为主的模式。临床中最常见的还是以组织细胞为主，或组织细胞和中性粒细胞混合浸润为主的结节性皮炎。分枝杆菌感染和深部真菌感染常形成肉芽肿性炎症或化脓性肉芽肿性炎症。以淋巴细胞为主的结节性浸润模式多为皮肤淋巴瘤或假性淋巴瘤，以中性粒细胞浸润为主的结节性皮炎主要是毛囊炎及嗜中性皮病，这些均在相应章节描述。

皮肤深部真菌病包括一组累及皮肤深在软组织和其他系统的真菌感染性疾病。与深部真菌感染有关的因素包括自然环境、患者免疫状况和致病菌的种类。深部真菌感染具有明显的地域特点，多数深部真菌感染发生在热带或亚热带地区，易发生于农民、林业工人等人群。我国东北地区是孢子丝菌病的高发区，广西、广东是马尔尼菲青霉菌感染的高发区。真菌与患者免疫状况有密切的关系，器官移植、免疫抑制剂的使用、HIV 感染等后天免疫缺陷往往会造成严重的系统性真菌感染，先天免疫缺陷如 *CARD9* 基因突变往往引起严重的难治性深部真菌感染。

深部真菌病病理上往往形成肉芽肿性炎症或化脓性肉芽肿性炎症。确诊依赖于病理切片上病原体的确认，但也存在病原体较少、切片上找不到病原体的情况。对于多数深部真菌病病例，通过分泌物或组织进行真菌培养以及后续的分子生物学鉴定是必要的。本章节描述一些相对常见的深部真菌病。

## 目 录

## 皮肤结核 ( cutaneous tuberculosis )

临床表现　常见类型包括寻常狼疮和疣状皮肤结核。寻常狼疮多见于面部、四肢，表现为暗红色结节、斑块，有时直径可达 10cm 以上。结节或斑块可发生破溃，愈后留有萎缩性瘢痕。疣状皮肤结核多见于四肢、臀部，表现为疣状增生的丘疹、斑块，有明显鳞屑。丘疹坏死性结核疹多见于青少年，为结核杆菌血行播散所致，表现为以臀部为主的多发坏死性丘疹，皮疹可反复成批发生。瘰疬性皮肤结核是肺结核或淋巴结核穿通累及皮肤形成的溃疡性改变。

　　**病理表现**　寻常狼疮表现为真皮浅中层肉芽肿性炎症，以上皮样细胞和少数多核巨细胞组成，周围有淋巴细胞浸润，结节中央干酪样坏死相对少见。疣状皮肤结核表现为表皮假上皮瘤样增生或不规则增生，真皮浅层有不典型肉芽肿性炎症，很少形成大的结节性浸润，有时仅见散在组织细胞、多核巨细胞及淋巴细胞混合浸润。丘疹坏死性结核疹表现为表皮坏死，真皮内楔形组织坏死和血管周围炎症细胞浸润，以组织细胞、淋巴细胞浸润为主，有时可见明显血管炎表现。瘰疬性皮肤结核表现为肉芽肿性炎症，可有干酪样坏死现象（图 15.1～图 15.5）。

　　**诊断要点**　诊断需结合临床特征，皮肤结核通常很难通过抗酸染色找到抗酸杆菌。怀疑皮肤结核的病例应行全身检查以明确是否有肺或其他系统结核的可能性。

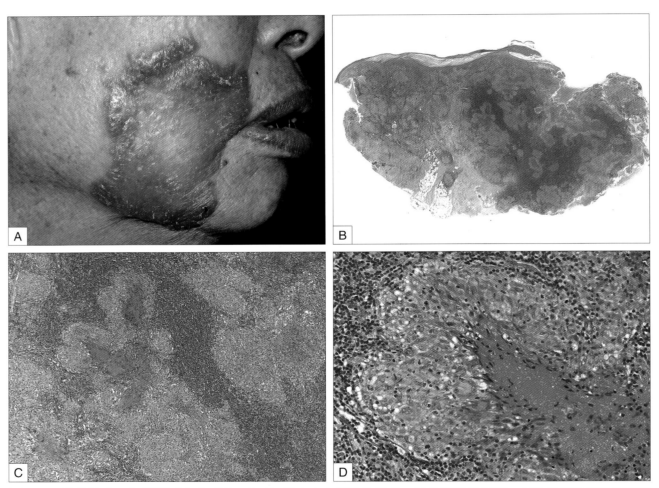

**图 15.1　寻常狼疮**。A. 面部暗红色斑块；B~D. 真皮内肉芽肿性结节，可见干酪样坏死。多数寻常狼疮没有干酪样坏死，仅表现为结核样结节

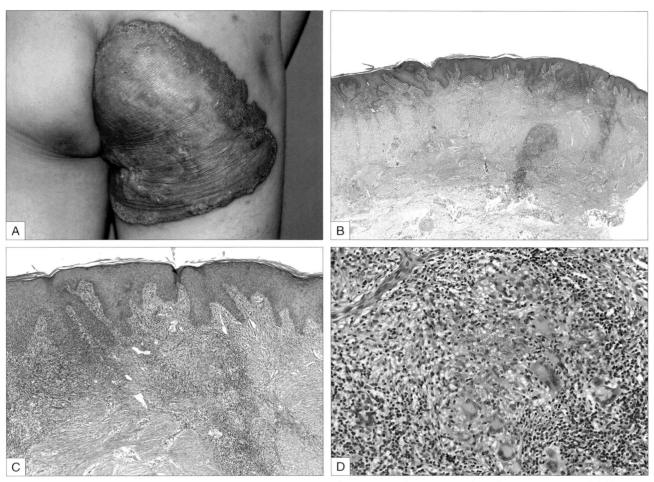

图 15.2　**疣状皮肤结核**。A. 臀部大片暗红色斑块；B~D. 病理表现为浅表的肉芽肿性炎症，无明显干酪样坏死，伴有真皮内纤维化

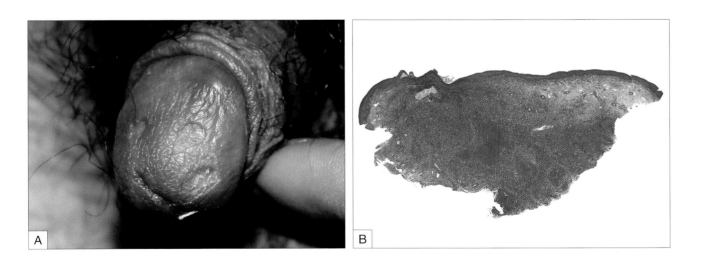

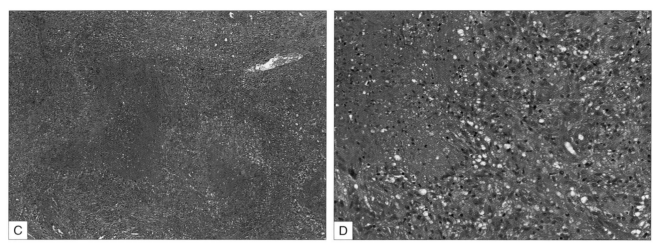

图 15.3　阴茎结核疹。A. 阴茎多发凹陷性瘢痕；B~D. 真皮内明显的结节性肉芽肿性炎症，肉芽肿中央有坏死

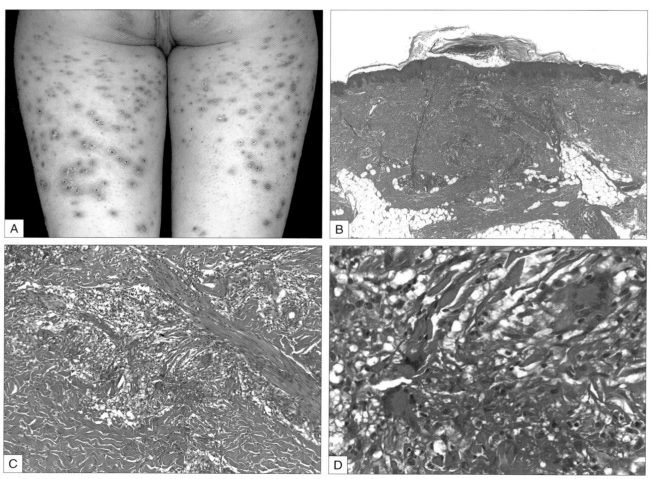

图 15.4　丘疹坏死性结核疹。A. 臀部、大腿多发坏死性丘疹；B~D. 表皮局部坏死，真皮内楔形浸润的肉芽肿性血管周围炎，可见肉芽肿形成

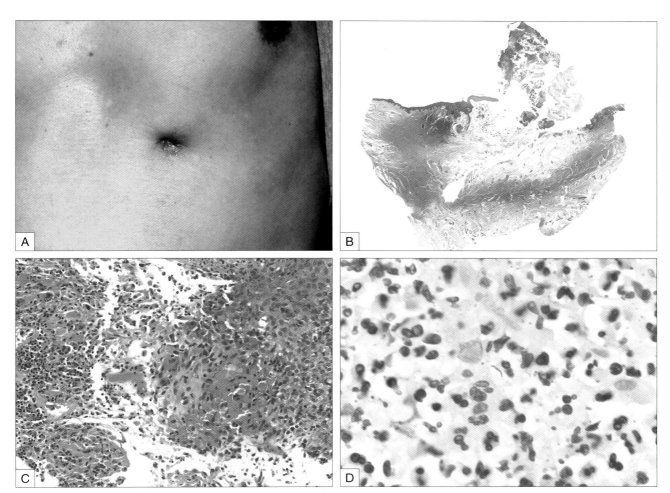

图 15.5  瘰疬性皮肤结核。A. 胸壁溃疡；B~C. 真皮内化脓性肉芽肿性炎症，伴有表皮局部缺失及真皮深部纤维化；D. 抗酸染色显示化脓性区域抗酸杆菌阳性。此病例合并有肺结核

# 麻风（leprosy）

由麻风杆菌引起的慢性传染病，主要侵犯皮肤和周围神经，因机体免疫力强弱不同，临床和病理差异较大。国际上普遍采用五级分类法。早期感染形成未定类麻风，可自行消退或发展为其他类型麻风。麻风反应是疾病过程中出现的异常免疫反应，皮损往往出现红肿、疼痛、溃疡等改变。

临床特征和病理特征

**未定类麻风**  表现为淡白色或淡红色斑片，呈片状或不明显的环形。患者有轻度感觉障碍。病理表现为沿血管、神经周围分布的淋巴细胞为主的浸润，抗酸染色往往阴性。

**结核型麻风**  表现为暗红色斑片、斑块，边界相对清楚，表面干燥，有少许脱屑。患者可有耳大神经、尺神经、腓总神经等浅表神经肿大，质硬如条索状，皮损伴有明显的感觉障碍。病理表现为真皮内血管、神经和附属器周围散在分布的上皮样肉芽肿，周围可有淋巴细胞、浆细胞浸润。组织细胞形成的结节常沿着神经、血管走行方向分布，可见神经周围组织细胞浸润，抗酸染色常阴性（图 15.6，图 15.7）。

**界限类偏结核型麻风**  表现为多发红斑、斑块，皮疹数量较结核型麻风多，伴有感觉障碍。病理类似结核型麻风，抗酸染色可阴性或可见少量麻风杆菌（图 15.8）。

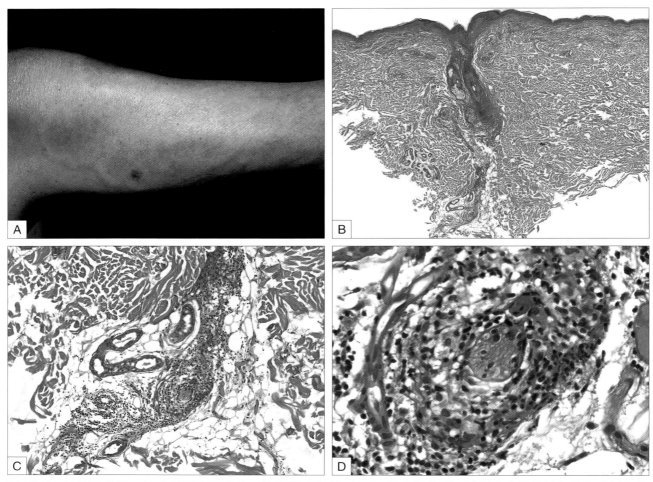

图 15.6 结核型麻风。A. 上肢近环形斑块，边缘轻度隆起；B~D. 真皮沿血管、神经分布的淋巴细胞和少量组织细胞浸润。此病例抗酸染色阴性

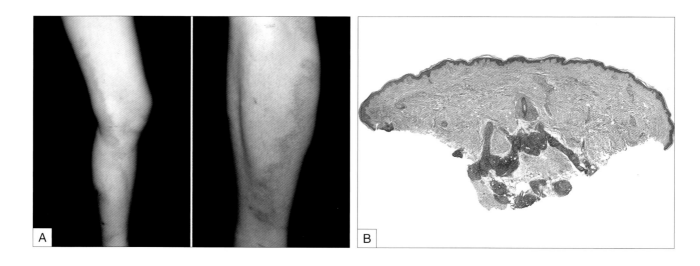

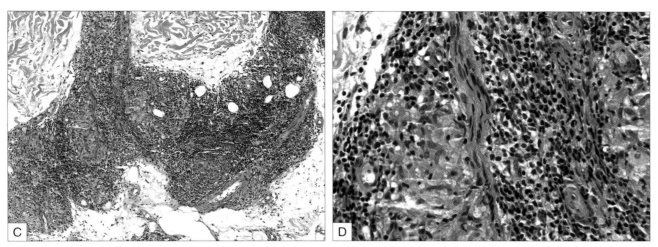

图15.7　结核型麻风。A.下肢不规则环形红色斑片；B.沿血管、神经方向分布的肉芽肿性炎症；C.以组织细胞和淋巴细胞浸润为主；D.可见神经周围浸润。此病例抗酸染色阴性

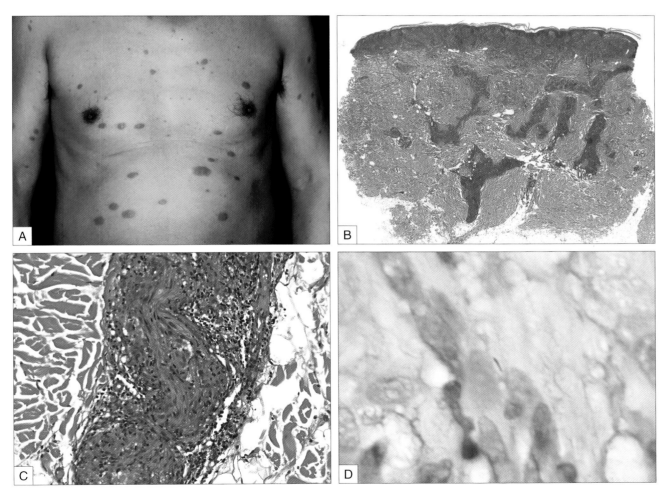

图15.8　界限类偏结核型麻风。A.躯干多发红色斑片，皮疹处感觉障碍明显；B、C.沿血管、神经方向分布的组织细胞为主的浸润；D.抗酸染色发现神经内麻风杆菌

  **界限型麻风** 表现为多发的红斑，部分可形成环状或不规则环状改变，可伴有感觉障碍。病理表现为沿血管、神经分布的组织细胞、淋巴细胞浸润。抗酸染色可见到少量麻风杆菌（图 15.9）。

  **界限类偏瘤型麻风** 表现为多发红斑、暗红斑，面部可形成浸润性斑块。皮疹分布和形态接近瘤型麻风特点。可出现感觉障碍。病理表现为沿血管、神经分布的组织细胞、淋巴细胞浸润，局部可见泡沫样组织细胞形态，抗酸染色可见大量麻风杆菌（图 15.10）。

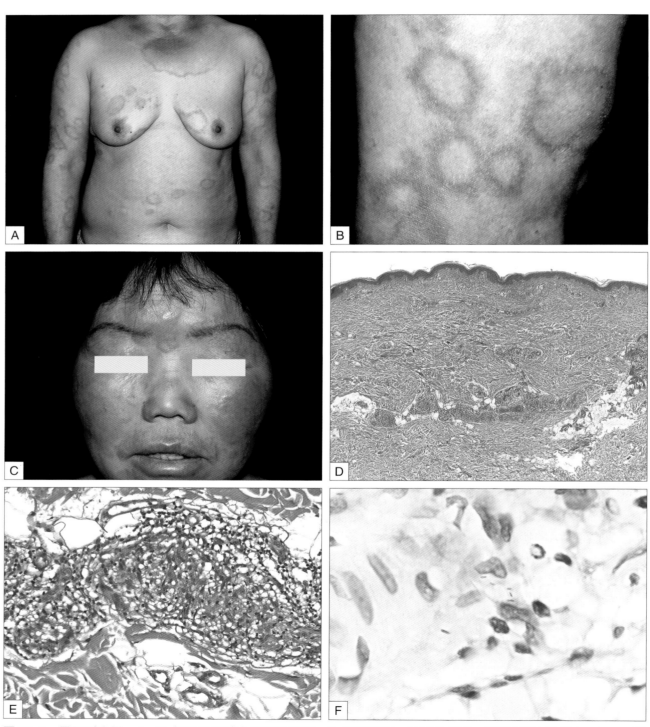

图 15.9　界限型麻风。A、B.躯干和下肢多发环状红斑；C.面部浸润、肿胀性红斑，属于 I 型麻风反应；D、E.沿血管、神经分布的组织细胞及淋巴细胞浸润；F.抗酸染色见多条麻风杆菌

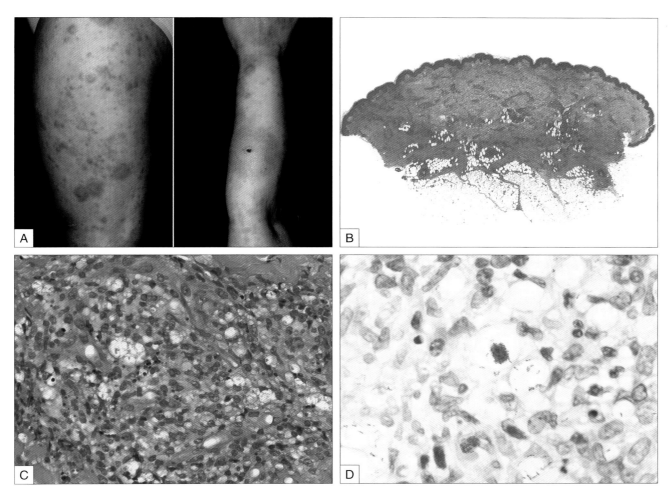

图 15.10　**界限类偏瘤型麻风**。A. 发生于四肢的多发浸润性红斑、斑块；B、C. 真皮全层结节性浸润，由泡沫样组织细胞及少量淋巴细胞组成；D. 抗酸染色显示大量麻风杆菌，局部形成菌球

　　**瘤型麻风**　表现为弥漫性浸润性斑块、结节，可全身泛发，面部可出现浸润性红斑、结节，眉毛、头发可脱落。周围神经普遍受累，出现感觉障碍、运动障碍，形成溃疡。病情重，发展较快。皮损处涂片可查到大量麻风杆菌。病理表现为真皮乃至皮下组织细胞形成的结节，其上方表皮正常或轻度萎缩。真皮和皮下组织细胞可形成灰色泡沫状胞浆，抗酸染色可见大量麻风杆菌（图 15.11）。组织细胞瘤样麻风是瘤型麻风的特殊类型，表现为丘疹、结节性改变。病理表现为局限的组织细胞增生，可有纤维化现象。抗酸染色见大量麻风杆菌（图 15.12）。

　　**Ⅰ型麻风反应**　多出现于界限型麻风，表现为红斑、水肿或溃疡，伴有神经损伤。可伴有较明显的淋巴细胞浸润或水肿现象（图 15.13）。

　　**Ⅱ型麻风反应**　多出现在瘤型麻风，表现为结节性红斑样改变，还可出现发热、肌痛、关节肿痛等表现。Lucio 现象是罕见的特殊类型的 Ⅱ 型麻风反应，表现为红斑、溃疡性改变。Ⅱ 型麻风反应可出现真皮内较多淋巴细胞和中性粒细胞浸润，可累及脂肪间隔和小叶。Lucio 现象的主要特点是坏死性血管炎（图 15.14）。

　　诊断要点　抗酸杆菌阳性是诊断麻风的金标准，但是对于一些少菌型麻风，如未定类麻风和结核型麻风，沿神经分布的淋巴细胞和组织细胞的浸润是诊断的线索，此时病理诊断需与临床皮疹形态、神经功能检查、组织液涂片检查等检查相结合。PCR 等分子生物学诊断方法有助于鉴定少菌型麻风患者。

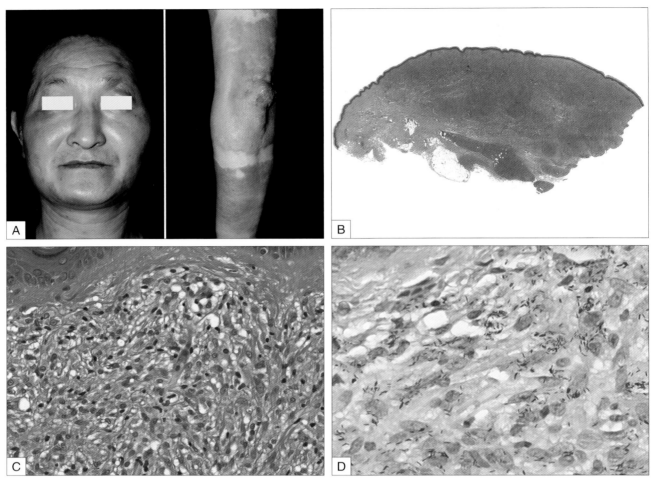

图 **15.11** **瘤型麻风**。A. 面部边界不清的肿胀性红斑，外侧眉毛缺失，上肢可见浸润性斑块，可见残留的正常皮岛；B、C. 真皮内以组织细胞为主的弥漫性浸润，与表皮之间有无浸润带；D. 抗酸染色显示大量麻风杆菌

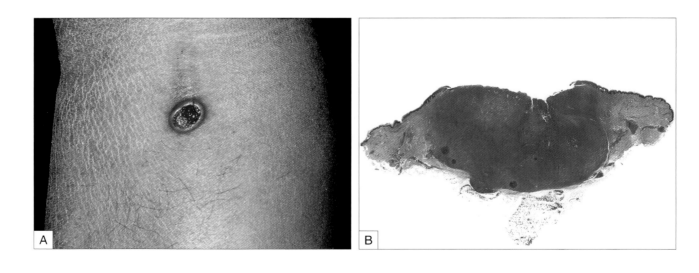

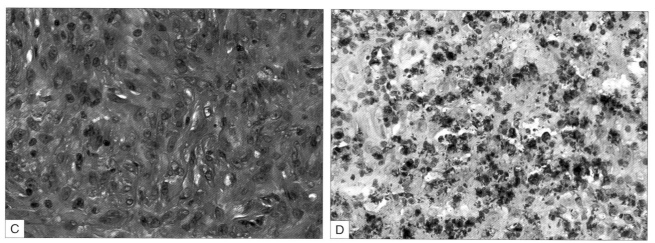

图 15.12　组织细胞瘤样麻风。A. 下肢溃疡性结节；B、C. 病理显示局限的组织细胞为主的增生，有纤维化现象，类似组织细胞增生症；D. 抗酸染色显示大量麻风杆菌

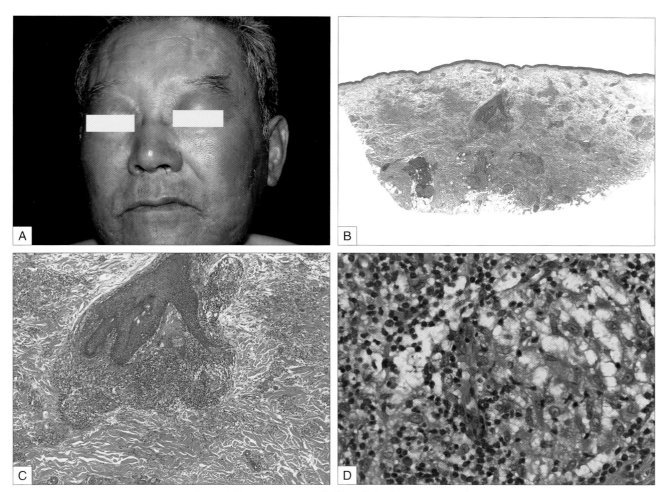

图 15.13　Ⅰ型麻风反应。A. 面部水肿性红斑；B~D. 真皮内结节性浸润，可见浅层有胶原间水肿，高倍镜下可见肉芽肿性改变及周围淋巴细胞浸润

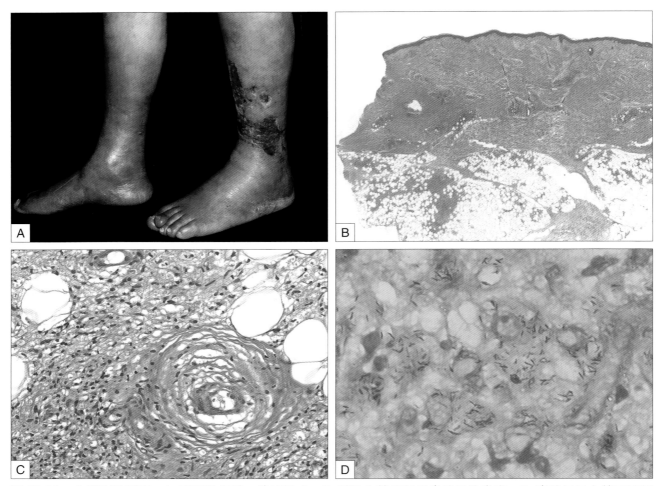

图 15.14　**II 型麻风反应**。A. 双下肢红肿、溃疡形成；B. 累及血管周围及脂肪层的炎症；C.脂肪层见血管周围纤维化及泡沫样组织细胞、淋巴细胞浸润；D. 抗酸染色显示大量麻风杆菌

## 皮肤非结核分枝杆菌感染（cutaneous nontuberculous mycobacterial infection）

　　临床表现　非结核分枝杆菌又称非典型分枝杆菌。皮肤科诊断的病例多数与外伤接种相关。常见于接触鱼类、污染水源的患者。此类病例又称为游泳池肉芽肿，表现为四肢为主的丘疹、结节或斑块，可形成溃疡，有时皮疹可沿淋巴管发展，类似孢子丝菌病。游泳池肉芽肿常见的病原体包括海分枝杆菌、溃疡分枝杆菌和 Kansasii 分枝杆菌。接受美容手术或其他手术的患者可因医源性污染导致分枝杆菌感染，在手术部位出现化脓性结节，常见的病原体包括脓肿分枝杆菌、偶发分枝杆菌和龟分枝杆菌。

　　病理表现　真皮内肉芽肿性炎症，多为化脓性肉芽肿性炎症。表皮可有不规则增生或合并有化脓性毛囊漏斗部炎症。抗酸染色在部分病例可阳性，免疫缺陷患者往往有大量阳性杆菌，免疫力正常患者杆菌数量少或阴性。美容手术导致的脓肿分枝杆菌感染往往形成以化脓性改变为主的肉芽肿性炎症（图 15.15，图 15.16）。

　　诊断要点　临床病史对诊断有重要提示作用。病理或分泌物抗酸染色阳性可确诊，阴性不能排除诊断。需结合分枝杆菌 PCR 鉴定、培养甚至试验性治疗等方法确诊。

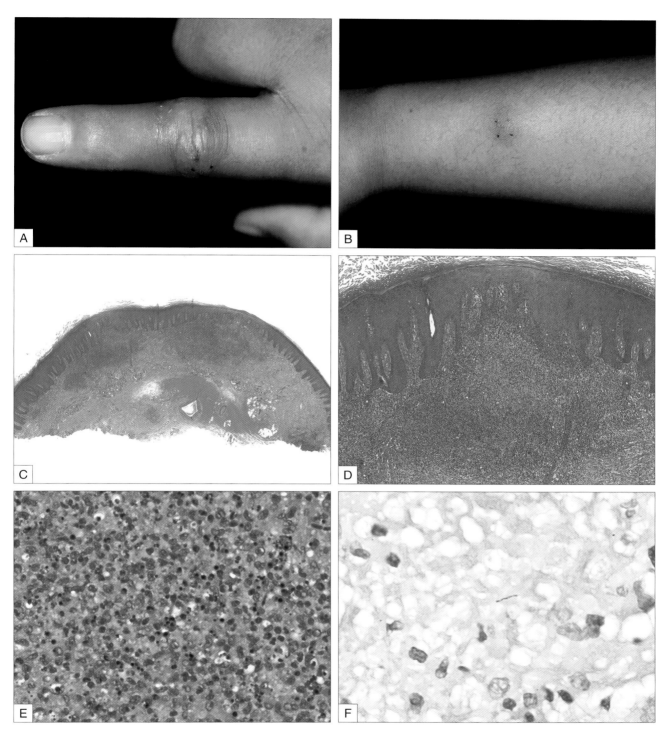

图 15.15　非典型分枝杆菌感染。A、B. 手指外伤后局部形成斑块，随后上臂出现结节；C~E. 手指部位病理显示真皮浅层的化脓性肉芽肿性炎症；F. 抗酸染色显示阳性的抗酸杆菌

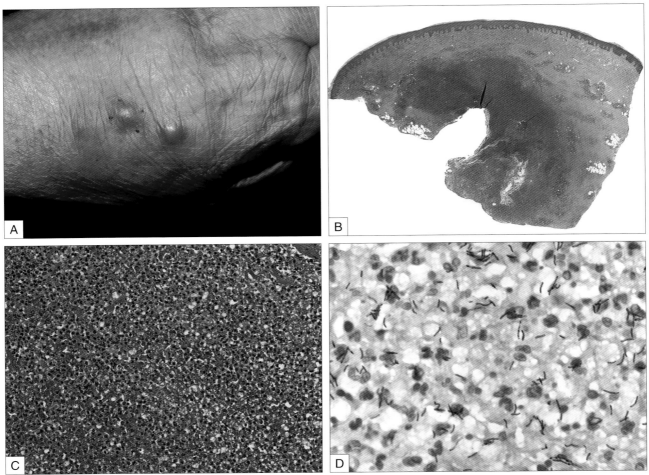

图 15.16　非典型分枝杆菌感染。A. 手背部出现 2 枚丘疹；B、C. 病理显示真皮内化脓性炎症；D. 抗酸染色显示大量的抗酸杆菌。此病例因肾病使用免疫抑制剂治疗，机体处于免疫抑制状态，因此抗酸杆菌数量较多

## Majocchi 肉芽肿（Majocchi granuloma）

　　临床表现　为浅表真菌引起的深部感染，往往与免疫抑制或不规范治疗有关。临床表现为丘疹、结节或红斑基础上出现的丘疹、结节。

　　病理表现　真皮内局限的化脓性肉芽肿性炎症。往往在表皮、毛囊或真皮内发现真菌菌丝及孢子（图 15.17）。

　　诊断要点　特殊染色有助于发现真菌成分。

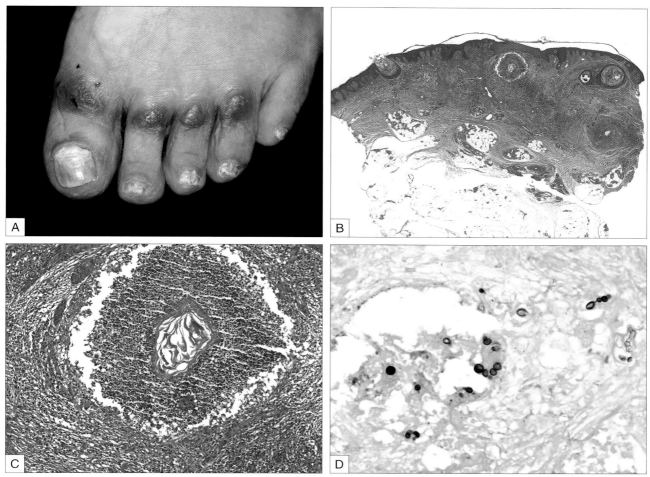

图 15.17　Majocchi 肉芽肿。A. 足趾关节部位多个红色丘疹，患者同时有甲真菌感染；B、C. 真皮内局限性化脓性肉芽肿性炎症；D. 银染显示真皮内散在孢子及短菌丝

## 孢子丝菌病（sporotrichosis）

临床表现　我国东北地区多见，其他地区散发，可分为不同亚型。固定型孢子丝菌病表现为面部、四肢等易受伤部位为主的单发丘疹、结节、溃疡，表面可有糜烂、渗出。淋巴管型孢子丝菌病表现为以四肢为主的丘疹、结节，原发皮疹多位于四肢末端，后续可沿淋巴管走行方向形成多发结节。播散型孢子丝菌病少见，为血行播散所致，表现为全身多发皮下结节。

病理表现　表现为化脓性肉芽肿性炎症，表皮可有不规则增生、疣状增生。真皮内可见化脓性肉芽肿性炎症，周围为组织细胞、多核巨细胞，中央为中性粒细胞聚集。部分病例可见星状体结构，对诊断有提示作用，部分病例在常规染色或特殊染色下可见圆形孢子结构（图 15.18，图 15.19）。

诊断要点　外伤史和临床表现有重要提示作用。有时孢子丝菌病在病理上很难找到病原体，真菌培养和 PCR 等诊断方法具有诊断价值。

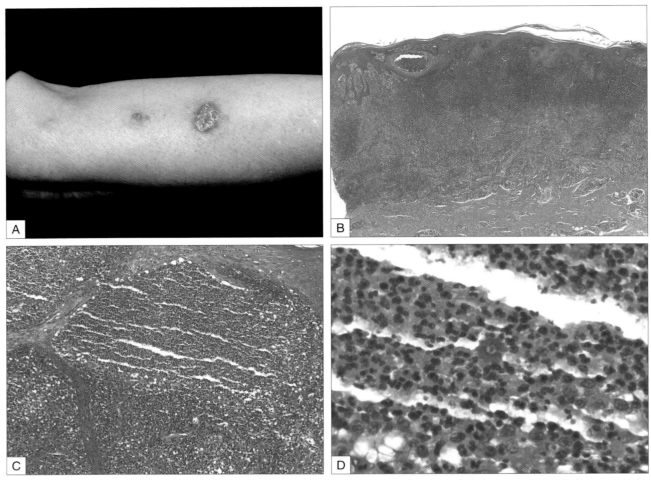

图 15.18　孢子丝菌病。A. 上肢红色丘疹及斑块；B、C. 真皮浅中层化脓性肉芽肿性炎症；D. 视野中央可见星状体

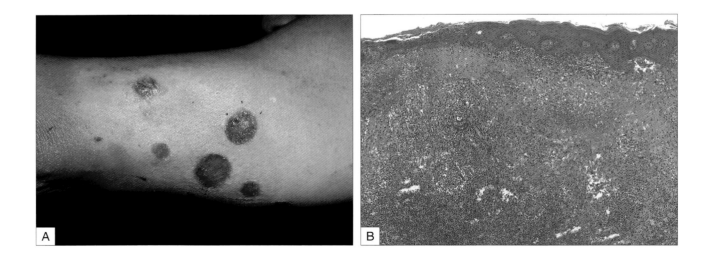

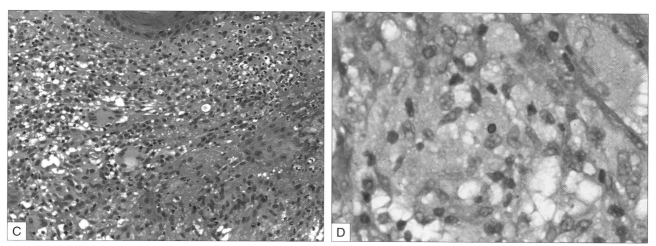

图 15.19　孢子丝菌病。A. 上肢数个红斑及糜烂面；B、C. 真皮内化脓性肉芽肿性炎症；D. PAS 染色显示切片中央单个孢子

## 着色芽生菌病（chromoblastomycosis）

　　临床表现　与木头、植物扎伤等有关。通常表现为肢端外伤部位的角化性斑片、斑块。

　　病理表现　表皮呈假上皮瘤样增生，真皮浅层肉芽肿性炎症，有时可见化脓性肉芽肿性炎症。在炎症区域内有散在分布的褐色厚壁圆形孢子，可见到孢子聚集成团现象（图 15.20）。

　　诊断要点　褐色厚壁孢子不需要特殊染色即可确认。

## 皮肤毛霉病（cutaneous mucormycosis）

　　临床表现　常见于免疫缺陷人群及糖尿病患者，容易出现血行感染，表现为鼻腔或其他部位的坏死、溃疡。也可发生在皮肤局部外伤后，形成慢性增殖性改变。

　　病理表现　表现为肉芽肿性炎症或化脓性肉芽肿性炎症。侵袭血管的病例往往出现明显的坏死和管腔内真菌。真菌形态为宽而粗大的无隔菌丝，具有 90° 夹角的分支。PAS 或银染有助于辨认菌丝（图 15.21）。

　　诊断要点　病理可确诊，需培养进一步鉴定。

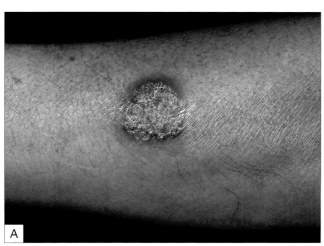

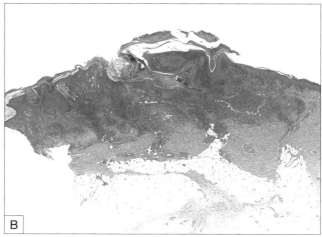

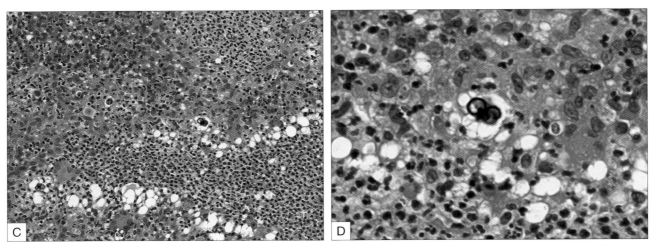

图 15.20　着色芽生菌病。A. 下肢红色斑块，表面有痂皮；B~D. 假上皮瘤样增生，伴化脓性炎症，可见散在褐色的硬壳小体

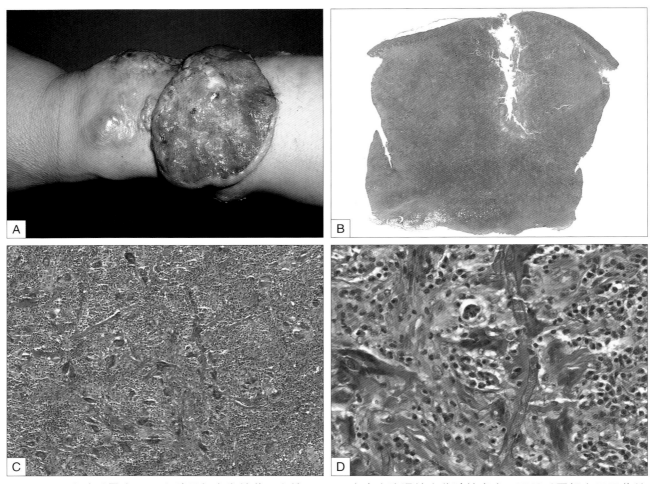

图 15.21　皮肤毛霉病。A. 上肢局部多发结节、斑块；B~D. 真皮内弥漫性肉芽肿性炎症，可见毛霉粗大无隔菌丝

## 皮肤暗色丝孢霉感染（cutaneous phaeohyphomycosis）

临床表现　暗色丝孢霉感染包括一组产色素的真菌，可感染浅表皮肤、甲、角膜、深在皮肤软组织，甚至导致系统性感染。常见的引起深在软组织和系统性感染的包括疣状瓶霉、甄式外瓶霉、链格孢等。感染往往发生于免疫缺陷人群，表现为以四肢或其他部位为主的疣状增生或浅表溃疡。

病理表现　真皮内肉芽肿性炎症或化脓性肉芽肿性炎症。常规染色和特殊染色可见到孢子和菌丝结构（图15.22）。

诊断要点　需特殊染色确认真菌感染，需真菌培养进一步鉴定。

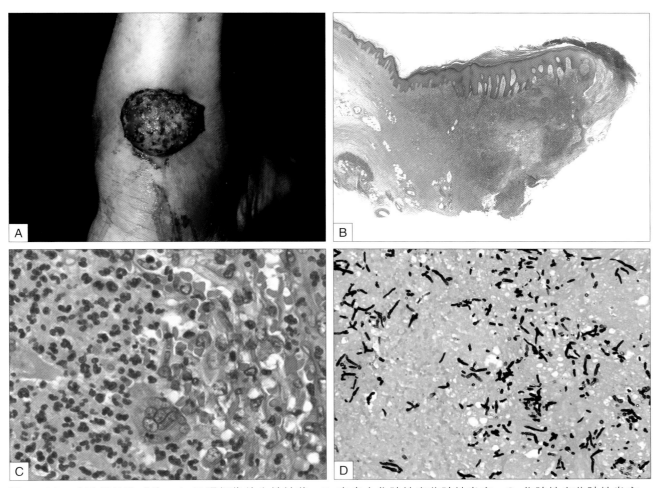

图15.22　**皮肤链格孢感染**。A.足踝部位外生性结节；B.真皮内化脓性肉芽肿性炎症；C.化脓性肉芽肿性炎症，视野中央可见短菌丝及孢子；D.Gomori银染示真皮内大量短菌丝及孢子

## 足菌肿（mycetoma）

　　**临床表现**　属于细菌（包括诺卡氏菌、放线菌、链霉菌）或真菌（包括马杜拉分枝菌、稻瘟病菌、波伊德氏霉杆真菌等）感染所导致的具有类似临床表现的一组疾病，与外伤后病原体接种进入有直接关系。临床表现为足部肿胀，窦道和颗粒状物质排出。病变可累及深在软组织及骨骼。

　　**病理表现**　表现为化脓性肉芽肿性改变。典型病理为化脓性区域中存在的颗粒状物质。如果是细菌成分可以用革兰染色鉴定，如果是真菌成分可以用 Gomori 银染或 PAS 染色鉴定（图 15.23）。

　　**诊断要点**　病理具有诊断价值，应行细菌或真菌培养鉴定以便于后续治疗。

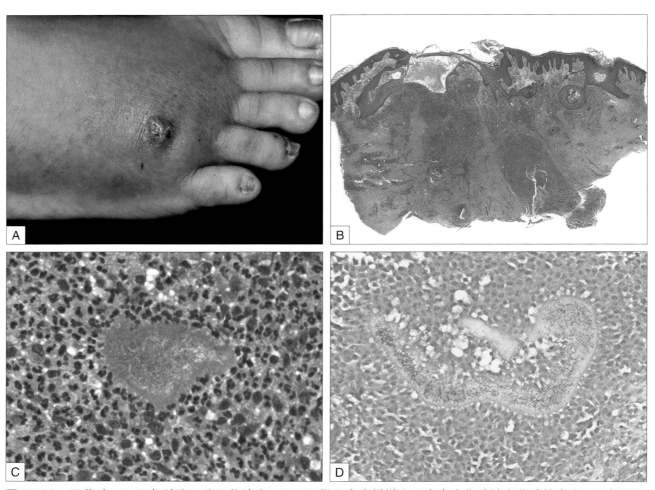

**图 15.23**　**足菌肿**。A. 足部肿胀及分泌物渗出；B、C. 假上皮瘤样增生及真皮内化脓性肉芽肿性炎症，局部可见嗜碱性颗粒状物质形成的团块；D. 革兰染色显示为丝状细菌。此病例经培养鉴定为诺卡氏菌感染

# 皮肤利什曼病（cutaneous leishmaniasis）

**临床表现** 多为国外输入性病例，患者多有中东、非洲等地区旅行、工作史。早期表现为单发或多发溃疡、疣状增生性斑块，后期可形成瘢痕性愈合。

**病理表现** 假上皮瘤样增生，表现为化脓性肉芽肿性炎症或肉芽肿性炎症。在组织细胞内可见大量的皮肤利氏曼原虫，高倍镜下可见无鞭毛体。必要时可借助 Giemsa 染色鉴定利氏曼原虫。抗利氏曼原虫抗体可进行免疫组化染色鉴定。近来报道 CD1a 抗体（克隆号 MTB1）与利氏曼原虫有免疫交叉反应，可用于诊断（图 15.24）。

**诊断要点** 相关病史和特殊染色有助于诊断，晚期往往找不到利氏曼原虫。

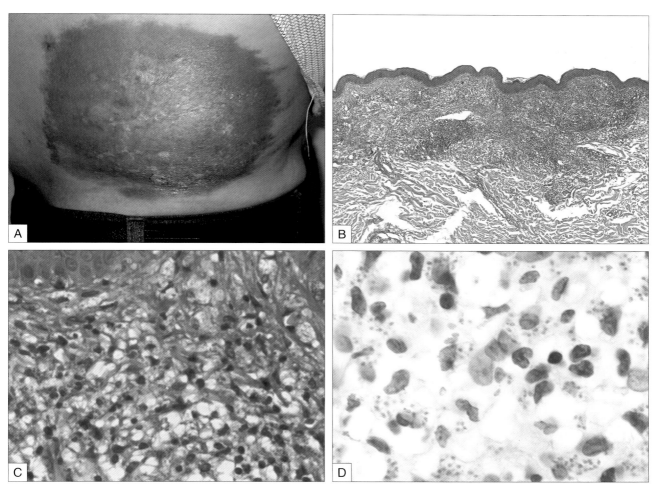

图 15.24　**皮肤利什曼病**。A. 发生在腰部的红色斑块；B、C. 真皮浅中层肉芽肿性炎症，高倍镜下可见大量组织细胞浸润；D. 苏木精染色切片可见组织细胞胞浆内分布的利氏曼原虫。此病例有中东国家旅居史，经锑剂治疗后痊愈（重庆市第一人民医院余音医师提供）

## 结节病（sarcoidosis）

临床表现　多发生于青壮年，可表现为皮肤症状或合并有肺部表现。皮肤症状常见于面部、背部、四肢伸侧，表现为单发或多发的红色丘疹、结节、斑块。肺部表现常在影像学上见到肺门淋巴结肿大、肺实质性浸润、肺纤维化等表现。其他受累器官包括淋巴结、眼、肝、脾等。

病理表现　真皮内边界清楚的上皮样肉芽肿，以组织细胞浸润为主，有时含有多核巨细胞。多数情况下结节周围无明显淋巴细胞浸润，因此称为裸结节。但也有患者淋巴细胞浸润较多。有时组织细胞浸润可累及皮下脂肪小叶，称为皮下型结节病（图15.25，图15.26）。

诊断要点　结节病的诊断需建立在排除其他肉芽肿性炎症的基础上，包括其他感染性肉芽肿或异物肉芽肿等。

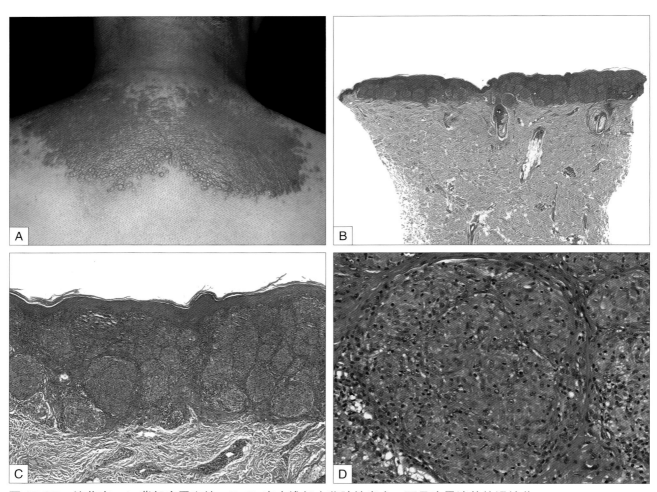

图15.25　结节病。A. 背部扁平斑块；B~D. 真皮浅部肉芽肿性炎症，可见边界清楚的裸结节

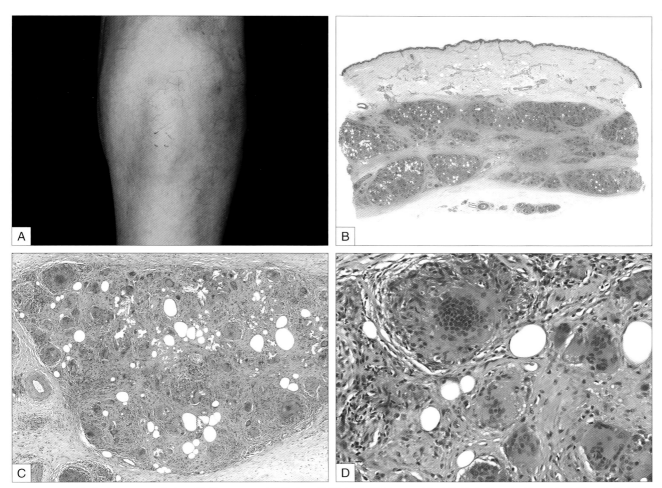

图 15.26　结节病。A. 下肢皮下结节；B~D. 累及皮下脂肪的肉芽肿，可见显著的多核巨细胞，缺乏淋巴细胞浸润

# 环状肉芽肿（granuloma annulare）

**临床表现**　以中青年、儿童多见，表现为以四肢、头皮为主的环状丘疹、斑块或皮下结节，以手背、足背最为多见。可单发、多发或全身泛发。儿童患者可表现为头皮或四肢皮下结节。

**病理表现**　真皮或皮下栅栏状肉芽肿，周边为组织细胞浸润，有时伴有多核巨细胞，中央为黏液沉积，有时有胶原变性。早期患者表现为真皮内组织细胞散在浸润，栅栏状排列不明显，称为间质性环状肉芽肿。部分患者可出现穿通现象（图 15.27~图 15.31）。

**诊断要点**　栅栏状肉芽肿伴随黏蛋白沉积是其特点，需与风湿结节和类风湿结节鉴别，后二者均为纤维素沉积。

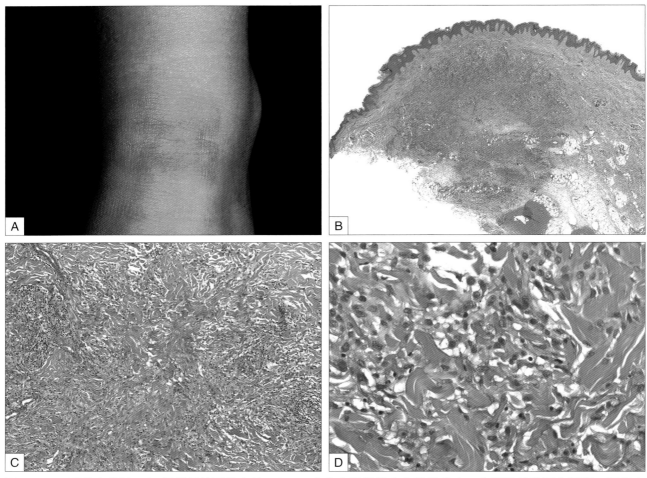

图 15.27　**环状肉芽肿**。A. 足背部的环状斑块；B~D. 真皮内栅栏状肉芽肿性炎症，有明显的黏蛋白沉积，可见小的上皮样组织细胞浸润

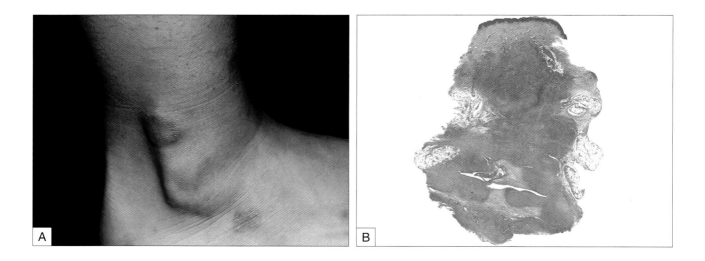

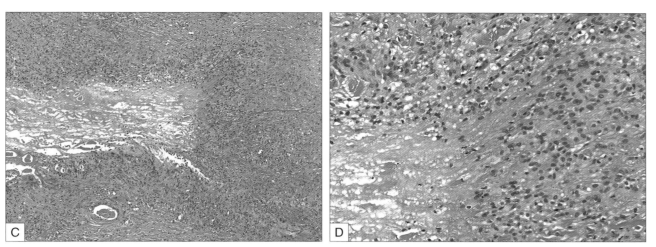

图 15.28　**深在环状肉芽肿**。A. 足踝部位斑块；B~D. 累及皮下脂肪间隔的肉芽肿，可见中央有胶原变性，周围为栅栏状组织细胞增生

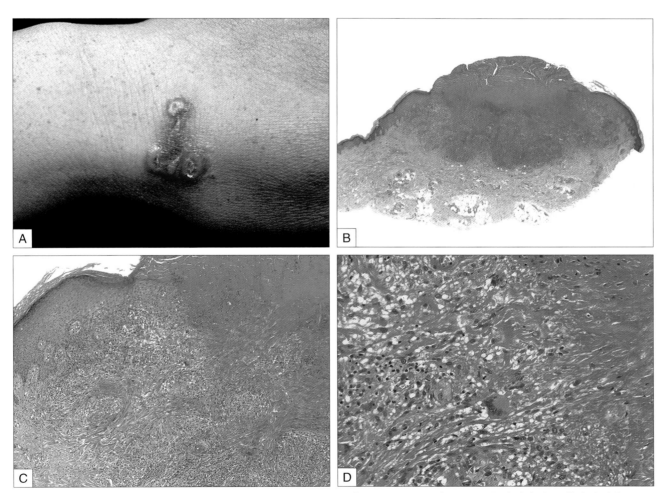

图 15.29　**穿通性环状肉芽肿**。A. 手腕部位扁平斑块，中央有坏死；B~D. 浅表的肉芽肿性炎症，伴有表皮坏死

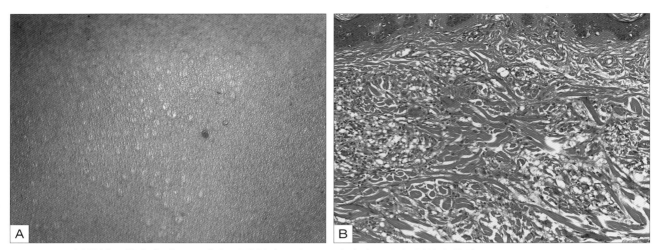

图 15.30　**播散性环状肉芽肿**。A. 背部泛发性小丘疹；B. 真皮内可见栅栏状肉芽肿

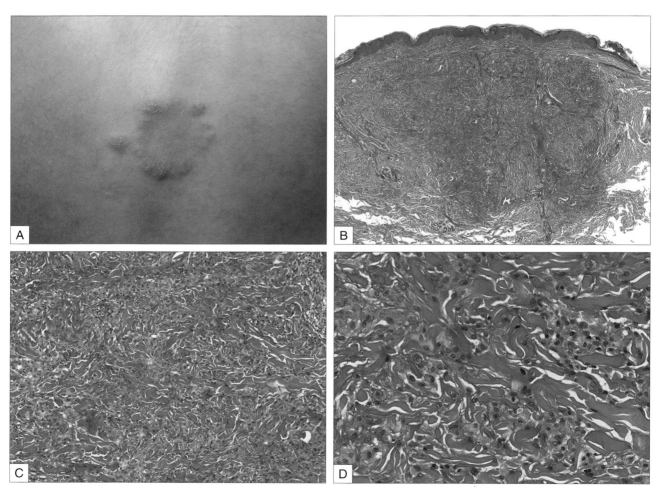

图 15.31　**间质性环状肉芽肿**。A. 幼儿背部的环状斑块；B~D. 真皮内结节性肉芽肿性炎症，组织细胞散在分布于胶原之间，无明显栅栏状排列

# 光线性肉芽肿（actinic granuloma）

　　临床表现　多见于成年人，以暴露部位多见，如颈背部、手背、前臂等部位。表现为环状或呈不规则环状、弓形的边缘隆起的斑块。光线性肉芽肿和环状弹力纤维溶解性巨细胞肉芽肿应当属于一种疾病的不同临床表现。前者形态类似经典环状肉芽肿的形态，后者发生于非曝光部位，容易形成多发的或直径巨大的皮疹。

　　病理表现　表现为真皮内栅栏状组织细胞肉芽肿，可见多核巨细胞吞噬弹力纤维现象。无明显黏蛋白沉积。弹力纤维染色显示栅栏状肉芽肿区域弹力纤维消失（图15.32）。

　　诊断要点　光线性肉芽肿发生于曝光部位，可见吞噬弹力纤维现象。

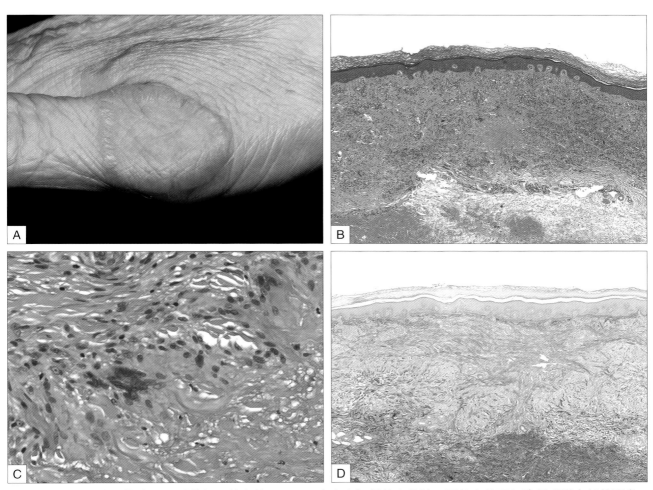

**图15.32　光线性肉芽肿。** A. 手背部环状斑块；B、C. 真皮内栅栏状肉芽肿，可见多核巨细胞吞噬弹力纤维现象；D. 弹力纤维染色显示肉芽肿性区域弹力纤维消失

## 类脂质渐进性坏死（necrobiosis lipoidica）

　　临床表现　多见于糖尿病患者，表现为双下肢，尤其是以胫前为主的黄色、暗红色斑块，表面光滑。皮疹缓慢进展。

　　病理表现　真皮内肉芽肿性炎症，累及真皮全层，有时累及皮下脂肪间隔。低倍镜下真皮内组织细胞呈分层状排列，组织细胞之间的胶原可有硬化、变性等改变。血管周围可见程度不等的淋巴细胞、浆细胞浸润（图 15.33）。

　　诊断要点　皮损部位对诊断有重要提示，病理表现为真皮内组织细胞呈分层状排列，常伴有血管周围炎。

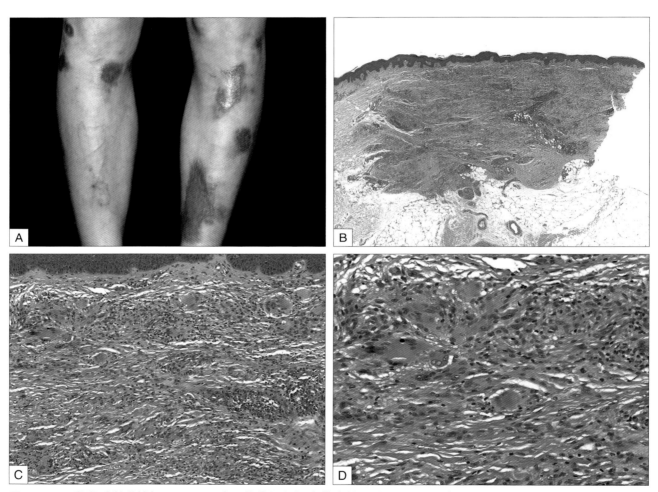

图 15.33　类脂质渐进性坏死。A. 下肢胫前黄红色轻度萎缩性斑块；B~D. 真皮全层肉芽肿性炎症，伴淋巴细胞浸润，中倍镜下可见组织细胞呈水平状分层排列

## 类风湿结节（rheumatoid nodule）

临床表现　见于部分类风湿性关节炎患者。皮疹常位于关节隆起部位，好发于前臂伸侧，尤其是肘部，表现为结节性改变，质地较硬。患者可合并有关节炎症状及其他关节外症状。病程数月至数年，常持续存在，亦可自行消失或再复发，一般无破溃。

病理表现　真皮深部栅栏状肉芽肿性改变。中央为嗜伊红纤维蛋白样坏死，周围有组织细胞形成的栅栏状排列的细胞层，外围可有淋巴细胞浸润。风湿结节的病理与类风湿结节一致（图 15.34）。

诊断要点　相对环状肉芽肿而言，本病肉芽肿中央为红色纤维素样坏死，低倍镜下呈红色结节，而环状肉芽肿因有黏液而呈蓝色结节。

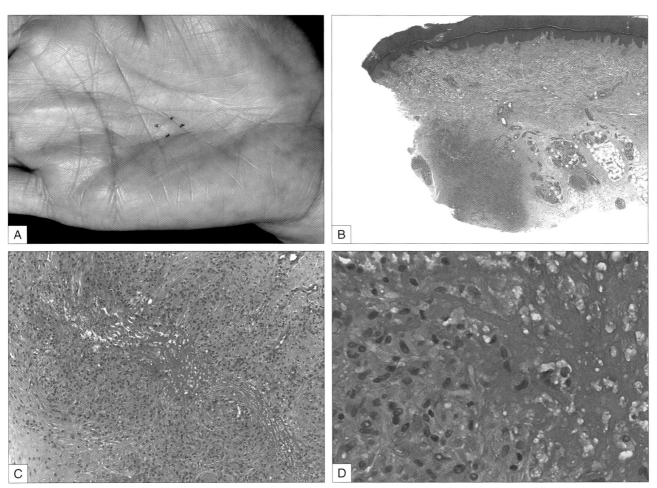

图 15.34　类风湿结节。A. 手掌多发皮下结节，此病例有类风湿性关节炎 20 余年；B~D. 真皮深部肉芽肿性改变，中央为嗜伊红染色的变性胶原

## 酒渣皮炎（rosacea）

    **临床表现**    又称为玫瑰痤疮。多见于青壮年，可分为不同的临床类型。①毛细血管扩张型：表现为毛细血管扩张，以双颊、鼻部为主；②丘疹脓疱型：表现为面部多发的丘疹、脓疱性改变，鼻中线及双颊明显，可伴有不同程度的毛细血管扩张；③鼻赘型（酒渣鼻）：早期表现为鼻部毛细血管扩张，晚期可形成鼻部橘皮样不规则增生；④眼型：可在皮肤症状的基础上出现眼睑炎、结膜炎等表现，患者可有眼干、异物感、流泪、视力改变等不适。口周皮炎和颜面播散性粟粒性狼疮是酒渣皮炎的特殊表现形式。

    **病理表现**    毛细血管扩张型酒渣皮炎表现为表皮海绵水肿，真皮血管周围淋巴细胞浸润，真皮浅层血管扩张。丘疹脓疱型酒渣皮炎表现为真皮浅中层散在肉芽肿性改变，周围可见相对明显的淋巴细胞浸润，可见到真皮内毛细血管扩张现象。鼻赘型酒渣皮炎表现为毛细血管扩张，胶原增生及皮脂腺增生。口周皮炎的病理表现类似丘疹脓疱型酒渣皮炎（图 15.35～图 15.38）。

    **诊断要点**    以临床特征为主，丘疹脓疱期的皮疹肉芽肿性炎症相对明显。

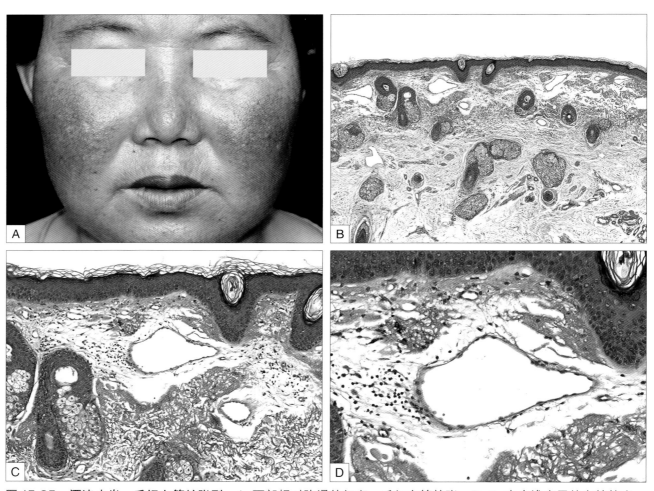

**图 15.35**   **酒渣皮炎，毛细血管扩张型**。A. 面部相对弥漫的红斑，毛细血管扩张；B~D. 真皮浅中层的血管扩张，伴少量淋巴细胞浸润。易误诊为激素依赖性皮炎

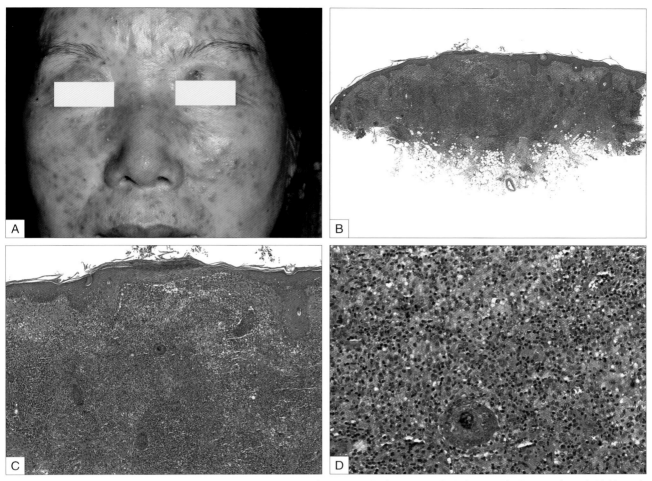

图 15.36 **酒渣皮炎，丘疹脓疱型。** A.面部泛发性丘疹；B~D 真皮内肉芽肿性炎症，伴淋巴细胞、中性粒细胞浸润

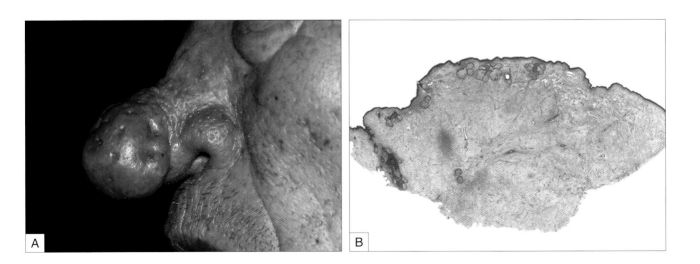

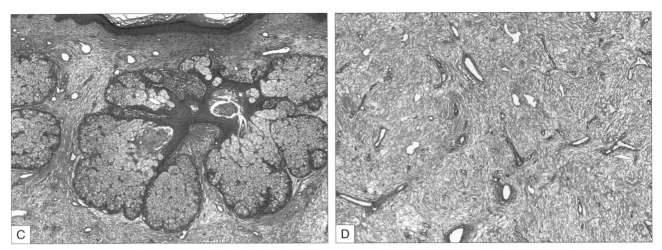

图 15.37 **酒渣皮炎，鼻赘型**。A. 鼻部增生呈小丑样改变；B~D. 病理可见胶原增生、皮脂腺增生及血管扩张

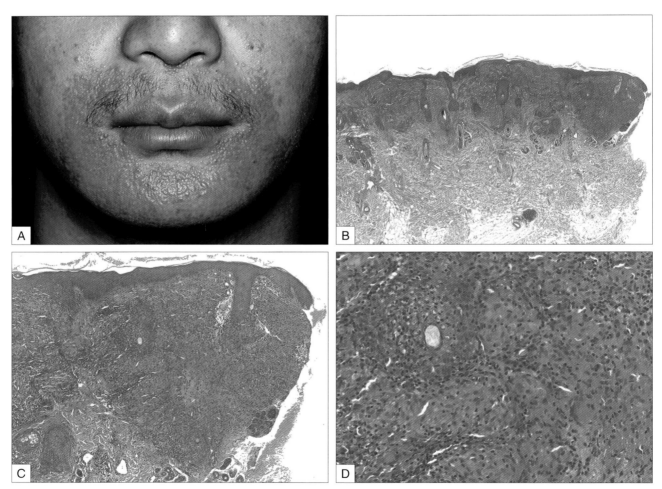

图 15.38 **口周皮炎**。A. 口周多发红色丘疹，融合形成斑块；B~D. 真皮浅层的肉芽肿性炎症，组织细胞以毛囊为中心分布

## 颜面播散性粟粒性狼疮（lupus miliaris disseminatus faciei）

临床表现　多见于成年人，表现为以面部尤其是以眼周为主的多发红色丘疹，是酒渣皮炎的一种特殊类型。

病理表现　可见真皮内相对浅表的肉芽肿性改变，周围细胞为上皮样组织细胞和多核巨细胞，中央为均质性嗜酸性坏死结构，有时连续切片可见肉芽肿与毛囊相连，提示本病为肉芽肿性毛囊炎性改变（图 15.39）。

诊断要点　临床和病理均具有较高特异性，与皮肤结核杆菌感染差异巨大。

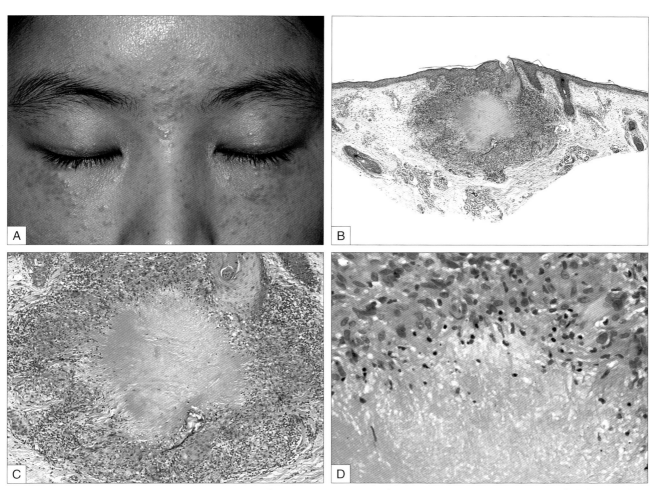

图 15.39　颜面播散性粟粒性狼疮。A. 以面、额以及眼周为主的丘疹；B~D. 以毛囊为中心的肉芽肿性炎症，中央有嗜酸性坏死，类似结核病的干酪样坏死现象

## 肉芽肿性唇炎（granulomatous cheilitis）

临床表现　多见于成年人，表现为以唇、下颏为主的局部肿胀或红色斑块，也可累及面部，质地较坚实，边界不清。如伴有面神经麻痹及沟状舌则称为 Melkersson-Rosenthal 综合征。

病理表现　真皮血管周围淋巴细胞浸润，真皮深部可见以血管周围为主的肉芽肿性结节，伴有数量不等的淋巴细胞浸润。真皮浅层可见管腔扩张，免疫组化证实扩张的管腔为淋巴管（图 15.40，图 15.41）。

诊断要点　切片较表浅时或早期改变可无肉芽肿性炎症，仅见淋巴管扩张和淋巴细胞浸润。

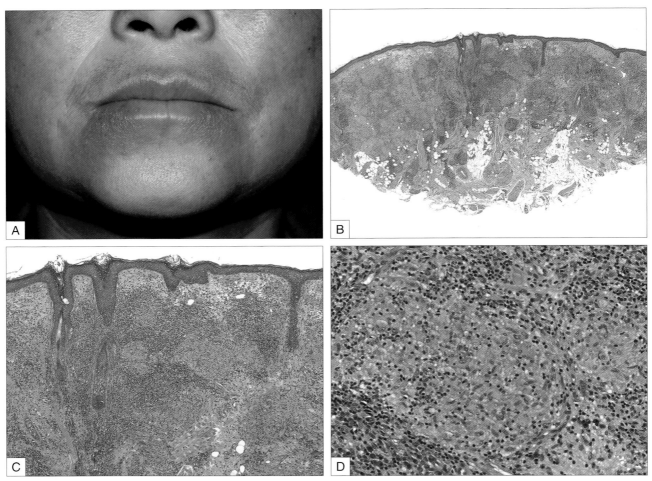

图 15.40　肉芽肿性唇炎。A. 以下颏为主的肿胀；B~D. 真皮内广泛的非干酪样坏死性肉芽肿性炎症，伴明显的淋巴细胞、浆细胞浸润

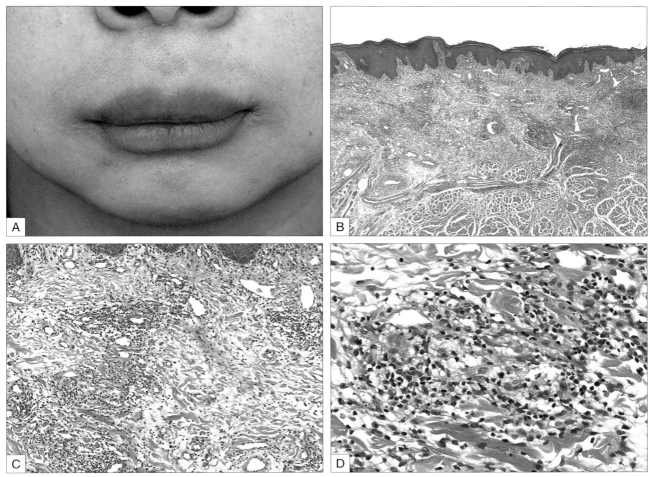

图15.41　肉芽肿性唇炎。A. 以上唇为主的肿胀；B~D. 真皮内血管扩张，伴有明显的血管周围淋巴细胞浸润，高倍镜显示局部非常轻微的肉芽肿形成

## 异物肉芽肿（foreign body granuloma）

　　**临床表现**　包括一大组疾病，是机体清除外来物质的一种炎症反应。形成异物肉芽肿的原因很多，如囊肿破裂、文身、缝线反应、美容填充异物等。

　　**病理表现**　常表现为肉芽肿性炎症或化脓性肉芽肿性炎症，伴有多核巨细胞浸润，有时可见组织细胞吞噬现象。有时借助偏振光检查可见切片内异物沉积。一些美容产品如文身颗粒、硅胶、液状石蜡、聚丙烯酰胺凝胶、玻尿酸等成分常在显微镜下表现为异物沉积，诊断需结合临床病史（图15.42~图15.47）。

　　**诊断要点**　病史有重要诊断价值，有时需借助偏振光等观察。

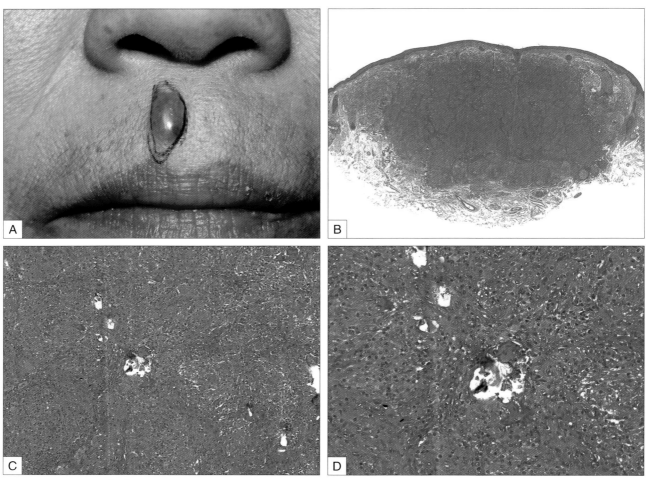

图 15.42　异物肉芽肿，玻璃碴外伤所致。A. 上唇部丘疹；B~D. 肉芽肿性炎症，类似结节病，局部可见异物颗粒及切片时形成的刀痕，可作为诊断线索

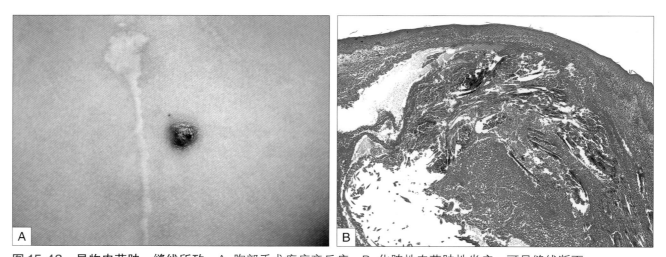

图 15.43　异物肉芽肿，缝线所致。A. 胸部手术瘢痕旁丘疹；B. 化脓性肉芽肿性炎症，可见缝线断面

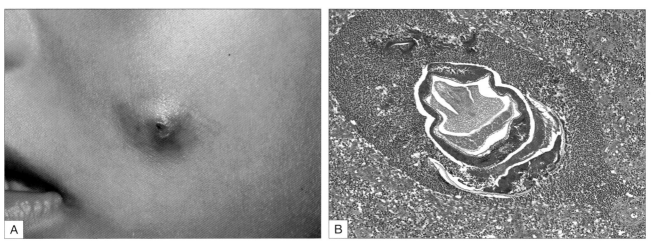

图15.44　异物肉芽肿，植物刺伤。A. 面部结节；B. 化脓性炎症，可见植物断面

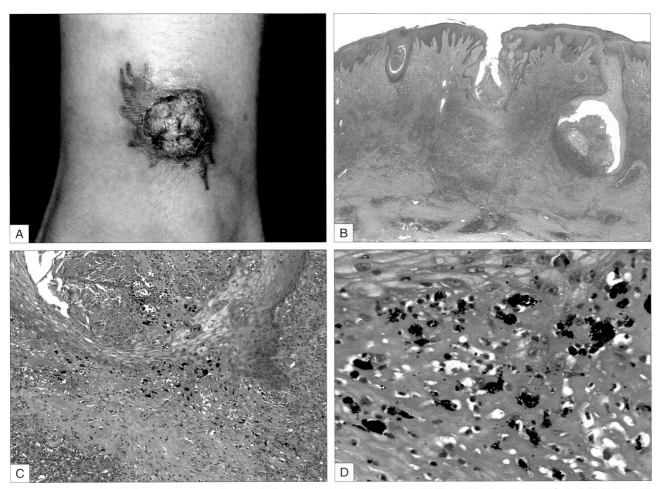

图15.45　异物肉芽肿，文身。A. 足踝文身部位结节；B~D. 以假上皮瘤样增生及真皮内淋巴细胞为主的浸润，可见大量文身色素颗粒

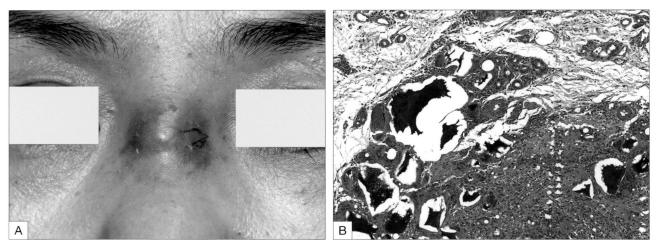

图 15.46　异物肉芽肿，美容异物。A. 鼻部填充术后结节；B. 真皮内肉芽肿性炎症及嗜碱性团块。推测可能为聚丙烯酰胺水凝胶（奥美定）或类似物

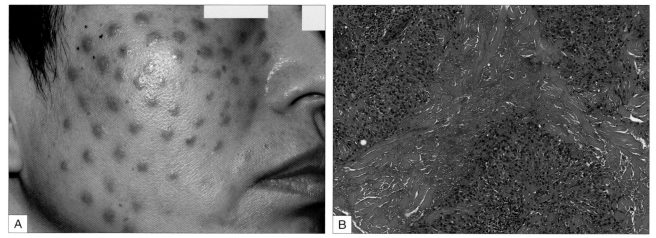

图 15.47　异物肉芽肿，美容异物。A. 面部"水光针"注射后多发丘疹；B. 真皮内肉芽肿性炎症及胶原间嗜碱性颗粒状物质沉积。具体注射成分不详

# 16. 弥漫性皮炎 (Disseminated Dermatitis)

弥漫性皮炎表现为真皮内弥漫性炎症细胞浸润。多数常见的弥漫性皮炎以中性粒细胞浸润为主，包括 Sweet 综合征、坏疽性脓皮病、白塞病等。也有弥漫性皮炎以嗜酸性粒细胞、淋巴细胞或浆细胞浸润为主。以淋巴细胞和浆细胞为主的弥漫性浸润多见于淋巴瘤和假性淋巴瘤。

## 目 录

## 急性发热性嗜中性皮病（acute febrile neutrophilic dermatosis, Sweet syndrome）

**临床表现** 多见于成年人，尤其以女性多见，也可发生于儿童。少数急性发热性嗜中性皮病可具有血液系统疾病背景，包括骨髓发育不良综合征、髓系白血病等。临床常表现为面部、四肢突然发生的红色丘疹、结节、斑块，有时可形成假性水疱，皮疹疼痛明显。患者可有发热、关节痛等系统表现。手背部嗜中性皮病是急性发热性嗜中性皮病的特殊临床表现形式。个别急性发作病例可继发皮肤松弛，形成早老症样改变。

**病理表现** 真皮浅层水肿，可伴有表皮海绵水肿。真皮全层可见弥漫性中性粒细胞浸润，伴有数量不等的中性粒细胞核尘。部分病例可表现为不成熟的中性粒细胞浸润，即组织细胞样 Sweet 综合征。组织细胞样 Sweet 综合征浸润的组织细胞样细胞表达髓过氧化物酶（myeloperoxidase，MPO），不表达 CD163 等标记，绝大多数情况下属于炎症反应，而非白血病的皮肤转移现象（图 16.1～图 16.3）。

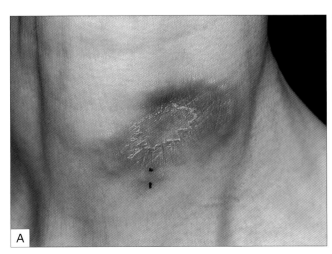

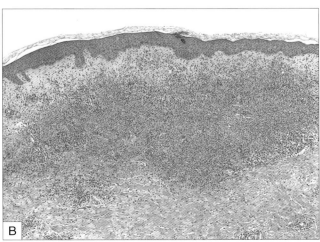

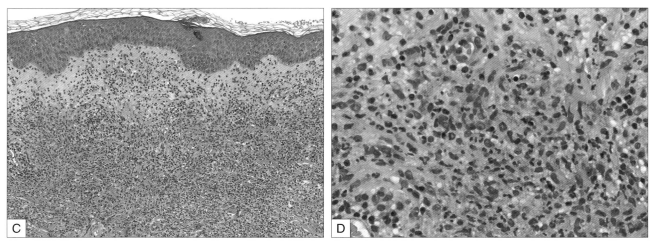

图 16.1　急性发热性嗜中性皮病。A. 颈部水肿性斑块；B~D. 真皮内弥漫性中性粒细胞浸润，可见核尘，伴有乳头层轻度水肿

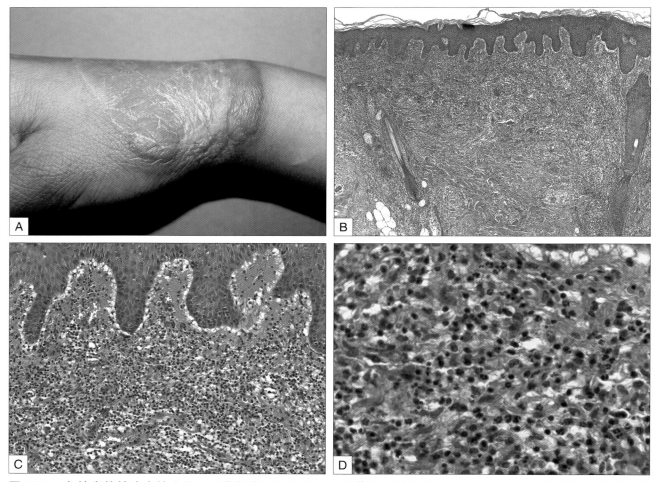

图 16.2　急性发热性嗜中性皮病，手背部嗜中性皮病。A. 手背部水肿性斑块；B~D. 以真皮内弥漫的中性粒细胞为主的浸润，可见核尘

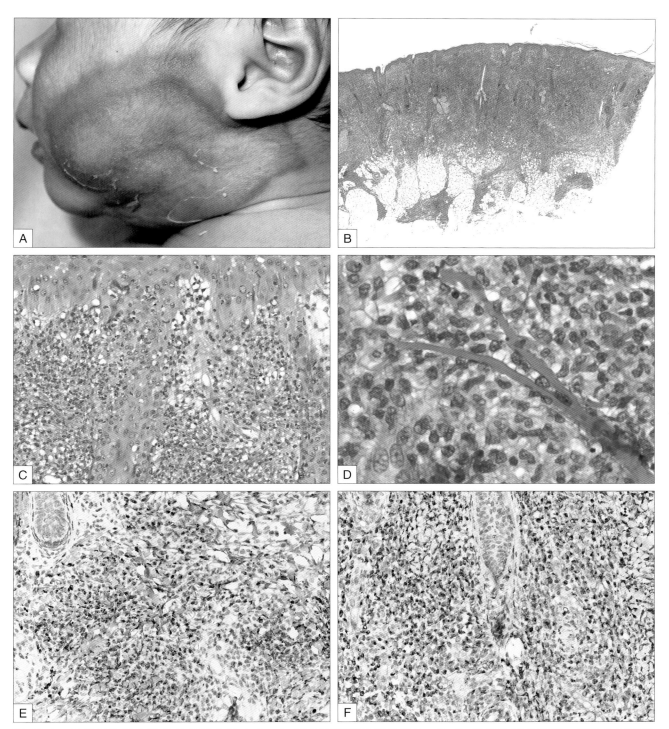

图 16.3　组织细胞样急性发热性嗜中性皮病。A. 婴儿面部环状红色斑块；B~D. 真皮弥漫性浸润，伴乳头层轻度水肿，增生的细胞为单一核细胞，类似组织细胞形态；E. 增生的细胞 MPO 阳性；F. CD68 染色阳性

　　**诊断要点**　水肿性红斑是其主要特点，病理上为相对弥漫的中性粒细胞浸润。需鉴别急性发作的系统性红斑狼疮，后者也可出现中性粒细胞为主的浸润，但往往有自身抗体等异常。

## 急性期红斑狼疮（lupus erythematosus, acute stage）

部分急性发作的红斑狼疮，尤其是系统性红斑狼疮可出现类似 Sweet 综合征的病理特征，表现为真皮乳头层中性粒细胞浸润。此类病例多有自身抗体异常，直接免疫荧光往往显示基底膜带 IgG、IgM、C3 阳性沉积（图 16.4）。

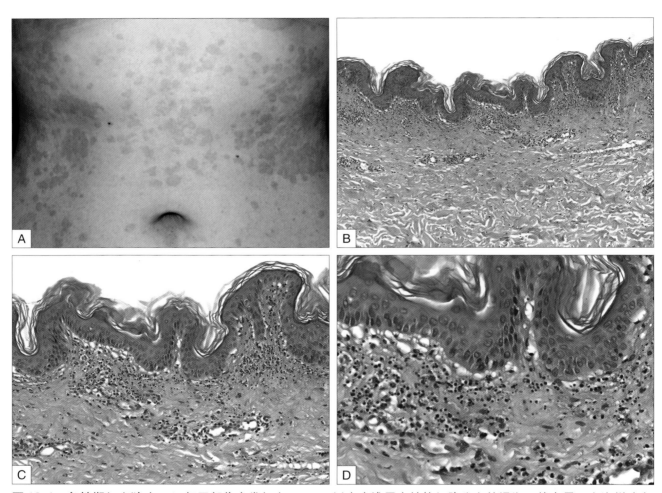

图 16.4　**急性期红斑狼疮**。A. 躯干部位多发红斑；B~D. 以真皮浅层中性粒细胞为主的浸润，伴有界面空泡样改变

## 坏疽性脓皮病（pyoderma gangrenosum）

临床表现　多见于成年人，可发生于四肢或躯干、外阴部位。初期表现为局部红斑、丘疹，迅速演变为溃疡，并呈离心性扩大。溃疡中央有明显的脓性分泌物，溃疡周边呈潜行性特点，直径可达数厘米甚至 10cm 以上。部分病例可出现大疱、血疱等表现。少数患者手术伤口部位可出现皮疹。患者可有明显疼痛等表现。坏疽性脓皮病可合并系统性疾病，如溃疡性结肠炎、类风湿性关节炎、骨髓瘤等。

病理表现　真皮全层及皮下脂肪的弥漫性中性粒细胞浸润。溃疡边缘残存的表皮可见海绵水肿和假上皮瘤样增生，近溃疡处血管可有管壁纤维素沉积，深部血管可有血管周围淋巴细胞、浆细胞及中性粒细胞浸润。有时坏疽性脓皮病可形成局限的肉芽肿性炎症（图 16.5，图 16.6）。

　　**诊断要点**　需与皮肤细菌感染所致的溃疡鉴别。本病皮损可多发或进展十分迅速，分泌物培养往往为阴性，切片上无细菌菌团或真菌。

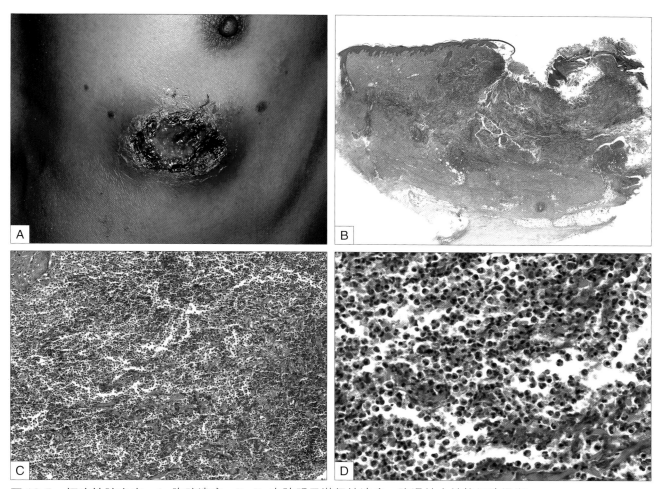

图 16.5　**坏疽性脓皮病**。A. 胸壁溃疡；B~D. 皮肤明显潜行性溃疡，弥漫性中性粒细胞浸润

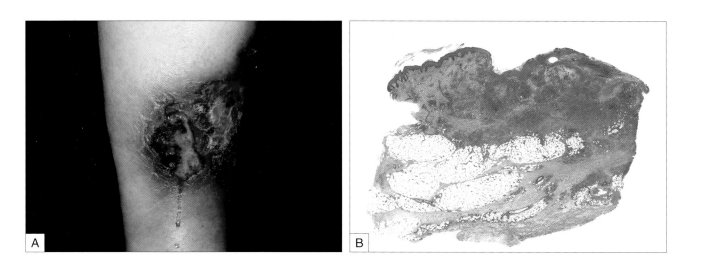

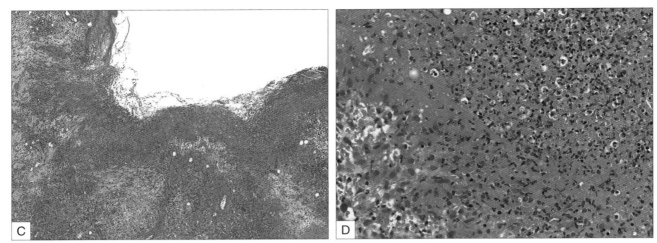

图 16.6　坏疽性脓皮病。A. 累及下肢的巨大溃疡；B~D. 皮肤深在溃疡，达真皮深部，有弥漫性中性粒细胞浸润，可见周围形成肉芽肿性反应

## 白塞病（Behçet disease）

　　临床表现　表现多样，多数患者表现为反复发生的口腔溃疡、外阴溃疡、眼虹膜睫状体炎等，但症状不一定全部出现。皮肤表现呈多形性，可表现为毛囊炎样改变、丘疹或皮下结节。急性期可有针刺反应（同形反应）。患者可有关节炎、胃肠道表现或其他系统症状。

　　病理表现　表现为以中性粒细胞浸润为主的炎症。早期病变表现为化脓性毛囊炎样改变。下肢损害常表现为类似结节性红斑的病理改变，可有明显中性粒细胞浸润，有时可形成血管炎，类似血栓性静脉炎（图 16.7，图 16.8）。

　　诊断要点　需密切结合临床，病理上以中性粒细胞为主的炎症浸润支持本病诊断。相比坏疽性脓皮病而言，本病中性粒细胞浸润的范围较小。

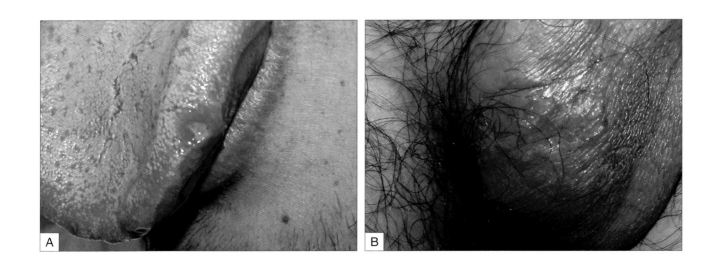

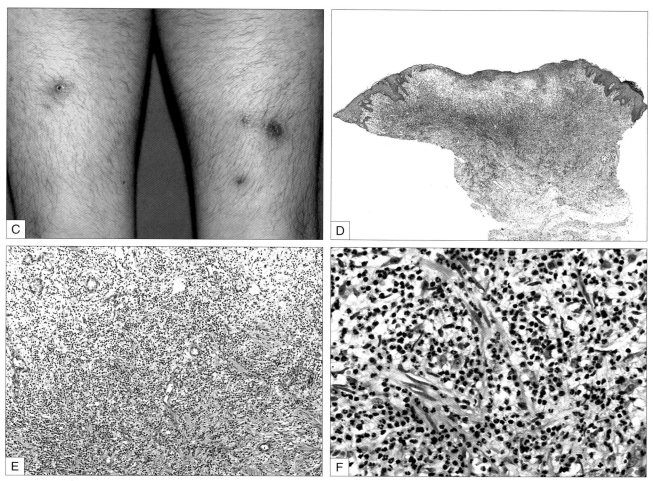

图16.7 **白塞病**。A. 口腔阿弗他溃疡；B. 外阴溃疡；C. 下肢多发坏死性丘疹；D~F. 外阴皮疹显示局部溃疡，真皮浅中层弥漫性中性粒细胞浸润

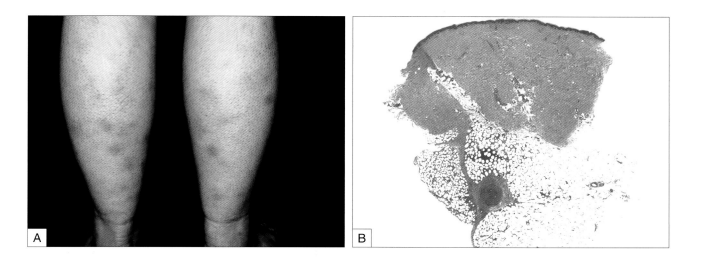

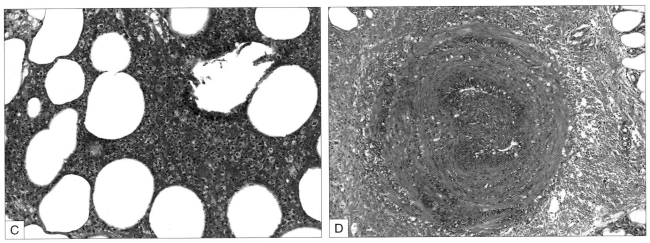

图16.8 白塞病。A.下肢多发的皮下结节；B.累及皮下脂肪和血管的炎症；C.脂肪小叶致密中性粒细胞浸润；D.静脉血管闭塞。白塞病常出现脂膜炎或血管炎样改变

## 面部肉芽肿（granuloma faciale）

临床表现　多见于成年人面部，表现为单发或多发的丘疹、结节，表面光滑，多无系统症状。少数皮疹可不局限于面部。

病理表现　真皮内以弥漫的中性粒细胞为主的浸润，可混合有嗜酸性粒细胞。乳头层往往不累及，血管周围可有淋巴细胞和浆细胞浸润。因病期不同，真皮内往往有不同程度的纤维化。血管壁可有纤维素沉积等改变，因此本病广义上也属于白细胞碎裂性血管炎（图16.9）。

诊断要点　本病需与伴嗜酸性粒细胞增多的血管淋巴样增生鉴别，后者往往有明显的血管内皮细胞增生，无明显的中性粒细胞浸润。

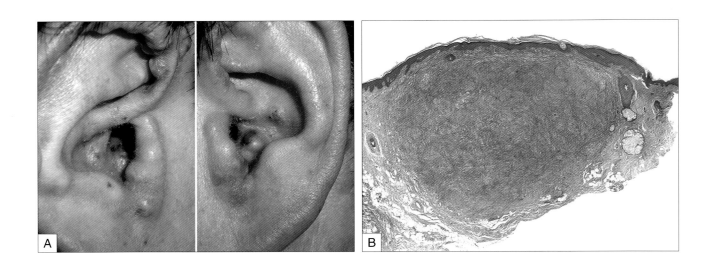

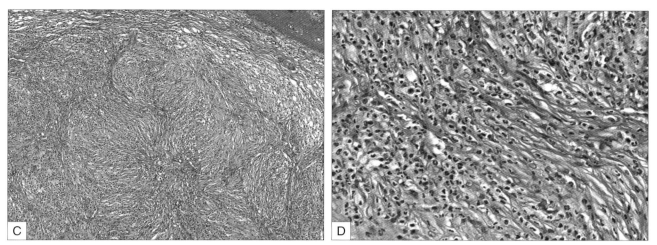

图 16.9　**面部肉芽肿**。A. 双侧耳郭多发丘疹；B～D. 真皮内结节性改变，高倍镜下可见散在中性粒细胞浸润，胶原有明显的纤维化。此病例同时合并持久性隆起性红斑，说明二者实际为谱系性疾病

## 持久性隆起性红斑（erythema elevatum diutinum）

　　临床表现　多见于成年人，好发于手掌、肘、膝关节伸侧，表现为局部肿胀，或形成多发性红色结节、斑块。

　　病理表现　与面部肉芽肿类似，表现为以真皮中部和深部为主的中性粒细胞浸润，血管周围则以淋巴细胞、浆细胞浸润为主。典型皮疹往往呈现不同程度的胶原纤维化现象，中性粒细胞浸润于硬化的胶原纤维之间（图 16.10）。

　　诊断要点　早期皮疹需与 Sweet 综合征等鉴别。

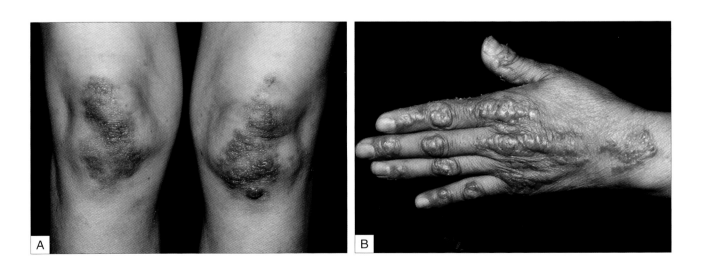

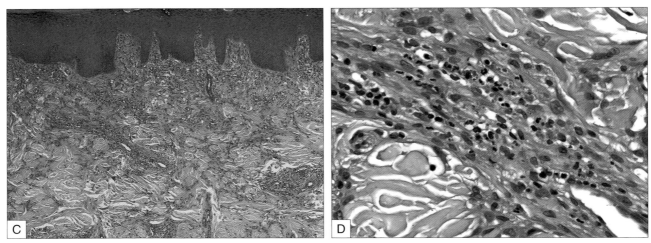

图 16.10　持久性隆起性红斑。A. 膝关节伸侧对称分布的丘疹、斑块；B. 手背部位丘疹、斑块；C、D. 真皮内弥漫性炎症细胞浸润，以中性粒细胞浸润为主，有少量嗜酸性粒细胞

# 成人 Still 病（adult onset Still disease）

　　临床表现　多见于成年人，表现为早期咽痛，后出现发热、皮疹、关节疼痛等临床表现及实验室检查异常。多为午后或晚上开始发热，且多为高热。皮疹可为荨麻疹样皮疹或持续性皮疹，伴有瘙痒或刺痛，多发生于胸背、腰腹等部位。实验室检查包括白细胞升高、中性粒细胞升高、铁蛋白升高、轻度贫血、红细胞沉降率增快。无感染、自身免疫病和恶性肿瘤依据。

　　病理表现　荨麻疹样皮疹表现为真皮浅层血管周围稀疏的中性粒细胞浸润，有时可合并有嗜酸性粒细胞。持续性皮疹除了稀疏的真皮浅层血管周围中性粒细胞浸润之外，表皮浅层和角质层常可见坏死的角质形成细胞（图 16.11，图 16.12）。

　　诊断要点　以临床诊断为主。角质层和表皮浅层的坏死角质形成细胞有诊断价值。

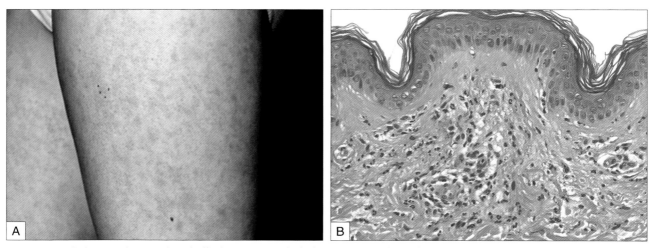

图 16.11　成人 Still 病。A. 大腿部位淡红斑；B. 真皮浅层散在中性粒细胞浸润。少数成人 Still 病不出现角质形成细胞坏死现象，需结合临床和实验室检查诊断

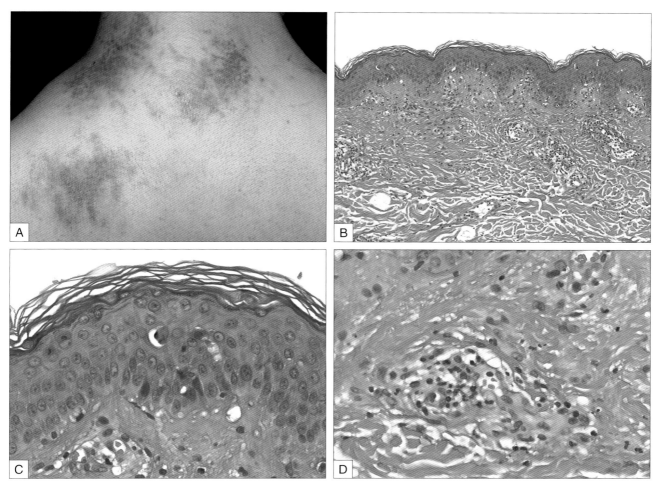

图 16.12　成人 Still 病。A. 肩部持续性红斑；B. 低倍镜提示为血管周围炎；C. 角质层和表皮浅层有坏死的角质形成细胞；D. 真皮浅层血管周围有中性粒细胞及少量嗜酸性粒细胞浸润

## 丹毒（erysipelas）

　　临床表现　为乙型溶血性链球菌或金黄色葡萄球菌感染所致。多见于成年人，好发于下肢、面部等部位，表现为局部红、肿、热、痛，可伴有发热等不适症状。

　　病理表现　真皮乳头层水肿，严重者可形成表皮下疱。真皮内可见胶原间散在中性粒细胞浸润，可伴有血管周围淋巴细胞浸润及红细胞外溢等现象（图 16.13）。

　　诊断要点　以临床诊断为主。

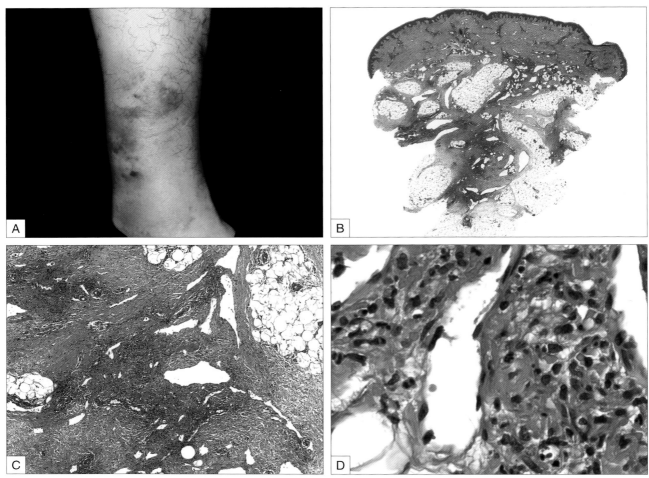

图 16.13　丹毒。A. 下肢局部红肿；B~D. 真皮至皮下脂肪的炎症和淋巴管扩张，可见红细胞外溢及稀疏的中性粒细胞浸润

## 栅栏状中性粒细胞和肉芽肿性皮炎（palisaded neutrophilic and granulomatous dermatitis），间质性肉芽肿性皮炎（interstitial granulomatous dermatitis）和类风湿性嗜中性皮炎（rheumatoid neutrophilic dermatitis）

*临床表现*　属于病理诊断，为谱系性改变。患者多具有结缔组织病或其他系统性疾病背景，包括系统性红斑狼疮、类风湿性关节炎或其他疾病。相对特异的临床特征包括发生在腋下、侧胸部位的皮下条索或斑片（rope sign），也可表现为肢端或关节部位的丘疹、斑块，以及其他非特异性皮疹。

*病理表现*　真皮内弥漫性浸润，包括不同程度的中性粒细胞和组织细胞浸润，可伴有真皮胶原间水肿。中性粒细胞和组织细胞常散在分布于胶原间，往往累及真皮全层，有时可见局部栅栏状肉芽肿性改变。血管周围常以淋巴细胞浸润为主，有时有白细胞碎裂性血管炎改变。如果完全以组织细胞浸润为主，则诊断为间质性肉芽肿性皮炎。完全以中性粒细胞浸润为主的则主要见于类风湿性嗜中性皮炎（图16.14~图 16.16）。

*诊断要点*　三者属于谱系性疾病，诊断需结合临床特征。

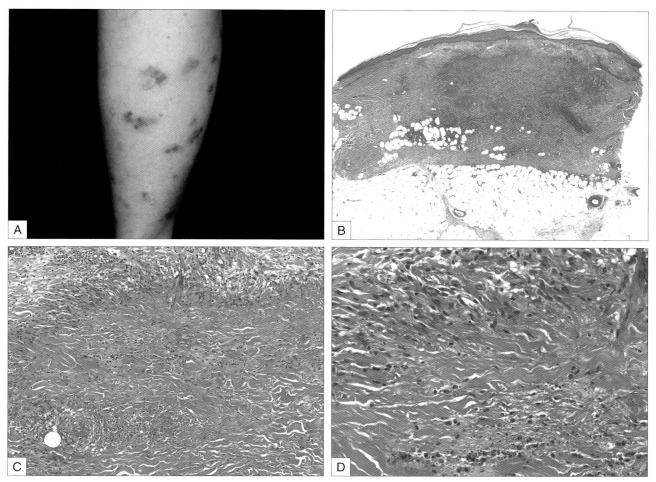

图 16.14　栅栏状中性粒细胞和肉芽肿性皮炎。A. 下肢多发浸润性红斑；B~D. 真皮内肉芽肿性炎症，肉芽肿中央有散在中性粒细胞

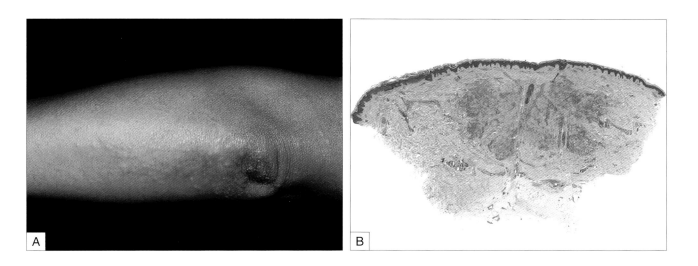

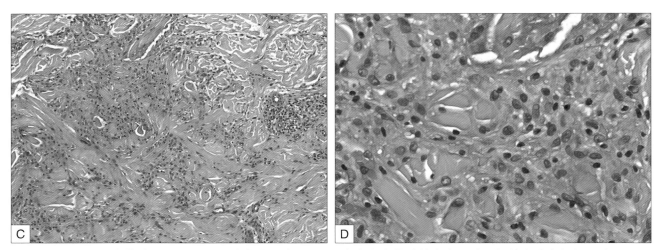

图 16.15　**间质性肉芽肿性皮炎**。A. 上臂多发丘疹；B~D. 真皮内肉芽肿性炎症，胶原间散在分布组织细胞

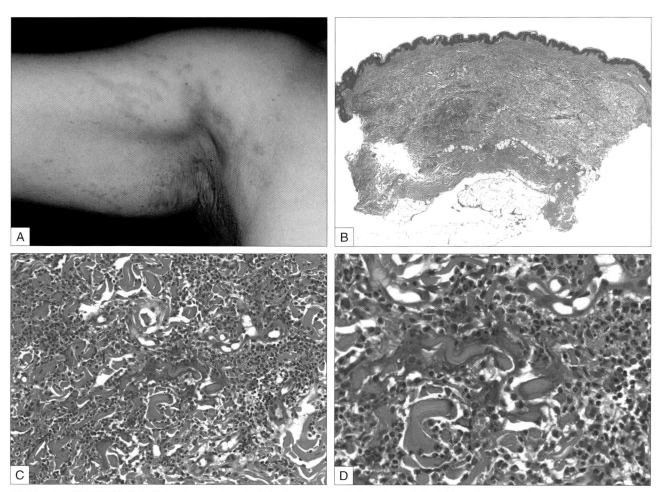

图 16.16　**类风湿性嗜中性皮炎**。A. 腋区多发红斑；B~D. 真皮内弥漫性中性粒细胞浸润，伴有胶原轻度硬化。此病例有类风湿性关节炎病史 10 余年

# Wells 综合征（Wells syndrome）

临床表现　无明确诱因，多表现为以四肢为主的水肿性红斑、水疱或丘疹、结节。

病理表现　表现为以真皮内血管周围及胶原间嗜酸性粒细胞为主的浸润。嗜酸性粒细胞脱颗粒附着于变性的胶原，低倍镜下呈片状鲜红着色，称为火焰征（图 16.17）。

诊断要点　火焰征并非 Wells 综合征独有，也可见于其他嗜酸性粒细胞增生性疾病。

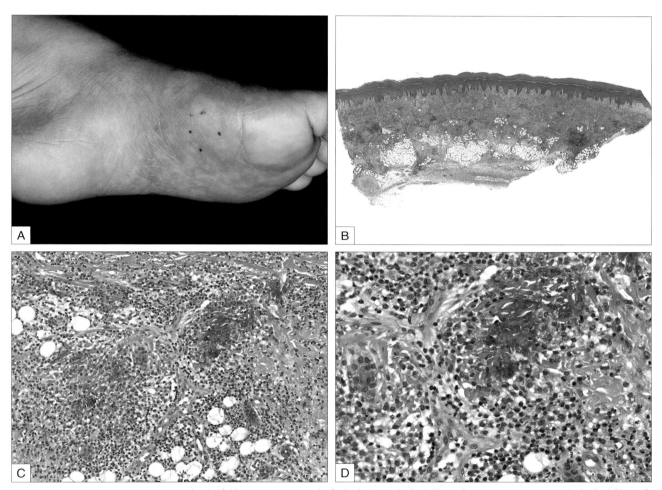

图 16.17　Wells 综合征。A. 足部水肿性红斑；B~D. 真皮内弥漫的嗜酸性粒细胞浸润，可见明显的嗜酸性粒细胞脱颗粒包裹胶原形成的火焰征

## 嗜酸性环状红斑（eosinophilic erythema annulare）

　　**临床表现**　躯干四肢部位出现的多发环状斑块，中央消退，边缘轻度隆起。患者常无系统嗜酸性粒细胞升高等表现。

　　**病理表现**　以血管周围为主的淋巴细胞、嗜酸性粒细胞混合浸润，有时胶原间可见散在嗜酸性粒细胞（图16.18）。

　　**诊断要点**　临床需与环状肉芽肿鉴别。部分医生认为本病可能属于Wells综合征的特殊表现。

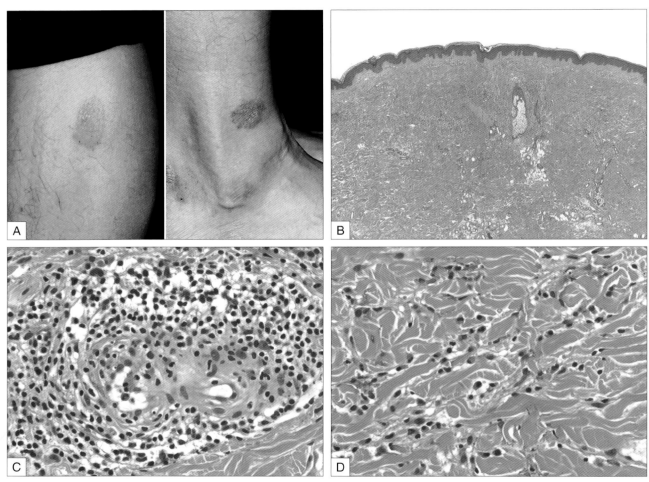

**图16.18　嗜酸性环状红斑**。A. 下肢及足踝部位的椭圆形红斑，边缘有轻度隆起；B. 以真皮血管周围为主的炎症；C. 血管周围淋巴细胞及嗜酸性粒细胞浸润；D. 真皮胶原间以嗜酸性粒细胞为主的浸润

# 17. 脂膜炎 (Panniculitis)

脂膜炎可分为以间隔为主和以小叶为主的脂膜炎。①间隔性脂膜炎：最常见类型是结节性红斑。一些皮肤炎症主要表现在真皮内，但有时也会累及到皮下脂肪间隔，如深在性硬斑病、渐进性坏死性黄色肉芽肿、深在性环状肉芽肿、类风湿结节等，这些疾病通常代表真皮疾病在脂肪间隔的延续。一些血管炎也可表现为间隔性脂膜炎，但血管炎的特征可能是最主要的，如部分白细胞碎裂性血管炎、浅表血栓性静脉炎、结节性多动脉炎等。②小叶性脂膜炎：最常见的是结节性血管炎。以中性粒细胞浸润为主的小叶性脂膜炎包括胰腺病相关性脂膜炎、α1-抗胰蛋白酶缺乏相关脂膜炎、感染性脂膜炎等。以淋巴细胞浸润为主的包括狼疮性脂膜炎、寒冷性脂膜炎等。以组织细胞浸润为主的包括皮下型结节病、新生儿皮下脂肪坏死等。因脂膜炎本身的复杂性以及取材（过小、过浅、不在典型部位）等原因，临床上对很多怀疑脂膜炎的患者难以准确诊断，这一部分患者只能给出描述性诊断，必要时需长期随访或重新取材。

## 目 录

## 结节性红斑（erythema nodosum）

**临床表现** 多见于青年人，尤以女性多见。表现为胫前短时间内突然发生的多发皮下结节，表面可有红肿、疼痛，皮疹一般不破溃，愈后一般无色素沉着及瘢痕。皮疹也可同时发生在上肢。部分患者可有发热、乏力等系统性表现。

**病理表现** ①早期：表现为脂肪间隔水肿，小血管扩张，血管周围灶状中性粒细胞、淋巴细胞和嗜酸性粒细胞混合浸润。②典型期：皮疹表现为脂肪间隔明显增厚，伴有淋巴细胞浸润，脂肪间隔内出现较多组织细胞，可形成多核巨细胞，有时可见多核巨细胞形成的中央有裂隙的结节状改变，称为Miescher结节。③晚期：脂肪间隔增厚，但炎症细胞数量减少。脂肪小叶常无明显累及，一般无脂肪坏死现象。真皮全层无明显炎症或仅有轻微血管周围淋巴细胞浸润（图17.1～图17.3）。

**诊断要点** 临床特征为以胫前为主的多发疼痛性结节，病理为无明显血管炎的间隔性脂膜炎。白塞病也可表现为类似结节性红斑的病理改变，病理多见中性粒细胞浸润，临床同时合并有口腔、外阴溃疡等表现。

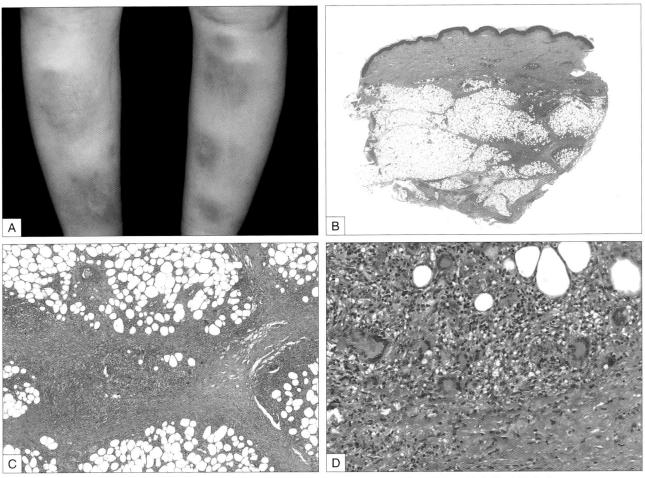

图 17.1　结节性红斑。A. 双下肢胫前多发红色结节、斑块；B~D. 间隔性脂膜炎，伴肉芽肿性炎症

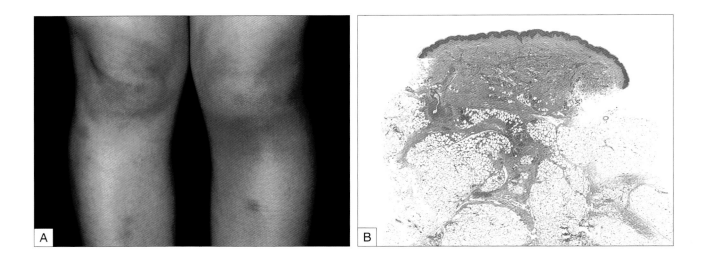

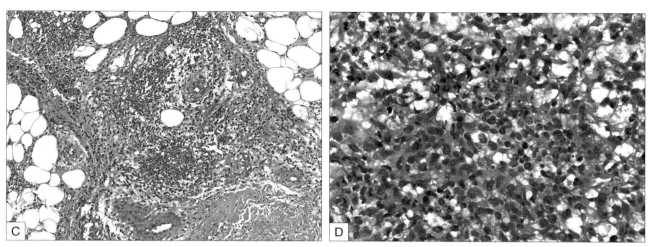

图17.2　**结节性红斑，早期**。A. 下肢胫前多发红色结节、斑块；B~D. 以中性粒细胞浸润为主的间隔性脂膜炎，肉芽肿不明显。此类病例需与白塞病累及皮下脂肪组织相鉴别

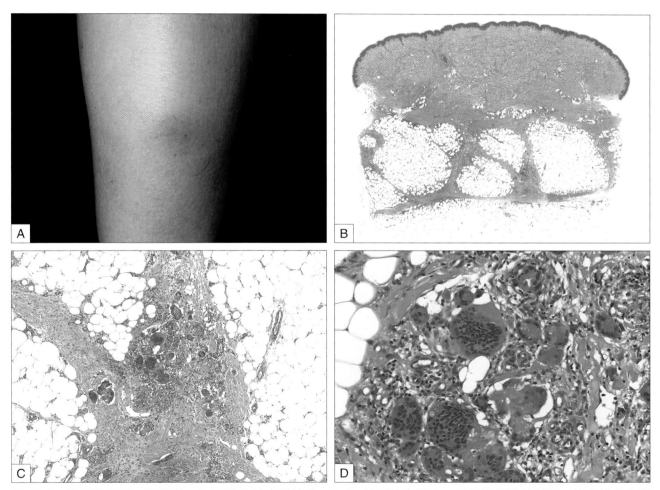

图17.3　**结节性红斑，消退期**。A. 下肢胫前皮下结节；B~D. 间隔性脂膜炎，纤维间隔显著增厚，伴有较多肉芽肿性炎症，可见明显的多核巨细胞

## 白塞病相关结节性红斑（erythema nodosum associated with Behçet disease）

　　白塞病可出现类似结节性红斑的表现。临床表现为下肢多发红色结节，病理表现为以间隔为主的或者间隔和小叶同时累及的脂膜炎，以中性粒细胞浸润为主，部分病例可合并出现血管炎表现。本病需临床结合病理诊断，除了皮肤结节外，患者可具有白塞病的其他表现，如反复发作的口腔、外阴溃疡等。需与结节性红斑急性期鉴别，二者主要以临床特征进行鉴别（图17.4）。

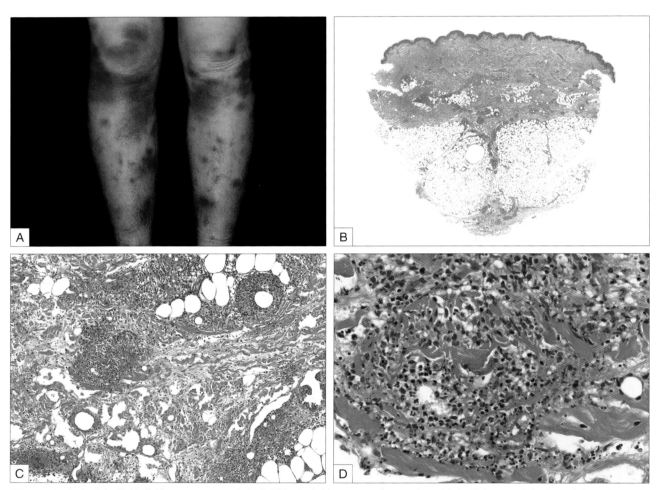

图17.4　白塞病相关结节性红斑。A.下肢多发鲜红色斑块；B~D.病理为间隔性脂膜炎，同时脂肪小叶有轻微累及，浸润细胞以中性粒细胞为主。此病例具有反复发作的口腔溃疡等表现

# 结节性血管炎（nodular vasculitis）

　　**临床表现**　好发于中年人，尤以女性多见。多表现为双下肢以屈侧为主的多发暗红斑、结节，严重患者可出现局部坏死、溃疡形成，愈后可留有色素沉着和萎缩性瘢痕。部分结节性血管炎与结核感染有关，此类患者往往坏死现象更为明显，称为硬红斑。

　　**病理表现**　表现为小叶性脂膜炎，同时有脂肪间隔的轻微增厚。可累及一个或多个脂肪小叶，典型病例受累的脂肪小叶常出现明显的坏死现象，表现为片状凝固性坏死。脂肪小叶呈弥漫性炎症细胞浸润，为淋巴细胞、中性粒细胞混合浸润，可见组织细胞吞噬脂肪现象。部分病例切片上可见明显的血管炎改变，但并非诊断所必需（图 17.5，图 17.6）。

　　**诊断要点**　皮疹容易出现溃疡、色素沉着和瘢痕。小叶性脂膜炎伴片状凝固性坏死是其典型病理特点。

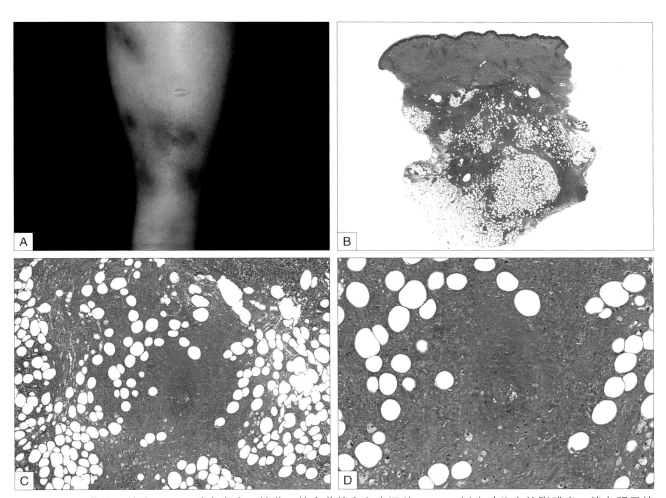

**图 17.5　结节性血管炎**。A. 下肢多发皮下结节，伴有萎缩和色素沉着；B~D. 以小叶为主的脂膜炎，伴有明显的片状凝固性坏死现象

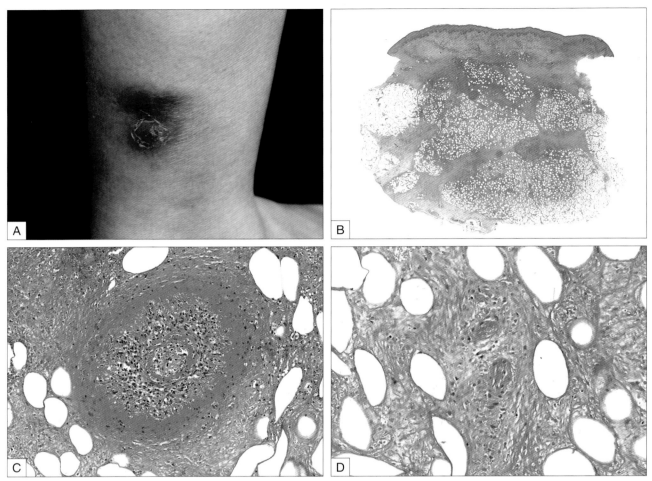

图 17.6　结节性血管炎。A. 下肢局部斑块，伴有萎缩和色素沉着；B~D. 以小叶为主的脂膜炎，同时脂肪间隔也有轻微增厚，伴有明显的血管炎和凝固性坏死现象

## 狼疮性脂膜炎（lupus panniculitis）

　　临床表现　多见于成年女性，也可发生于男性及儿童，为红斑狼疮累及皮下脂肪所致。好发于上臂、大腿、面部等部位，表现为皮肤局部萎缩，表面皮肤正常或具有轻度鳞屑性改变。

　　病理表现　小叶性脂膜炎或混合性脂膜炎，浅表皮肤可不累及。脂肪小叶内可见以淋巴细胞、浆细胞为主的浸润，典型病例可见淋巴细胞核尘，可出现脂肪细胞坏死。脂肪间隔轻度增厚，胶原硬化，有时在脂肪小叶内也可见胶原硬化现象。脂肪间隔内有时可有假性淋巴滤泡形成（图 17.7~图 17.9）。

　　诊断要点　需与皮下脂膜炎样 T 细胞淋巴瘤鉴别。淋巴细胞有异型性、Ki67 高增殖指数、脂肪细胞间浸润的淋巴细胞表达 CD8 以及 TCR 基因重排阳性提示淋巴瘤可能性大。CD123 阳性的浆细胞样树突状细胞在红斑狼疮中数量增加，可区别于皮下脂膜炎样 T 细胞淋巴瘤。特别罕见的情况下狼疮性脂膜炎可与皮下脂膜炎样 T 细胞淋巴瘤共存。

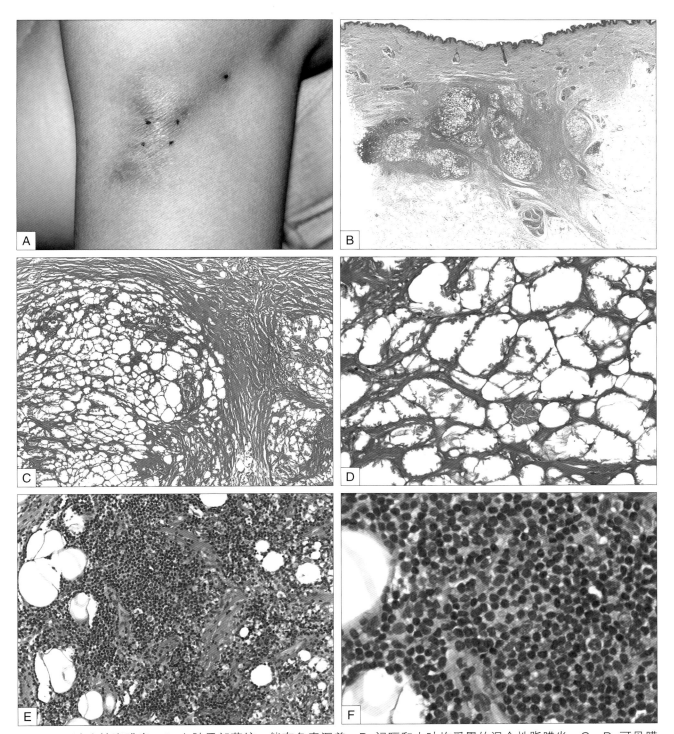

图 17.7　狼疮性脂膜炎。A. 上肢局部萎缩，伴有色素沉着；B. 间隔和小叶均受累的混合性脂膜炎；C、D. 可见膜性脂肪坏死现象以及局部胶原硬化、淋巴细胞浸润；E、F. 局部可见淋巴细胞聚集

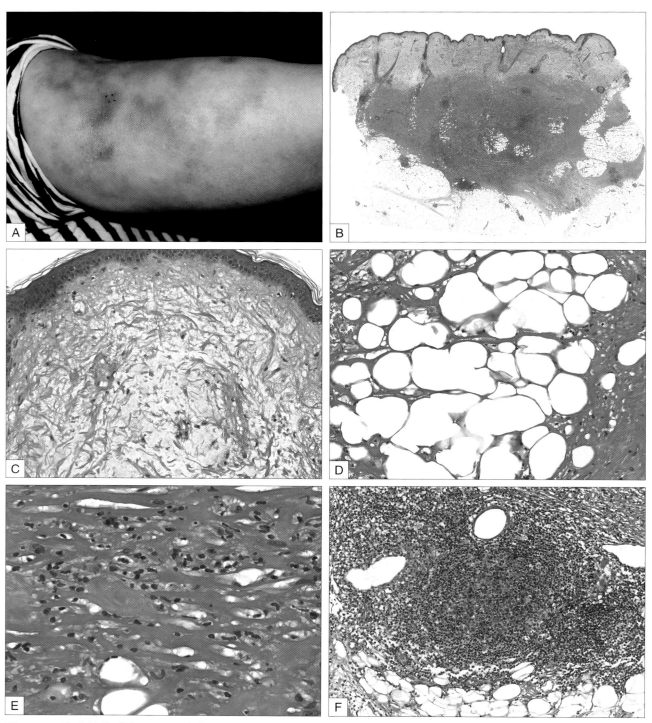

图 17.8　狼疮性脂膜炎。A. 上臂暗红色斑块；B. 累及真皮和皮下脂肪的炎症；C. 真皮浅层明显的黏蛋白沉积；D. 脂肪小叶明显萎缩；E. 胶原硬化，伴有淋巴细胞浸润及核尘；F. 局部假性淋巴滤泡形成

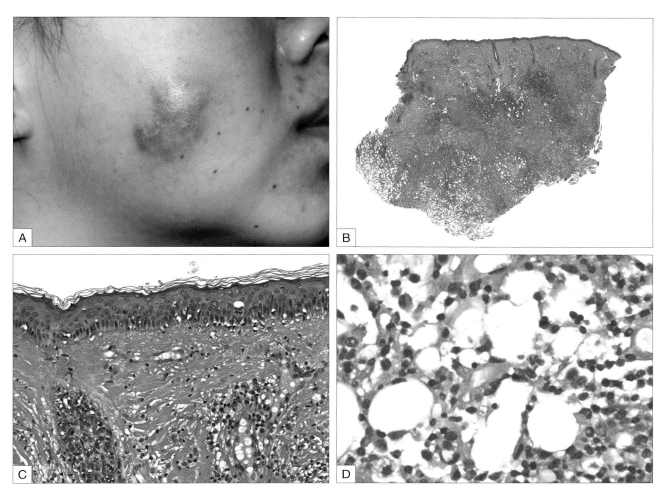

图 17.9　狼疮性脂膜炎。A. 面部肿胀性斑块；B. 累及真皮深部和皮下脂肪的炎症；C. 空泡型界面皮炎和基底膜带增厚；D. 脂肪小叶内明显的淋巴细胞、浆细胞浸润

## 婴幼儿腹部离心性脂肪营养不良（lipodystrophia centrifugalis abdominalis infantilis）

　　**临床表现**　多见于 4 岁内婴幼儿，女童居多。表现为以腹股沟区为中心的脂肪萎缩，离心性扩大，严重者可累及腹壁及下胸壁。皮疹中央明显萎缩，可见静脉血管，周边可有轻度的隆起或红晕。部分患者皮疹可发生于腋下或颈部。皮疹在后期多自行好转或稳定无进展。近年来有个别成人病例报告。

　　**病理表现**　中央萎缩部位取材通常仅见表皮和真皮。边缘红斑处取材表现为小叶性脂膜炎，浸润的细胞为淋巴细胞及浆细胞，偶尔可见多核巨细胞。真皮通常无明显病理改变（图 17.10）。

　　**诊断要点**　临床即可诊断。病理取材部位很关键，多数情况下难以切到炎症病变部位。

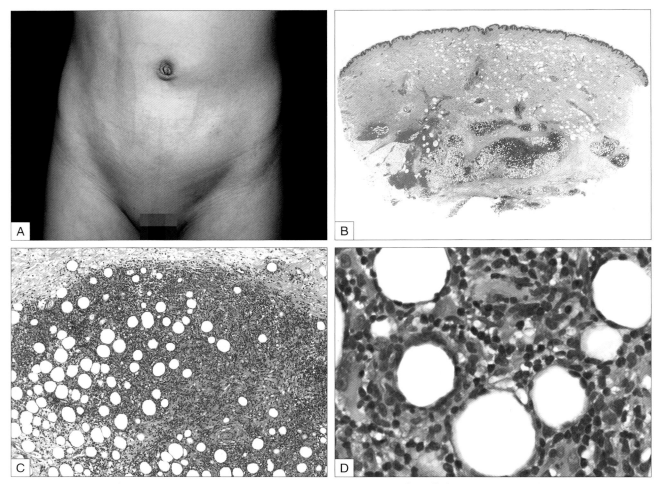

图 17.10  婴幼儿腹部离心性脂肪营养不良。A. 累及腹股沟及腹壁的脂肪萎缩，可见明显的皮下静脉；B. 边缘红斑处取材显示小叶性脂膜炎；C、D. 脂肪小叶明显的淋巴细胞浸润

## 胰腺病相关脂膜炎（pancreatic panniculitis）

临床表现  因大量胰酶释放入血后引起的脂肪组织被胰酶消化破坏形成的炎症。发生于急、慢性胰腺炎及胰腺癌患者。下肢多见，表现为红斑、结节，破溃后形成溃疡，流出油脂样褐色分泌物。

病理表现  小叶性脂膜炎样改变。脂肪小叶被破坏，呈片状嗜碱性改变，高倍镜下见脂肪细胞坏死后发生皂化形成的影细胞。坏死周围有中性粒细胞为主的炎症浸润（图 17.11）。

诊断要点  脂肪小叶片状坏死形成的皂化具有特征性。

## 感染性脂膜炎（infective panniculitis）

临床表现  常由于细菌或真菌感染引起。可为皮肤软组织的直接感染，或为其他部位感染血行播散至皮肤。临床常为红斑、坏死、溃疡，可伴有系统症状。

病理表现  小叶性脂膜炎或同时伴有真皮层的炎症，往往以化脓性炎症为主，可见到大量中性粒细胞，特殊染色可见到细菌菌团或真菌菌丝（图 17.12）。

诊断要点  依赖于临床表现及病原学检查，包括特殊染色和病原体培养、分子生物学鉴定等。

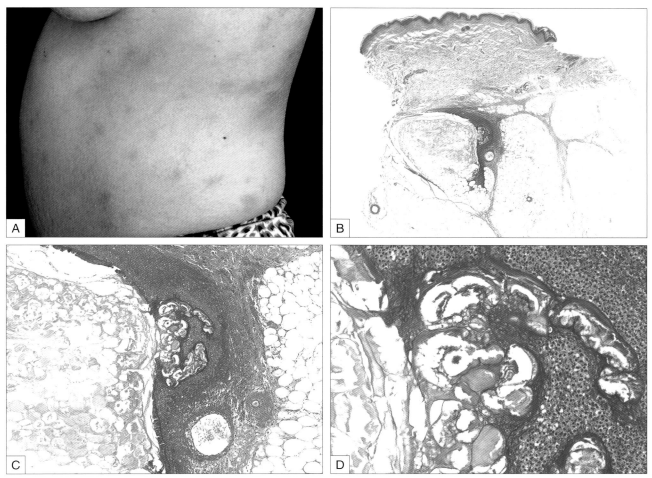

图 17.11　胰腺病相关脂膜炎。A. 躯干多发皮下结节；B~D. 累及脂肪小叶和间隔的混合性脂膜炎，可见脂肪细胞坏死后形成的嗜碱性皂化现象及中性粒细胞浸润

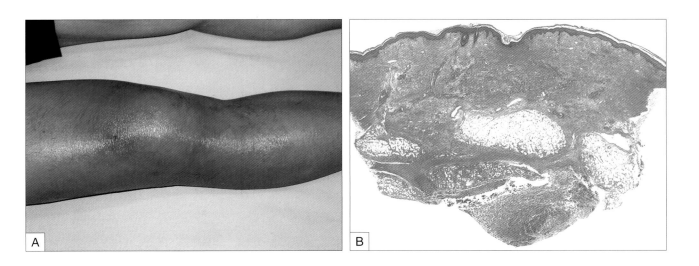

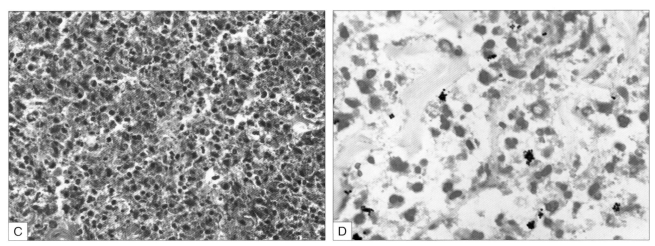

图 17.12　感染性脂膜炎。A. 右下肢急性发作的皮肤软组织红肿，伴有明显疼痛；B、C. 以皮下脂肪层为主的弥漫性中性粒细胞浸润；D. 油镜显示散在分布的革兰染色阳性球菌

## 嗜中性脂膜炎（neutrophilic panniculitis）

　　属病理诊断，在排除了经典的 α1- 抗胰蛋白酶缺乏相关脂膜炎、胰腺病相关脂膜炎、感染性脂膜炎等前提下，临床中经常见到一些不明原因的以皮下脂肪中性粒细胞浸润为主的脂膜炎。如果结合临床特征无法精确诊断，作者通常将此类疾病诊断为嗜中性脂膜炎。这类疾病可能包括了部分白塞病、Sweet 综合征、类风湿性关节炎的皮下表现，也包括其他不明原因的以皮下脂肪改变为主的嗜中性皮病（图 17.13）。

## 新生儿皮下脂肪坏死（subcutaneous fat necrosis of the new born）

　　临床表现　发生于新生儿。四肢、肩部、颊部等部位好发，表现为红色斑块、结节及继发形成的溃疡。
　　病理表现　小叶性脂膜炎，表现为以组织细胞为主的浸润。坏死的脂肪细胞形成放射状裂隙，被组织细胞包绕（图 17.14）。
　　诊断要点　放射状裂隙具有特异性。新生儿硬肿症（scleredema neonatorum）也有脂肪细胞内放射状裂隙，但缺乏炎症。激素后脂膜炎（poststeroid panniculitis）有类似的病理改变，但病史和临床表现差别较大。

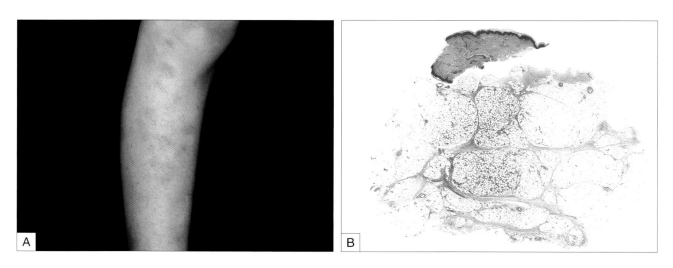

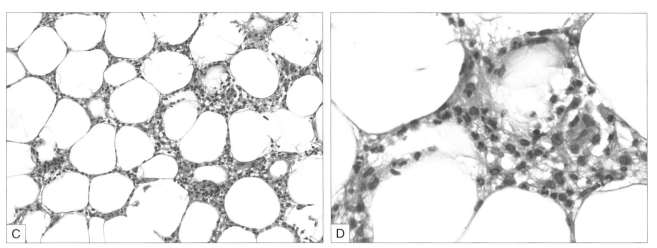

图 17.13　嗜中性脂膜炎。A. 发生于下肢的多发皮下结节；B~D. 小叶性脂膜炎，可见较多中性粒细胞浸润。此病例具有类似白塞病相关脂膜炎的病理改变，但无白塞病的典型临床特点，因此诊断为嗜中性脂膜炎

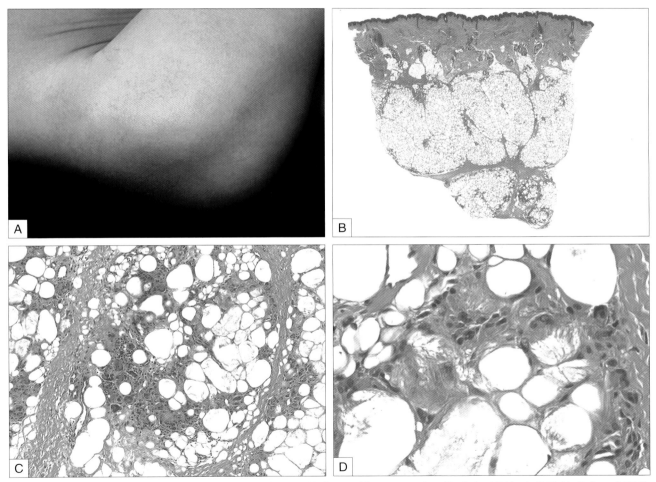

图 17.14　新生儿皮下脂肪坏死。A. 新生儿臀部出现的皮下硬结；B~D. 皮下脂肪小叶局部肉芽肿性炎症，表现为以组织细胞为主的浸润，组织细胞内可见放射状结晶

## 外伤性脂膜炎（traumatic panniculitis）

　　临床表现　　与意外或故意外伤（心理疾病）相关。多见于四肢，表现为结节性改变，可有压痛。

　　病理表现　　表现为小叶性脂膜炎，一般病变相对局限，伴有脂肪小叶坏死，形成大小不一的囊腔，有时形成囊膜性改变，可有肉芽肿或其他炎症细胞浸润。注射异物引起的脂膜炎往往形成化脓性炎症（图 17.15）。

　　诊断要点　　病理无特异性，局限性囊膜性改变或大小不一的囊腔提示创伤可能，诊断需结合临床。

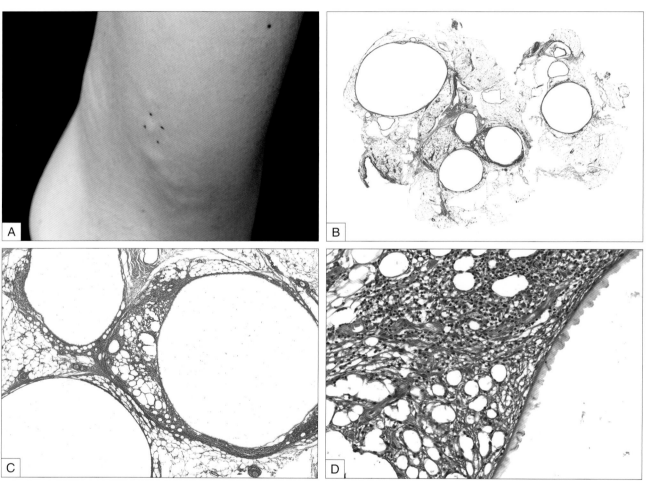

**图 17.15　外伤性脂膜炎。** A. 上肢皮下结节，此病例有明确外伤史；B~D. 脂肪小叶内形成大小不一的囊腔，周围有以淋巴细胞为主的浸润

## 硬化性脂膜炎（sclerosing panniculitis）

临床表现　见于小腿近足踝部位。早期为局部斑块、皮肤硬化、色素沉着，严重时形成上粗下细的类似倒置酒瓶样外观。

病理表现　本病与淤积性皮炎有类似的发病机制，因此其真皮浅部体现淤积性皮炎的特点，包括乳头层血管扩张、红细胞外溢、含铁血黄素沉积等，真皮内有纤维化现象。皮下脂肪呈小叶性脂膜炎或混合性脂膜炎，炎症细胞往往很少见。早期病例多为小叶内脂肪坏死，形成大小不一的囊腔，可伴有轻中度纤维间隔增厚。晚期病例脂肪小叶坏死、萎缩，被硬化的胶原纤维取代（图 17.16，图 17.17）。

诊断要点　小腿近足踝内侧部位皮肤的萎缩、硬化、色素沉着是硬化性脂膜炎的特点。脂肪小叶的坏死、胶原嗜酸性均质化改变是其特点。

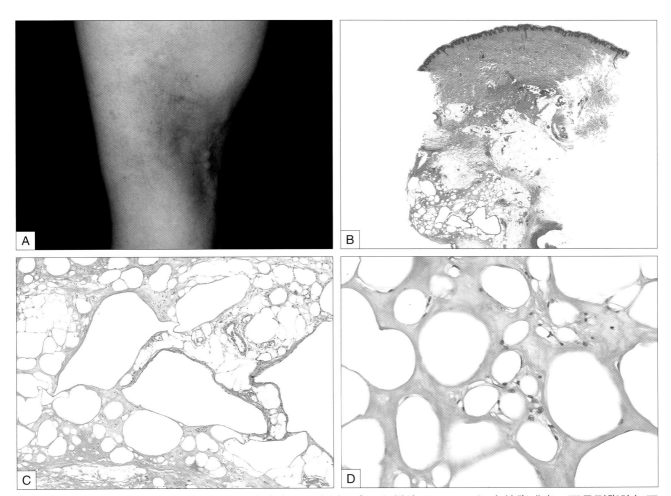

**图 17.16　硬化性脂膜炎**。A. 下肢局部皮肤萎缩，形成倒置啤酒瓶样外观；B~D. 混合性脂膜炎，可见到脂肪坏死形成的大小不一的囊腔以及周围胶原的均质化现象

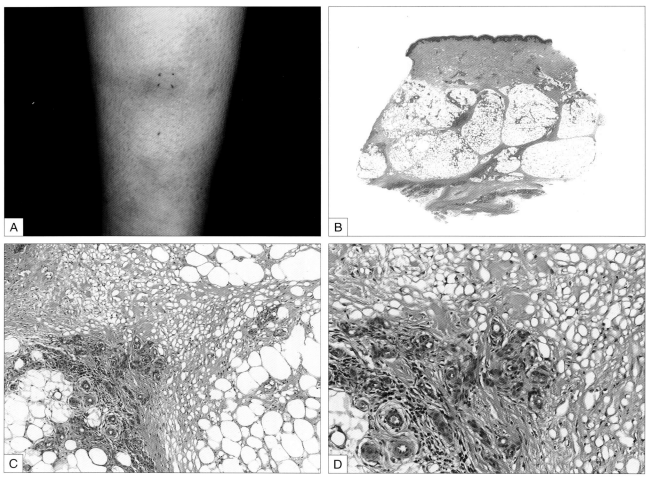

**图 17.17　早期硬化性脂膜炎**。A. 下肢局部斑块；B~D. 混合性脂膜炎，可见缺血、缺氧导致的反应性血管内皮细胞增生以及周围的胶原硬化、脂肪坏死

## 注射相关脂肪萎缩（lipodystrophy associated with drug injection）

　　**临床表现**　多见于臀部或上臂等注射部位，常发生于糖皮质激素或其他药物注射过于表浅之后。

　　**病理表现**　皮下脂肪萎缩，脂肪小叶变小。高倍镜下可见脂肪细胞缩小，核位于周边，炎症浸润往往不明显（图 17.18）。

　　**诊断要点**　脂肪小叶和脂肪细胞明显缩小。

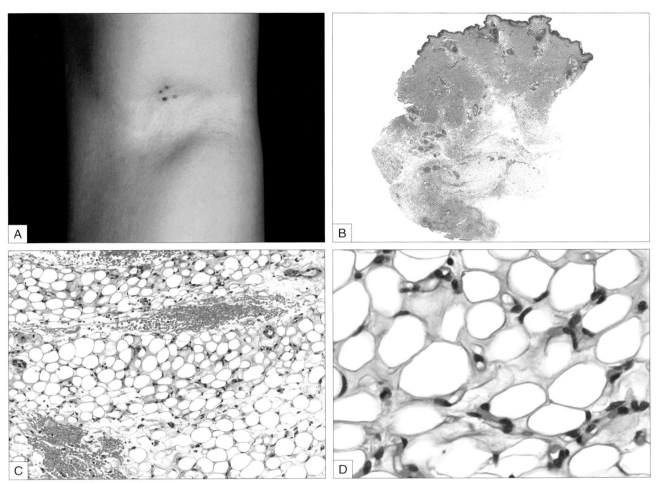

图 17.18　注射相关脂肪萎缩。A. 上臂外侧局部萎缩；B~D. 脂肪小叶缩小，高倍镜下可见脂肪细胞体积明显变小

# 18. 毛囊炎和脱发 (Folliculitis and Alopecia)

毛囊炎和脱发在多数情况下属于毛囊的炎症性疾病，但也可能与外伤、遗传甚至肿瘤有关。随着皮肤镜等无创检测手段的应用，一些脱发性疾病如斑秃、雄激素性脱发、拔毛癖等基本上不需要病理检查即可做出精准诊断。通常来讲，累及毛囊上部的炎症往往容易造成瘢痕性脱发，而累及毛囊下部的炎症则容易形成非瘢痕性脱发。按照炎症浸润成分的划分，则可分为以中性粒细胞、嗜酸性粒细胞或淋巴细胞为主的炎症。对于毛发疾病的诊断，临床和病理结合非常重要，病理上有时横向切片更有诊断价值，因此最好同时进行常规纵向切片和横向切片检查。

## 目 录

## 痤疮（acne）

临床表现　常见于青年患者，偶尔也可见于儿童或中年患者。早期表现为白头和黑头粉刺，进一步发展可形成丘疹、脓疱，严重患者可形成结节、囊肿或瘢痕。

病理表现　白头和黑头粉刺表现为毛囊口闭塞，毛囊漏斗部扩张，形成小的类似表皮囊肿样改变。炎性丘疹和脓疱表现为毛囊漏斗部扩张，以及以毛囊漏斗部为主的化脓性毛囊炎。结节囊肿性改变往往表现为真皮内化脓性肉芽肿性炎症，可伴有局部残留的表皮囊肿样结构，局部形成纤维化，或增生性瘢痕（图 18.1～图 18.3）。

诊断要点　以临床诊断为主。

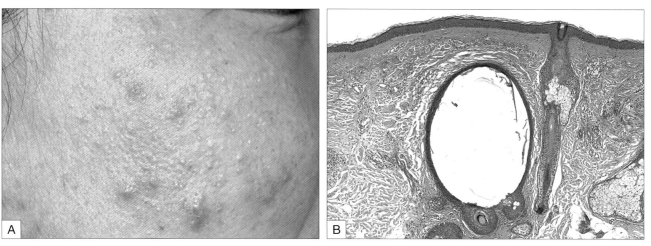

图 18.1　痤疮。A. 面部多发粉刺及少量炎性丘疹；B. 白头粉刺病理为小的表皮囊肿

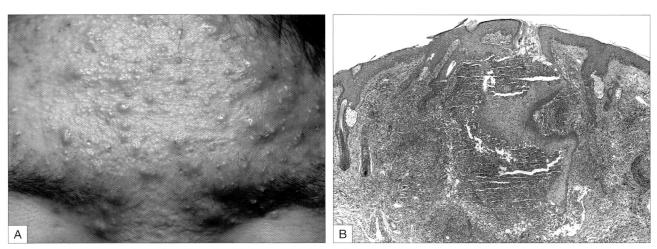

图 18.2　痤疮。A. 面部多发炎性丘疹、脓疱；B. 以毛囊为中心的化脓性炎症，毛囊漏斗壁被破坏

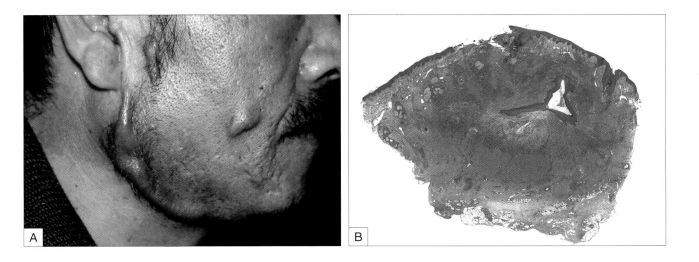

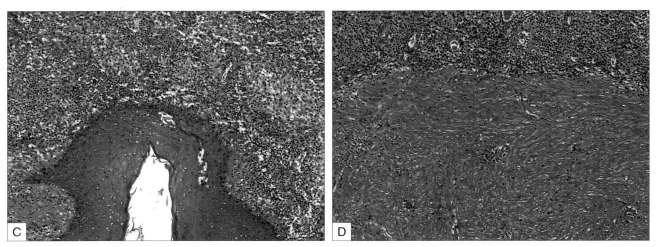

图 18.3　**囊肿型痤疮**。A. 面部多发囊肿；B~D. 真皮内可见上皮样囊腔，局部有化脓性炎症及纤维化

## 毛囊炎（folliculitis）

　　临床表现　　通常指化脓性毛囊炎，多数为细菌感染所继发，也可为非感染因素所致。表现为躯干、四肢或头皮等部位单个或多个毛囊性丘疹、脓疱，或出现局部红肿、脓肿形成，即形成疖或痈。

　　病理表现　　早期表现为以浅表毛囊漏斗部为主的化脓性炎症，严重患者整个毛囊表现为化脓性炎症，毛囊被破坏。严重的疖和痈往往表现为局限性脓肿形成，毛囊常因被破坏而无法见到（图 18.4，图 18.5）。

　　诊断要点　　以临床诊断为主，病理表现为以毛囊为主的化脓性炎症。

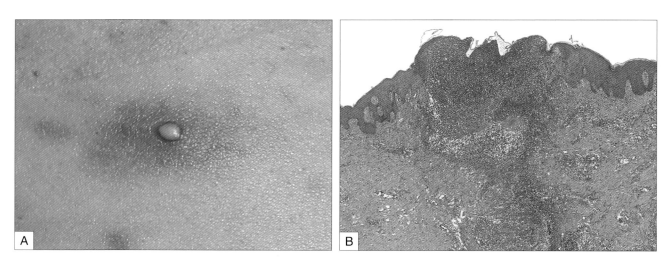

图 18.4　**化脓性毛囊炎**。A. 躯干部位脓疱；B. 以毛囊为中心的化脓性炎症

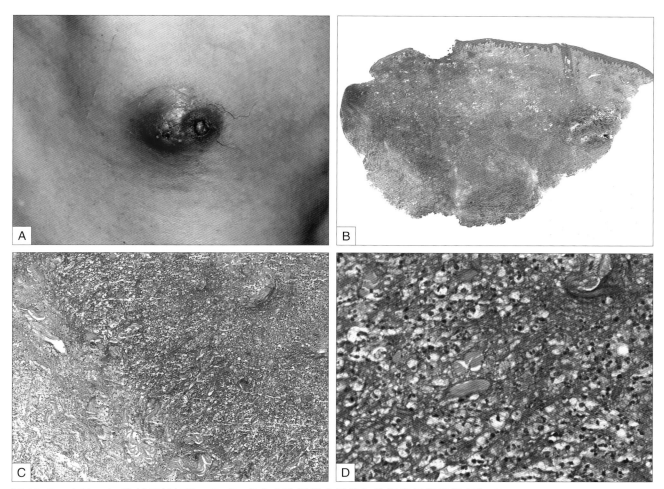

图 18.5　疖肿。A. 胸部局部红肿；B~D. 真皮内弥漫性中性粒细胞浸润及组织局部坏死

## 马拉色菌毛囊炎（Malassezia folliculitis）

　　临床表现　青年人多发，夏季出汗多时严重，表现为胸背部为主的多发丘疹、脓疱。真菌镜检可见马拉色菌孢子。

　　病理表现　毛囊漏斗部位的化脓性炎症，破坏毛囊漏斗壁。可见毛囊漏斗部位有圆形马拉色菌孢子（图 18.6）。

　　诊断要点　以临床诊断为主。

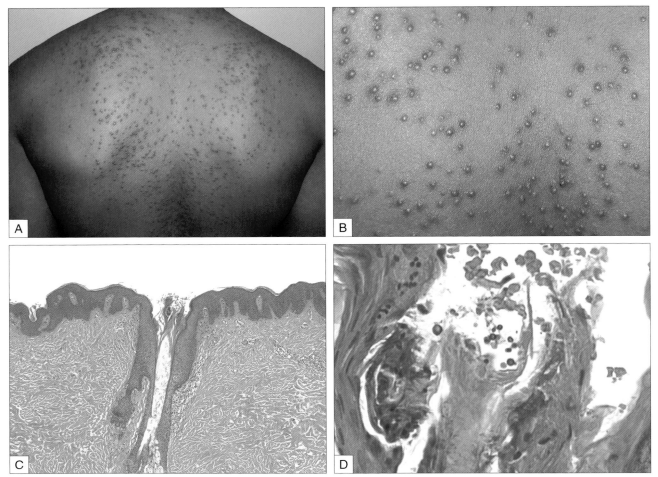

图18.6　马拉色菌毛囊炎。A、B. 胸背部多发红色丘疹；C、D. 以毛囊漏斗部为主的炎症，毛囊漏斗部位角质栓，可见散在马拉色菌孢子

## 瘢痕疙瘩性毛囊炎（folliculitis keloidalis）

　　临床表现　通常见于成年人，好发于颈部等部位，表现为局部发生毛囊炎后继发瘢痕性改变，常反复发作。表现为以毛囊为中心的丘疹、结节、瘢痕。

　　病理表现　表现为瘢痕组织，在切片局部可见残存的毛囊结构，周围可伴有异物肉芽肿反应或化脓性炎症（图 18.7）。

　　诊断要点　以临床特征为主。

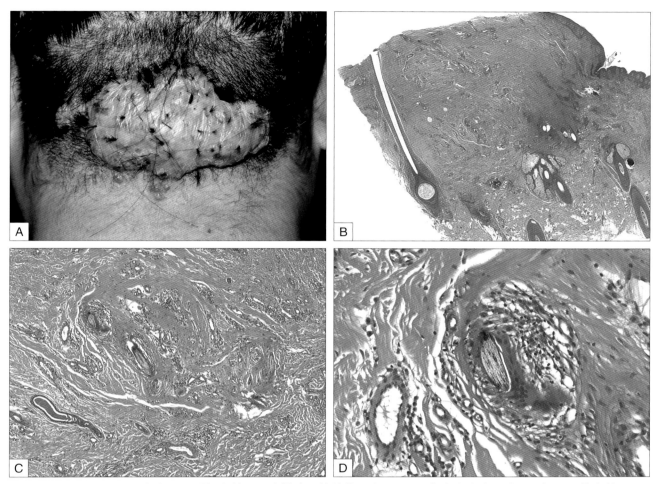

图 18.7　瘢痕疙瘩性毛囊炎。A. 项部斑块，毛发缺失，伴丛状毛发；B~D. 真皮内瘢痕形成，深部可见散在的毛干，周围有肉芽肿性炎症

## 毛囊闭锁三联征（follicular occlusion triad）

　　*临床表现*　毛囊闭锁三联征包括聚合性痤疮、头部脓肿性穿凿性毛囊炎、化脓性汗腺炎三联征，有时三种临床表现并不同时出现。聚合性痤疮好发于成年男性面部，表现为面部多发丘疹、结节、脓肿形成。皮疹可发生融合性改变，脓肿破溃后可有脓性或血性分泌物，愈后留有明显瘢痕。头部脓肿性穿凿性毛囊炎多表现为成年男性头皮部位发生的丘疹、结节、脓肿和瘢痕形成，可有脓腔形成，破溃后有脓性分泌物，愈后留有瘢痕，其上毛发可永久性缺失。化脓性汗腺炎多见于成年人，好发于腋下、腹股沟、臀部等部位，表现为多发的丘疹、结节、囊肿，皮疹可发生融合，破溃后可形成窦道，伴有瘢痕形成。

　　*病理表现*　表现为深在的炎症性改变，局部可形成化脓性改变，或有以淋巴细胞、浆细胞为主的浸润，或同时伴有肉芽肿性改变，有时可见局部残留的毛发结构。周围伴有明显的胶原硬化，瘢痕形成（图 18.8）。

　　*诊断要点*　以临床特征为主。急性期皮疹往往表现为局部化脓性炎症，慢性期表现为不同程度的纤维化。

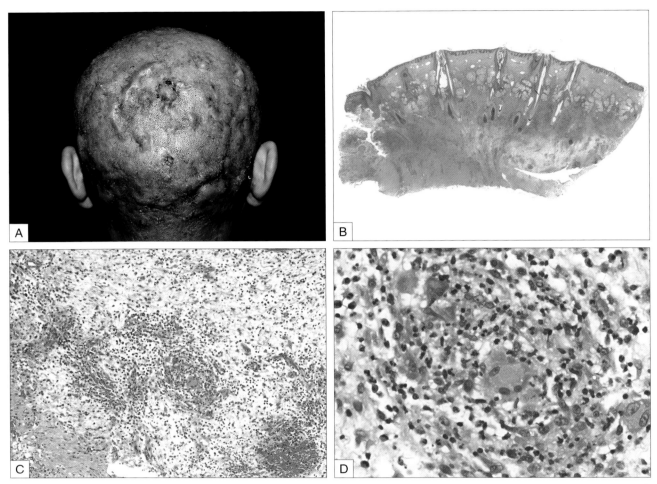

图 18.8　头部脓肿性穿凿性毛囊炎。A. 头皮多发脓肿，部分脓肿融合，伴有脱发；B~D. 以真皮深部为主的化脓性肉芽肿性炎症，可见多核巨细胞、淋巴细胞、嗜酸性粒细胞、中性粒细胞混合浸润

## 头癣（tinea capitis）

**临床表现**　多见于儿童，表现为黄癣、白癣、黑点癣或脓癣。黄癣临床上现在已很少见到，表现为瘢痕性脱发和黄色痂皮，有鼠尿气味。白癣见于儿童，表现为头皮局部呈浅白色，毛发于高出头皮数毫米处折断，残根部有灰白色鳞屑。黑点癣表现为头皮局部脱发，于毛囊开口处形成黑点状断发。脓癣是皮肤癣菌引发的头皮局部炎症性反应，通常表现为化脓性斑块，伴永久性脱发。

**病理表现**　多数头癣的诊断依赖于临床表现、毛发真菌镜检、培养鉴定。病理上找到毛干内外菌丝和孢子有诊断价值。根据感染的真菌种类不同，菌丝和孢子可出现在毛囊漏斗部位角质层内、毛囊内毛根鞘部位或毛干内。有时可引起周围明显化脓性炎症反应，如脓癣（图 18.9）。

**诊断要点**　需要病理检查的主要是脓癣，在毛囊内毛根鞘部位或毛干内找到菌丝和（或）孢子是诊断关键。

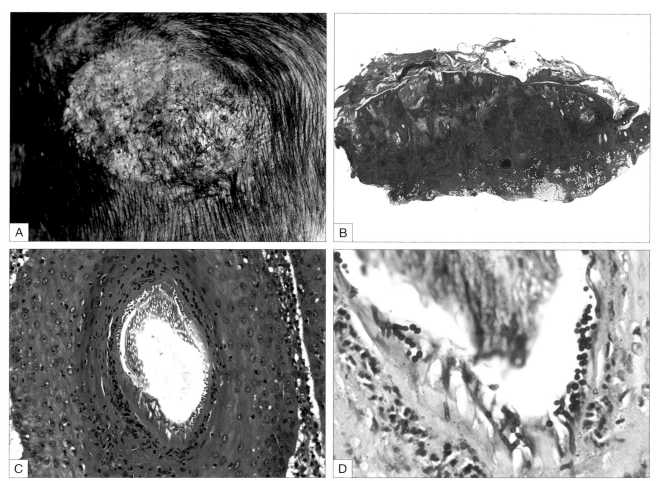

图 18.9 脓癣。A.头皮部位斑块，有脓性分泌物；B.显著角化及痂皮，真皮内弥漫性炎症；C、D.毛囊漏斗部位可见大量孢子和菌丝，PAS 染色显示更为明显

## 嗜酸性毛囊炎（eosinophilic folliculitis）

临床表现　分为三种类型，包括经典型嗜酸性脓疱性毛囊炎、HIV 相关性嗜酸性毛囊炎和儿童嗜酸性毛囊炎。经典型嗜酸性毛囊炎在日本多发，好发于面部、躯干、臀部、上臂等脂溢部位，表现为红斑基础上无菌性、复发性丘疹和脓疱，形成环状或匐形性改变。HIV 相关性嗜酸性毛囊炎表现为瘙痒性丘疹和脓疱，瘙痒剧烈。儿童嗜酸性毛囊炎表现为群集的毛囊性脓疱，常局限于头皮，偶发生于躯干，具有自限性特点。

病理表现　三种嗜酸性毛囊炎病理表现类似，表现为毛囊壁特别是毛囊漏斗部形成嗜酸性粒细胞性海绵水肿和脓疱。除嗜酸性粒细胞外还有不等量的中性粒细胞和单核细胞浸润。毛囊壁可完整或因炎症发生破坏（图 18.10）。

诊断要点　需结合临床特征明确嗜酸性毛囊炎的具体临床类型。一些亲毛囊性蕈样肉芽肿也可出现嗜酸性粒细胞的浸润，需和本病鉴别。

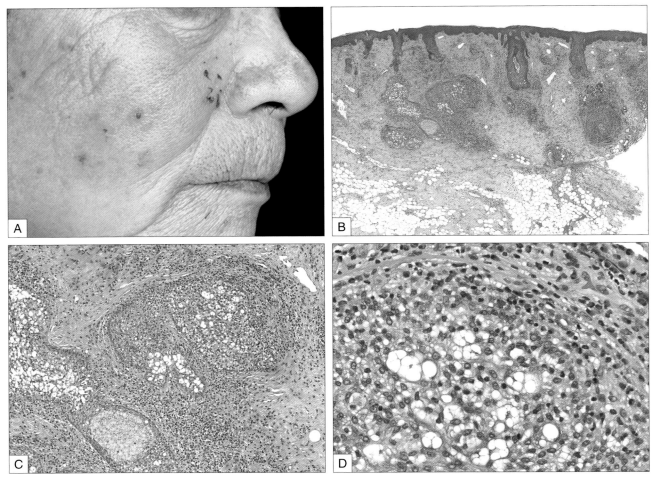

图 18.10 嗜酸性毛囊炎。A. 面部浸润性红斑；B~D. 真皮内毛囊周围大量嗜酸性粒细胞浸润，伴毛囊上皮水肿和局部黏蛋白沉积

## 斑秃（alopecia areata）

临床表现　头皮局部无自觉症状的脱发，边界清楚，单发或多个部位同时脱发，严重患者可形成弥漫性脱发，包括全秃和普秃。皮肤镜下可见到感叹号发、黑点征、黄点征等表现。

病理表现　多数毛囊呈退行期病变，毛囊周围皱缩，基底膜带增厚，少见生长期毛囊。典型患者可见到以毛囊球部为主的局限性淋巴细胞浸润（图 18.11～图 18.13）。

诊断要点　毛囊呈退行期病变，以毛囊球部为主的局限性淋巴细胞浸润是诊断的重要依据。

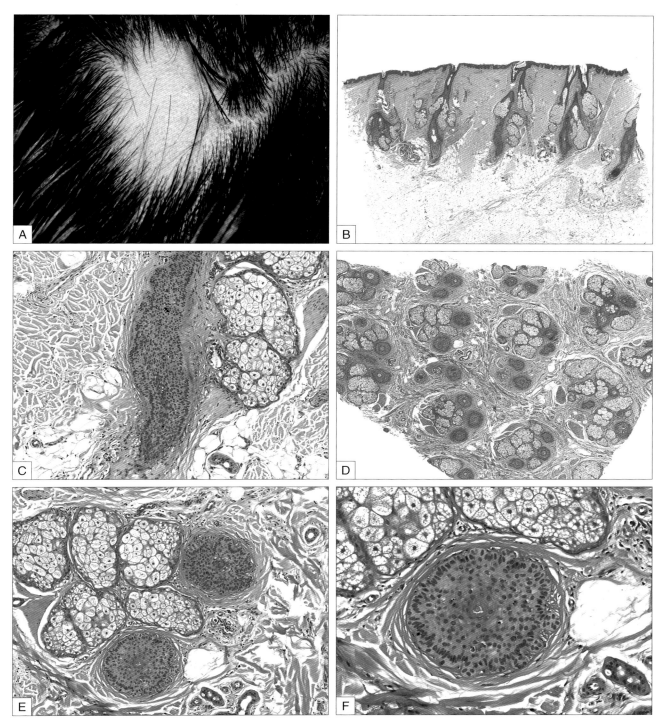

图18.11 斑秃。A. 边界清楚的脱发；B、C. 多数毛囊处于退行期，炎症不明显；D~F. 横切面可见多数毛囊处于退行期，可见凋亡的外根鞘细胞，毛干几乎消失

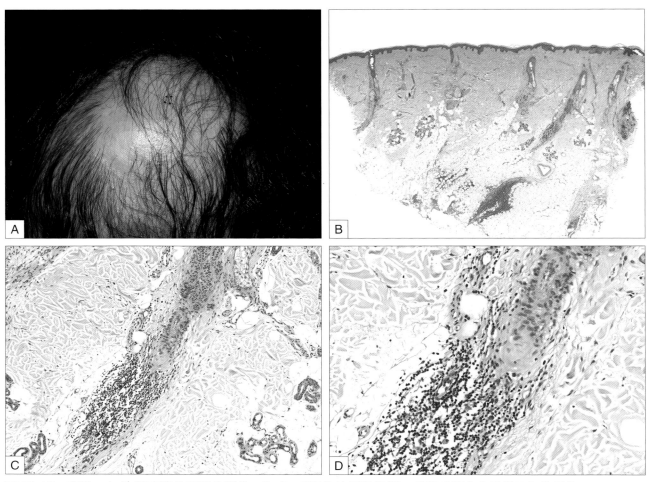

图18.12　**斑秃**。A. 边界不清的局限性脱发；B~D. 毛囊均处于退行期，毛囊球部有大量淋巴细胞浸润

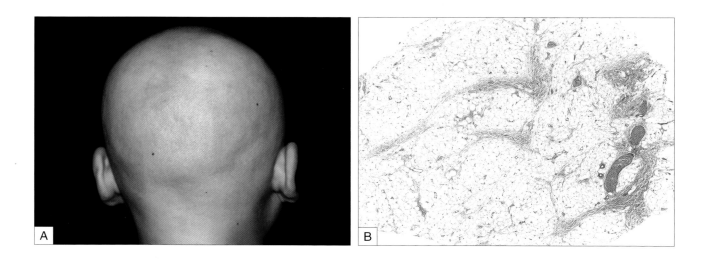

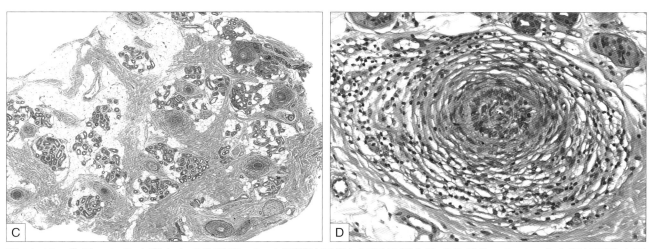

图 18.13　普秃。A. 头皮等全身毛发脱落；B. 皮下脂肪层横切面显示所有终毛均消失；C、D. 真皮深部汗腺水平横切面显示少量毛囊，毛囊周围有明显淋巴细胞浸润

## 拔毛癖（trichotillomania）

　　**临床表现**　常见于青少年，但也可见于成年人，表现为头皮局部脱发，可见毛发参差不齐，受累部位皮肤可有红斑、糜烂等继发表现。皮肤镜下可见断发和点状出血。

　　**病理表现**　表现为退行期或休止期毛囊比例增高。受累的毛囊内毛根鞘碎裂，外毛根鞘出现广泛的细胞凋亡。毛发断面可形成局限性色素沉积（色素管型），毛囊周围可有轻度炎症或纤维化（图18.14）。

　　**诊断要点**　临床上可见长短不一的断发是诊断依据。毛囊内毛根鞘碎裂，外毛根鞘出现广泛的凋亡和色素管型是其病理特点。

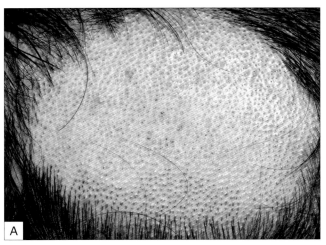

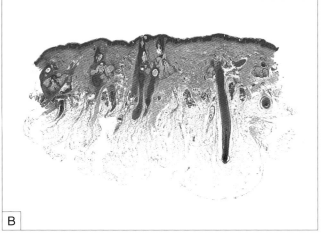

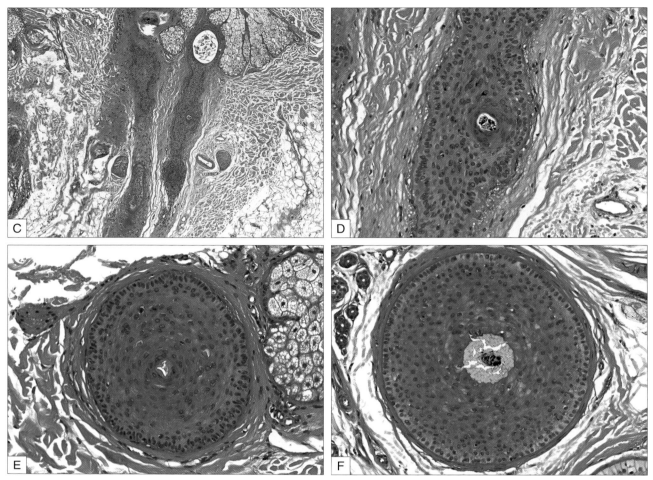

图 18.14　**拔毛癖**。A. 儿童头皮局部毛发缺失；B. 纵切面显示毛囊数量减少，部分毛囊处于退行期；C、D. 退行期毛发，伴有色素管型；E. 横切面显示毛囊外毛根鞘凋亡细胞增多；F. 横切面显示色素管型，内毛根鞘角质碎裂

## 毛发扁平苔藓（lichen planopilaris）

　　临床表现　　常见于成年人，表现为永久性脱发，脱发区域可局限或多发，边界清楚。早期炎症明显时可为红斑、紫红斑，晚期可出现皮肤萎缩及暗褐色皮疹。部分患者可合并有皮肤或口腔等部位扁平苔藓表现。

　　病理表现　　以毛囊漏斗部为主的苔藓样界面皮炎，与皮肤扁平苔藓有类似的病理改变。毛囊周围可出现不同程度的纤维化。晚期毛囊数量明显减少（图 18.15，图 18.16）。

　　诊断要点　　毛囊漏斗部位呈现苔藓样界面皮炎是毛发扁平苔藓的特点。

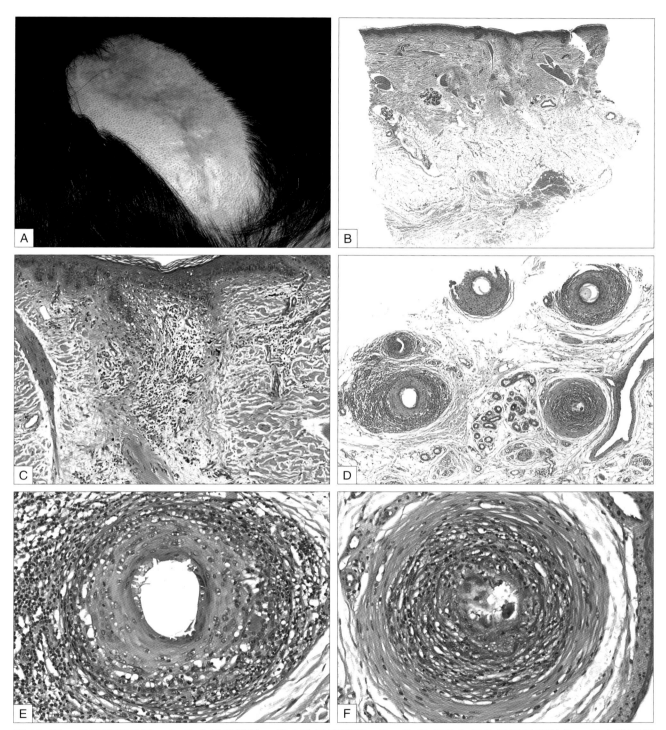

图 18.15　**毛发扁平苔藓**。A. 头皮带状脱发，伴皮肤轻度萎缩；B、C. 常规纵向切片显示毛囊缺失，真皮浅层局部有局灶性淋巴细胞浸润和噬黑素细胞沉积；D~F. 横切片显示多个毛囊周围明显的淋巴细胞浸润及纤维化，可见界面明显破坏形成的苔藓样炎症

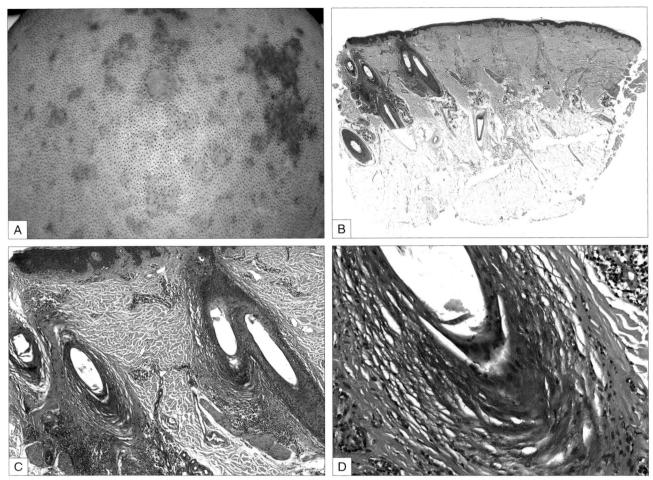

图 18.16　**毛发扁平苔藓**。A. 头皮多发暗红色斑片状毛发缺失；B. 皮损边缘取材提示左侧毛囊周围炎，右侧毛囊缺失；C、D. 毛囊周围明显的纤维化，伴明显的淋巴细胞浸润

## 前额纤维性脱发（frontal fibrosing alopecia）

　　临床表现　　多发生于绝经期女性。表现为以前额为主的毛发缺失，脱发边缘有时可见毛囊性丘疹。除此之外，眉毛、睫毛和毳毛可出现明显缺失或减少。

　　病理表现　　类似毛发扁平苔藓病理，表现为以毛囊漏斗部周围为主的淋巴细胞浸润（图 18.17）。

　　诊断要点　　发病年龄和受累区域有特征性，病理类似毛发扁平苔藓。晚期呈现瘢痕性脱发的特点。

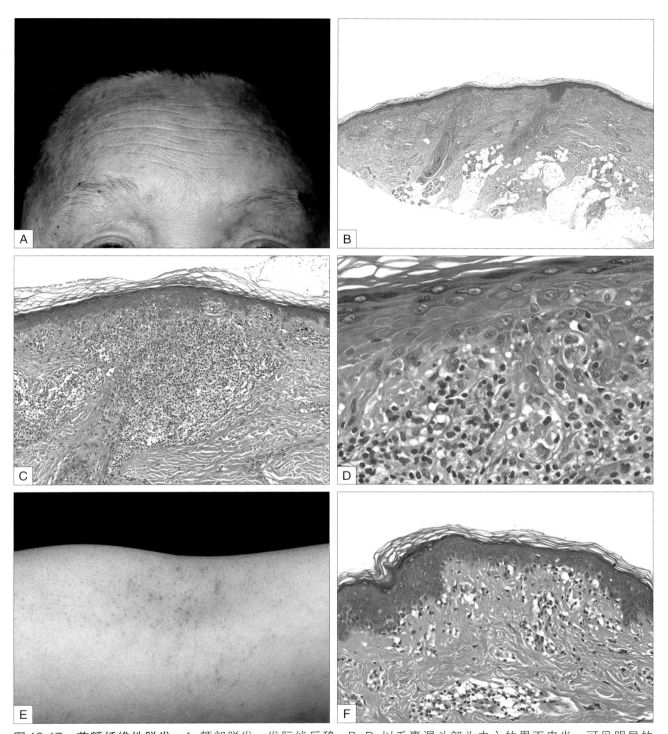

图 18.17　前额纤维性脱发。A. 额部脱发，发际线后移；B~D. 以毛囊漏斗部为中心的界面皮炎，可见明显的 Civatte 小体；E. 上肢散在分布的褐色斑疹；F. 病理示局部轻微界面破坏

## 红斑狼疮性脱发（alopecia associated with lupus erythematosus）

临床表现　表现为萎缩性斑片和片状脱发，部分皮疹呈带状或环状分布模式。

病理表现　具备经典的皮肤盘状红斑狼疮特点，包括空泡型界面皮炎、基底膜带增厚、真皮黏蛋白沉积和淋巴细胞浸润。终毛数量减少，伴退行期毛囊增加及淋巴细胞浸润（图18.18，图18.19）。

诊断要点　与皮肤红斑狼疮病理类似。

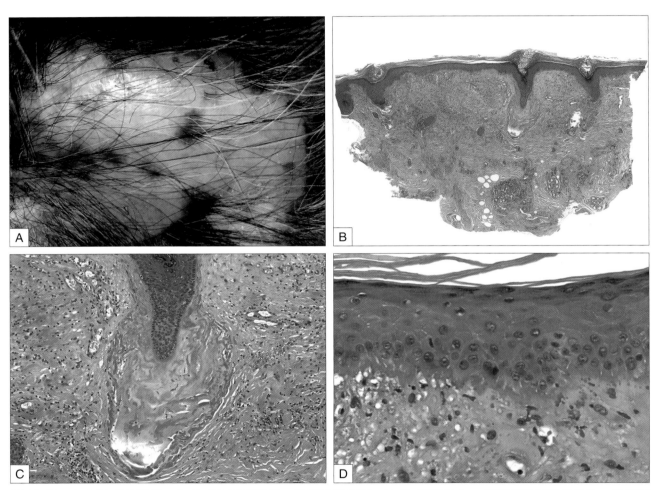

图18.18　**红斑狼疮性脱发**。A. 头皮不规则脱发，伴有轻度萎缩；B~D. 终毛缺失，伴有毛囊周围纤维化，基底膜带增厚，伴空泡型界面皮炎

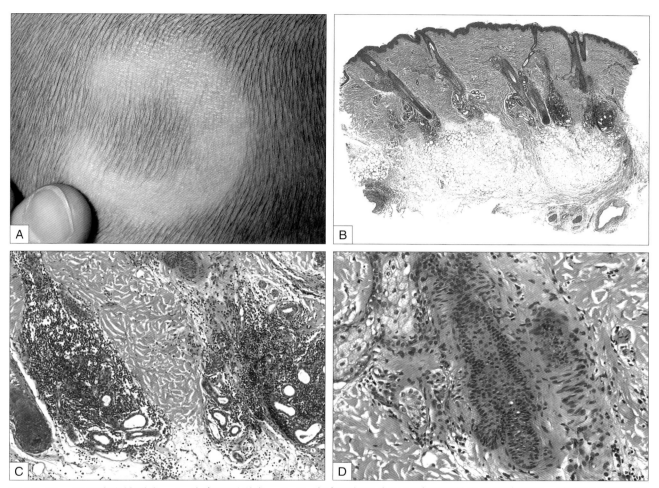

图 18.19　**红斑狼疮性脱发**。A. 头皮环形脱发；B~D. 真皮深部毛囊及汗腺周围的淋巴细胞浸润，伴有退行期毛囊

## 瘢痕性脱发（cicatricial alopecia）

　　除以上描述的瘢痕性脱发类型之外，文献中还描述了一些其他少见的或具有种族特异性的瘢痕性脱发类型，包括中央离心性瘢痕性脱发（central centrifugal cicatricial alopecia）、假性斑秃（pseudopelade of Brocq）和脱发性毛囊炎（folliculitis decalvans）等。中央离心性瘢痕性脱发与毛发扁平苔藓的关系尚不明确，二者在病理上无法鉴别。假性斑秃可能代表瘢痕性脱发的终末表现，其中相当一部分病例可能是毛发扁平苔藓的终末表现。脱发性毛囊炎则代表临床具有明显红肿甚至化脓性炎症的瘢痕性脱发。作者认为这类疾病如果无法更精确的区分，可以在病理报告中统称为瘢痕性脱发（图 18.20）。

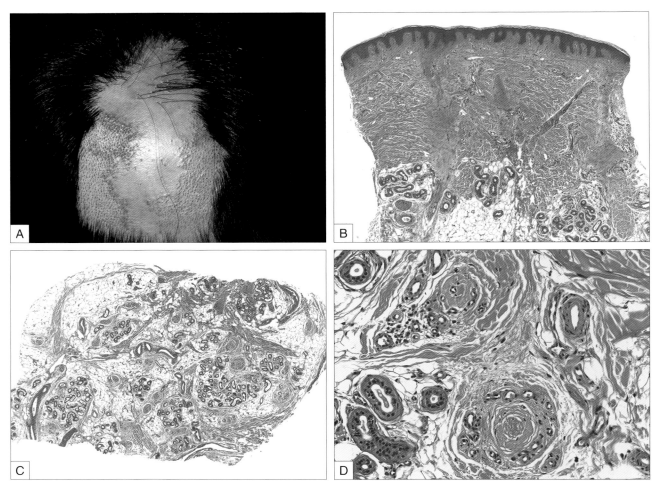

图 18.20　瘢痕性脱发，终末期毛发扁平苔藓。A. 头皮边界清楚的脱发，皮疹边缘可见毛囊周围褐色斑疹；B. 纵向切片显示无终毛和炎症；C、D. 横切片显示无终毛和炎症，仅有残留的纤维性条索。根据临床表现，本病例可能是毛发扁平苔藓的终末期，如果在毛囊周围褐色斑疹部位取材，可能会捕捉到典型毛发扁平苔藓的病理改变

# 19. 胶原及弹力纤维异常
## (Diseases of Collagen and Elastic Fibers)

以胶原变性为主的疾病包括系统性硬皮病、局限性硬斑病、硬化性苔藓等。另外还包括胶原增生、萎缩、穿通，以及一些发育异常。弹力纤维性疾病可大致分为弹力纤维增加、减少或变性改变，目前多数疾病的发病机制尚不清楚。

## 目 录

## 系统性硬皮病（systemic sclerosis）

　　**临床表现**　又称为系统性硬化症，表现为全身皮肤硬化，可合并肺、消化道等系统性硬化。皮肤表现常自手指开始，逐渐进展。可表现为肢端雷诺现象、皮肤不能提起、面具样面容、皮肤毳毛脱落、出汗减少、皮脂缺乏、甲改变、皮肤钙化沉着、口周放射性沟纹等，后期可出现指（趾）端挛缩、溃疡、坏疽。患者可有自身抗体异常。

　　**病理表现**　以胶原均质化为特点，可伴有稀疏淋巴细胞浸润（图19.1）。

　　**诊断要点**　以临床诊断为主，病理与硬斑病类似，但胶原均质化相对硬斑病而言更轻微。

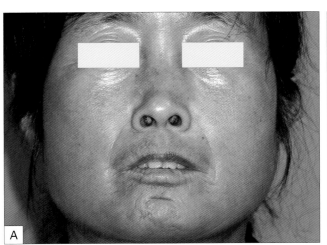
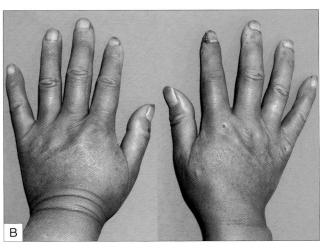

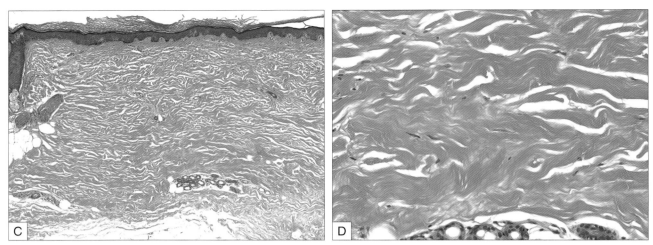

图 19.1　**系统性硬化症**。A. 面部皮肤硬化，口周放射状纹理；B. 肢端水肿硬化；C、D. 真皮胶原硬化，无明显炎症细胞浸润

## 硬斑病（scleroderma）

　　临床表现　包括硬斑病、线状硬皮病等，发生于皮肤局部，最常发生于腹、背、颈、四肢、面部等部位。早期呈淡红色水肿性斑片，后扩大、硬化，呈淡黄色或象牙色，晚期发生萎缩。

　　病理表现　表现为不同程度的胶原硬化。早期表现为胶原轻度致密，胶原之间有弥漫性淋巴细胞浸润，散布于胶原束之间，血管周围也有淋巴细胞浸润。充分发展的皮疹表现为真皮胶原明显粗大或出现均质化，淋巴细胞浸润多位于血管周围。晚期胶原均质化明显，血管周围稀疏的淋巴细胞浸润（图 19.2～图 19.4）。

　　诊断要点　胶原硬化是硬斑病的共有特点。早期皮疹可有显著的胶原间淋巴细胞浸润。需与嗜酸性筋膜炎鉴别，嗜酸性筋膜炎病理上可见脂肪间隔硬化及少量嗜酸性粒细胞浸润。

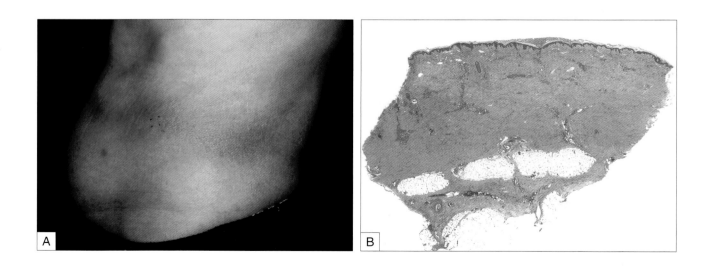

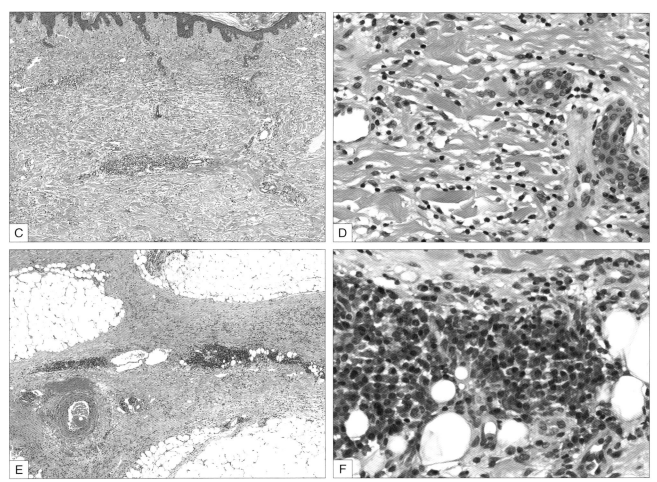

图 19.2　**硬斑病早期**。A. 腰部红斑；B. 真皮和皮下脂肪间隔弥漫的炎症；C、D. 真皮胶原间散在分布的淋巴细胞浸润是早期硬斑病的特点；E、F. 脂肪间隔硬化增厚，伴淋巴细胞、浆细胞和嗜酸性粒细胞浸润

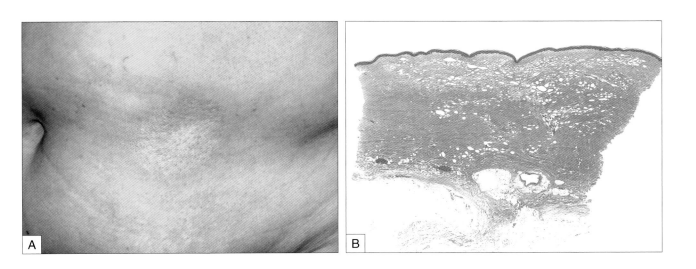

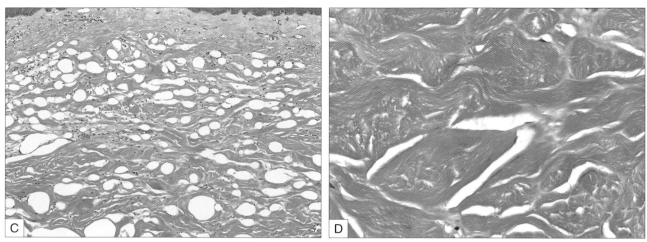

图 19.3 **硬斑病**。A. 腰部斑块；B. 真皮全层胶原硬化，伴有局部淋巴细胞浸润；C. 局部可见多发圆形裂隙，是硬斑病的诊断线索之一；D. 高倍镜下可见局部胶原均质化现象

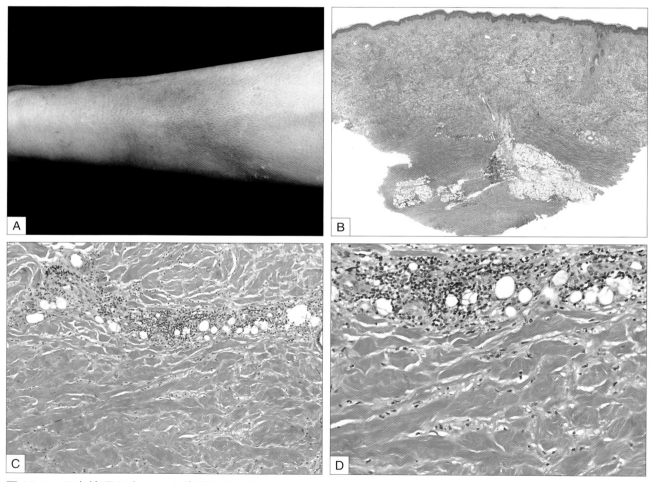

图 19.4 **深在性硬斑病**。A. 上肢浸润性斑块；B~D. 深部真皮及脂肪间隔的胶原硬化，脂肪小叶萎缩，伴有以淋巴细胞为主的浸润

## 嗜酸性筋膜炎（eosinophilic fasciitis）

　　表现为以四肢为主的皮疹，早期肿胀，后期形成硬化性斑块，严重者影响关节活动。尽管有很多文献支持嗜酸性筋膜炎与深在性硬斑病存在区别，但也有研究者，包括作者也认为嗜酸性筋膜炎是硬斑病的一种特殊形式。病理表现为深在性脂肪间隔硬化，在此基础上出现少量嗜酸性粒细胞浸润，同时可有外周血嗜酸性粒细胞升高（图 19.5）。

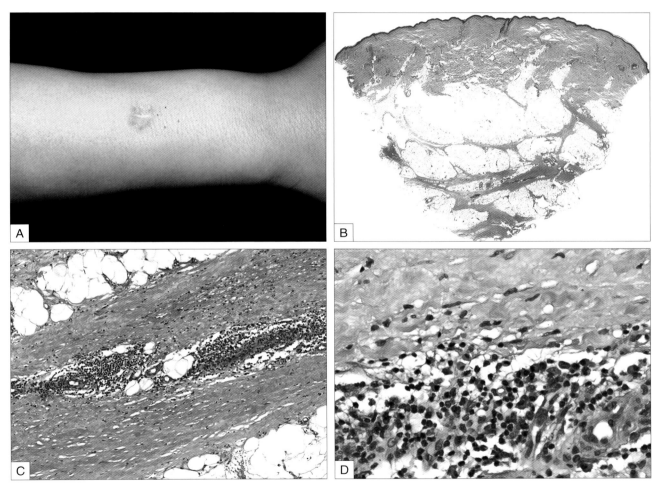

图 19.5　**嗜酸性筋膜炎**。A. 前臂斑块；B~D. 深部脂肪间隔的硬化性改变，伴有局灶淋巴细胞浸润，高倍镜下可见散在嗜酸性粒细胞。嗜酸性粒细胞不应作为区别嗜酸性筋膜炎和硬斑病的依据，图 19.2 所示硬斑病也有嗜酸性粒细胞浸润

## 硬化性苔藓（lichen sclerosus）

　　**临床表现**　硬化性苔藓是表浅的硬斑病，早期表现为皮肤局部红斑、肿胀。后期皮肤可出现局部皱缩，形成蜡样光泽，局部呈羊皮纸样外观，皮纹消失。发生在女性外阴的硬化性苔藓表现为色素减退性白斑，同时阴唇发生萎缩，是外阴白斑的一种常见表现形式。男性龟头部位的病变称为干燥闭塞性龟头炎。

　　**病理表现**　早期表现为轻度界面破坏，真皮乳头层水肿，其下可见带状浸润的淋巴细胞。成熟期皮疹表现为真皮乳头层胶原均质化改变。后期浸润的淋巴细胞数量减少（图19.6~图19.9）。

　　**诊断要点**　羊皮纸样外观是典型的硬化性苔藓的特点。发生在外阴部位的硬化性苔藓有时切片上胶原硬化不是十分明显。外阴硬化性苔藓可继发色素减退、苔藓样变或癌变。

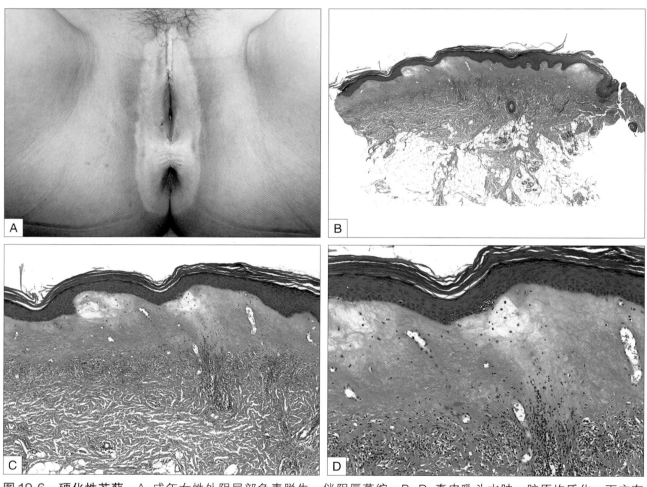

图19.6　**硬化性苔藓**。A. 成年女性外阴局部色素脱失，伴阴唇萎缩；B~D. 真皮乳头水肿，胶原均质化，下方有带状淋巴细胞浸润。表皮因搔抓反应有角化过度现象

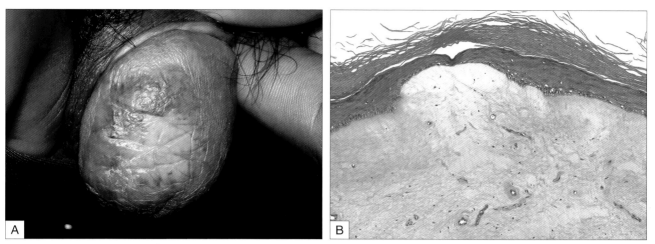

图 19.7　**硬化性苔藓，干燥闭塞性龟头炎**。A. 龟头部位局部萎缩性白色斑片，局部有出血；B. 真皮乳头水肿，胶原均质化改变

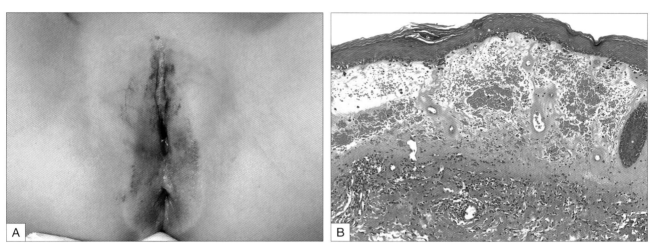

图 19.8　**硬化性苔藓**。A. 幼女外阴阴唇萎缩，伴有出血；B. 真皮乳头水肿，胶原均质化，伴明显出血。此种情况临床上需与性侵、虐待等情况鉴别

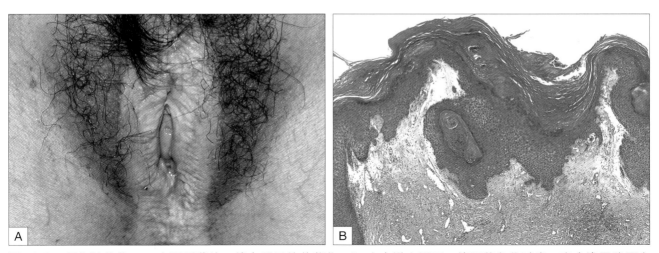

图 19.9　**硬化性苔藓**。A. 大阴唇萎缩，伴有明显的苔藓化；B. 表皮增生肥厚，伴显著角化过度，真皮浅层胶原水肿均质化改变。此病例为增生性硬化性苔藓，此类病例如长期不干预，将可能发展为鳞癌

## 僵硬综合征（stiff skin syndrome）

临床表现　皮肤科常见的为节段性病变，少数患者为泛发性皮疹。节段性患者多在幼儿期或儿童期发病，表现为大腿或骨盆区皮肤单侧硬化，形成坚硬的斑块，表面可有萎缩、多汗等表现，部分患者可见多毛等表现，严重患者可出现关节活动障碍。

病理表现　真皮深部或同时累及皮下脂肪间隔的胶原增生，同时伴有轻微的成纤维细胞增生，增生的胶原包裹脂肪细胞。真皮内无任何炎症细胞浸润（图 19.10）。

诊断要点　病史和临床表现有提示作用，增生的胶原包裹脂肪细胞具有特征性。

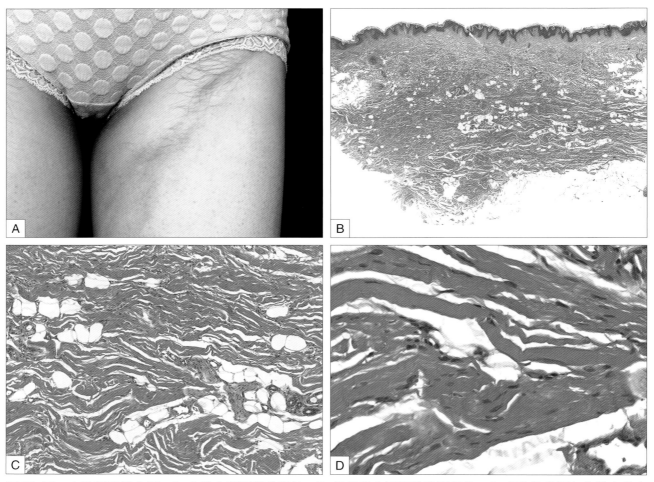

图 19.10　皮肤僵硬综合征。A. 大腿内侧凹陷性斑块；B. 累及真皮深部的胶原硬化；C. 硬化的胶原包裹散在分布的脂肪细胞；D. 成纤维细胞增生及胶原硬化

## 瘢痕疙瘩（keloid）

**临床表现**　好发于前胸、肩背部、耳垂、阴阜、关节等部位，表现为自发性或外伤后所导致的局部增生性结节、斑块，常呈红色或皮色，表面可有毛细血管扩张，严重者局部可有糜烂、溃疡形成。

**病理表现**　真皮结节性胶原增生，与周围正常组织有相对清晰的界线，其上方的表皮多轻度萎缩。增生的胶原均质化，有时形成类似石棉样改变，周围伴有增生的成纤维细胞。病变区域毛细血管相对丰富。部分毛囊炎继发的瘢痕疙瘩在切片内可见毛囊结构或表皮囊肿样结构（图 19.11）。

**诊断要点**　显著的胶原增粗和硬化是其特点，需区别于瘢痕组织。

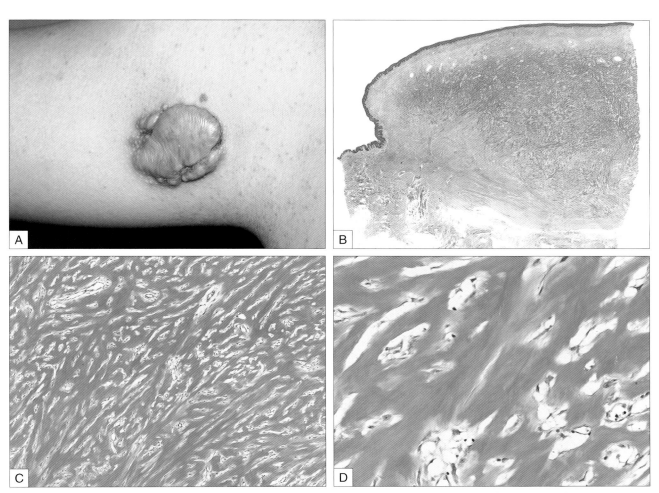

图 19.11　瘢痕疙瘩。A. 上肢局部外生性硬结节；B~D. 显著的胶原增生和均质化，伴有丰富的血管

## 放射性皮炎（radiation dermatitis）

　　**临床表现**　急性放射性皮炎表现为放疗后出现的红斑、水肿，严重者皮肤可坏死、溃疡。慢性放射性皮炎常见于血管瘤患者同位素局部敷贴或局部注射之后，表现为局部皮肤硬化、萎缩、皮肤异色症样改变。

　　**病理表现**　低倍镜下类似硬斑病或硬化性苔藓的表现。可见表皮萎缩、血管扩张、血管破坏等表现。有时可见到成纤维细胞增生，甚至是具有异型性的成纤维细胞（图 19.12）。

　　**诊断要点**　临床病史有重要提示作用，病理类似硬斑病。

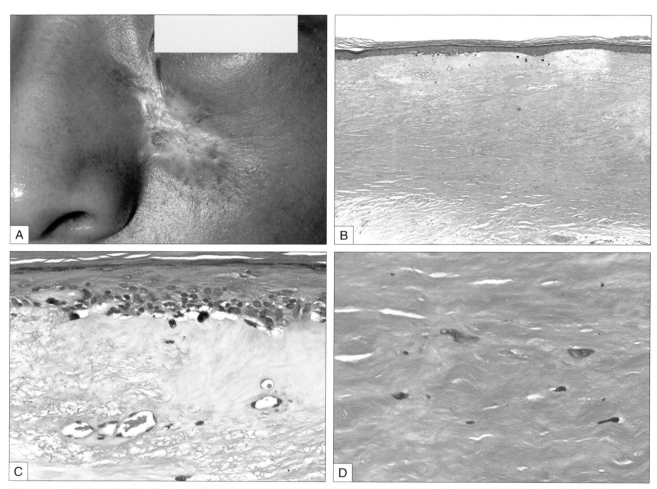

**图 19.12　慢性放射性皮炎**。A. 血管瘤经同位素治疗后形成面部萎缩性斑块；B. 低倍镜下类似硬斑病的表现；C. 局部可见界面破坏，噬黑素细胞沉积，可见明显的血管扩张；D. 胶原均质化，可见个别异常形态的成纤维细胞

# 反应性穿通性皮病（reactive perforating dermatosis）

**临床表现**　本病有很多相关命名，包括获得性穿通性皮病（acquired perforating dermatosis）、反应性穿通性胶原病（reactive perforating collagenosis）、Kyrle病（Hyperkeratosis follicularis et parafollicularis）、穿通性毛囊炎（perforating folliculitis）等。临床多见于成年人，多数患者合并糖尿病、肾功能不全、结缔组织病、恶性肿瘤。多表现为以四肢、肩背部为主的多发坏死性丘疹，覆有角化坏死性痂皮，周围可有红晕，痂皮脱落后可形成浅溃疡。皮疹常继发于轻微外伤或搔抓，有时可见同形反应。通常反应性穿通性胶原病的皮疹大而深在，而Kyrle病或穿通性毛囊炎的皮疹小而多发。有很多文献报告这几种疾病之间的细微差别，但也有文献报告反应性穿通性胶原病、Kyrle病或穿通性毛囊炎合并发生的情况，由于几种疾病治疗方式类似，因此作者认为此类疾病宜统一称为反应性穿通性皮病，不宜做更仔细的区分。需注意的是匐行性穿通性弹力纤维病有独特的临床和病理特征，不应包含在内。

**病理表现**　表皮坏死，形成浅表溃疡，真皮内胶原变性，向上穿通，与坏死的表皮组织等形成痂皮。Masson三色可显示穿通的胶原等成分（图19.13）。

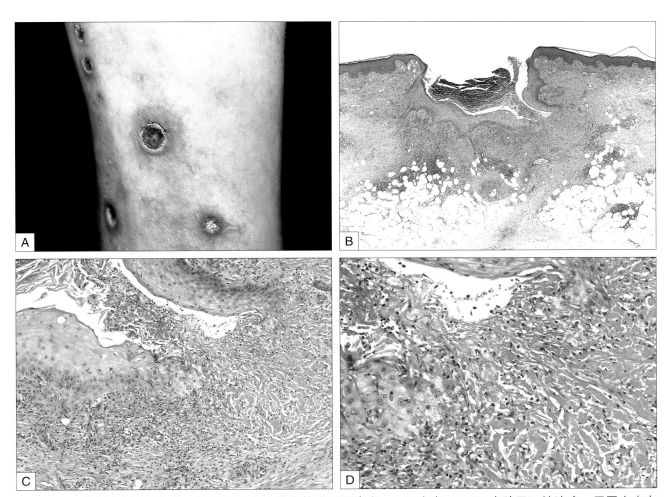

**图19.13　反应性穿通性皮病**。A. 下肢多发边界清楚的圆形溃疡，上覆痂皮；B~D. 皮肤局限性溃疡，周围表皮有轻度不规则增生，局部可见胶原穿通现象

　　诊断要点　本病需与结节性痒疹继发的浅表溃疡鉴别，本病溃疡相对深在，表面附有明显痂皮，胶原变性、穿通的特点较为突出。而结节性痒疹的溃疡相对表浅，痂皮通常不明显。本病可能属于机体对搔抓刺激的一种过度反应，推测可能与糖尿病、肾病等疾病导致的微血管病变相关。

## 皮肤松弛症（cutis laxa）

　　临床表现　皮肤松弛症是一组异质性疾病，可由先天性基因缺陷或者后天炎症性或肿瘤性疾病继发。先天性皮肤松弛症一般见于各种不同类型的早老症。后天性皮肤松弛症多数为炎症反应继发，如一些中性粒细胞性皮肤病后期可继发局限性或泛发性皮肤松弛。患者临床可表现为局限性或泛发性皮肤松弛，严重时皮肤松垂如布袋样表现。

　　病理表现　真皮内弹力纤维消失，可通过弹力纤维染色证实。嗜中性皮病引起的松弛症可见弥漫性中性粒细胞浸润（图 19.14，图 19.15）。

　　诊断要点　特殊染色显示缺乏弹力纤维。

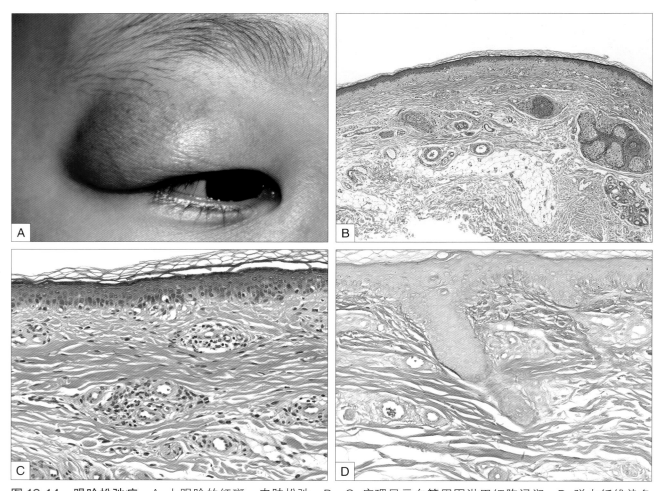

图 19.14　眼睑松弛症。A. 上眼睑的红斑、皮肤松弛；B、C. 病理显示血管周围淋巴细胞浸润；D. 弹力纤维染色示弹力纤维缺失

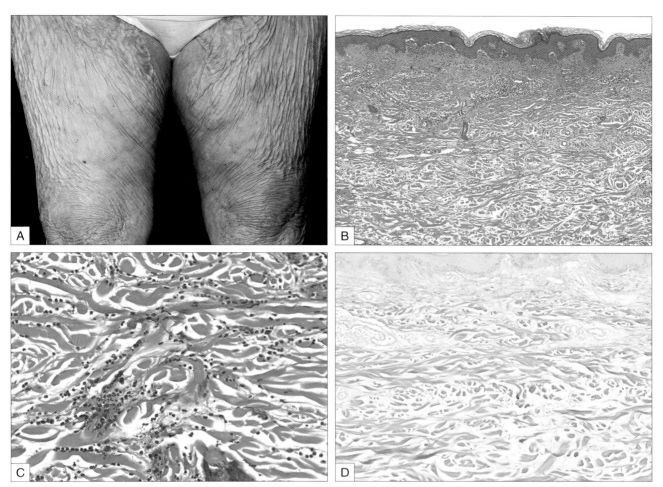

图 19.15　**皮肤松弛症**。A. 全身皮肤松弛，伴有少数荨麻疹样红斑；B、C. 病理表现为嗜中性皮病，伴胶原间大量中性粒细胞；D. 弹力纤维染色显示弹力纤维消失

## 丘疹性弹力纤维溶解（papular elastorrhexis）

**临床表现** 见于青少年和儿童，表现为躯干部位多发的小丘疹，直径常为数毫米，颜色略淡，触诊局部皮肤略松弛。

**病理表现** 低倍镜下切片无明显异常，可见浅层血管轻度扩张。弹力纤维染色显示真皮浅层界线非常清楚的局限性弹力纤维缺失（图 19.16）。

**诊断要点** 皮肤松弛性小丘疹和局限性弹力纤维缺失是本病特点。

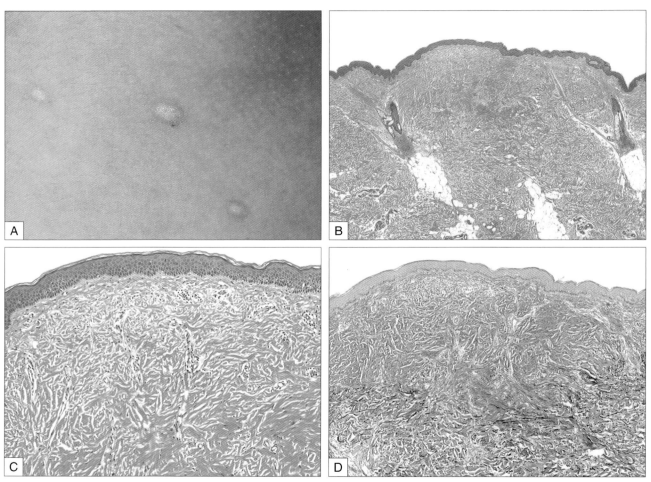

**图 19.16 丘疹性弹力纤维溶解**。A. 躯干部位多发直径为数毫米的淡白色丘疹；B、C. 病理显示大致正常皮肤，血管有轻微扩张；D. 弹力纤维染色显示真皮浅层弹力纤维缺失

## 弹力纤维假黄瘤（pseudoxanthoma elasticum）

**临床表现** 本病是一种遗传性疾病，与 *ABCC6* 基因突变有关。患者多于青少年时期发病，表现为颈部、腋下、脐部、腹股沟等部位多发淡黄色扁平丘疹。可伴有眼部血管、心血管系统或其他系统异常。

**病理表现** 真皮中部可见断裂、肿胀的轻度嗜碱性染色的弹力纤维，异常的弹力纤维呈簇集状或颗粒状改变。弹力纤维染色可显示明显变性的弹力纤维，钙染色可显示钙质沉积（图 19.17）。

**诊断要点** 一些早期病变需病理确认。

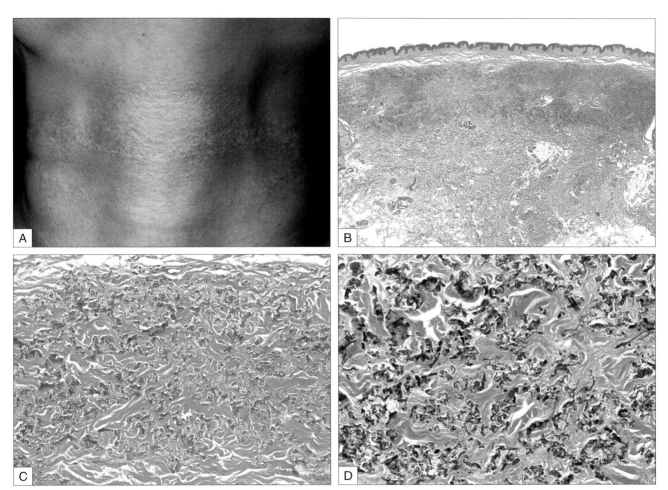

**图 19.17 弹力纤维假黄瘤**。A. 颈部多发淡黄色丘疹，融合形成斑块；B、C. 病理显示真皮浅中层弹力纤维异常，弹力纤维呈毛线球样外观；D. 弹力纤维染色显示异常的弹力纤维

## 匐行性穿通性弹力纤维病（elastosis perforans serpiginosa）

　　临床表现　病因不清，部分与青霉胺使用有关。临床表现为皮肤局部角化性丘疹，或环状、匐行性排列的斑块，表面有轻度角化性改变。

　　病理表现　表皮增生，棘层肥厚，局部表皮突下陷形成假上皮瘤样增生性改变或形成包绕性改变，其包绕的真皮组织含有变性的弹力纤维。弹力纤维染色可显示粗大变性的弹力纤维，有时可观察到弹力纤维经表皮局部穿通至角质层（图 19.18）。

　　诊断要点　局灶性真皮乳头变性的弹力纤维及穿通是其特点。

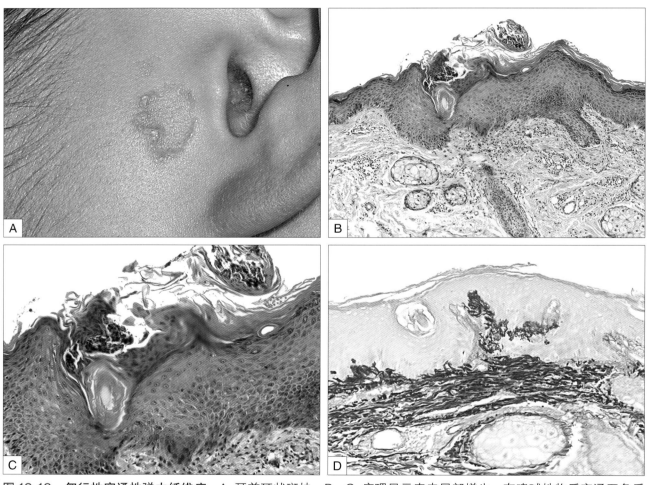

图 19.18　匐行性穿通性弹力纤维病。A. 耳前环状斑块；B、C. 病理显示表皮局部增生，有嗜碱性物质穿通至角质层；D. 弹力纤维染色显示真皮乳头层异常弹力纤维聚集，并向表皮内穿通

皮肤沉积物疾病代表一大组病因不同的疾病。皮肤沉积物往往不是皮肤的正常组分，或者其局部含量显著超过正常皮肤。这些物质通过代谢、药物甚至人工植入等手段进入人体。皮肤沉积物疾病种类繁多，常见的有黏蛋白沉积、淀粉样物质沉积、钙盐沉积、色素沉积、植入物沉积等。

## 目　录

## 黏液水肿性苔藓（lichen myxedematosus）

**临床表现**　又称为硬化性黏液水肿。多见于成年人，患者多有系统性单克隆性免疫球蛋白异常。表现为全身皮肤硬化，触诊如皮革样改变，有时在躯干部位形成皮肤褶皱，或在面部形成较为明显的皮纹。部分患者可形成多发或泛发丘疹性改变。

**病理表现**　真皮内局限或弥漫性成纤维细胞增生，成纤维细胞之间有少量黏液，黏蛋白染色阳性（图20.1）。

**诊断要点**　本病为泛发性皮疹，进行性发展。怀疑本病的患者需进行外周血及骨髓相关检查，寻找异常免疫球蛋白血症及产生的原因。

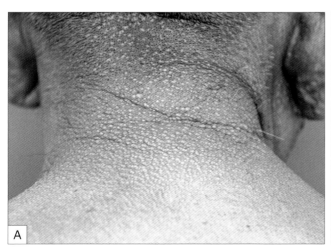
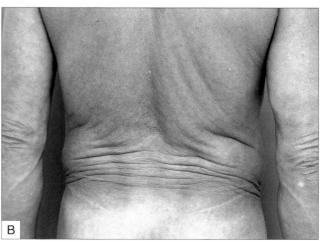

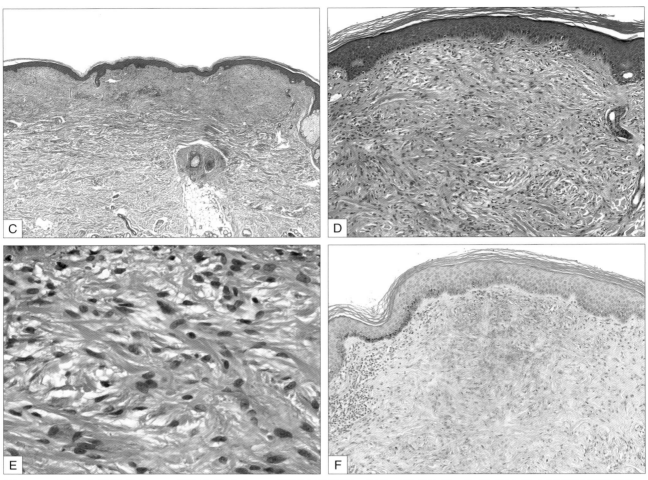

图20.1　**黏液水肿性苔藓**。A. 颈部多发丘疹；B. 背部皮肤增厚、硬化、形成皱褶；C~E. 真皮浅中层梭形细胞增生；F. 胶样铁染色显示真皮胶原间少量黏蛋白沉积

## 皮肤局限性黏蛋白沉积（cutaneous focal mucinosis）

　　*临床表现*　指单发或多发的局限性丘疹性或结节性黏蛋白沉积。发病原因不明，不合并异常免疫球蛋白增生和其他系统性改变。表现为单发或多发的丘疹、结节，患者无系统症状。一些相对独特的皮肤局限性黏蛋白沉积性疾病病种包括肢端持续性丘疹性黏蛋白病、青少年自愈性丘疹性黏蛋白病、婴儿丘疹性黏蛋白病等。

　　*病理表现*　表现为局部成纤维细胞轻度增生，同时伴有黏蛋白沉积，病变范围局限（图20.2，图20.3）。

　　*诊断要点*　具体分类以临床特征为主，病理可提供黏蛋白沉积的形态学依据。

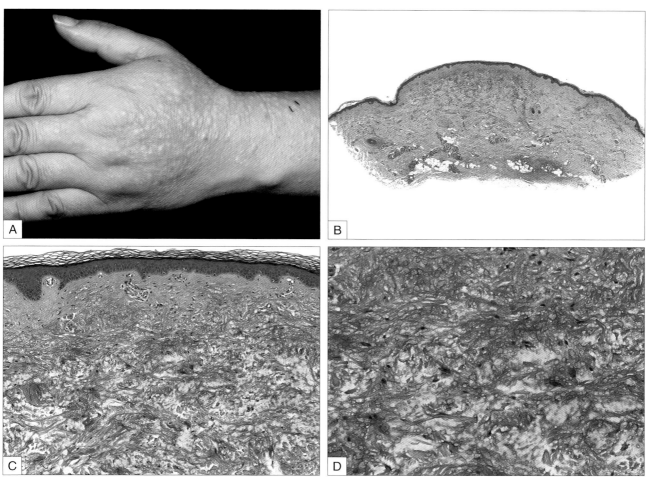

图 20.2　**肢端持续性丘疹性黏蛋白病**。A. 手背多发小丘疹，此病例胸前有类似皮疹，系统体格检查无异常；
B~D. 病理表现为真皮局限性黏蛋白沉积，伴有少量成纤维细胞增生

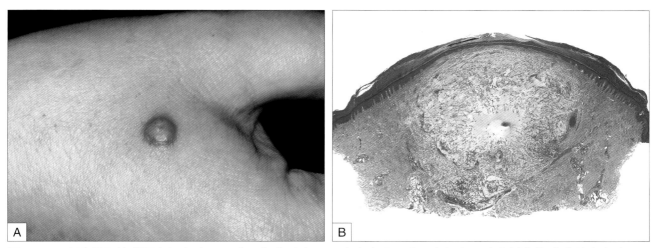

图 20.3　**皮肤局限性黏蛋白沉积症**。A. 虎口部位丘疹；B. 真皮内局限黏蛋白沉积。此病例类似肢端黏液囊肿

## 胫前黏液性水肿（pretibial myxedema）

    **临床表现**    常合并甲状腺功能异常，包括 Graves 病和桥本甲状腺炎等。表现为双侧胫前对称性软组织肿胀，或形成表面不规则的橘皮样或疣状增生，质地坚实。严重病例上肢可出现类似表现。

    **病理表现**    真皮全层黏液沉积，形成黏液湖样改变，伴有轻度成纤维细胞增生和黏液间散在的胶原束，黏蛋白染色阳性。表皮往往有反应性增生和表皮基底层色素增加（图 20.4）。

    **诊断要点**    多数临床即可确诊。

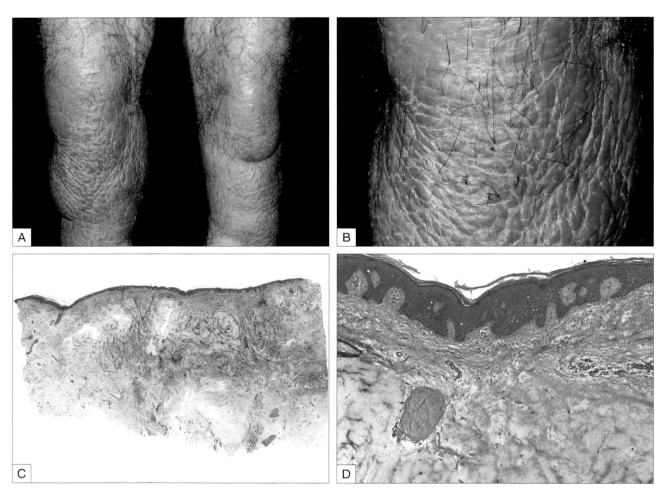

**图 20.4　胫前黏液性水肿**。A、B.胫前对称性皮肤肥厚、硬化，皮革样外观；C、D.真皮内弥漫性黏蛋白沉积，伴表皮反应性增生

## 硬肿病（scleredema）

　　临床表现　　多见于中年男性，患者可有肥胖、合并糖尿病，或无系统性异常。表现为颈部或胸背部局限性的肿胀、硬化，与周围正常组织界线不清。

　　病理表现　　真皮中部或深部局限性黏蛋白沉积，胶原束之间形成间隙。个别病例临床特征典型，但病理上黏蛋白沉积不明显（图 20.5）。

　　诊断要点　　颈背部皮肤厚，部分标本因活检过浅而无法见到典型病变。

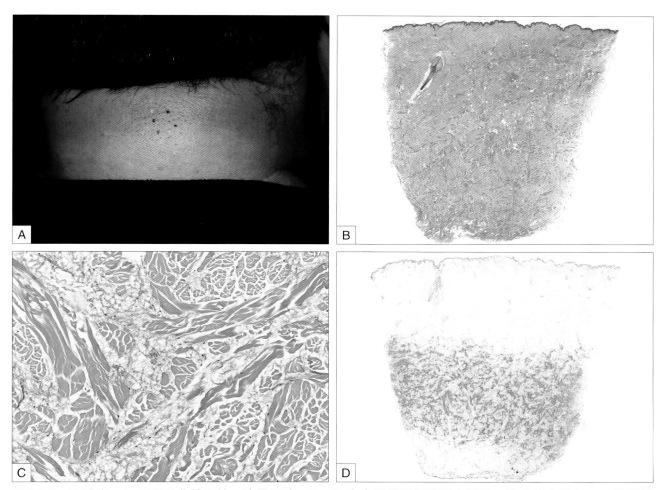

**图 20.5　硬肿病**。A. 颈后硬化性斑块，边界不清；B、C. 真皮深部局部黏蛋白沉积，伴胶原束粗大；D. 胶样铁染色阳性

## 皮肤淀粉样变病（cutaneous amyloidosis）

　　临床表现　多见于成年人，容易发生于背部、双下肢胫前和上臂等部位。多数患者发病与局部摩擦、使用搓澡巾等有关。斑块型淀粉样变病表现为后背等部位泛发的暗褐色色素沉着斑，皮肤质地粗糙。苔藓样淀粉样变病表现为下肢胫前多发丘疹，质地坚实。二者无实质差别。

　　病理表现　表皮局限性角化过度，下侧表皮可有轻微角化不良细胞，其下方真皮乳头及真皮浅层可见嗜伊红、无定形裂隙状物质沉积，淀粉染色阳性（图 20.6）。

　　诊断要点　需与皮肤异色症样淀粉样变病鉴别，后者表现为全身网状的色素沉着和色素减退相交替。皮肤淀粉样变病的淀粉物质为角蛋白，区别于其他类型的淀粉样变病（图 20.7）。

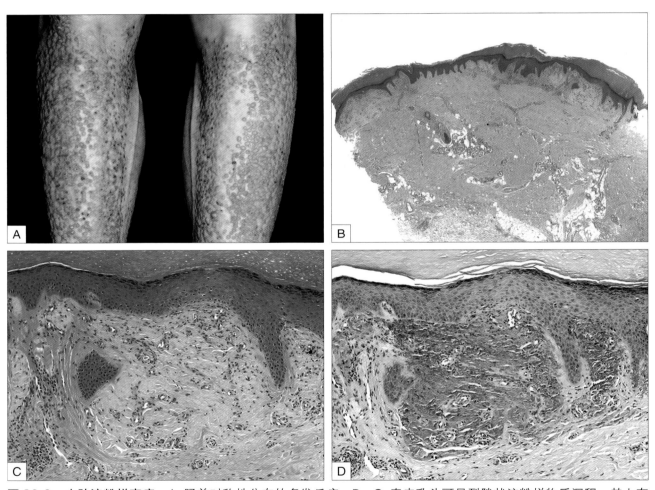

图 20.6　**皮肤淀粉样变病**。A. 胫前对称性分布的多发丘疹；B、C. 真皮乳头可见裂隙状淀粉样物质沉积，其上有局灶性角化过度；D. 直接耐酸大红（DFS）染色显示淀粉样物质呈棕红色

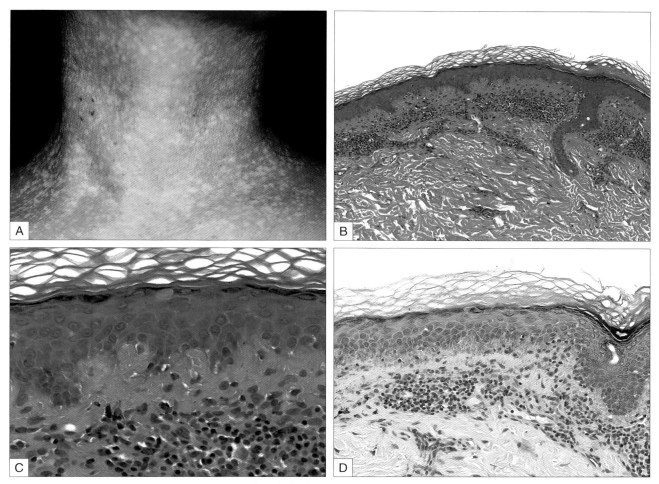

图 20.7　皮肤异色症样淀粉样变病。A. 颈胸部位皮肤异色症样改变；B、C. 真皮乳头可见裂隙状淀粉样物质沉积，其下有明显淋巴细胞浸润及噬黑素细胞；D. DFS 染色显示真皮乳头淀粉样物质沉积

## 系统性淀粉样变病（systemic amyloidosis）

　　*临床表现*　多来源于异常免疫球蛋白沉积。患者多合并有骨髓瘤等系统性疾病。临床表现为紫癜、瘀点、瘀斑，好发于手部和眶周，可出现巨舌、舌部丘疹、结节、斑块，颊部或唇黏膜等部位水疱或血疱，眼周部位丘疹、结节性改变，或出现硬皮病样改变。患者可出现肾脏或其他系统累及。

　　*病理表现*　血管、附属器周围裂隙状淀粉样物质沉积，有时周围可见到异常的浆细胞增生。因血管壁损伤可出现红细胞外溢等现象。特殊染色可见血管周围淀粉样物质沉积（图 20.8）。

　　*诊断要点*　面颈部出血性紫癜性皮疹是相对特异性的皮肤表现，血管、附属器周围的淀粉样物质沉积提示系统性淀粉样变病。

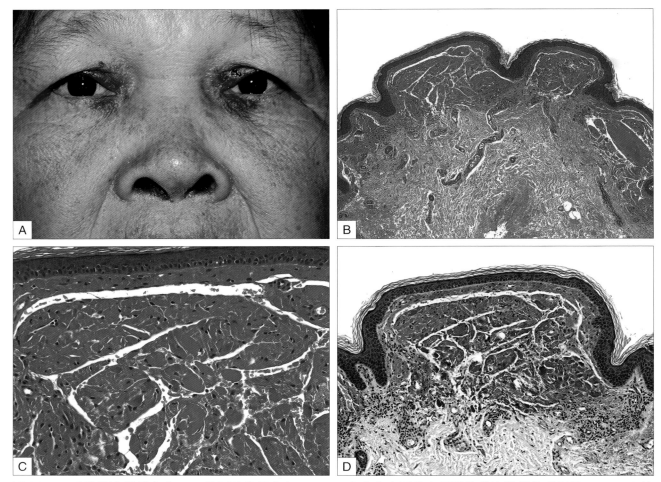

图 20.8　系统性淀粉样变病。A. 眼周及鼻周瘀斑；B、C. 真皮乳头可见大量裂隙状淀粉样物质沉积；D. DFS 染色阳性

## 皮肤结节性淀粉样变病（cutaneous nodular amyloidosis）

　　临床表现　头面部或四肢单发或多发的丘疹、结节、斑块或肿瘤，触诊质软。部分皮疹表面可有紫癜。
　　病理表现　与系统性淀粉样变病的病理改变有类似性，但范围相对局限。在血管周围可有较明显的浆细胞浸润，且浆细胞增生一般为单克隆性改变（图 20.9）。
　　诊断要点　临床特征与系统性淀粉样变病有较大差异。本病为皮肤局限性的单克隆性浆细胞增生性改变，但生物学行为良性。

## 胶样粟丘疹（colloid milium）

　　临床表现　根据年龄可分为成年型和青少年型，前者更为常见。成年型胶样粟丘疹与日晒有关，见于额部、手背等光照部位，表现为多发有光泽的小丘疹。青少年型多发生于面部，尤其是面颊、鼻和口周，表现为散在或融合的数毫米大小的棕黄色半透明丘疹。
　　病理表现　真皮浅层裂隙状均质嗜伊红染色物质沉积，沉积物 PAS 染色阳性（图 20.10）。
　　诊断要点　真皮浅层裂隙状均质嗜伊红染色物质。

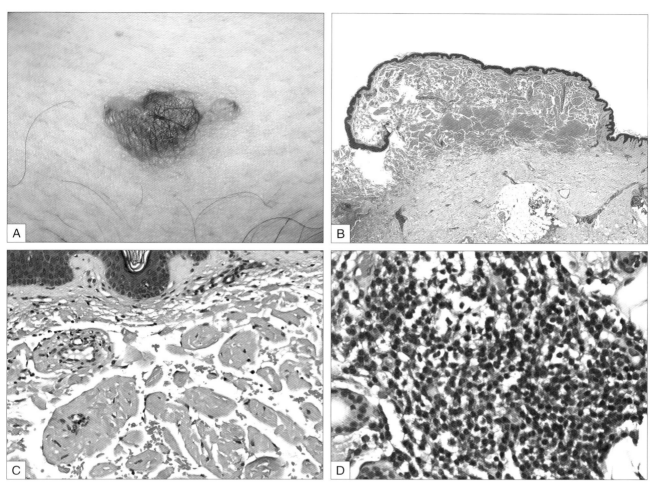

图 20.9 **皮肤结节性淀粉样变病**。A. 腹部紫红色结节；B、C. 真皮乳头可见结节性裂隙状淀粉样物质沉积；D. 局部血管周围大量浆细胞浸润，提示淀粉样物质的来源为浆细胞产生的异常免疫球蛋白

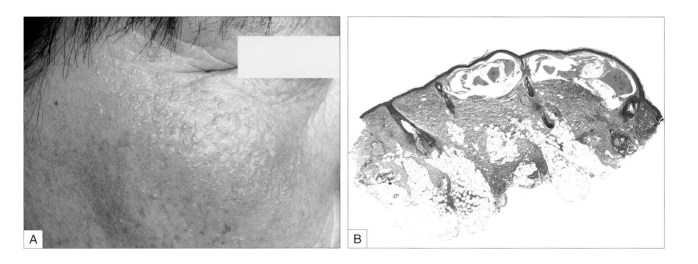

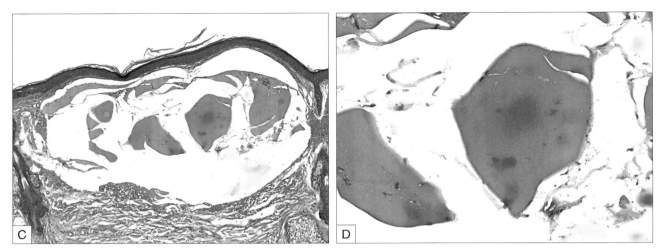

图 20.10　胶样粟丘疹。A. 颧部多发小丘疹；B~D. 真皮明显嗜碱性变，真皮乳头可见均质状嗜酸性物质沉积，周围有明显裂隙

## 类脂质蛋白沉积症（lipoid proteinosis）

　　临床表现　常染色体隐性遗传性疾病。常于幼年发病，表现为声音嘶哑、舌体肥大、口周丘疹性改变、眼周串珠状丘疹，以及关节突出部位斑块性改变。患者可有神经、消化系统等器官累及。

　　病理表现　真皮血管及汗腺周围均质状嗜伊红性物质沉积，严重者真皮呈现均质化改变，沉积物质 PAS 染色阳性（图 20.11）。

　　诊断要点　需与系统性淀粉样变病鉴别，可通过临床特征及特殊染色鉴别。

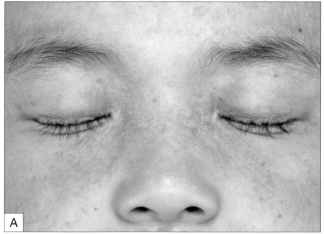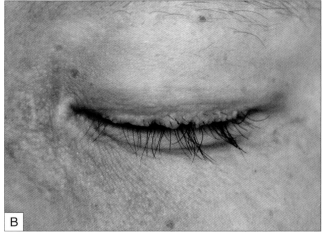

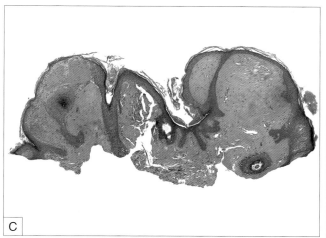

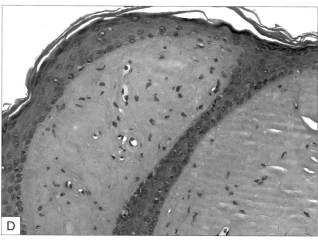

图 20.11　类脂质蛋白沉积症。A、B. 双侧以上眼睑为主的串珠样丘疹；C、D. 真皮层均质状物质沉积，有少量成纤维细胞增生

# 皮肤卟啉病（cutaneous porphyria）

临床表现　皮肤卟啉病是一组血红蛋白代谢异常性疾病，最常见的亚型包括迟发性皮肤卟啉病和红细胞生成性原卟啉病。迟发性皮肤卟啉病最常见，是尿卟啉原脱羧酶缺乏或活性下降导致尿卟啉堆积所致。多见于成人，男性多见，多有肝病史或饮酒史，往往在 30 岁后发病，皮疹夏重冬轻，表现为曝光部位的水疱、大疱，可见糜烂、结痂、溃疡，愈后遗留瘢痕、粟丘疹、色素沉着和色素减退。尿液在伍德灯下呈现粉红色荧光。红细胞生成性原卟啉病主要因亚铁螯合酶基因缺陷引起。通常在儿童期发病，表现为光敏感、红斑、水肿、皮肤增厚、蜡样光泽的瘢痕，水疱相对少见。

病理表现　迟发性皮肤卟啉病表皮可呈现糜烂、海绵水肿等继发性改变，真表皮可出现分离，形成表皮下疱。真皮内无明显炎症，PAS 染色可见血管壁均一红染物质沉积。直接免疫荧光可见血管周围和基底膜带 IgG、IgM、IgA、C3 等沉积（图 20.12，图 20.13）。

诊断要点　以临床特征及相应实验室检查为主，病理可作为辅助诊断。

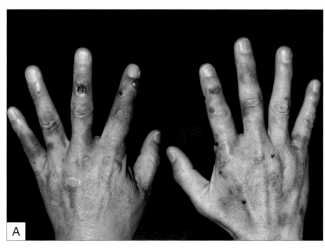

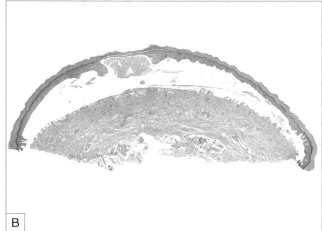

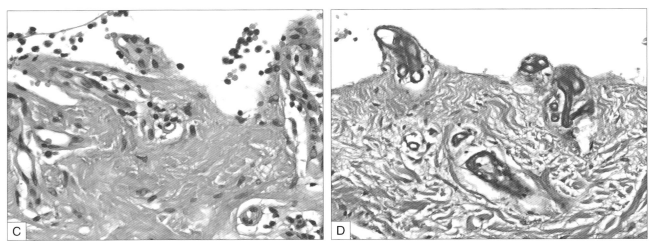

图 20.12　**迟发性皮肤卟啉病**。A. 双手背糜烂、水疱；B、C. 真表皮分离所形成的大疱，可见分离后残留的真皮乳头，常规染色下血管周围沉积物不明显；D. PAS 染色显示增厚的血管壁

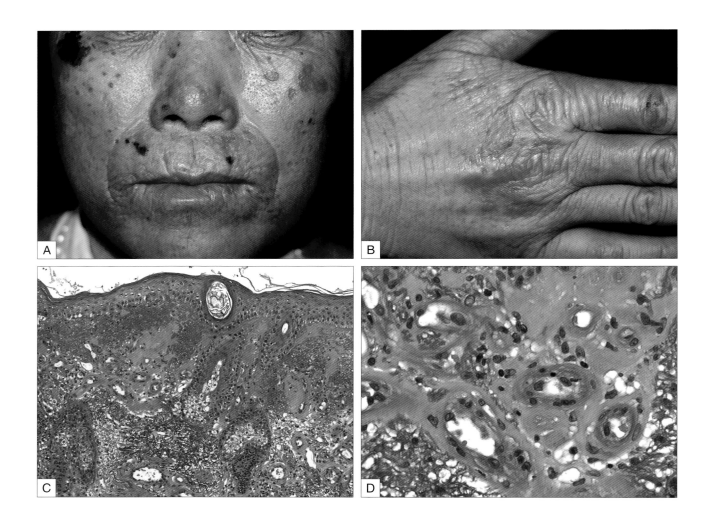

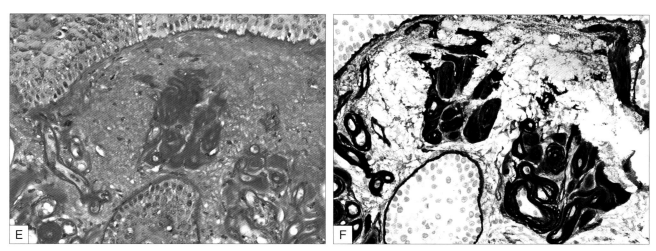

图 20.13　红细胞生成性原卟啉病。A、B. 面部红斑、糜烂、皮肤增厚、蜡样光泽的瘢痕，手背部局部皮肤增厚；C、D. 真皮浅层血管周围可见均质状物质沉积；E. PAS 染色显示血管周围均质状物质沉积；F. Ⅳ 型胶原染色显示血管周围均质状物质沉积

## 皮肤钙质沉积症（calcinosis cutis）

　　临床表现　钙盐沉积于皮肤组织所导致的病变，常见的原因包括营养不良型钙质沉积症、高钙血症相关钙质沉积症、医源性钙质沉积以及特发性钙质沉积症等。常见的营养不良型钙质沉积症包括皮肌炎相关钙质沉积症等。高钙血症钙质沉积症包括血管型钙化防御等。常见的特发性钙质沉积症包括阴囊钙质沉积症，眼睑、耳郭、臀部等部位出现的钙质沉积症。

　　病理表现　所有类型的钙质沉积症均表现为真皮内局限性钙质沉积。钙质沉积通常位于真皮内，呈嗜碱性染色。血管型钙化防御通常表现为皮下脂肪血管壁的钙质沉积。阴囊钙质沉积症表现为边界清楚的局限性囊性钙质沉积（图 20.14~图 20.16）。

　　诊断要点　应结合临床特征进一步分类。

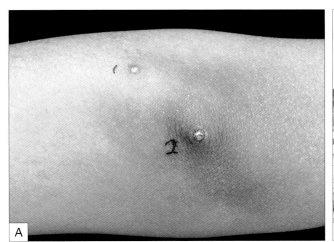
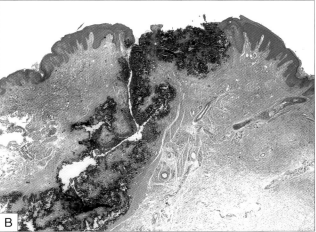

图 20.14　皮肌炎相关钙质沉积症。A. 肘部两处局限性浅溃疡；B. 真皮内可见钙化物质穿通排出

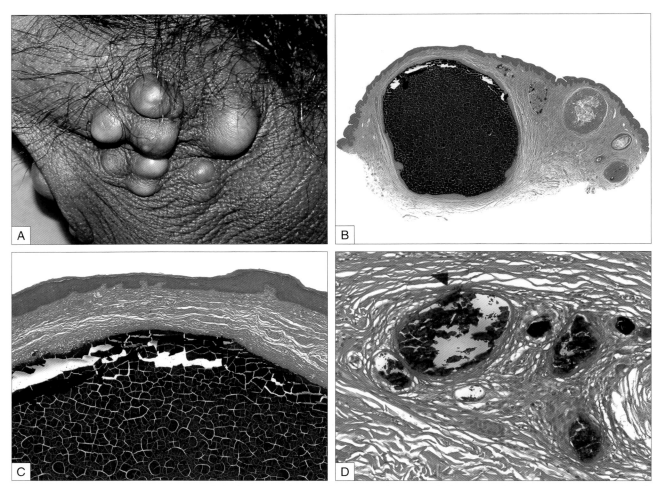

图 20.15　**阴囊钙质沉积症**。A. 阴囊部位多发丘疹、结节；B~D. 病理显示真皮内局限性钙质沉积，周围可见汗腺导管钙化现象

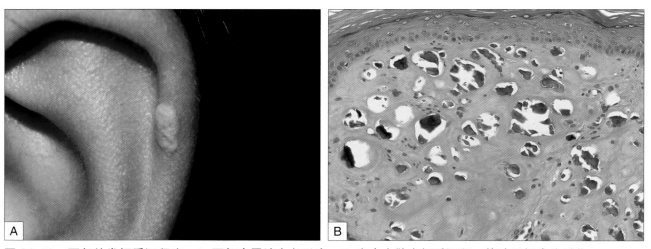

图 20.16　**耳郭特发钙质沉积症**。A. 耳郭扁平淡白色丘疹；B. 真皮内散在钙质沉积，伴胶原轻度均质化

# 痛风（gout）

**临床表现**　多发于中年男性，患者血尿酸水平持续性升高，尿酸盐以结晶形式沉积于组织。早期常有不规则反复发作的急性关节炎，晚期患者尿酸盐可沉积于皮下组织内，称之为痛风石。痛风石好发于耳轮、肘部及指（趾）小关节处，为红色或黄色结节，直径数毫米至数厘米，并可排出白垩样物质。

**病理表现**　真皮内聚集的团块状嗜伊红淡染无定形物质，周围有巨噬细胞形成肉芽肿性改变（图20.17）。

**诊断要点**　真皮内均质状嗜伊红无定形物质伴肉芽肿性炎症是本病病理特点。病理或血尿酸显著升高可确诊。

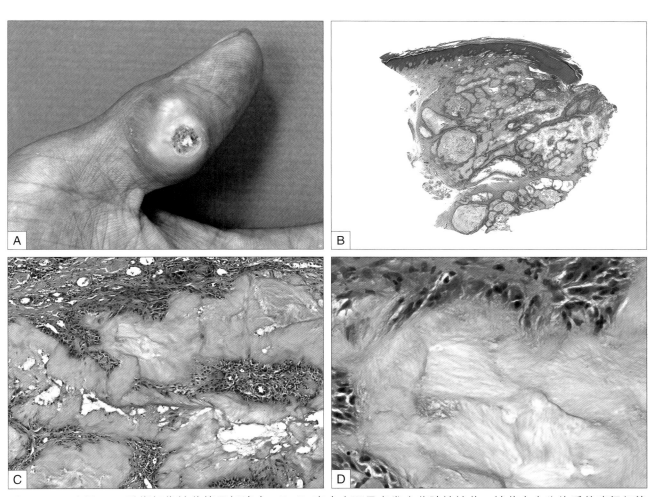

**图20.17　痛风**。A. 手指部位结节伴局部溃疡；B~D. 真皮内可见多发肉芽肿性结节，结节中央为均质状嗜伊红染色物质，周围有组织细胞包绕

# 21. 昆虫叮咬和寄生虫感染性疾病
## (Insect Bite and Helminthic Diseases)

　　虫媒感染的发生与地域、气候、职业、生活环境等有明显的关系。这些疾病的发生具有明确的地域和季节性特点。农村高发于城市，热带和亚热带地区高发于寒带地区。湿热、卫生和居住条件较差的情况下容易发生本组疾病。本章介绍一些常见和重要的昆虫叮咬和寄生虫感染性疾病，多数虫咬反应和寄生虫感染会伴大量嗜酸性粒细胞浸润。

## 目　录

## 虫咬皮炎（insect bite and sting）

　　**临床表现**　虫咬皮炎是一组疾病，因叮咬的虫体不同以及患者的个体差异而临床表现差异较大。常见的如蚊虫、跳蚤叮咬，较少见且严重的如马蜂蜇伤、蜈蚣蜇伤、毒蛇咬伤等。皮疹可出现红斑、水疱、肿胀或坏死，严重患者可出现系统症状甚至死亡。丘疹性荨麻疹是虫咬皮炎的一种常见临床表现，常表现为多发或泛发性皮疹。

　　**病理表现**　常见表现为表皮局部海绵水肿或坏死，真皮浅中层呈楔形的血管周围炎症，以淋巴细胞、嗜酸性粒细胞混合浸润为主（图 21.1～图 21.3）。

　　**诊断要点**　以病史和临床表现为主。伴嗜酸性粒细胞的楔形浸润提示虫咬反应的可能性。

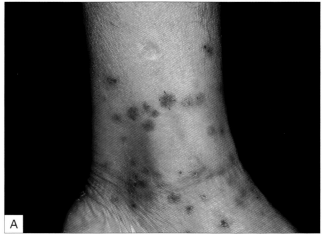

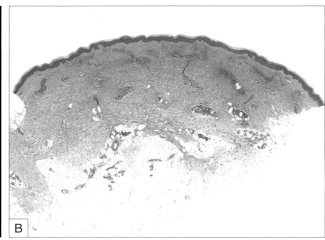

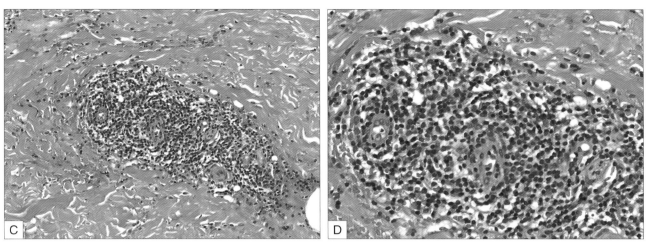

图 21.1　虫咬皮炎。A. 足踝部位不规则分布的丘疹；B~D. 真皮浅中层血管周围炎，伴大量嗜酸性粒细胞及淋巴细胞浸润

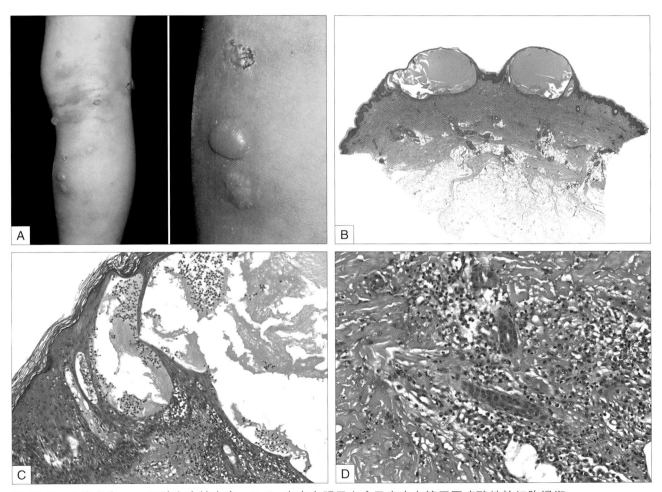

图 21.2　虫咬皮炎。A. 下肢大疱性皮疹；B~D. 表皮内明显大疱及真皮血管周围嗜酸性粒细胞浸润

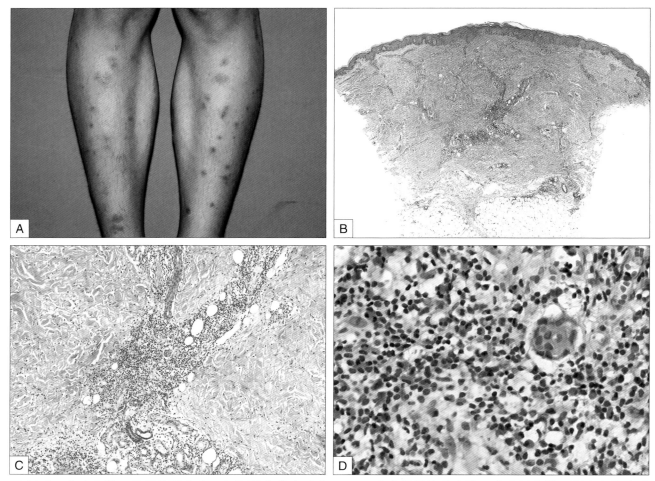

图 21.3　虫咬皮炎，丘疹性荨麻疹。A. 下肢多发斑丘疹；B~D. 表皮轻微海绵水肿，真皮以血管周围为主的嗜酸性粒细胞、淋巴细胞浸润

## 疥疮（scabies）

　　临床表现　常于卫生不良等情况下发病，多发于幼儿园、学校、集体宿舍等。表现为指缝、阴囊等皮肤薄嫩部位出现的瘙痒性皮损，有时可见隧道样改变。皮疹瘙痒明显，晚间加剧。可在阴囊等部位形成结节性损害。严重营养不良、免疫抑制等人群可发生挪威疥，表现为全身泛发的角化性皮损。

　　病理表现　疥疮虫体和虫卵存在于角质层和颗粒层交界处，在挪威疥往往可见到角质层内多个虫体，而普通疥疮很难在切片上捕捉到虫体。阴囊部位疥疮结节表现为真皮内局限性淋巴细胞聚集，同时伴有明显的嗜酸性粒细胞浸润（图 21.4~图 21.6）。

　　诊断要点　以临床特征为主，检查到疥虫可确诊。

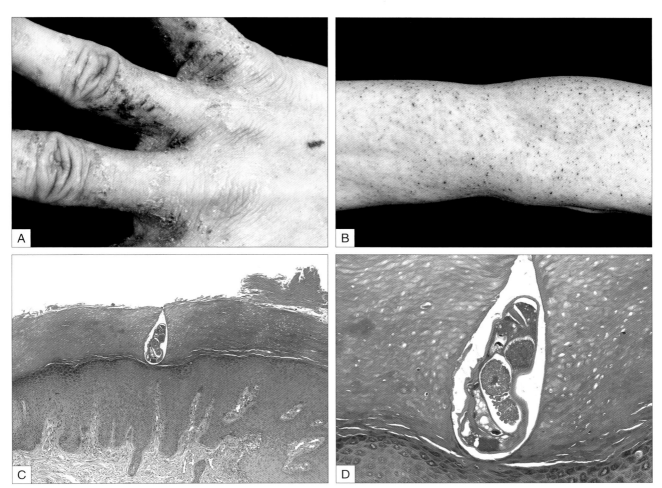

图 21.4　**疥疮**。A. 指缝分布的痂皮和鳞屑；B. 四肢散在分布痂皮及浅表糜烂面；C、D. 角质层内可见疥虫

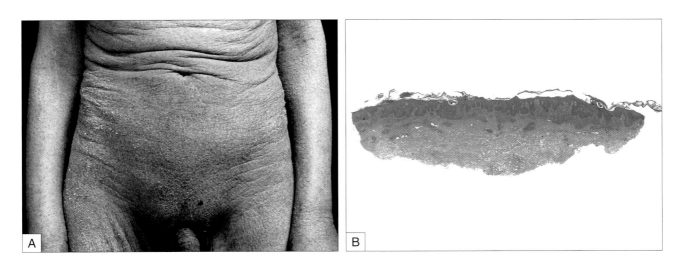

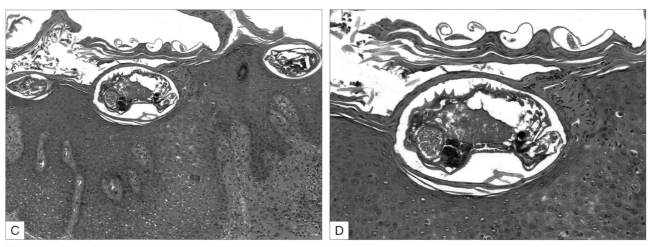

图 21.5 **挪威疥**。A. 老年人躯干四肢显著脱屑及红皮病样改变；B~D. 表皮呈增生性改变，伴角化过度，角质层内有大量疥虫

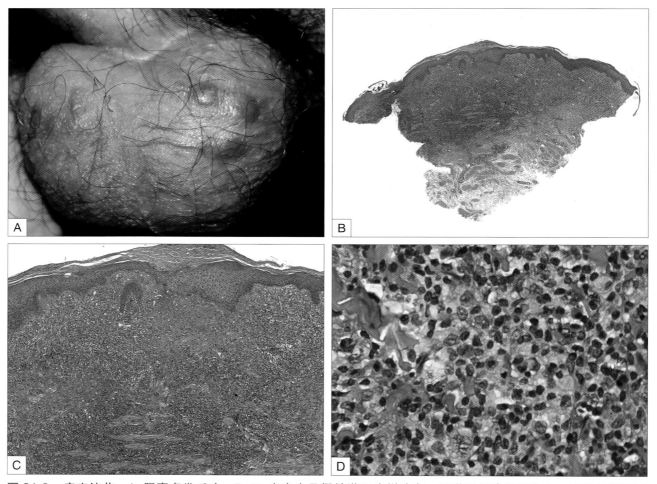

图 21.6 **疥疮结节**。A. 阴囊多发丘疹；B~D. 真皮内呈假性淋巴瘤样改变，以淋巴细胞浸润为主，高倍镜下可见淋巴细胞间有大量嗜酸性粒细胞

# 蜱叮咬（tick bite）

临床表现　常见于夏季，以林区多见。蜱叮咬表现为皮肤局部附着的虫体。如虫体脱落则呈现局限性丘疹性改变。

病理表现　典型病例在切片上可见到蜱虫虫体切面，真皮内可见蜱虫口器。周围胶原组织轻微变性，可伴有局部微血栓形成。有时可见淋巴细胞浸润（图 21.7～图 21.9）。

诊断要点　以临床特征为主，病理找到虫体或蜱虫口器可确诊。

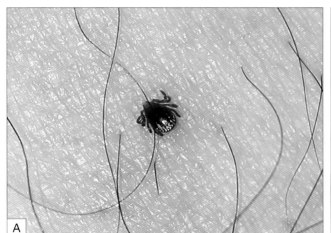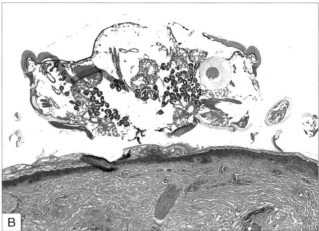

图 21.7　蜱叮咬。A. 临床可见附着在皮肤上的蜱虫；B. 病理可见蜱虫断面（日本木村铁宣医师提供）

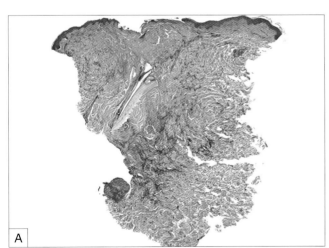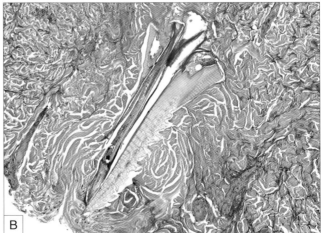

图 21.8　蜱叮咬。A. 低倍镜下可见真皮内残留的蜱虫口器；B. 口器呈锯齿状改变（日本木村铁宣医师提供）

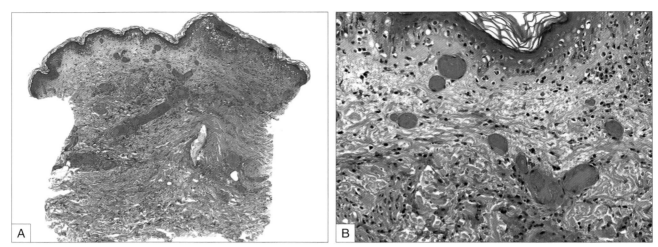

图 21.9 **蜱叮咬**。A. 低倍镜下可见真皮血管内凝血，局部可见残留的蜱虫口器；B. 中倍镜下可见血管内凝血及红细胞外溢，此现象常见于蜱叮咬及其他毒虫叮咬（日本木村铁宣医师提供）

## 皮肤寄生虫感染（cutaneous parasitic infection）

　　临床表现　为一组异质性疾病，常形成单个或多个皮下结节，有时为游走性结节。患者常有进食未加工熟的食物病史，包括蟹、蝲蛄、青蛙、猪肉等食物，引起相应的疾病，包括肺吸虫感染、裂头蚴感染、棘球蚴（包虫病）感染等。超声等影像学检查有一定诊断价值。

　　病理表现　常表现为嗜酸性脂膜炎，即真皮深部及皮下脂肪内可见大量嗜酸性粒细胞浸润。有时能在切片内捕捉到虫体，可根据虫体的大体形态或镜下改变对其来源进行鉴定。血清学实验有时可有助于诊断（图 21.10）。

　　诊断要点　患者的生活史、饮食习惯、影像学检查对诊断有重要价值。手术中和病理上找到病原体可确诊。嗜酸性脂膜炎对诊断有提示意义。

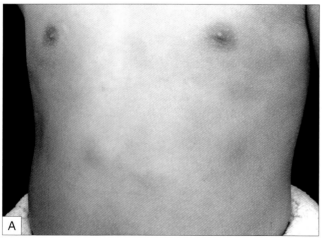
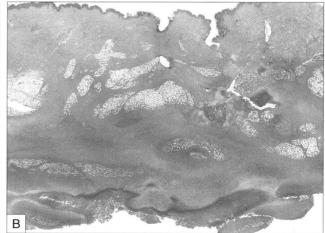

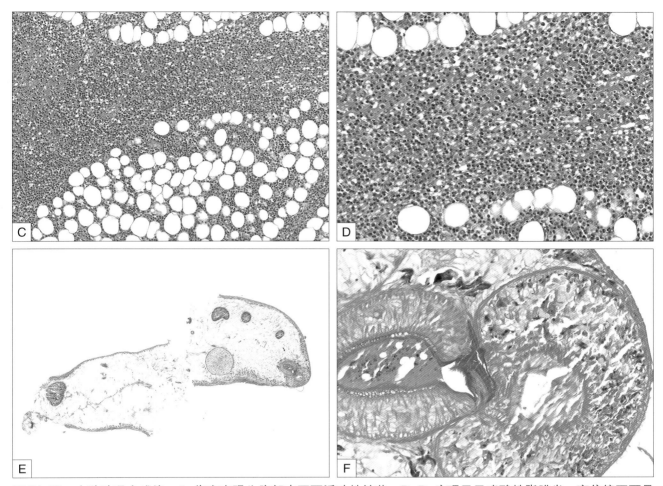

图 21.10　皮肤肺吸虫感染。A. 临床表现为腹部皮下可活动性结节；B~D. 病理显示嗜酸性脂膜炎，高倍镜下可见大量嗜酸性粒细胞；E、F. 分离到的肺吸虫虫体病理改变

## 皮肤巴拉姆希阿米巴感染（cutaneous Balamuthia mandrillaris infection）

　　**临床表现**　分为两种情况，一种是在美国相对多发的脑组织直接感染，表现为脑炎症状，无皮损，病情凶险，具有高致死性；另一种是在秘鲁和中国（资料收集于西京医院皮肤科）报告的皮肤型感染，可发生于各个年龄，往往在摔伤、擦伤等外伤后发生，形成面部浸润性红斑、斑块，为橡皮至石样硬度，皮疹进行性扩大，多数病例在 2~4 年后进展为脑炎，造成致死性改变。少数皮疹可位于非面部部位。高天文教授于 2001 年以"外伤后细菌性致死性肉芽肿"为病名进行报告。2018 年作者确认既往诊断的所有外伤后细菌性致死性肉芽肿病例的病原体均为巴拉姆希阿米巴。高天文教授建议使用外伤后致死性巴拉姆希阿米巴肉芽肿（fatal Balamuthia granuloma after trauma）这一名称，以便本病能被更多中国医师认识和重视。

　　**病理表现**　皮肤表现为真皮或累及皮下脂肪的肉芽肿性炎症，有大量组织细胞、多核巨细胞浸润。常伴有大量淋巴细胞、浆细胞浸润，一般不出现化脓性炎症，可伴有不同程度的纤维化。脑部感染可见类似肉芽肿性炎症，可出现病原体在血管周围聚集的现象。巴拉姆希阿米巴形态同组织细胞非常接近，通过常规染色和临床上常用的特殊染色很难辨认。美国疾病预防控制中心提供的巴拉姆希阿米巴特异性抗体可用于免疫组化鉴定（图 21.11）。

诊断要点　巴拉姆希阿米巴特异性抗体免疫组化染色、特异引物 PCR 扩增 DNA 序列、二代基因测序可用于鉴定。

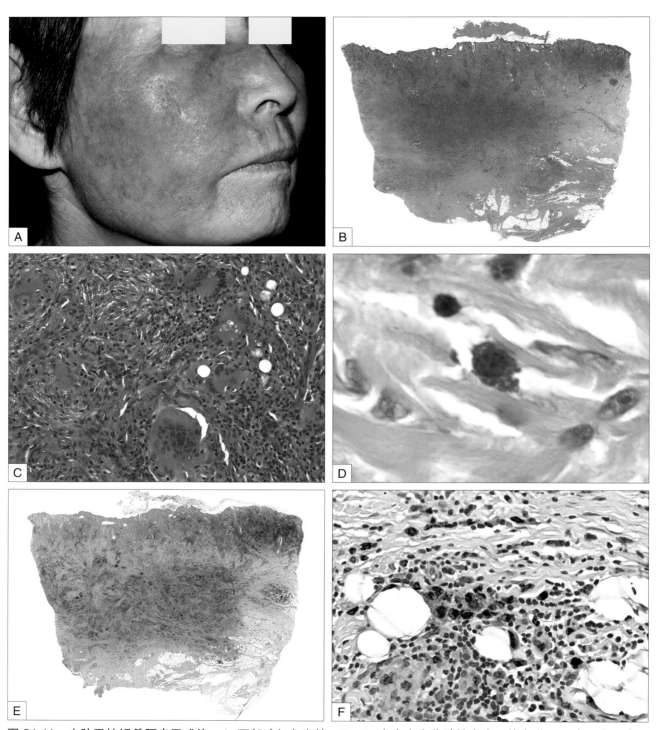

图 21.11　**皮肤巴拉姆希阿米巴感染**。A. 面部暗红色斑块；B、C. 真皮内肉芽肿性炎症，伴有淋巴细胞、浆细胞浸润；D. 视野中央为巴拉姆希阿米巴，具有颗粒状胞浆，较大的细胞核及核仁，与组织细胞形态难以鉴别；E. 巴拉姆希阿米巴特异性抗体染色阳性；F. 高倍镜下见阳性着色的阿米巴

# 22. 皮肤囊肿 (Cutaneous Cysts)

囊肿是封闭的空腔结构，通常由上皮性囊壁组成，含有实性或液性内容物。部分囊肿的囊壁为非上皮性组织，称为假性囊肿。

## 目 录

## 表皮囊肿（epidermal cyst）

**临床表现**　又称为毛囊漏斗部囊肿。常单发，表现为直径数毫米至数厘米的囊性结节，通常较为坚实。部分病例可见表面有明显的黑头，即堵塞的毛囊口。患者可无自觉症状，或伴有红肿、疼痛等炎症反应。粟丘疹是小的表皮囊肿。发生在掌跖部位的表皮囊肿与毛囊无关，多由外伤导致表皮被包裹后形成。

**病理表现**　真皮内完整的囊腔，囊壁为复层鳞状上皮，有颗粒层，类似毛囊漏斗部结构，囊腔内可见角质物质。部分皮疹可见毛囊漏斗开口部位。破溃后可出现化脓性炎症或肉芽肿性炎症。表皮囊肿有时可伴有乳头瘤病毒感染，出现挖空细胞（图22.1，图22.2）。

**诊断要点**　囊壁类似毛囊漏斗部结构，有颗粒层。

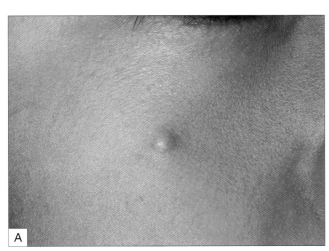

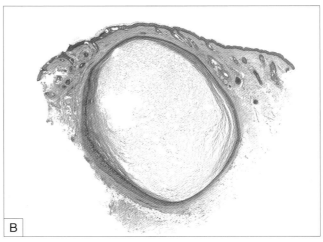

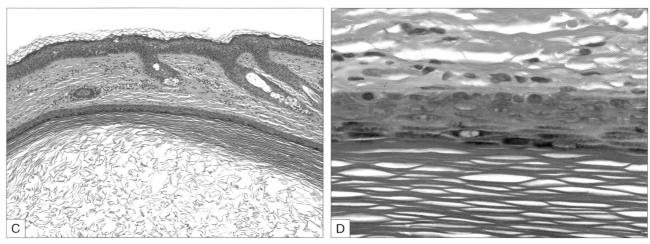

图 22.1　**表皮囊肿**。A. 面部小丘疹；B~D. 真皮内完整囊腔，含大量角质物质，囊壁有颗粒层

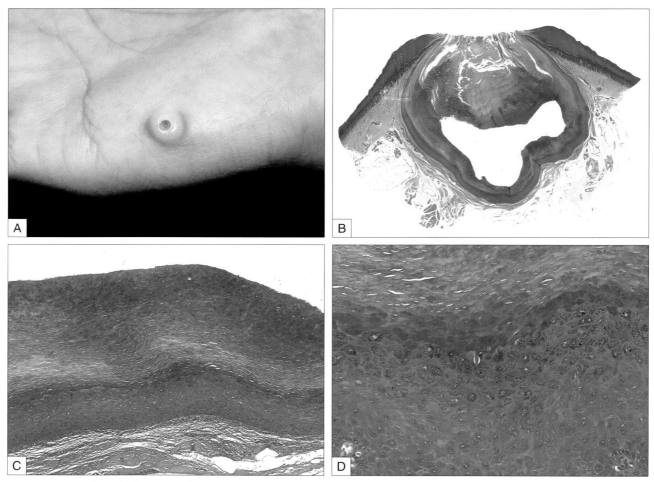

图 22.2　**跖部表皮囊肿**。A. 手掌小鱼际丘疹；B. 真皮内完整囊腔，含大量角质物质，囊壁有颗粒层；C、D. 囊壁颗粒层显著增厚

## 皮样囊肿（dermoid cyst）

临床表现　属于发育上的异常，典型表现为幼儿眼外眦部位的皮下结节，也可成年后增大，可触及或肉眼可见。颈、鼻、头皮等中线部位也可出现类似情况。

病理表现　类似表皮囊肿，但肿瘤相对深在。囊壁周围有时可发现皮脂腺、汗腺、立毛肌等附着结构（图22.3）。

诊断要点　临床特异性较高，病理类似表皮囊肿。

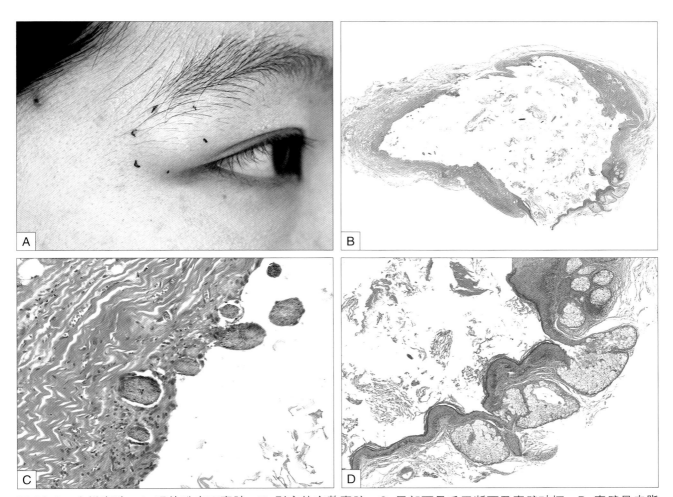

图22.3　**皮样囊肿**。A.眼外眦皮下囊肿；B.剥离的完整囊腔；C.局部可见毛干断面及囊壁破坏；D.囊壁见皮脂腺组织

## 外毛根鞘囊肿（trichilemmal cyst）

**临床表现**　好发于头皮，通常单发，也可多发，表现为坚实的皮下结节，个别病例皮疹直径可达数厘米。

**病理表现**　真皮内囊肿性改变，囊壁为复层上皮，囊壁结构类似毛囊峡部上皮结构，细胞向内层分化时胞浆逐渐丰富，最后形成角化，产生均质的明显嗜酸性角质物质。一般无颗粒层，有时在局部可见轻微的颗粒层。囊腔有时因挤压可产生轻度折叠。囊内容物可发生钙化或形成胆固醇结晶。外毛根鞘囊肿可发生恶变形成恶性增生性外毛根鞘囊肿（图 22.4）。

**诊断要点**　外毛根鞘囊肿实际是毛囊峡部形成的囊肿。

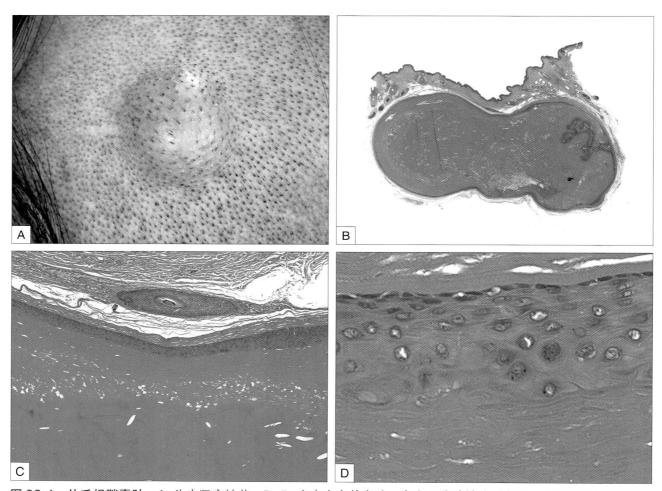

**图 22.4　外毛根鞘囊肿。**A. 头皮坚实结节；B~D. 真皮内完整囊腔，有大量嗜酸性均质角质，囊壁颗粒层不明显

## 杂合囊肿（hybrid cyst）

通常指病理上见到的具有两种不同囊壁结构的囊肿，如表皮囊肿和外毛根鞘囊肿的组合，表皮囊肿和毛母质瘤的组合（图22.5）。

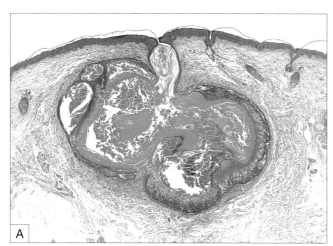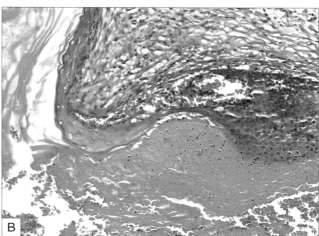

图22.5　杂合囊肿。A. 与表皮相连接的囊腔，上方为表皮囊肿结构，下方为毛母质瘤结构；B. 高倍镜下显示表皮的正角化和毛母质细胞往影细胞分化的现象

## 脂囊瘤（steatocystoma）

临床表现　皮脂腺导管堵塞后形成的囊肿性改变。常多发，表现为胸部为主的多发性丘疹性改变，直径常为3~5mm。少数病例为单发或合并先天性厚甲。

病理表现　表现为囊性改变，囊内容物往往较空，且因缺乏张力，囊壁往往形成不同程度的折叠。囊壁结构类似皮脂腺导管的结构，为复层鳞状上皮，无颗粒层，内侧有薄层嗜酸性护膜。多数病例在囊壁可见皮脂腺结构。少数病例在囊肿内可见毳毛，提示其与发疹性毳毛囊肿有一定关联（图22.6）。

诊断要点　囊壁有薄层嗜酸性护膜是脂囊瘤的特点。

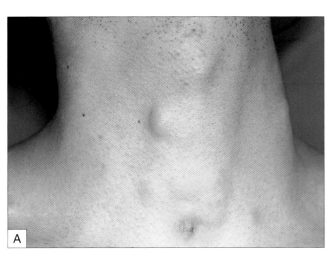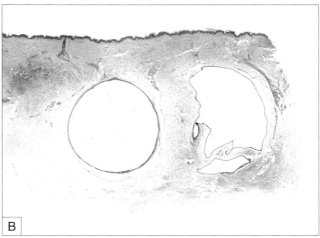

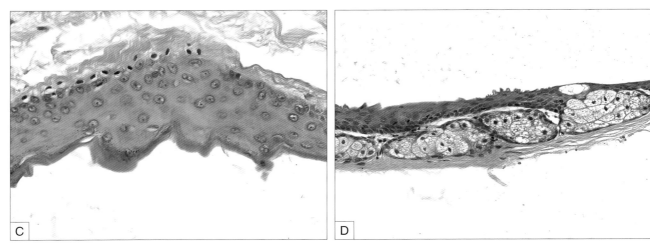

图 22.6　**多发性脂囊瘤**。A. 颈部多发皮下结节；B~D. 真皮内薄壁囊腔，囊内容物少，囊壁有嗜酸性护膜及皮脂腺结构

## 毳毛囊肿（vellus hair cyst）

　　临床表现　发生于胸部、头面部等部位的多发小囊肿。

　　病理表现　通常为薄壁囊腔，囊内可见少量角质及较多毳毛断面（图 22.7）。

　　诊断要点　囊肿内较多毳毛断面是其主要特点。脂囊瘤也可出现毳毛断面，二者存在一定程度的重叠现象。

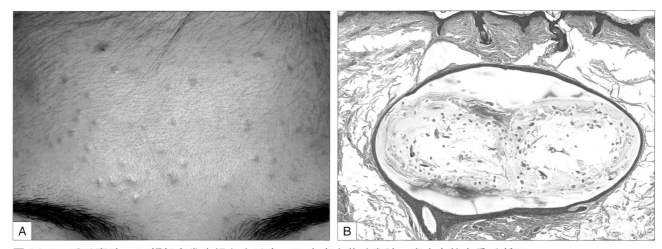

图 22.7　**毳毛囊肿**。A. 额部多发青褐色小丘疹；B. 真皮内薄壁囊肿，囊内有较多毳毛断面

## 中缝囊肿（median raphe cyst）

临床表现　发生在婴幼儿阴茎、阴囊至肛门部位的正中位置，可表现为单发囊肿或串珠状改变。

病理表现　表现为真皮内囊性改变，囊壁通常较薄，表现为复层柱状上皮或鳞状上皮结构，有时二者均有（图22.8）。

诊断要点　临床部位有提示作用。

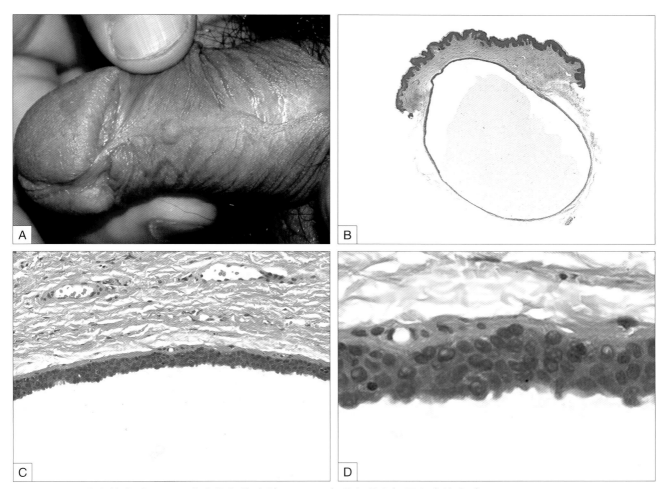

图22.8　阴茎中缝囊肿。A. 阴茎中线部位囊肿；B~D. 病理表现为复层上皮性囊肿

## 巴氏腺囊肿（Bartholin's gland cyst）

临床表现　又称前庭大腺囊肿，本病是巴氏腺导管堵塞后形成的囊肿。常发生于成年女性，表现为外阴大阴唇下部皮下结节，部分病例直径可达数厘米，有炎症反应而出现疼痛甚至形成脓肿性改变。阴道壁前庭小腺可形成类似的囊肿性改变。

病理表现　真皮内不规则囊性结构，囊壁为单层或多层腺样上皮，无颗粒层，囊壁上附着充满黏液的巴氏腺腺体（图22.9）。

诊断要点　阴唇出现的囊性结构要考虑本病，囊壁有巴氏腺腺体。

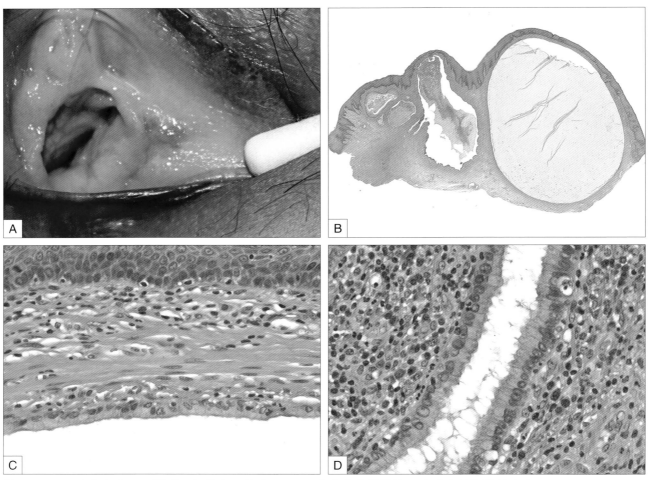

图 22.9　巴氏腺囊肿。A. 阴道口部位皮下结节；B~D. 真皮内囊性结构，囊壁为单层柱状上皮

## 支气管源性囊肿（bronchogenic cyst）

临床表现　皮肤科见到的支气管源性囊肿多发生于颈部，表现为单发深在性囊肿或窦道性改变，有时可见分泌物流出。

病理表现　表现为真皮内囊性结构，可与表皮相连。浅表部位囊壁为类似表皮囊肿的囊壁，深在部位囊壁为假复层柱状上皮结构，囊壁细胞含有纤毛或黏液，有时可见明显的杯状细胞（图 22.10）。

诊断要点　囊壁细胞含有纤毛或黏液，有时可见杯状细胞。

## 口腔黏液囊肿（oral mucocele）

临床表现　口腔黏膜局部丘疹性改变，多与局部外伤破坏唾液腺导管有关。

病理表现　真皮浅层局限性黏液沉积，无真性囊壁，黏液区域可有炎症反应，包括吞噬黏液的巨噬细胞（图 22.11）。

诊断要点　唾液腺导管外伤或堵塞后形成的局限性黏液沉积。

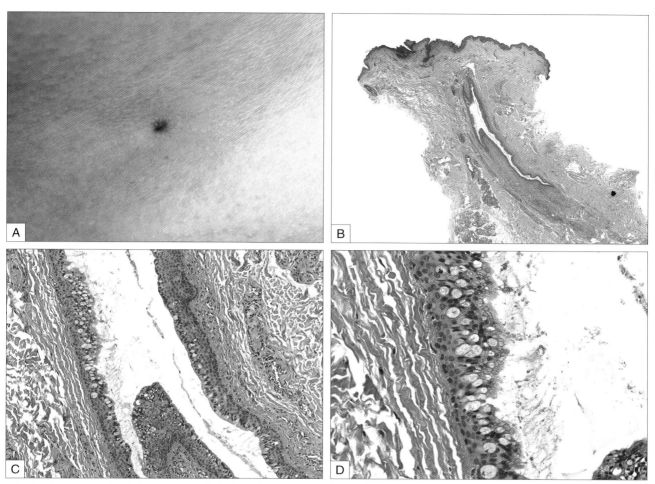

图 22.10　**支气管源性囊肿**。A. 胸骨上小凹陷；B~D. 真皮内不规则深在囊腔，囊壁有明显的杯状细胞

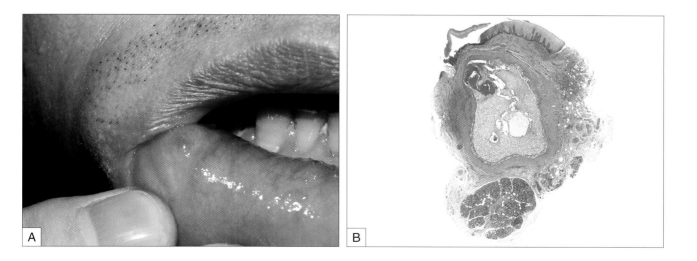

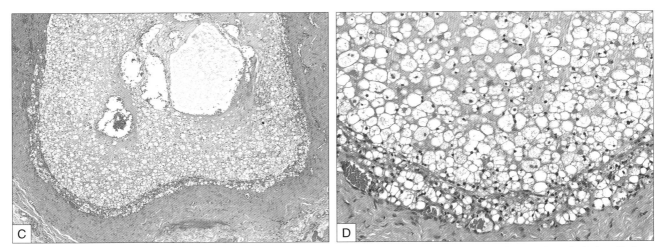

图22.11　口腔黏液囊肿。A. 口唇部丘疹；B~D. 局限性假性囊肿，深部有唾液腺，囊肿内为嗜碱性黏液，伴大量组织细胞吞噬现象

## 肢端黏液囊肿（digital mucus cyst）

临床表现　指背部丘疹性改变，有时有黏液性物质渗出，有时压迫甲板造成甲变形。

病理表现　真皮浅层局限性黏液性囊腔，因手术等原因黏液物质流出后往往仅剩空腔。无真性囊壁，周围可见成纤维细胞增生和反应性炎症。黏液染色可显示局部残留的黏液物质（图22.12）。

诊断要点　假性囊肿，手术中黏液物质流出后仅可见不完整囊腔，没有黏液性内容物。

## 腱鞘囊肿（ganglion）

临床表现　常见于手腕部、指关节或其他关节部位，表现为直径大小不一的囊性结构，有时可有疼痛或压痛。腱鞘囊肿与反复的机械性刺激有关，负责切片的病理技术员多有腕部的腱鞘囊肿。

病理表现　无真性囊壁，表现为真皮深部致密的胶原纤维之间黏液聚集形成的空腔，囊壁为压缩的胶原组织，无上皮性成分。往往因手术挤压后见不到黏液，只见到空腔隙（图22.13）。

诊断要点　为关节活动部位形成的假性囊肿，囊壁为压缩的胶原组织，无上皮性成分。

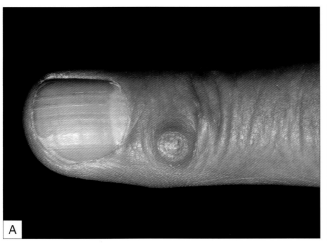
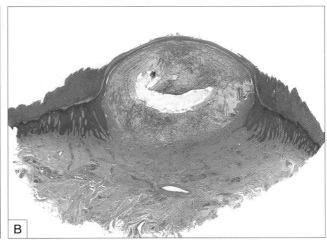

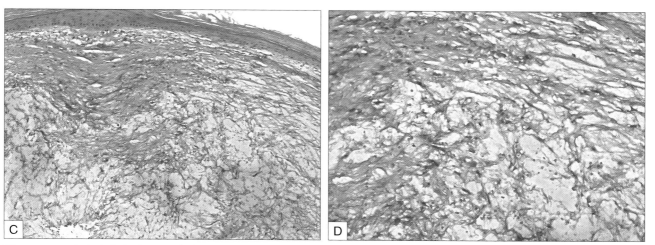

图 22.12　肢端黏液囊肿。A. 肢端小丘疹；B~D. 局部黏蛋白沉积，伴梭形成纤维细胞增生

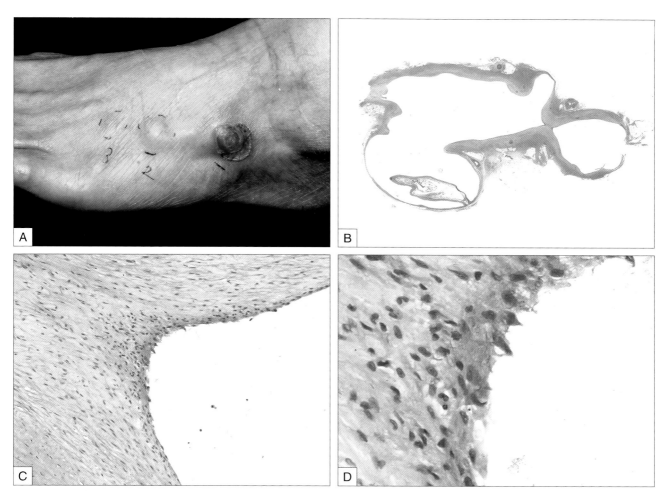

图 22.13　腱鞘囊肿。A. 足部多发丘疹、结节；B~D. 剥离的囊性结构，囊壁无上皮性结构，为梭形成纤维细胞增生

## 耳郭假性囊肿（pseudocyst of auricle）

　　临床表现　耳郭部位，尤其是耳轮部位的囊腔，可有压痛。术中可见浆液性物质流出。
　　病理表现　很难看到囊性结构，可见局部软骨破坏，囊腔面可有明显的成纤维细胞增生（图22.14）。
　　诊断要点　为软骨破坏后形成的纤维化及假性囊肿。

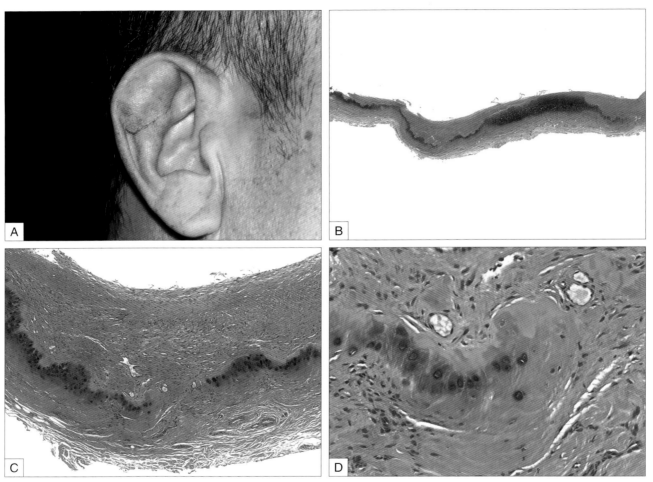

**图22.14　耳郭假性囊肿。**A.耳轮囊肿；B.镜下见剥离的囊腔，上侧为假性囊腔面，可见软骨有不同程度的破坏；C.囊壁为纤维组织；D.局部见软骨细胞不完整

# 角化异常和表皮不规则增生性疾病
## (Keratinization Disorders and Epidermal Irregular Hyperplasia)

本章节所包含的疾病主要是角质层的异常分化和表皮的不规则增生，这些疾病之间多数无直接的关联性，有不同的发病机制，病理上主要表现为角质层和表皮的异常分化。一些遗传性角化性疾病和表皮增生性疾病的准确诊断主要依靠临床特征及基因检测，多数情况下病理仅作为辅助诊断的依据。

## 目 录

## 汗孔角化症（porokeratosis）

临床表现 为一组疾病，可分为不同的亚型。光线性浅表播散型汗孔角化症发生在暴露部位，表现为多发环状褐色斑片，边缘轻度隆起。浅表播散型汗孔角化症则泛发于躯干部位，皮疹形态与光线性浅表播散型汗孔角化症类似。斑块型汗孔角化症皮损较大，多位于臀部，直径可达数厘米至数十厘米。其他少见类型包括线状汗孔角化症、掌跖汗孔角化症、点状汗孔角化症等。

病理表现 取材需包括皮疹边缘。所有类型的汗孔角化症均表现为柱状角化不全，其下方的表皮有角化不良现象，真皮内可见淋巴细胞浸润，少数病例在皮疹内见到带状淋巴细胞浸润，或继发皮肤淀粉样变。部分皮疹病变轻微，角化不全柱有时容易被忽略（图 23.1～图 23.4）。

诊断要点 病理上角化不全柱及其下方的表皮角化不良现象是诊断依据。

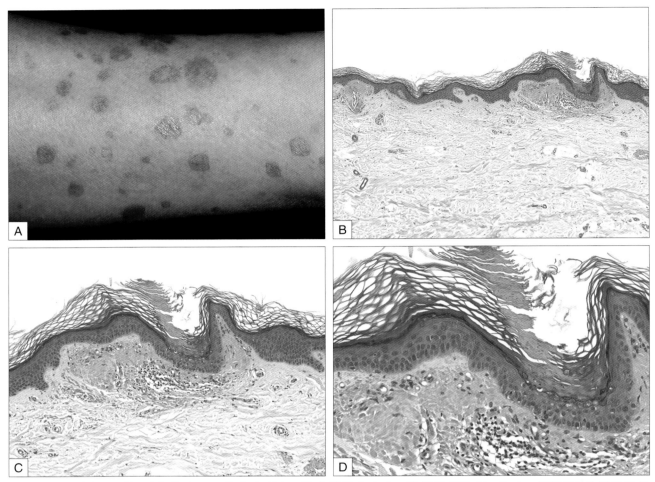

图 23.1　浅表播散型汗孔角化症。A. 临床表现为四肢多发褐色斑疹，边缘轻度隆起；B~D. 病理表现为局限性角化不全柱，此病例真皮内可见淀粉样变

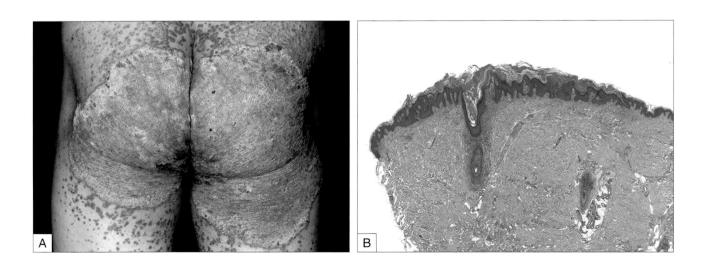

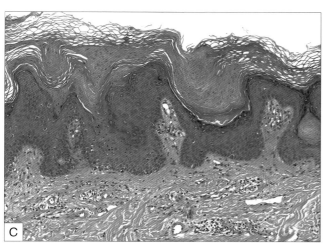
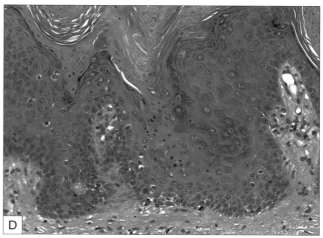

图23.2　斑块型汗孔角化症。A. 以股部为主的疣状斑块，伴周围多发角化性丘疹；B~D. 病理取材来自周边小丘疹，表现为表皮增生和角化过度，高倍镜下可见角化不全柱及表皮内角化不良细胞

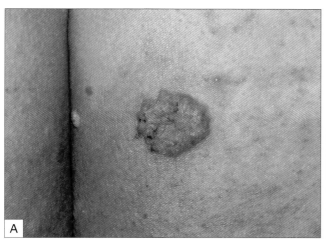
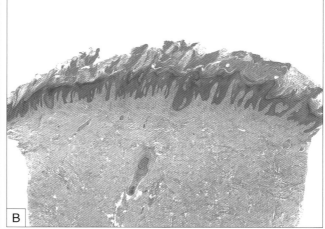

图23.3　汗孔角化症。A. 臀部单发斑块；B. 表皮增生，伴有多发角化不全柱。类似病例在文献中称为汗孔角化性棘皮瘤（porokeratotic acanthoma，porokeratoma）

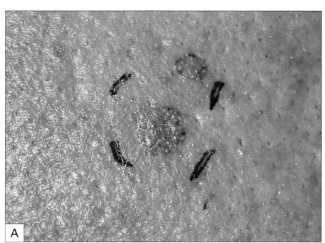
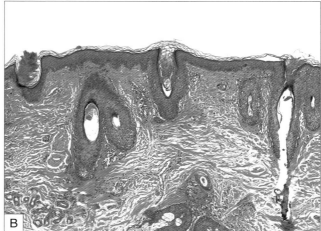

图23.4　毛囊型汗孔角化症。A. 面部环状斑疹；B. 角化不全柱分布于毛囊口

## 局限性角化减少症（circumscribed hypokeratosis）

临床表现　获得性皮疹，表现为掌跖部位单发的边界清楚的环状浅表剥脱性红斑。个别患者为多发皮疹。

病理表现　病变区域的角质层明显变薄，表皮颗粒层略变薄（图 23.5）。

诊断要点　活检需包含病变边缘，即包含正常和异常皮肤。

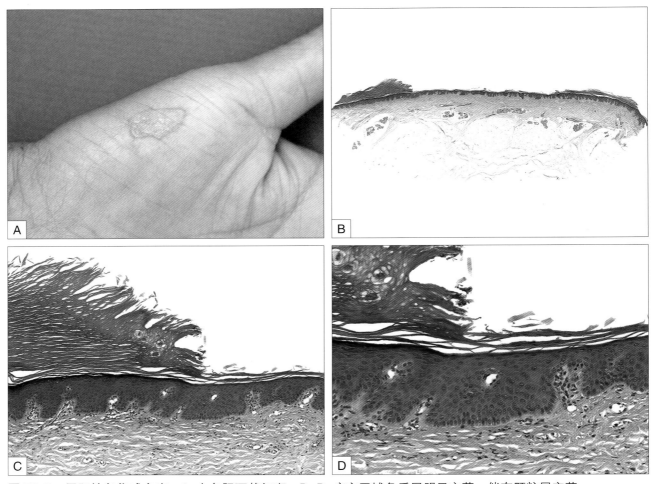

图 23.5　局限性角化减少症。A. 大鱼际环状红斑；B~D. 病变区域角质层明显变薄，伴有颗粒层变薄

## 颗粒性角化不全（granular parakeratosis）

　　**临床表现**　常发生于腋下，也可以发生在其他皱褶部位，表现为局限的红斑、角化性斑块，或相对多发的轻度角化性红斑。

　　**病理表现**　病变区域呈致密的角化不全，角质层内可见嗜碱性颗粒，与颗粒层胞浆内的嗜碱性颗粒相延续（图 23.6）。

　　**诊断要点**　临床结合病理才能诊断。一些其他疾病如少数表皮肿瘤偶尔也可以出现颗粒性角化不全的病理现象。

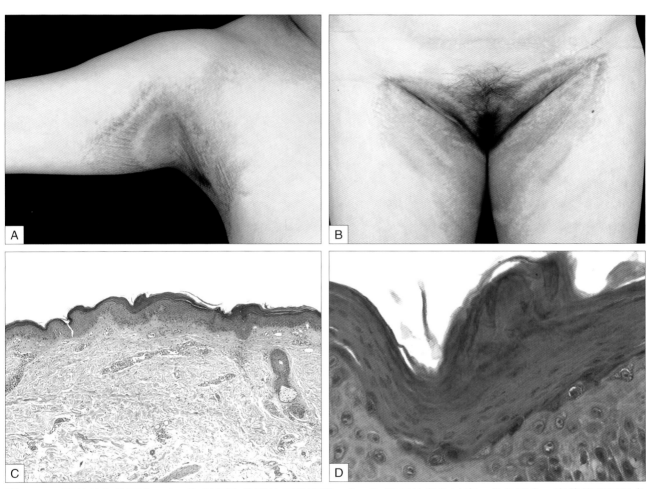

图 23.6　**颗粒性角化不全**。A、B. 腋下和腹股沟区的红斑；C、D. 明显的角化过度、角化不全，高倍镜下可见角质层内含有嗜碱性颗粒

## 融合性网状乳头瘤病（confluent and reticulated papillomatosis）

临床表现　多为成年人发生的位于胸腹部、面颈部的褐色斑疹，可形成花斑样分布。也可发生于乳晕、外阴等部位。用消毒酒精能擦掉褐色斑疹并显现出正常皮肤。文献中描述的皮肤垢着病（dirt-adherent dermatosis）、乳头乳晕角化过度症及 Terra firma-forme dermatosis 属于相同或类似的情况。

病理表现　角质层增厚，有时可形成涡旋状角化过度，偶尔可见到散在马拉色菌孢子（图 23.7～图 23.9）。

诊断要点　活检时酒精消毒会去除异常角质，导致病理特征不明显。

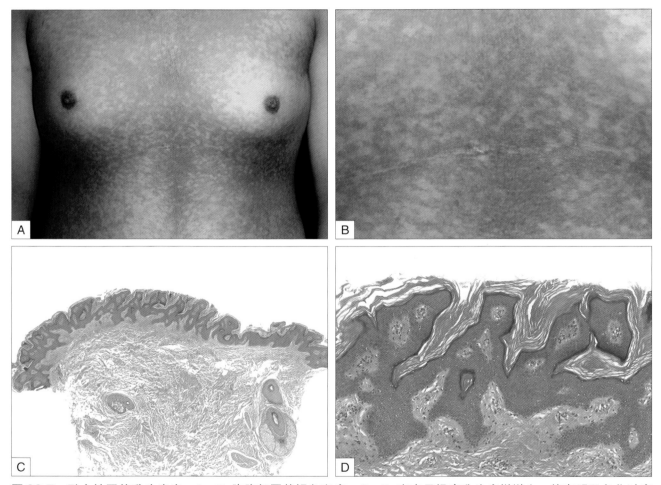

图 23.7　融合性网状乳头瘤病。A、B. 胸腹部网状褐色斑疹；C、D. 表皮呈轻度乳头瘤样增生，伴有明显角化过度

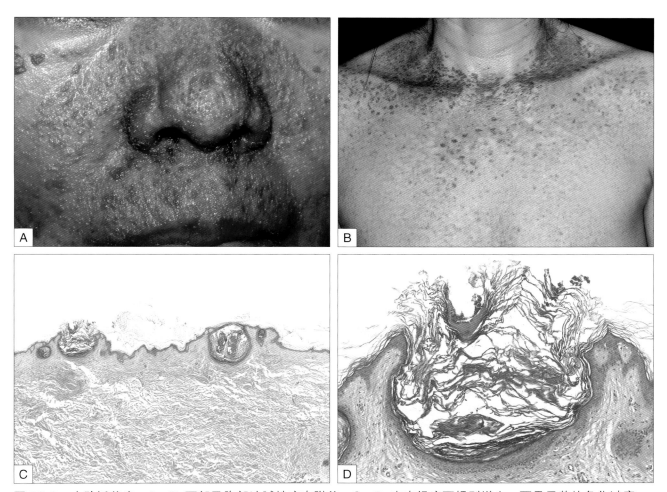

图 23.8　**皮肤垢着病**。A、B. 面部及胸部油腻性痂皮附着；C、D. 表皮轻度不规则增生，可见显著的角化过度

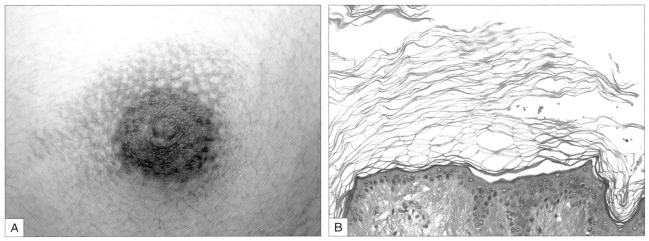

图 23.9　**乳头乳晕角化过度症**。A. 乳晕及周围皮肤褐色斑疹；B. 角质层显著角化过度

## 花斑癣（pityriasis versicolor）

　　**临床表现**　通常表现为胸、背、躯干等部位色素异常性斑片，散在分布或融合成片，可表现为色素增加或色素减退，有轻度角化现象。

　　**病理表现**　网篮状角化过度及角质层内菌丝及孢子结构，表皮无明显异常性改变（图 23.10）。

　　**诊断要点**　临床行真菌镜检或病理找到角层内菌丝及孢子可确诊。

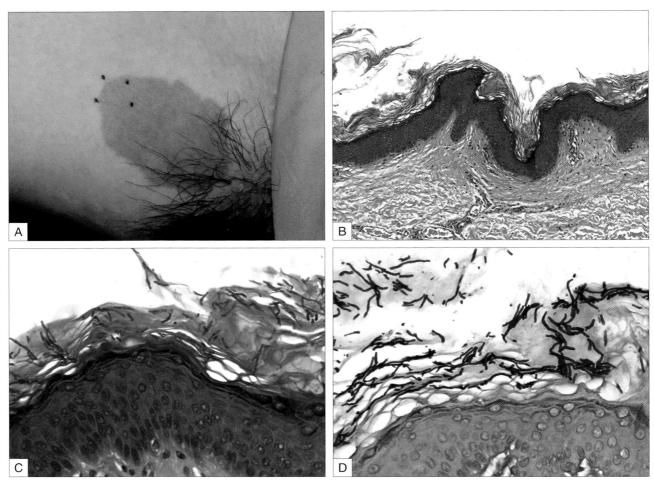

图 23.10　花斑癣。A. 上臂内侧边界清楚的褐色斑片；B~C. 病理表现为角化过度，角质层内有大量的菌丝及孢子；D. PAS 染色显示菌丝和孢子

## 寻常型鱼鳞病（ichthyosis vulgaris）

临床表现 最常见的鱼鳞病类型。常于生后发病，至青春期最明显，皮疹冬季加重，夏季减轻。多见于四肢伸侧，尤其以胫前更明显，严重时躯干及四肢屈侧亦可受累。表现为污秽的灰色菱形或多角形的鱼鳞样鳞屑。患者皮肤干燥，常有毛囊角化及掌跖部位角化过度、掌纹明显。

病理表现 角质层轻度增厚，为板层状正角化过度，颗粒层变薄或消失。真皮浅层血管周围稀疏淋巴细胞浸润（图 23.11）。

诊断要点 以临床诊断为主，严重者需与 X 连锁隐性鱼鳞病鉴别。

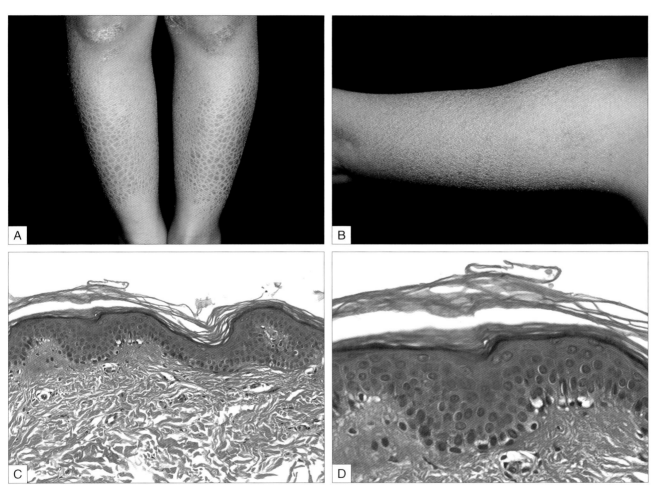

图 23.11 寻常型鱼鳞病。A. 下肢胫前斑片状鳞屑，膝关节有湿疹样改变；B. 上臂明显的细小鳞屑；C、D. 板层状角化过度，表皮缺乏颗粒层

## X 连锁隐性鱼鳞病（X-linked recessive ichthyosis）

临床表现　由基因异常引起。男性和极个别女性发病，表现为全身污秽的褐色鳞屑，累及四肢及躯干，颈部可累及，形成脏颈征。可伴有角膜混浊、隐睾等表现。

病理表现　致密或板层状角化过度，表皮大致正常，通常有正常的颗粒层（图 23.12）。

诊断要点　颈部常受累，病理上颗粒层正常。轻症病例可与寻常型鱼鳞病混淆，需基因检测确认。

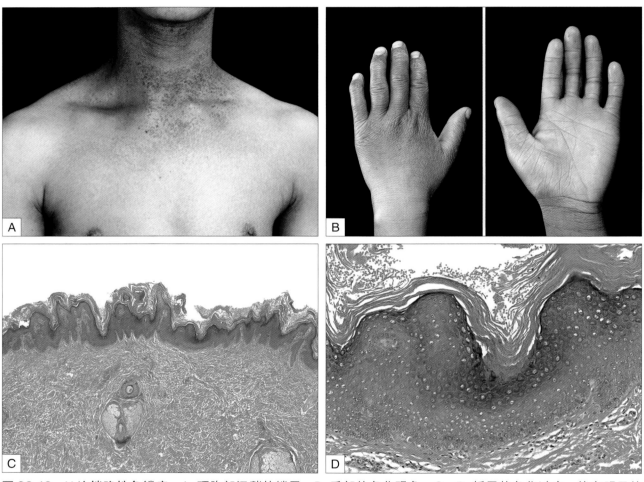

图 23.12　X 连锁隐性鱼鳞病。A. 颈胸部污秽的鳞屑；B. 手部的角化现象；C、D. 板层状角化过度，伴有明显的颗粒层

## 板层状鱼鳞病（lamellar ichthyosis）

临床表现　常染色体隐性遗传皮肤病。出生时表现为火棉胶婴儿，皮肤潮红，可出现眼睑外翻。随年龄增长可出现全身大片污秽的鳞屑，掌跖部位有角化、皲裂。本病属于一组遗传异质性疾病，累及基因包括 TGM1、NIPAL4、ALOXE3、CYP4F22、ABCA12 等。

病理表现　板层状角化过度，表皮轻度不规则增生（图 23.13）。

诊断要点　临床诊断为主。一些轻症病例可与其他类型鱼鳞病混淆，需基因检测确认。

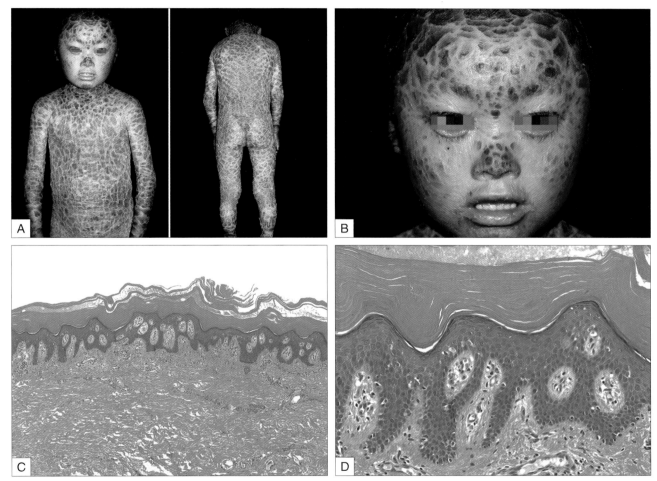

图 23.13　**板层状鱼鳞病**。A、B. 全身弥漫性大片污秽的斑状鳞屑，面部有明显累及，睑外翻；C、D. 显著的板层状角化过度和表皮轻微增生

## 先天性红皮病型鱼鳞病（bullous congenital ichthyosiform erythroderma）

临床表现　又称为表皮松解性鱼鳞病，与角蛋白异常，尤其是角蛋白 1 和角蛋白 10 的异常有关。幼儿时表现为全身红斑、鳞屑、糜烂，成年后表现为全身角化和明显鳞屑，部分区域角化明显形成疣状外观，局部可形成浅表糜烂。角蛋白 1 基因异常的患者可出现掌跖部位的累及。

病理表现　除基底层之外的表皮全层出现颗粒变性，伴随角化过度。角质形成细胞胞质出现空泡，并有嗜酸性团块状物质聚集（图 23.14）。

诊断要点　明显的角化、鳞屑和疣状外观是其临床特点，病理为颗粒变性。具有颗粒变性的疣状痣是本病具有镶嵌特征的体细胞突变类型。西门大疱性鱼鳞病颗粒变性的位置更轻微和表浅。

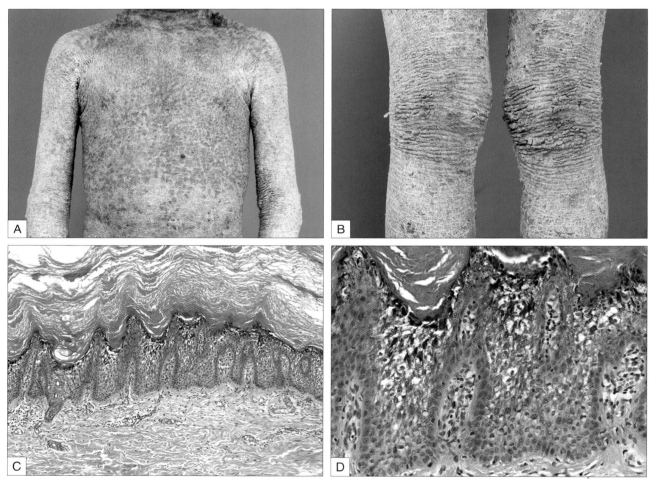

图 23.14　先天性红皮病型鱼鳞病。A、B. 全身泛发的、在红斑基础上出现显著的鳞屑，腘窝等部位形成明显疣状外观；C、D. 显著的角化过度及表皮增生，可见明显的颗粒变性，但基底层不累及

## 西门大疱性鱼鳞病（ichthyosis bullosa of Siemens）

临床表现　又称为浅表表皮松解性鱼鳞病（superficial epidermolytic ichthyosis）。表现为全身红斑、鳞屑性改变，可见少量水疱。皮疹往往下肢明显，摩擦后可形成皮肤剥脱或水疱。突变基因为角蛋白 2e。

病理表现　表皮上层出现颗粒变性，形成表皮内水疱或分离（图 23.15）。

诊断要点　颗粒变性位置表浅，不如先天性红皮病型鱼鳞病明显。

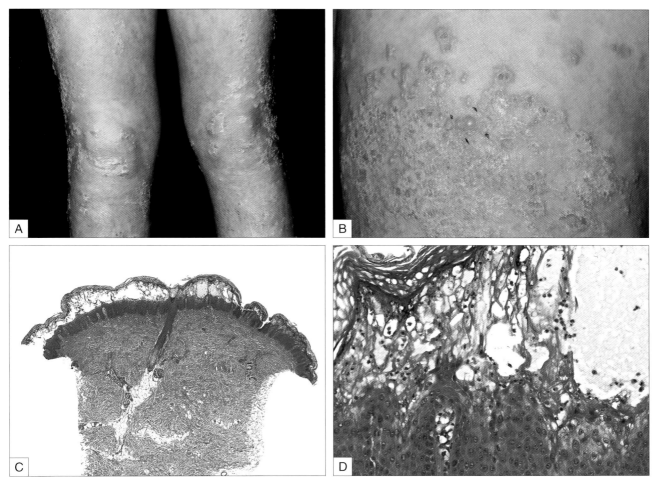

图 23.15　西门大疱性鱼鳞病。A、B. 下肢红斑、鳞屑及个别水疱；C、D. 发生在表皮浅层的大疱，可见角质形成细胞内嗜酸性团块物质沉积

## 获得性鱼鳞病（acquired ichthyosis）

为后天获得性改变，是一种继发现象，临床和病理特征类似寻常型鱼鳞病。与皮肤干燥、炎症反应或肿瘤细胞浸润有关，蕈样肉芽肿有时可形成鱼鳞病样外观（图 23.16）。

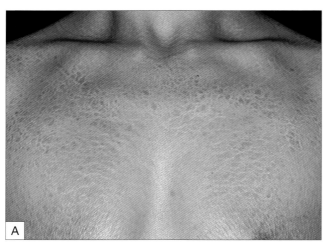 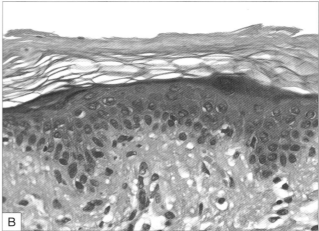

图 23.16　**获得性鱼鳞病**。A. 躯干部位皮肤干燥，明显的片状鳞屑；B. 病理与寻常型鱼鳞病类似，表现为板层状角化过度和颗粒层消失

## 掌跖角化症（palmoplantar keratoderma）

　　*临床表现*　包括一组主要发生在掌跖部位的角化过度性皮肤病，为一组异质性疾病。因致病基因不同临床表现有一定差异，多表现为掌跖部位弥漫性、局限性或点状分布的掌跖角化过度，部分患者皮疹可扩散至掌跖周围皮肤，或累及肘、膝关节等部位。掌跖角化症可单独发生，也可合并系统性异常，如外胚叶发育不良、少毛、少汗、厚甲、鱼鳞病、牙齿发育缺陷、耳聋、心肌病等。临床中相对常见的亚型包括弥漫性掌跖角化症、长岛型掌跖角化症、线状掌跖角化症、点状掌跖角化症、先天性厚甲、Olmsted 综合征等。

　　*病理表现*　本组疾病具有类似的病理特点，包括角化过度，颗粒层增厚和棘层肥厚。不同临床亚型有时有独特的病理改变，如颗粒变性常提示角蛋白突变，局限性角化过度提示点状掌跖角化症（图 23.17，图 23.18）。

　　*诊断要点*　掌跖角化症是临床诊断，其准确分型主要依赖于临床特征和致病基因鉴定。病理学检查主要是从形态学上进一步证实掌跖角化症的诊断，对一些特殊类型的掌跖角化症的病因有提示作用。

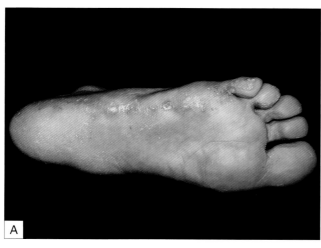 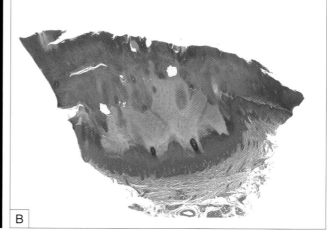

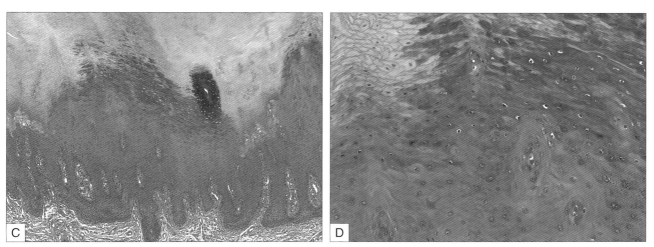

图 23.17　掌跖角化症，线状掌跖角化症。A. 足底外侧带状分布的角化性斑块；B~D. 显著的角化过度，表皮下陷并有轻度增生

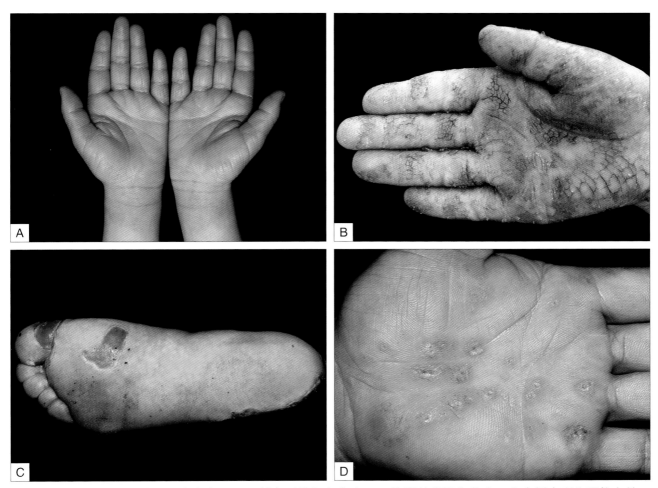

图 23.18　掌跖角化症的不同临床表现。A. 长岛型掌跖角化症；B. 弥漫性掌跖角化症，此病例病理为颗粒变性；C. 先天性厚甲掌跖角化及糜烂；D. 点状掌跖角化症

## 鸡眼和胼胝 ( corns and calluses )

　　**临床表现**　　多见于成人摩擦部位，包括足前掌，第 5 趾外侧等。鸡眼和胼胝的发生与长期行走、鞋子挤压、足部有骨性突起等相关。表现为局限的均质角化性丘疹或斑块，可有行走时疼痛。

　　**病理表现**　　局限性角化过度和局部角化不全，其下表皮有轻度下陷（图 23.19）。

　　**诊断要点**　　以临床特征为主，缺乏乳头瘤样增生模式和挖空细胞可与跖疣鉴别。

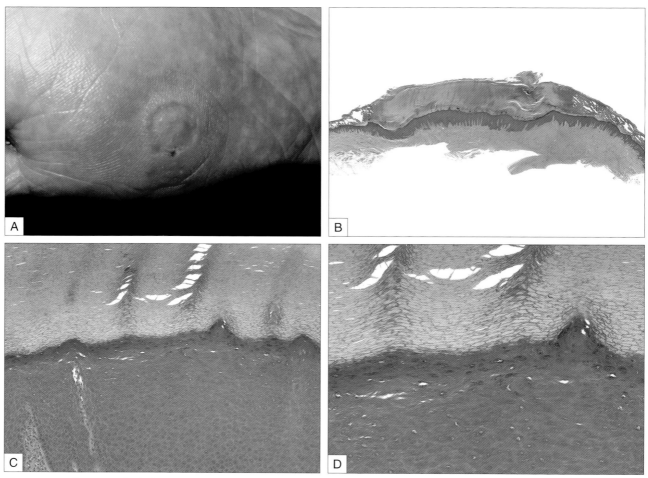

图 23.19　鸡眼。A. 临床表现为受压部位的角化性斑块；B~D. 病理可见显著角化过度及轻微角化不全，其下方表皮下陷，有轻度增生

## 棘状角皮症（spiny keratoderma）

**临床表现**　常见于成年人，表现为手掌、足跖出现的多发细小指状突起，触诊皮肤如锉样感觉。病因不清，部分患者合并肿瘤或其他系统性疾病。

**病理表现**　表皮局限性的柱状角化过度，常伴有角化不全现象，其下方的表皮缺乏颗粒层。角化不全柱突出于周围的正常角化（图 23.20）。

**诊断要点**　点状掌跖角化症临床皮疹直径约数毫米，病理上角化过度范围较宽。汗孔角化样小汗腺和真皮导管痣角化不全柱略宽，不突出于周围正常角质。

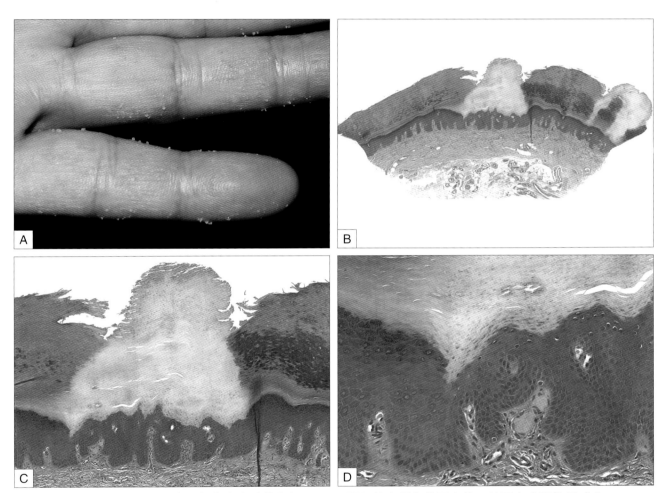

图 23.20　**棘状角皮症**。A. 掌跖部位多发丝状突起；B~D. 局限性宽幅角化不全柱，其下表皮颗粒层减少

## 边缘性丘疹性肢端角化症（marginal papular acrokeratoderma）

包括一组以手足肢端侧缘角化性丘疹或融合性斑块为特征的皮肤病。病理表现为局限性的角化过度，相应部位的表皮可略有下陷，可伴有胶原嗜碱性变或局部弹力纤维减少。类似的病名包括疣状肢端角化类弹力纤维病（acrokeratoelastoidosis verruciformis）、局限性肢端角化症（focal acral hyperkeratosis）、边缘性角化性类弹力纤维症（keratoelastoidosis marginalis）、马赛克样肢端角化症（mosaic acral keratosis）、肢端丘疹性钙化性类弹力纤维症（digital papular calcific elastosis）、降解性胶原性弹力纤维溶解性边缘性斑块（degenerative collagenous and elastotic marginal plaques）、手部降解性胶原性斑块（degenerative collagenous plaques of the hand）。对本组疾病的过分细分往往造成临床和病理医生的困扰，无益于患者的治疗。作者习惯于使用边缘性丘疹性肢端角化症去描述这一组疾病（图 23.21）。

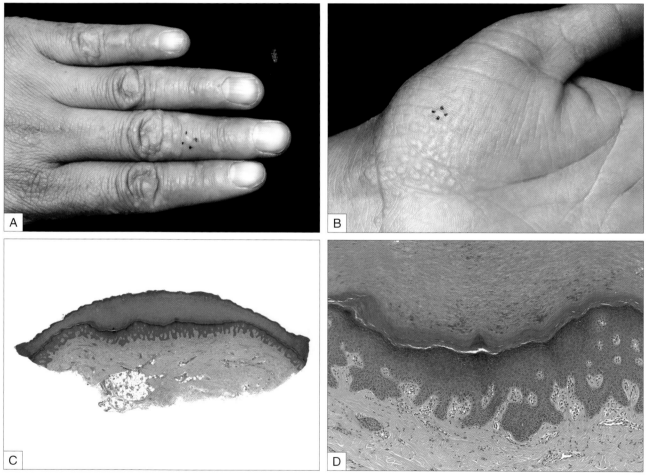

图 23.21　边缘性丘疹性肢端角化症。A、B. 位于指背及手指大鱼际部位的多发丘疹；C、D. 局限性角化过度，其下方表皮有轻度下陷

## 窝状角质松解症（pitted keratolysis）

　　**临床表现**　常发生于成年人足底，在湿热、足部多汗情况下发生。表现为足部角质增厚，同时有局部角质剥脱，形成虫蚀状外观，浸渍后皮肤发白，足部散发明显臭味。

　　**病理表现**　角化过度，局部角质层部分缺失，角质层内可见杆状细菌（图23.22）。

　　**诊断要点**　以临床诊断为主。

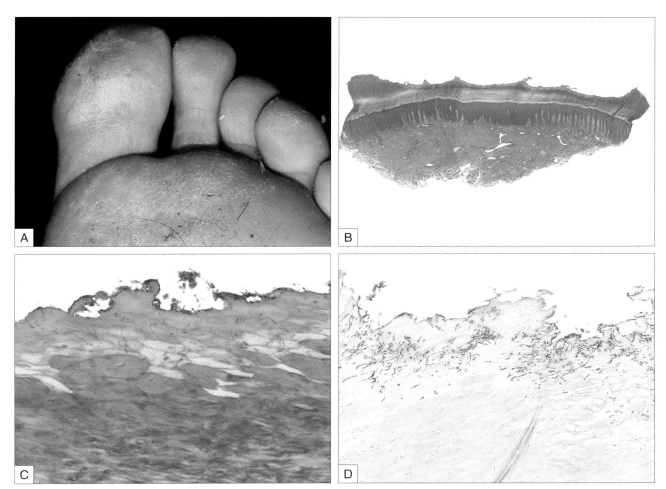

图23.22　**窝状角质松解症**。A. 足底局部角化，浸渍发白；B. 角化过度及局部角质层部分缺失；C. 角质层内可见杆状细菌；D.Giemsa 染色显示角质层内大量细菌

## 持久性豆状角化过度症（hyperkeratosis lenticularis perstans, Flegel disease）

　　**临床表现**　常见于中老年人，表现为足背和四肢为主的散在角化性丘疹，直径通常为数毫米。皮疹可累及身体其他部位。

　　**病理表现**　局限性角化过度，常伴有轻微角化不全，其下方的表皮往往颗粒层减少或消失，真皮内可见苔藓样淋巴细胞浸润或血管周围淋巴细胞浸润（图23.23）。

　　**诊断要点**　需与汗孔角化症鉴别。

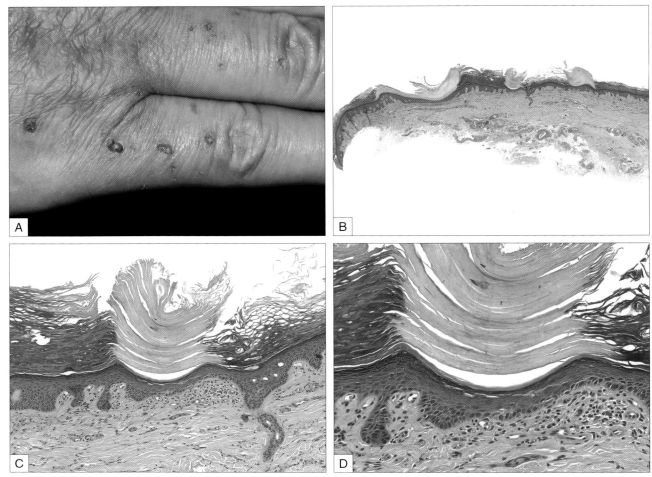

图 23.23　**持久性豆状角化过度症**。A. 手背多发局限性角化性丘疹；B~D. 局限性致密型角化柱，与周围正常角化有明显区别，其下表皮萎缩，有淋巴细胞浸润

## 黑棘皮病（acanthosis nigricans）

　　临床表现　常与过度肥胖、胰岛素抵抗相关，或与恶性肿瘤相伴。多发生于皮肤皱褶部位，如颈、腋窝、腹股沟等部位。表现为皮肤颜色加深，呈灰棕色或灰褐色，表面干燥、粗糙，进而皮肤增厚，表面有许多细小乳头状突起，呈天鹅绒样，触之柔软。典型患者可出现明显的乳头状改变。恶性黑棘皮病患者症状较重，常出现口腔、掌跖等部位明显的乳头状增生。

　　病理表现　表皮不规则增生，基底层色素增加。增生的表皮呈不规则状，常于多个部位形成较宽的表皮下陷性改变，下陷部位的表皮基底层基本平齐（图 23.24，图 23.25）。

　　诊断要点　以临床诊断为主，病理上表皮多个部位下陷性的不规则增生模式具有特异性。

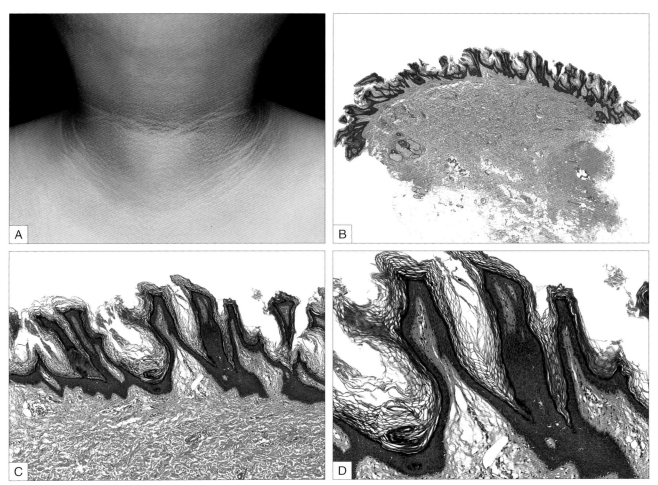

图 23.24　**黑棘皮病**。A. 肥胖儿童患者颈部皮肤粗糙，沟纹加深和色素沉着；B~D. 病理表现为表皮不规则增生，乳头瘤样改变，部分表皮下陷形成宽大的凹陷

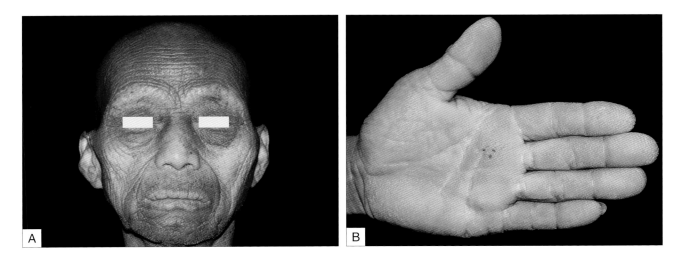

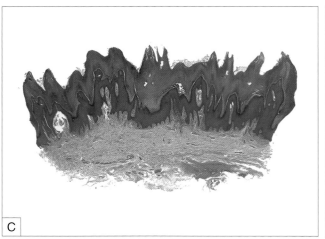

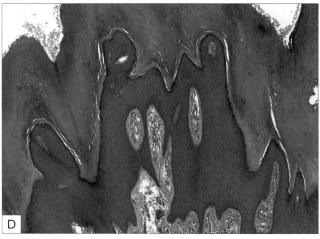

图 23.25 **恶性黑棘皮病**。A. 面部皮肤增厚粗糙；B. 手掌皮肤增厚角化；C、D. 表皮增生，角质层增厚。此病例继发于胃癌

## 表皮痣（epidermal nevus）

临床表现　又称为疣状痣，是一组以角质形成细胞增生为主要特征的具有镶嵌现象的遗传性疾病。先天发生，常沿 Blaschko 线分布或泛发全身，表现为节段性或带状分布的疣状丘疹、斑块，以躯干、四肢多见。

病理表现　表皮呈疣状或乳头瘤样增生。增生的表皮为鳞状细胞，可伴有角化过度现象。有时有表皮松解性角化过度现象（图 23.26，图 23.27）。

诊断要点　以临床特征为主，必要时需结合基因检测。

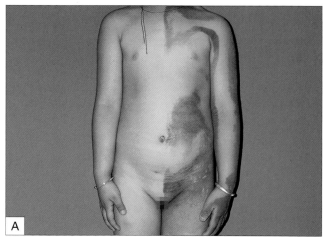

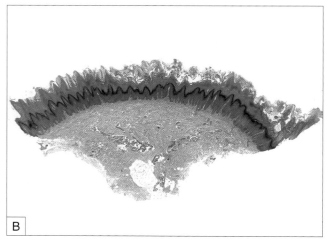

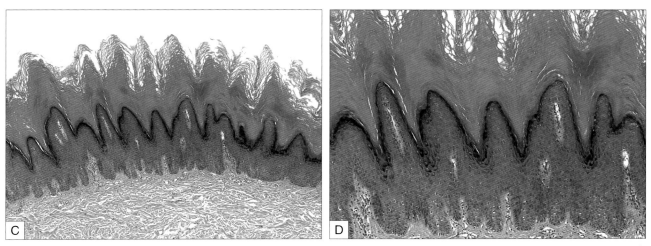

图 23.26　**表皮痣**。A.临床表现为单侧疣状分布的角化性斑块；B~D.病理表现为表皮明显的乳头瘤样增生，伴有显著角化现象

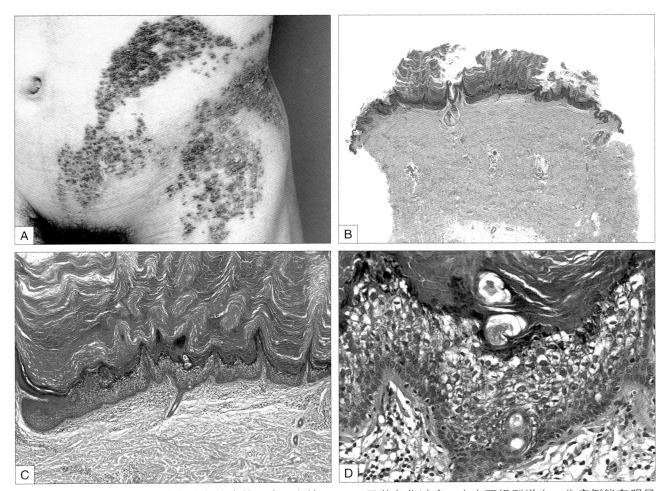

图 23.27　**表皮痣**。A.沿节段分布的疣状丘疹、斑块；B~D.显著角化过度，表皮不规则增生。此病例伴有明显的颗粒变性，提示为角蛋白1或角蛋白10基因突变

## 色素失禁症（incontinentia pigmenti）

　　**临床表现**　X 连锁显性遗传疾病，杂合子男性患者多在胎儿期死亡，故患者多为女性。临床可分为三期：第 I 期为水疱期，在出生后或出生后不久躯干四肢出现红斑、水疱和大疱。第 II 期为疣状增生期，一般出生后 2 个月左右水疱消退，产生轻微或明显的疣状损害。第 III 期为色素沉着期，疣状损害消退后出现沿 Blaschko 线分布的泼墨样不规则色素沉着斑，可在数年内逐渐变淡。患者后期可表现为色素减退现象。

　　**病理表现**　水疱期表现为表皮内嗜酸性粒细胞聚集性水疱，伴有表皮海绵水肿。疣状增生期表现为表皮不规则增生，表皮内散在凋亡细胞。色素沉着期表现为真皮内噬黑素细胞浸润，与其他炎症后色素沉着性疾病不易鉴别（图 23.28~图 23.30）。

　　**诊断要点**　以临床特征为主，不同病期的临床和病理有显著差异。

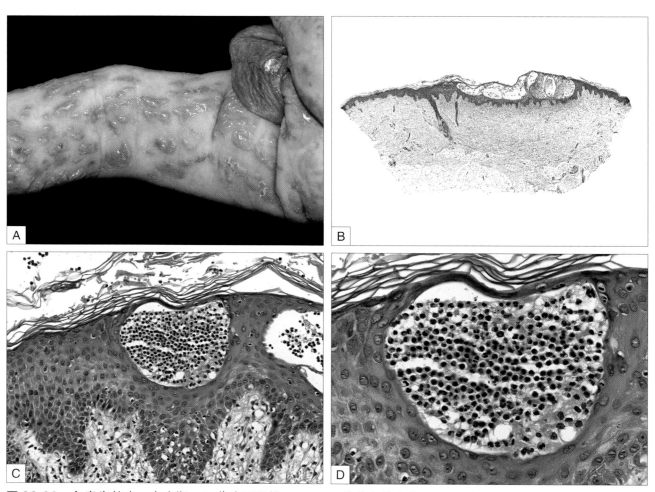

**图 23.28　色素失禁症，水疱期**。A. 临床可见沿 Blaschko 线分布的水疱；B~D. 病理表现为表皮内水疱，伴嗜酸性粒细胞微脓疡。此病例为男性患儿

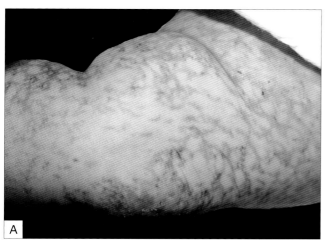
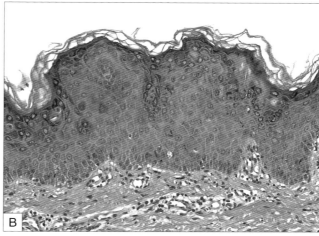

图 23.29　**色素失禁症，疣状增生期**。A. 多数皮疹已经表现为色素沉着，但局部仍残留有红斑及轻度角化现象；B. 病理表现为表皮增生，伴大量凋亡的角质形成细胞

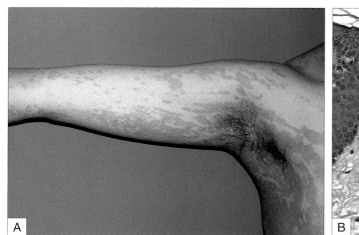
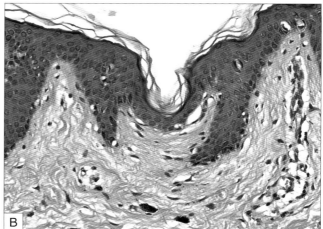

图 23.30　**色素失禁症，色素沉着期**。A. 泼墨样分布的色素沉着斑；B. 真皮浅层噬黑素细胞沉积

# 寻常疣（verruca vulgaris）

　　临床表现　常发生于面部、头皮、四肢等部位，也可发生于其他部位。表现为单个或多个丘疹性改变，直径多为数毫米，表面粗糙，有明显角质物质。

　　病理表现　表皮呈向上的疣状增生，两侧表皮向内包绕，伴有明显的角化过度现象。颗粒层局部增厚，有时伴有明显的挖空细胞。真皮乳头明显上延，伴有轻度或明显的淋巴细胞浸润，有时甚至形成界面破坏。寻常疣消退期挖空细胞不明显。部分寻常疣可形成向下的增生模式，有时形成显著的鳞状窝，称为倒置性毛囊角化症。寻常疣有时可出现外毛根鞘或皮脂腺分化的现象（图 23.31，图 23.32）。

　　诊断要点　多数可依据临床特征诊断。病理上乳头瘤样增生伴挖空细胞是其特征。需要注意的是在消退期的寻常疣挖空细胞不典型，因此挖空细胞非诊断的必要条件。

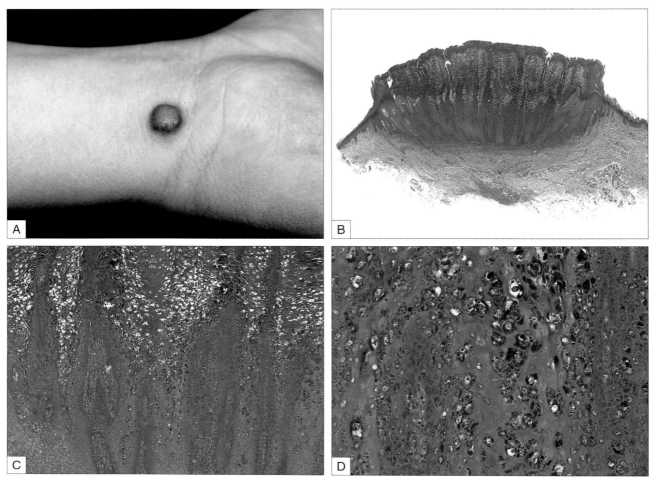

图 23.31　**寻常疣**。A. 手腕部位角化性丘疹；B~D. 表皮呈向上的疣状增生，两侧表皮向内包绕，角质层及颗粒层可见明显的挖空细胞

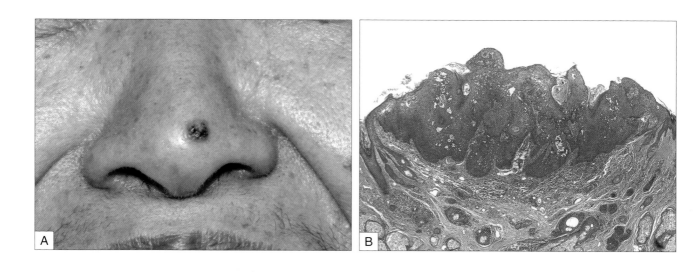

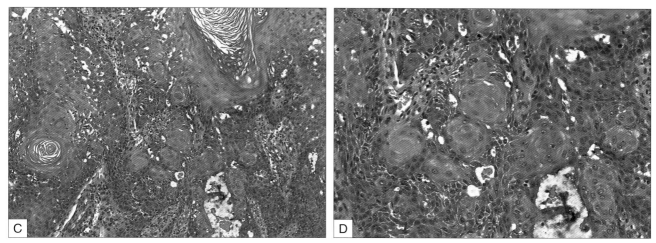

图 23.32　倒置性毛囊角化症。A. 鼻部角化性丘疹；B~D. 表皮增生，呈向下增生的模式，局部有明显的鳞状窝，细胞无异型性。倒置性毛囊角化症是寻常疣或刺激性脂溢性角化病的晚期表现

## 跖疣（verruca plantaris）

　　临床表现　多见于成人足底，表现为足底单发或多发的丘疹，直径为数毫米，部分皮疹可发生融合。皮疹为角化性丘疹，有明显的角化现象，浸渍后角化现象更明显，削除角化物质可见点状出血。

　　病理表现　与寻常疣病理类似，区别在于部分皮疹因压力的原因可出现轻度内生性生长，且角化更明显（图 23.33）。

　　诊断要点　乳头瘤状增生和挖空细胞是其特点，鸡眼为局限性的角化过度，伴有角化不全，可与之鉴别。

## 扁平疣（verruca plana）

　　临床表现　多见于成年人，以面颈部、双手背等部位多发，但也可发生于其他部位。表现为淡褐色多发扁平丘疹，直径为数毫米。有时因搔抓反应可造成皮疹局部接种，类似同形反应。

　　病理表现　一般为网篮状角化过度或轻度致密型角化过度，表皮呈宽幅扁平状增生，颗粒层增厚，典型病例有相对明显的挖空细胞。有时在真皮浅部有淋巴细胞呈苔藓样浸润（图 23.34）。

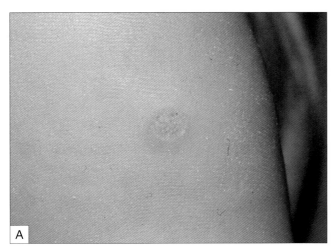

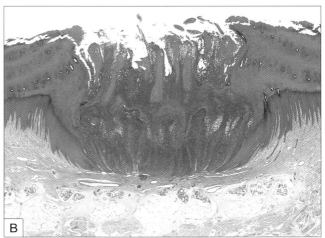

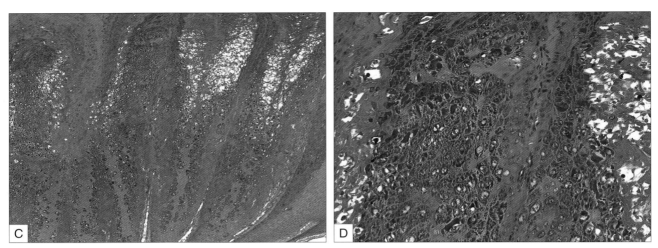

图 23.33　**跖疣**。A: 足底角化性丘疹；B~D. 表皮呈乳头瘤样增生，两侧内收，可见典型挖空细胞

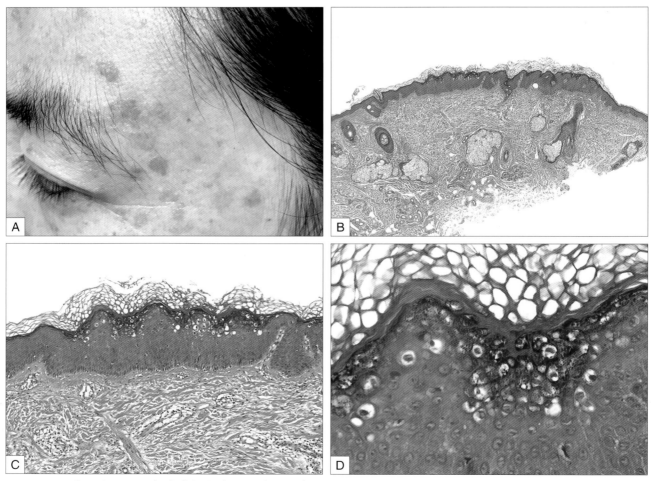

图 23.34　**扁平疣**。A. 面部多发褐色扁平丘疹，与脂溢性角化病不好鉴别；B~D. 表皮宽幅增生，伴有明显的挖空细胞

诊断要点　扁平疣在刺激后可出现致密型角化过度，需与痒疹及浅表型脂溢性角化病鉴别。消退期皮疹往往不典型。

## 尖锐湿疣（condyloma acuminatum）

　　**临床表现**　常发生于性活跃期男性和女性的外阴、肛周、口腔或其他相对湿润的部位，表现为单发至多发的乳头状丘疹，表面湿润，角化不明显。个别患者可形成巨大皮疹，称为巨大尖锐湿疣。

　　**病理表现**　表皮呈乳头瘤样或不规则增生，其上方角质层不明显或有轻微角化过度，颗粒层有典型的挖空细胞（图23.35）。

　　**诊断要点**　表皮的不规则增生和典型的挖空细胞是尖锐湿疣的病理特点。少数情况下尖锐湿疣与鲍温病样丘疹病难以鉴别，提示二者间存在谱系性改变。假性湿疣是女性阴道口部位的生理性乳头瘤样增生，无挖空细胞和HPV感染依据（图23.36）。

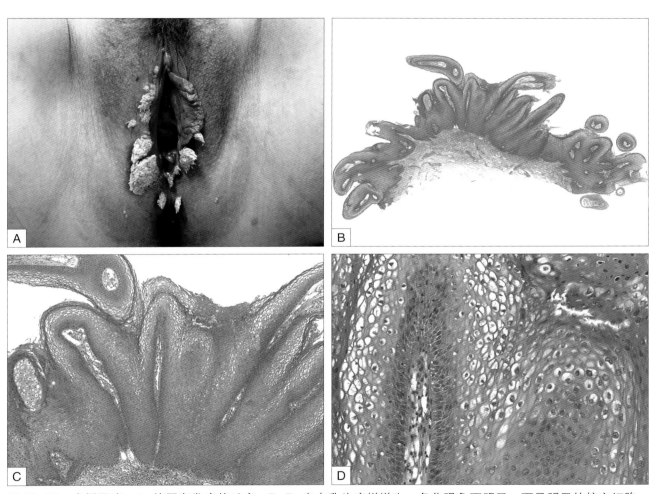

图23.35　**尖锐湿疣**。A.外阴多发疣状丘疹；B～D.表皮乳头瘤样增生，角化现象不明显，可见明显的挖空细胞

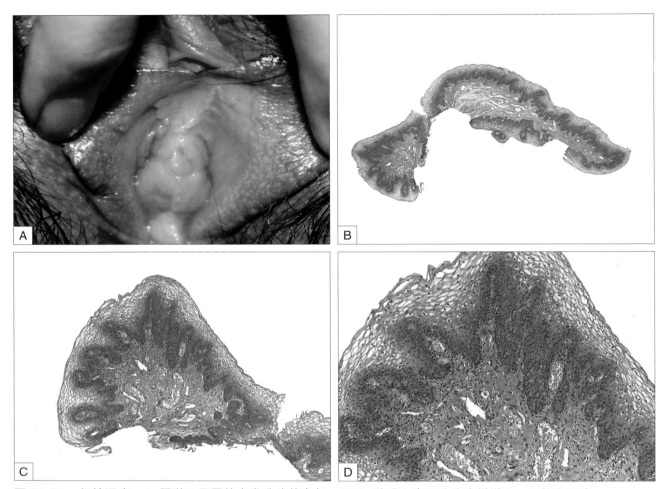

图 23.36　**假性湿疣**。A. 阴道口周围的多发乳头状突起；B~D. 黏膜上皮呈乳头瘤样增生，无挖空细胞

## 传染性软疣（molluscum contagiosum）

　　临床表现　好发于儿童及青年人，通常为多发，也可单发，好发于躯干、颈部或外生殖器部位。皮损为白色略带光泽的半球形丘疹，直径为数毫米，典型皮疹中央微凹形成脐窝样改变。

　　病理表现　表皮局部向下形成梨状增生，增生的表皮细胞体积增大，胞浆丰富，逐渐分化为胞浆明显嗜酸性着色的软疣小体。部分病例可伴有周围明显的炎症细胞浸润（图 23.37）。

　　诊断要点　多数临床可诊断。病理上找到软疣小体是确诊依据，但有时需连续切片。

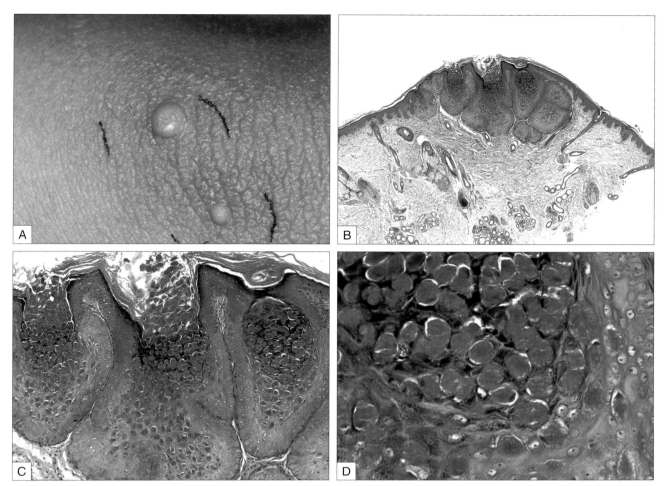

图 23.37　**传染性软疣**。A.肘部丘疹，表面有轻度凹陷；B~D.表皮向下增生，可见大量胞浆明显嗜酸性着色的软疣小体

## 羊痘（orf）和挤奶者结节（milker's nodule）

　　*临床表现*　见于从事畜牧业、屠宰业及加工肉类的人员，接触感染羊痘病毒的羊或感染副牛痘病毒的牛后发病。表现为手部为主的单个或数个丘疹、丘疱疹或结节。皮疹表面往往苍白坏死，周围有红晕。

　　*病理表现*　表皮呈假上皮瘤样或不规则增生，可见表皮细胞内水肿、坏死，细胞内可出现嗜酸性包涵体。真皮内有明显炎症反应（图 23.38）。

　　*诊断要点*　病史有明显提示作用，病理表现为表皮增生和细胞内水肿。

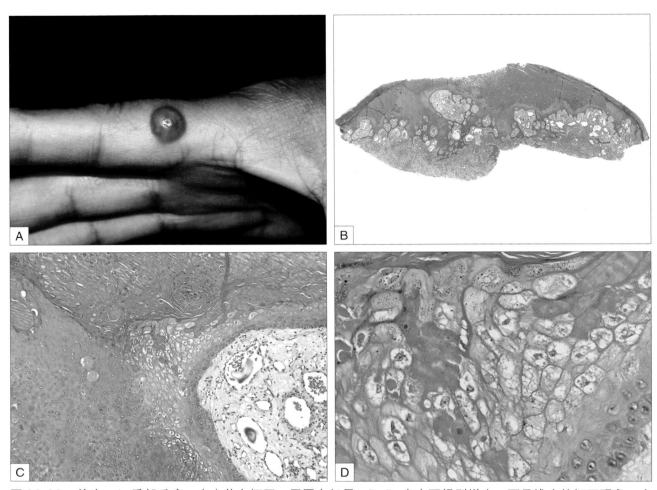

图 23.38　羊痘。A. 手部丘疹，中央苍白坏死，周围有红晕；B~D. 表皮不规则增生，可见浅表的坏死现象，表皮细胞明显水肿，苍白染色，可见细胞内大小不一的嗜酸性包涵体

色素异常性疾病包括一组病因、临床表现形式差异较大的异质性疾病。临床上可分为色素减退性疾病、色素增加性疾病和皮肤异色性改变（色素增加合并色素减退）。皮肤颜色的改变与黑素细胞和角质形成细胞都有密切的关系。色素异常的原因可能是黑素细胞数量异常、黑素细胞功能异常、炎症反应后出现的黑素细胞破坏、噬黑素细胞沉积等。

## 目　录

## 白化病（albinism）

临床表现　多数为常染色体隐性遗传性疾病，根据致病基因的不同分为十余种不同的类型。表现为皮肤、毛发和眼的白化，其中多数患者为单纯的皮肤和眼的白化病。少数患者合并系统症状，包括出血倾向、肺纤维化、心肌炎、肠道功能紊乱等现象，称为 Hermansky-Pudlak 综合征。因致病基因和突变位点的不同，皮肤、毛发和眼的色素脱失现象在不同人之间有差异，可完全脱失或部分脱失。患者皮肤可出现日光不耐受、日晒伤、雀斑、鳞癌等表现，眼部异常表现为畏光、震颤、视力异常等。

病理表现　黑素细胞数量正常，色素缺失或明显减少（图 24.1）。

诊断要点　临床可初步诊断，具体分型需基因诊断。

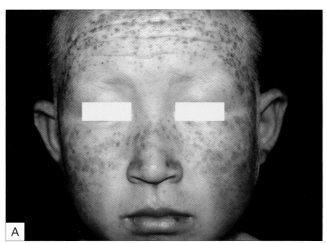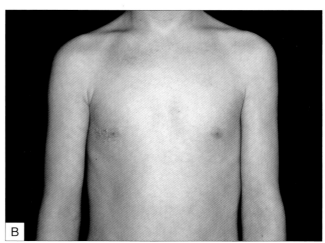

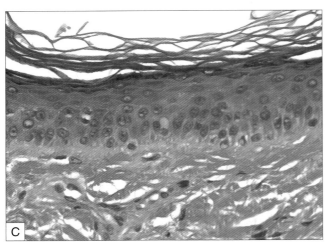
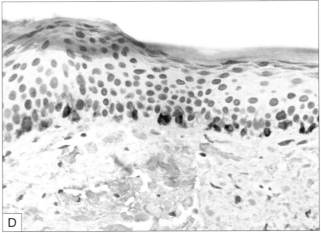

图 24.1　白化病。A. 面部皮肤白化，伴毛发颜色变淡，可见多数雀斑样损害；B. 躯干部位皮肤白化；C. 表皮层色素减退，但仍可见基底层黑素细胞；D. Melan-A 染色显示基底层数量正常的黑素细胞

## 斑驳病（piebaldism）

临床表现　常染色体显性遗传，为 *KIT* 基因异常所致。表现为额部、前胸、肘、膝等部位出现的边界清楚的白斑，额部同时伴有白发。白斑内可有散在色素性斑片。

病理表现　病变区域黑素细胞和色素缺失（图 24.2）。

诊断要点　临床诊断为主，需与白癜风鉴别。

## 无色素痣（nevus depigmentosus）

临床表现　先天发生或出生后不久出现，表现为边界清楚的白斑，皮疹形态不随时间改变，仅随患儿身体发育呈等比例扩大。Wood 灯下本病无明显瓷白色荧光，此特点可区别于白癜风。

病理表现　常规染色可见表皮色素减少。黑素细胞数量与正常表皮无明显差异（图 24.3）。

诊断要点　本病临床皮疹无进展，Wood 灯下无明显瓷白色荧光，病理上黑素细胞数量正常。

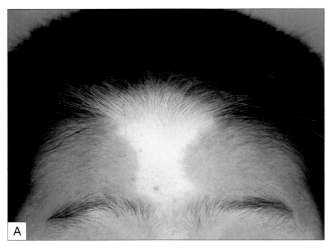
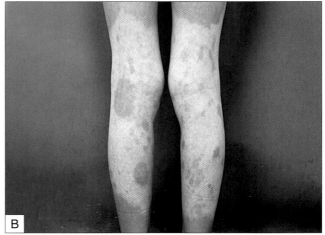

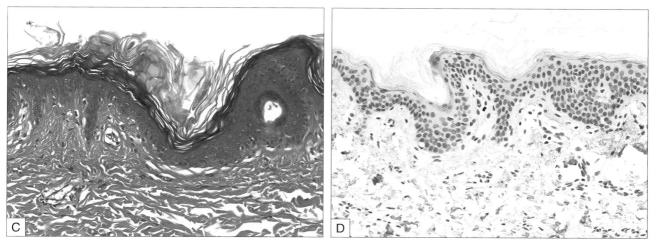

图 24.2　斑驳病。A、B. 额部及下肢膝关节周围白斑，部分皮疹中央有正常皮岛；C. 表皮色素及黑素细胞缺失；
D. Melan-A 染色显示表皮缺乏黑素细胞

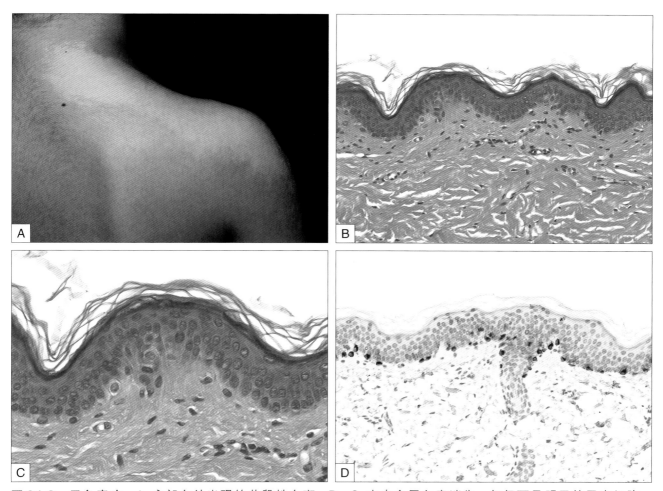

图 24.3　无色素痣。A. 肩部自幼出现的节段性白斑；B、C. 表皮全层色素消失，但仍可见明显的黑素细胞；
D. Melan-A 染色显示正常数量的黑素细胞

## 色素镶嵌现象（pigmentary mosaicism）

本组疾病包含了一系列不同的名称，如线样痣样色素减退症（linear nevoid hypopigmentation）、伊藤色素减退症（hypopigmentation of Ito）、模式皮肤色素减退症（patterned cutaneous hypopigmentation）、沿 Blaschko 线分布的色素减退症（Blaschkoid hypopigmentation）。无色素痣也属于此范畴。临床表现为沿 Blaschko 线分布的线状、涡旋状、片状色素减退斑，部分患者可合并有神经系统或肢体的发育异常。本病属于临床诊断，病理上黑素细胞数量可大致正常或减少。除色素减退性的色素镶嵌现象之外，相应的也可出现色素增加性的色素镶嵌现象（图 24.4）。

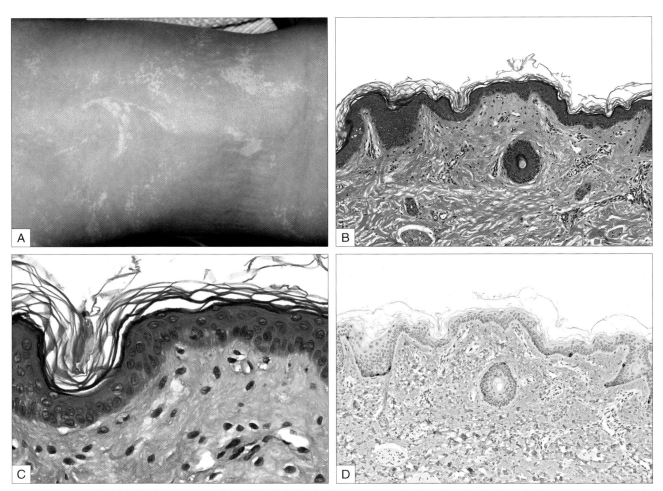

图 24.4　线样痣样色素减退症。A. 背部涡旋状色素减退斑；B、C. 病变区域黑色素明显减少；D. Melan-A 染色显示局部黑素细胞减少

# 白癜风（vitiligo）

　　**临床表现**　常见的获得性色素脱失性疾病，可发生于任何年龄和任何部位的皮肤。白癜风可分为寻常型和节段型，寻常型包括局限型、散发型、泛发型和肢端型，有时为以上类型的不同组合。节段型常沿 Blaschko 线呈节段性分布。典型的白癜风表现为边界清楚的白斑，可呈进行性发展或长期稳定。部分白癜风色素仅为轻度脱失，临床不易判断。部分早期白癜风可表现为红斑性改变。发生于有毛发部位的皮疹可导致局部白发。晕痣所产生的白斑与白癜风的临床形态和发生机制有相似性。

　　**病理表现**　表皮色素脱失，同时表皮内黑素细胞消失或明显减少。部分进展期白癜风患者可见真皮浅层或表皮基底层局部淋巴细胞浸润，甚至出现界面炎症（图 24.5，图 24.6）。

　　**诊断要点**　以临床诊断为主，Wood 灯下所见瓷白色荧光可作为诊断依据之一。对于临床判断困难的病例病理可提供诊断依据。特发性点状白斑与白癜风临床和病理类似，但临床直径小，多发，皮肤略有萎缩。

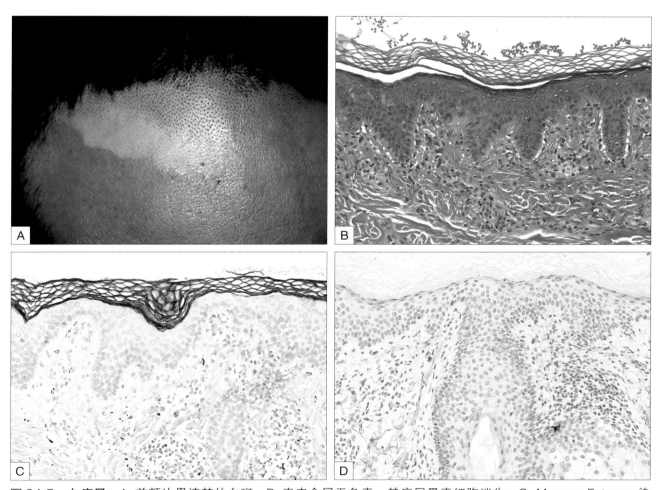

图 24.5　**白癜风**。A. 前额边界清楚的白斑；B. 表皮全层无色素，基底层黑素细胞消失；C. Masson-Fotanna 染色显示色素缺失；D. Melan-A 免疫组化显示黑素细胞消失

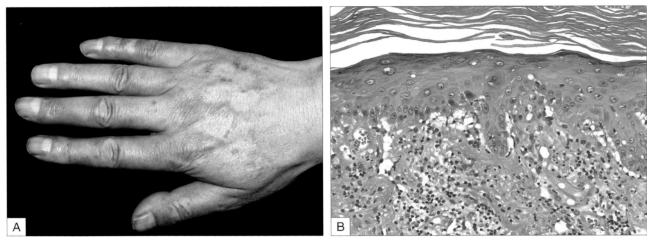

图 24.6 白癜风，炎症期。A. 手背部淡白斑，皮疹边界不清；B. 空泡型界面皮炎，有较多淋巴细胞浸润

## 特发性点状白斑（idiopathic guttate leukoderma）

临床表现 成年人，尤其是中老年人出现的点状色素脱失，发生于躯干和四肢，皮疹直径多为数毫米，呈瓷白色，有轻度萎缩。

病理表现 与白癜风类似，表现为局部色素和黑素细胞的缺失（图 24.7）。

诊断要点 本病通常不会进展为大片状白斑，区别于白癜风。

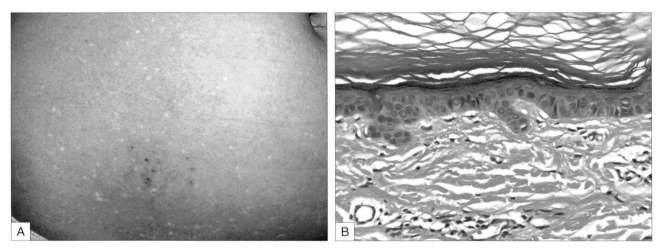

图 24.7 特发性点状白斑。A. 腹部多发边界清楚的点状白斑；B. 黑色素和黑素细胞消失

## 进行性斑状色素减退症（progressive macular hypomelanosis）

临床表现 青年人背部、腹部为主的淡白斑，边界不清，部分可融合成较大的斑片。Wood 灯下可显示毛囊性红色荧光。

病理表现 基底层色素减少，免疫组化显示黑素细胞数量大致正常（图 24.8）。

诊断要点 以临床诊断为主，需与花斑糠疹鉴别。

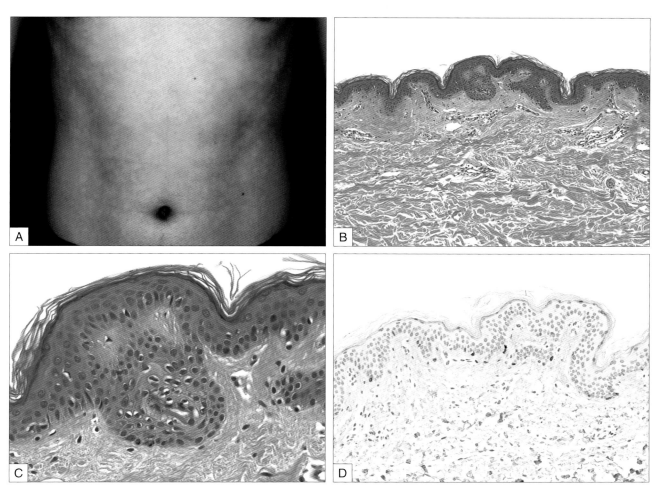

图 24.8　进行性斑状色素减退症。A. 下腹部多发边界不清的淡白斑；B、C. 病理显示黑色素减少；D. Melan-A 染色显示黑素细胞数量大致正常

## 咖啡斑（cafe-au-lait spot）

　　*临床表现*　表现为均一褐色的斑疹，可孤立发生或合并神经纤维瘤等系统疾病。常先天发生，可发生在全身任何部位，为淡褐色斑片，与周围组织分界明显。皮疹边界圆滑，也可呈不规则地图状，甚至可以是节段性分布。皮疹通常随患者身体发育逐渐长大，直径约数厘米，但也可以直径巨大。皮损数量较多（大于或等于6片）或直径较大往往提示患者合并系统性疾病，其中最常见的是神经纤维瘤病。簇集性雀斑（agminated lentiginosis）表现为单侧或节段性分布的多发点状褐色斑点，直径为数毫米，有时与咖啡斑发生融合，应当被认为是咖啡斑的特殊表现形式或与之密切相关的疾病。

　　*病理表现*　表皮基底层黑素明显增加，基底层黑素细胞数量大致正常或轻度增加，但分布均一，不成巢，无异型性，免疫组化可以清楚地显示均匀分布的黑素细胞。簇集性雀斑病理与咖啡斑类似（图24.9~图24.11）。

　　*诊断要点*　以临床特征为主，病理主要表现为基底层黑色素增加。

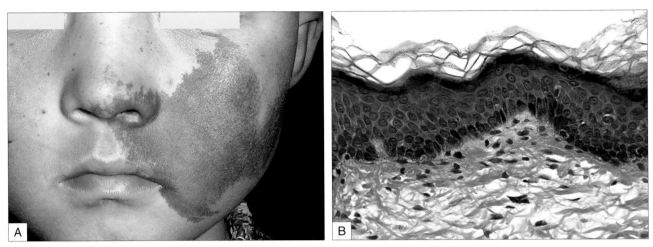

图 24.9　咖啡斑。A. 面部褐色斑片；B. 表皮基底层色素增加，黑素细胞数量无明显增加

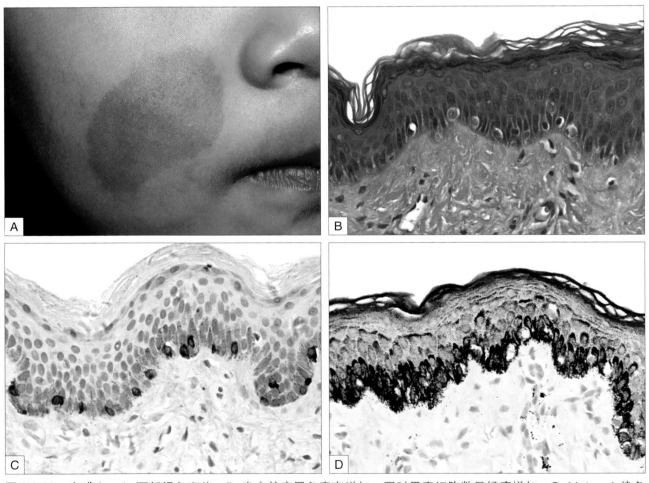

图 24.10　咖啡斑。A. 面部褐色斑片；B. 表皮基底层色素有增加，同时黑素细胞数量轻度增加；C. Melan-A 染色显示表皮基底层黑素细胞数量有增加；D. Masson-Fontana 染色显示基底层为主的黑色素增加

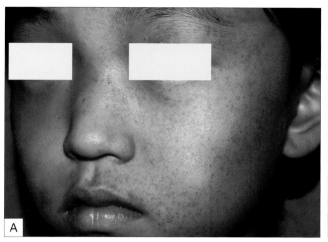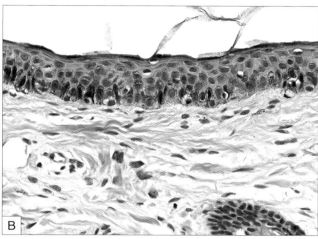

图 24.11　**簇集性雀斑**。A. 临床表现为单侧面部分布的多发点状褐色斑点；B. 病理表现为基底层为主的黑色素增加

## 黄褐斑（chloasma）

　　临床表现　常见于中年女性，与妊娠、口服避孕药等密切相关，日光照射与本病的发生有关。表现为颊部、额部等部位为主的淡褐色或黑褐色斑片，边界不规则，界线可清楚或不清楚，多双侧对称发生。

　　病理表现　表皮全层色素明显增加，但以基底层黑色素增加更为显著。黑素细胞数量增加不明显，但细胞树突略长，功能更为活跃，免疫组化染色可以更清晰的显示黑素细胞。严重病例或不规范治疗后真皮乳头层出现噬黑素细胞（图 24.12）。

　　诊断要点　以临床特征为主，依据病理可与太田痣、颧部褐青色痣等鉴别。

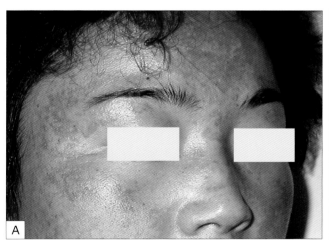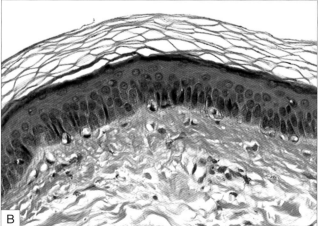

图 24.12　**黄褐斑**。A. 女性额部褐色斑片；B. 表皮全层色素增加，黑素细胞数量无明显增加

## 色素性毛表皮痣（Becker's nevus）

　　**临床表现**　以表皮改变为主的发育畸形。通常在青春期发病，表现为胸、肩背及其他部位发生的直径较大的色素性斑片，通常伴随皮损处多毛症状。有时皮损可多发，偶尔皮损可先天出现或在青春期前发生。部分患者可合并胸部、肢体等发育不良、脊柱裂等症状，称为色素性毛表皮痣综合征。

　　**病理表现**　表皮增生模式类似皮肤纤维瘤的表皮增生，表现为表皮轻度增生，棘层肥厚，表皮突延长，表皮突底部平齐，基底层黑色素明显增加，但基底层黑素细胞数量无明显增加。真皮内大致正常，有时可见浅表血管周围淋巴细胞浸润和真皮内立毛肌数量增多（图24.13，图24.14）。

　　**诊断要点**　多数为临床确诊，病理上表皮增生模式具有特征性。

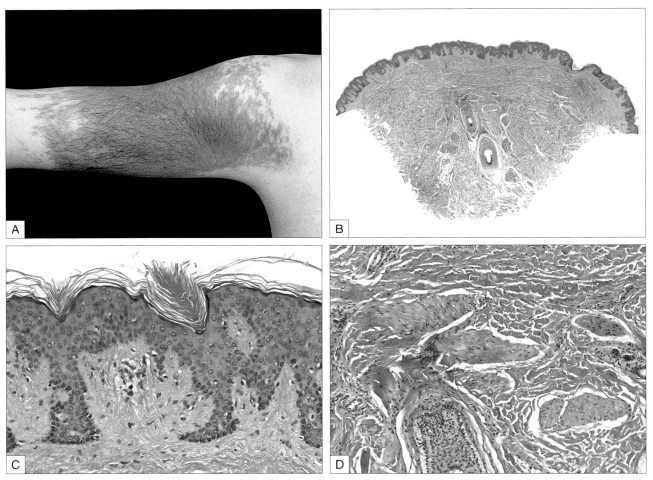

图24.13　**色素性毛表皮痣**。A.上肢大片状褐色斑片，伴多毛；B、C.表皮增生，表皮下端平齐，基底层色素增加；D.真皮内有较多立毛肌

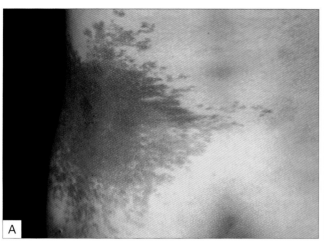
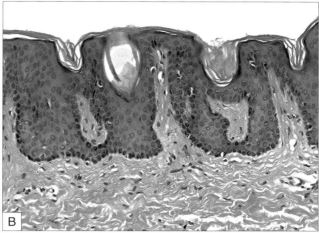

图 24.14　**色素性毛表皮痣**。A. 腰部大片状褐色斑片，伴多毛；B. 表皮增生，表皮突下端平齐，基底层色素增加

## 黏膜黑素斑（melanotic macules of mucous membrane）

　　临床表现　也称为黏膜黑子。表现为口唇、女性外阴、男性龟头等部位单发或多发的黑色斑片，直径通常为数毫米至 1cm，颜色均一，边界清楚。发生在男性外阴者通常为单发皮损，多位于包皮、冠状沟以及龟头部位，形态可不规则，但颜色相对均一。发生在女性外阴者有时直径较大，甚至超过 1cm。多发性口腔黏膜黑素斑常是色素沉着肠息肉综合征（Peutz-Jeghers syndrome）和 Laugier-Hunziker 综合征（Laugier-Hunziker syndrome）的皮肤表现。

　　病理表现　表皮或黏膜上皮厚度大致正常，表皮突部位基底层色素明显增加，而非表皮突部位基底层色素增加不明显。如取材在边缘，可见明确的病变表皮与正常表皮的交界。光镜下黑素细胞数量无明显增加。真皮内可有少量噬黑素细胞（图 24.15～图 24.17）。

　　诊断要点　发生在外阴的黏膜黑素斑需要与黑素瘤鉴别。本病表现为黑色素增加，而黑素细胞数量大致正常。

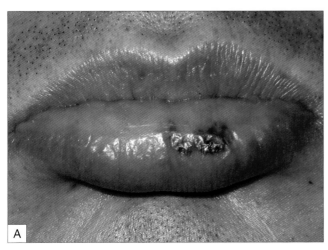
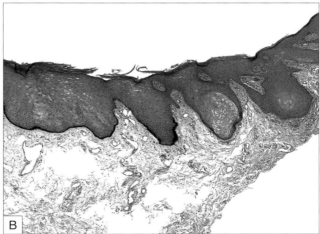

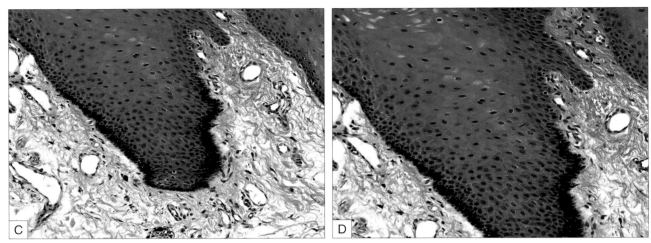

图 24.15  黏膜黑子。A. 临床表现为唇部黑色斑片，需要与黑素瘤鉴别；B~D. 病理表现为黏膜上皮基底层色素增加，黑素细胞数量不增加

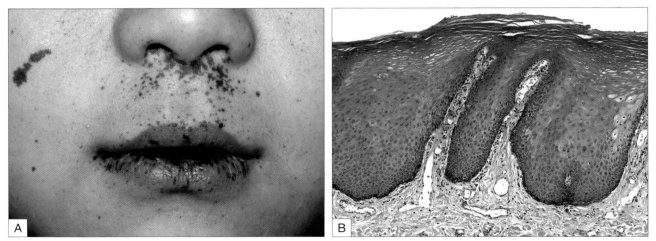

图 24.16  色素沉着肠息肉综合征。A. 临床常早发，有家族史，表现为口唇周围多发黑色斑疹，伴有肢端色素沉着、肠息肉；B. 病理与黏膜黑子一致

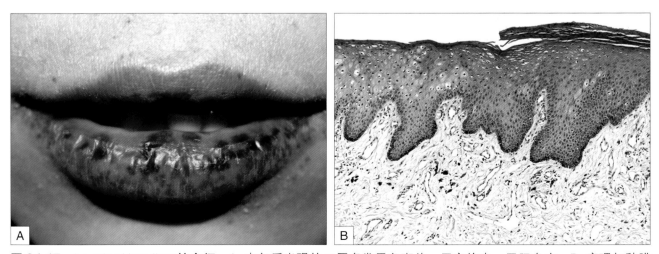

图 24.17  Laugier-Hunziker 综合征。A. 中年后出现的口唇多发黑色斑片，无家族史，无肠息肉；B. 病理与黏膜黑子一致

# 网状色素异常（reticular pigmented anomaly）

　　包括一组色素异常性疾病，表现为多发的点状色素沉积，或形成网状外观，部分病例还伴有色素减退。

　　临床表现和病理表现

　　**曲侧网状色素异常症 (Dowling-Degos disease)**　目前已明确本病和角蛋白 5、*POFUT1*、*POGLUT1* 等基因突变有关。表现为腋下、腹股沟、项部等皱褶部位出现的多发色素性斑片，可形成网状损害，有时在颈项部可见类似黑头样损害。部分病例可出现色素减退、全身泛发或与其他色素异常性疾病重叠的情况。病理表现为表皮突下延、弯曲，形成轻度网状外观，增生的表皮突可含有或没有明显色素，非表皮突部位表皮则表现为轻度萎缩。Galli-Galli 病 (Galli-Galli disease) 是本病伴有轻微棘细胞松解的特殊类型，病理可出现表皮浅层棘层松解和角化不良细胞（图 24.18）。

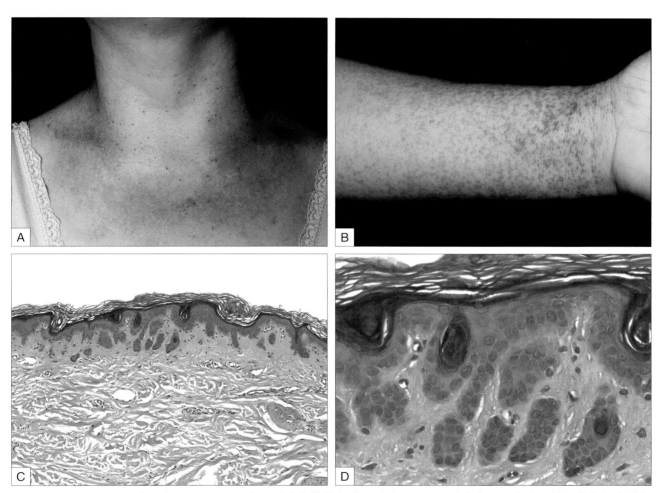

图 24.18　**曲侧网状色素异常症**。A、B. 颈部及手腕部位的色素沉着斑；C、D. 表皮突向下弯曲延伸，伴有色素增加

北村网状肢端色素异常症(reticulate acropigmentation of Kitamura) 与*ADMA10*基因突变有关。表现为手足和掌跖部位的多发斑点状色素沉着，直径通常在4mm以内，往往相互连接，呈网状外观。有部分患者在肢端可出现小凹陷。部分病例皮损可扩展至四肢。病理表现为表皮突轻度下延，基底层色素轻度增加（图24.19）。

遗传性对称性色素异常症(dyschromatosis symmetrica hereditaria) 又称为土肥肢端色素异常症(acropigmentation of Dohi)，致病基因为*ADAR1*基因。表现为自幼时起手背和足背为主的雀斑样色素沉着斑和色素减退斑的混合性改变。病理表现为表皮基底层局部色素增加和色素减退相互交替（图24.20）。

遗传性泛发性色素异常症(dyschromatosis universalis hereditaria) 部分病例与*ABCB6*基因突变有关。多在幼时起病，表现为躯干和四肢泛发性色素沉着和色素减退斑，手足、面部可有或无皮疹。病理表现为基底层局部色素增加和色素减退，伴有轻度的噬黑素细胞沉积（图24.21）。

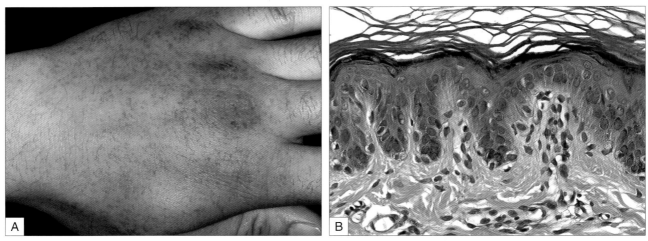

图24.19 北村网状肢端色素异常症。A. 手背多发斑点状色素沉着；B. 表皮基底层色素增加

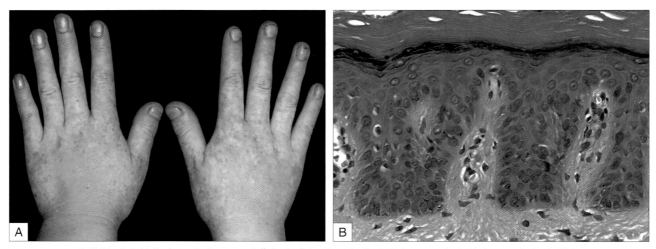

图24.20 遗传性对称性色素异常症。A. 手背部色素沉着及色素减退斑；B. 表皮基底层局部色素增加

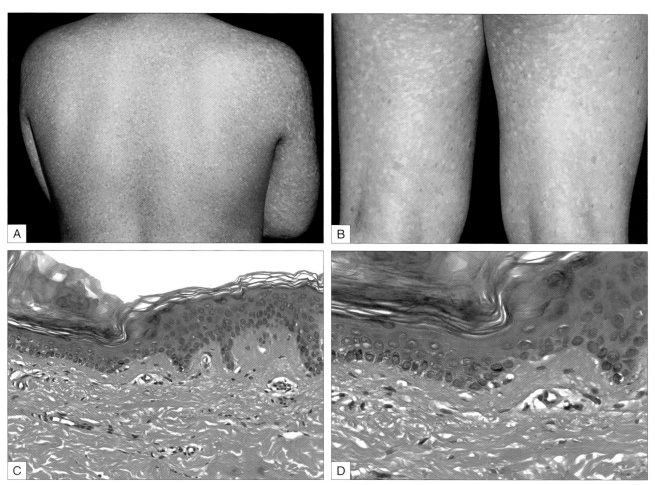

图 24.21　**遗传性泛发性色素异常症**。A、B. 躯干四肢部位泛发的色素脱失与色素沉着现象；C、D. 表皮基底层可见色素沉着与色素减退相交替，真皮浅层有少量噬黑素细胞

# 25. 表皮肿瘤 (Epidermal Neoplasms)

表皮肿瘤是以角质形成细胞增生为主的病变，包括良性、交界性（低度恶性）和恶性病变。常见的交界性病变包括光线性角化病、外阴和肛周上皮内瘤变等，这些病变是交界性改变还是早期恶性肿瘤在学术上尚有争议，但建议临床上对这类疾病还是要进行早期干预。角化棘皮瘤过去被认为是交界性肿瘤，现在已经被归为鳞状细胞癌的亚型。

## 目 录

## 脂溢性角化病（seborrheic keratosis）

**临床表现** 最常见的良性表皮肿瘤。以老年人多见，常见于面部等曝光部位。早期皮疹多表现为扁平的褐色斑疹、丘疹和斑块，成熟期皮疹可表现为丘疹、结节，边界清楚，颜色均一，表面油腻。在合并感染、炎症反应等情况下可出现局部红肿、瘙痒。作者认为灰泥角化病、大细胞棘皮瘤、黑素细胞棘皮瘤、日光性黑子应当被视为脂溢性角化病的亚型。

**病理表现** 瘤体多呈外生性生长，表皮增生，基底与正常表皮平齐。肿瘤细胞为相对体积较小的角质形成细胞，有时有明显的色素，常可见不同程度的角化现象。根据增生模式可大致分为不同的亚型：①角化过度型脂溢性角化病，表现为显著的角化过度及表皮增生；②棘层肥厚型脂溢性角化病，表现为棘细胞层增厚，可形成假角质囊肿；③腺样型脂溢性角化病，表现为基底样细胞自表皮向下呈细条索状生长；④克隆型脂溢性角化病，表现为表皮内呈巢状的基底样细胞增生，与周围有相对清晰的界线；⑤灰泥角化病，是扁平的脂溢性角化病，仅表现为轻度表皮增生和角化过度；⑥黑素棘皮瘤，含有较多的色素，免疫组化可显示含有较多黑素细胞。处于消退期的皮疹可形成局部苔藓样淋巴细胞浸润，严重时病理上称为苔藓样角化病。肿瘤细胞形态均一，无异型性，但偶尔能见到部分患者增生的细胞排列紊乱，有明显的细胞异型性和核分裂象，类似鲍温病样细胞形态（图 25.1～图 25.5）。

**诊断要点** 克隆型脂溢性角化病需与单纯性汗腺棘皮瘤鉴别，后者临床多表现为红色斑块，连续切片可见汗腺导管分化现象。

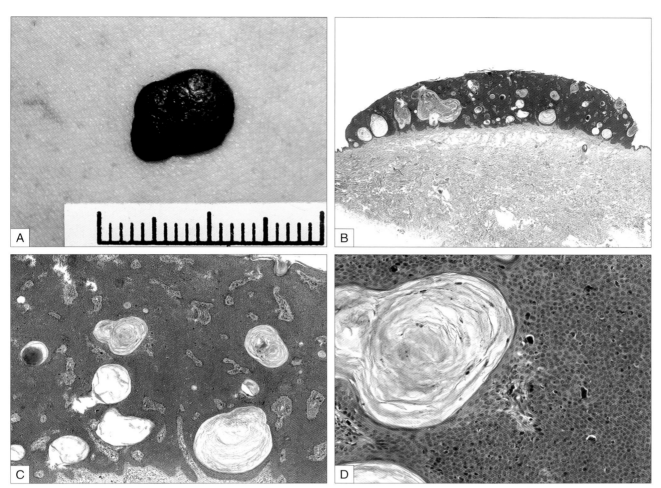

图 25.1　棘层肥厚型脂溢性角化病。A. 黑色油腻性结节；B~D. 外生性肿瘤，基底平齐，肿瘤有多数角质囊肿，高倍镜下肿瘤为均匀一致的小角质形成细胞

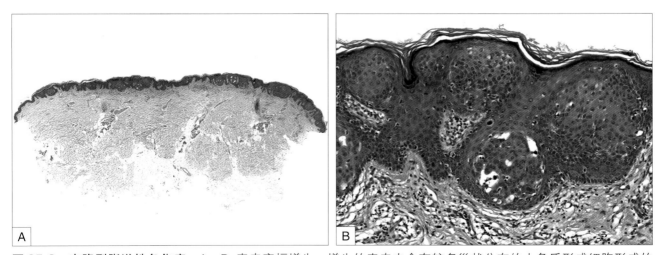

图 25.2　克隆型脂溢性角化病。A、B. 表皮宽幅增生，增生的表皮内含有较多巢状分布的小角质形成细胞形成的肿瘤团块，肿瘤细胞胞浆丰富，无异型性

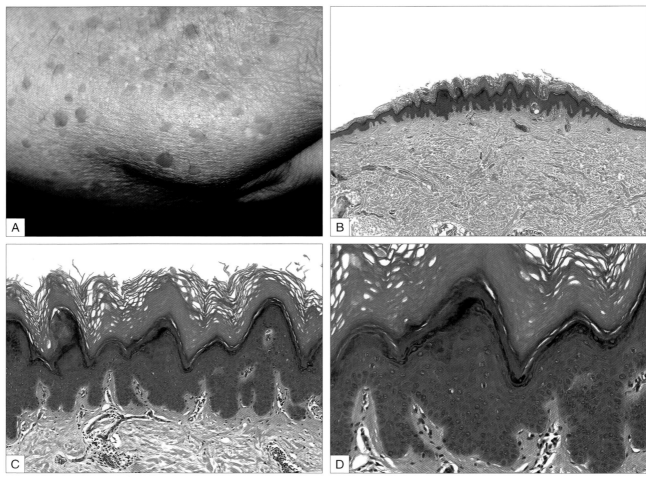

图 25.3　**灰泥角化病**。A. 手背多发褐色扁平丘疹；B~D. 显著的角化过度和表皮乳头瘤样增生，以鳞状细胞增生为主，需与扁平疣、疣状肢端角化症鉴别

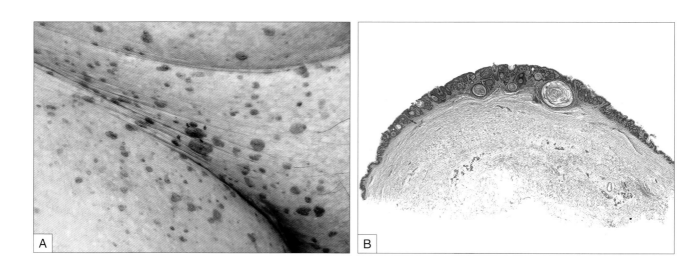

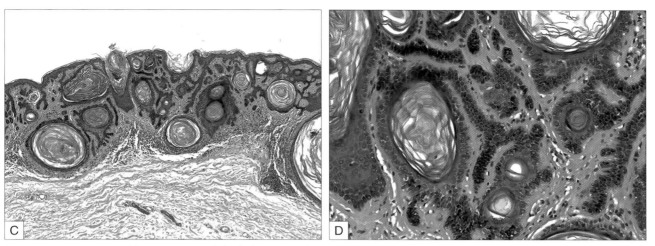

图 25.4　腺样型脂溢性角化病。A.腹部多发褐色丘疹；B~D.表皮增生，有显著角化，增生的表皮细胞向下形成细胞条索，类似腺体增生

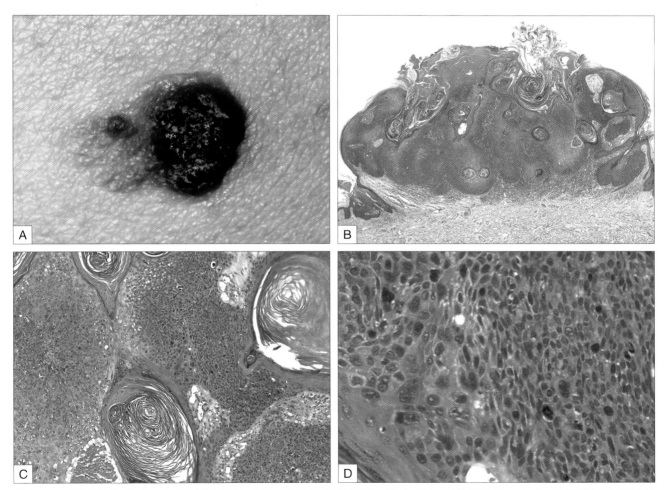

图 25.5　脂溢性角化病。A.形态不规则，不对称的黑色斑丘疹，临床需与黑素瘤鉴别；B~D.低倍镜下呈现棘层肥厚型脂溢性角化病的特点，高倍镜下可见细胞排列紊乱，有明显的异型性，病理类似鲍温病

## 大细胞棘皮瘤（large cell acanthoma）

临床表现　与脂溢性角化病、日光性黑子无法区分。

病理表现　棘层肥厚，角质形成细胞体积比周围正常角质形成细胞体积明显增大。部分病例真皮内可见苔藓样淋巴细胞浸润（图 25.6）。

诊断要点　大细胞棘皮瘤是脂溢性角化病的病理亚型。

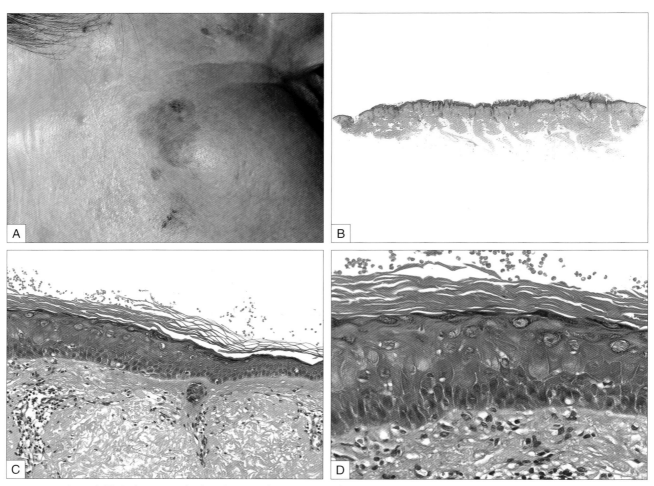

图 25.6　**大细胞棘皮瘤**。A. 面部扁平褐色丘疹；B~D. 表皮宽幅增生和角化过度，高倍镜下显示肿瘤细胞为胞浆丰富的角质形成细胞，与周围正常细胞相比体积明显增大

# 日光性黑子（solar lentigo）

**临床表现** 应当被视为脂溢性角化病的临床亚型。多见于中老年女性，表现为面部为主的单发或多发扁平斑疹或斑块。直径为数毫米至数厘米，边界清楚，褐色或黑褐色。

**病理表现** 有两种增生模式。其一是表皮增生肥厚，棘层增厚，同时伴有基底层的色素增加。其二是表皮向下形成长短不一的细小条索，类似早期的腺样脂溢性角化病，增生的细胞条索可伴有色素增加和黑素细胞的轻度增加，但细胞无任何异型性（图25.7，图25.8）。

**诊断要点** 腺样增生的日光性黑子需与黑素瘤及光线性角化病鉴别。日光性黑子黑素细胞增生仅局限于表皮突，且无Paget样黑素细胞增生，细胞无异型性。

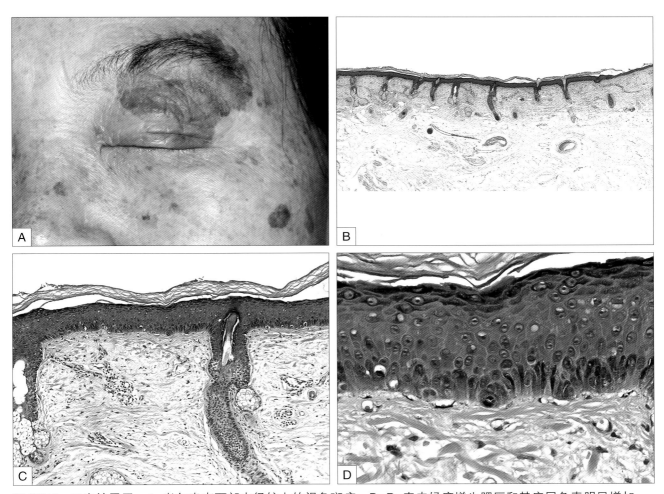

**图25.7 日光性黑子**。A.老年患者面部直径较大的褐色斑疹；B~D.表皮轻度增生肥厚和基底层色素明显增加

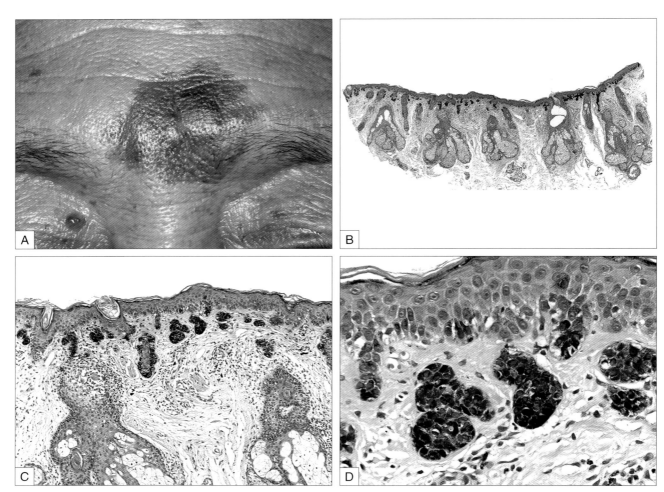

图 25.8 日光性黑子。A. 老年患者面部直径较大的褐色斑疹；B~D. 表皮突下延，延长的表皮突内有明显的色素，但黑素细胞的数量无明显增加

## 苔藓样角化病（lichenoid keratosis）

临床表现 非独立病种，是各种良性或交界性表皮增生性疾病出现较明显淋巴细胞浸润，破坏表皮形成苔藓样变所致。其基础疾病往往是脂溢性角化病、光线性角化病、扁平疣等。

病理表现 明显的苔藓样淋巴细胞浸润，类似扁平苔藓，有时在切片局部可见原发皮疹的表现（图 25.9）。

诊断要点 需与扁平苔藓鉴别，后者为多发皮疹。本病的诊断为病理性诊断，如果炎症破坏明显，则很难明确其基础病变的本质。

## 透明细胞棘皮瘤（clear cell acanthoma）

临床表现 躯干或四肢单发的丘疹、结节，红色或褐色，表面可有毛细血管扩张和轻度渗出。

病理表现 表皮增生，棘层增厚，增生的表皮与周围正常表皮界线相对清楚，细胞明显淡染，PAS染色可显示胞浆内有明显的糖原（图 25.10）。

诊断要点 本病确诊需病理诊断。

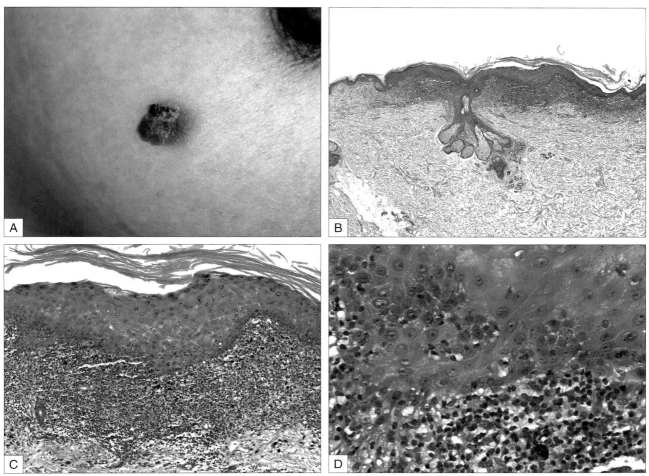

图 25.9　苔藓样角化病。A. 乳房部位角化性扁平丘疹，周围有红晕；B~D. 病理类似扁平苔藓样改变，结合临床特点可与扁平苔藓鉴别

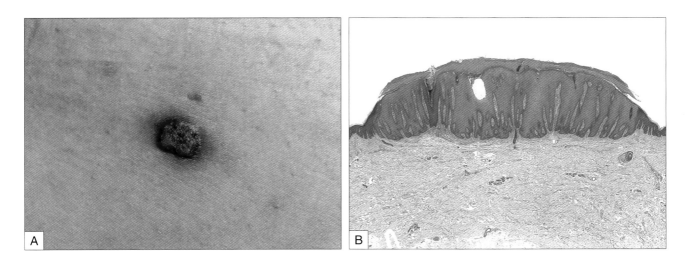

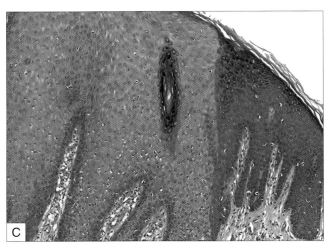
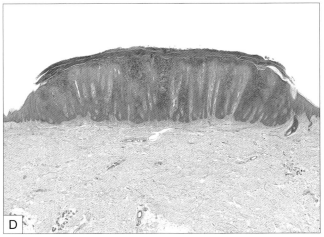

图 25.10　**透明细胞棘皮瘤**。A. 躯干部位扁平的丘疹；B~D. 表皮增生肥厚，增生的表皮染色淡，与周围的正常表皮组织有明显的界线，PAS 染色显示肿瘤细胞含有丰富的糖原

## 疣状角化不良瘤（warty dyskeratoma）

临床表现　常发生于成年人，表现为单发丘疹，表面可有角化，临床特征不明显。

病理表现　毛囊漏斗部扩大，中央角化明显，角质形成细胞局部发生棘细胞松解现象，高倍镜下可见明显的角化不良现象，可出现圆体和谷粒。真皮内可有程度不等的淋巴细胞浸润（图 25.11）。

诊断要点　需与毛囊角化病鉴别，本病多为单发皮疹，病变部位以毛囊为中心。

## 光线性角化病（actinic keratosis）

临床表现　是一种交界性病变，与鳞状细胞癌之间只有浸润深度的差别，二者之间是延续性的过程。常见于光暴露部位，以老年人多见，可单发或多发。表现为红色或红褐色鳞屑性斑疹或斑块，边界常不清。

病理表现　表皮增生，常呈芽蕾状向下增生，基底层细胞有明显的异型性和核分裂象，其上方的角质层可见明显角化不全，毛囊和汗腺所在部位常不被累及。真皮内可有数量不等的炎症细胞浸润及日光弹力纤维变性。部分病例可出现类似棘层细胞松解的现象。部分病例表现为表皮宽幅增生，细胞排列紊乱，有异型性，与鲍温病的病理类似。可出现胞浆内空泡化改变，称为透明细胞型光线性角化病（图 25.12，图 25.13）。

诊断要点　芽蕾状向下增生与细胞异型性是本病的特点。本病与鳞状细胞癌属于渐进性过程，无法严格区分。

## 砷角化病（arsenical keratosis）

临床表现　见于高砷地区，以及长期服用含砷制剂的患者。多表现为四肢掌跖部为主的角化性丘疹，有时可表现为躯干部位色素沉着性改变。

病理表现　表现为表皮不典型增生，角质形成细胞有不同程度的异型性，严重者形成鳞状细胞癌（图 25.14）。

诊断要点　病理为表皮内癌改变，诊断本病需参考患者的生活史以及使用含砷剂药物治疗史。

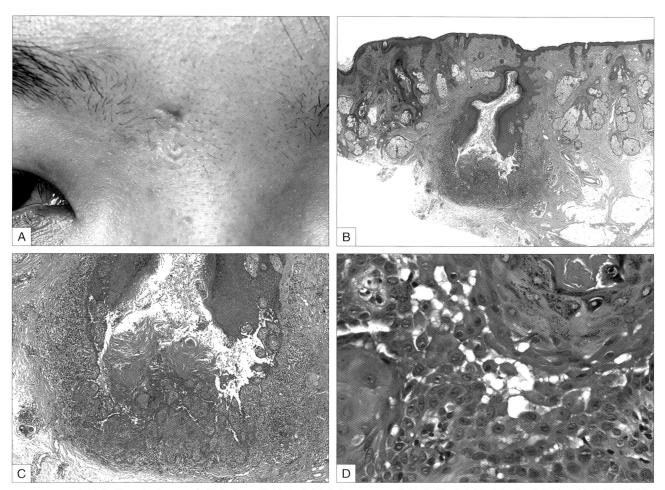

图 25.11　**疣状角化不良瘤**。A. 鼻梁根部凹陷性瘢痕样改变；B~D. 在扩张的毛囊漏斗部位形成的局灶性棘层松解现象，高倍镜下可见明显的棘层松解和胞浆红染等角化不良现象

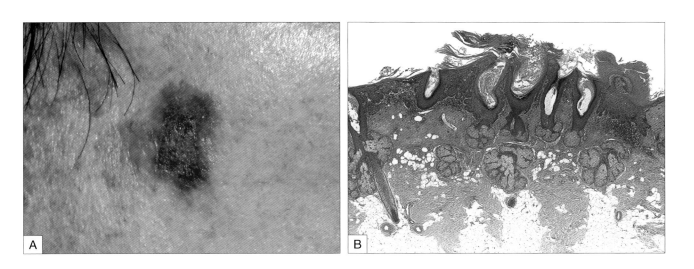

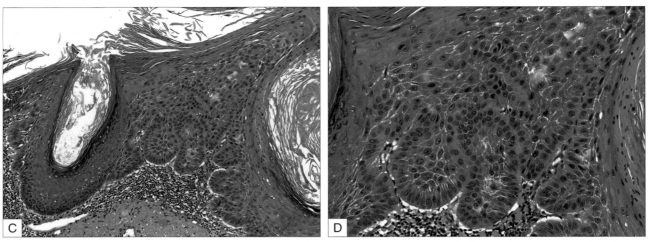

图 25.12 光线性角化病。A. 面部红褐色的角化性斑疹；B~D. 低倍镜下可见表皮增生，伴角化不全和胶原嗜碱性变，高倍镜下可见表皮突向下呈芽蕾状增生，细胞核染色质明显

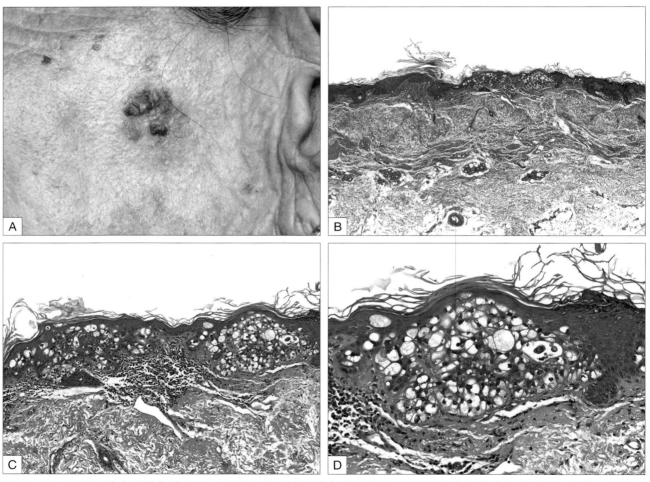

图 25.13 透明细胞光线性角化病。A. 面部红色斑疹，有角化性鳞屑；B~D. 病变部位表皮呈明显空泡化改变，高倍镜下肿瘤细胞排列紊乱，胞浆内呈现明显空泡化，角质层有角化不全，提示其下方表皮分化异常

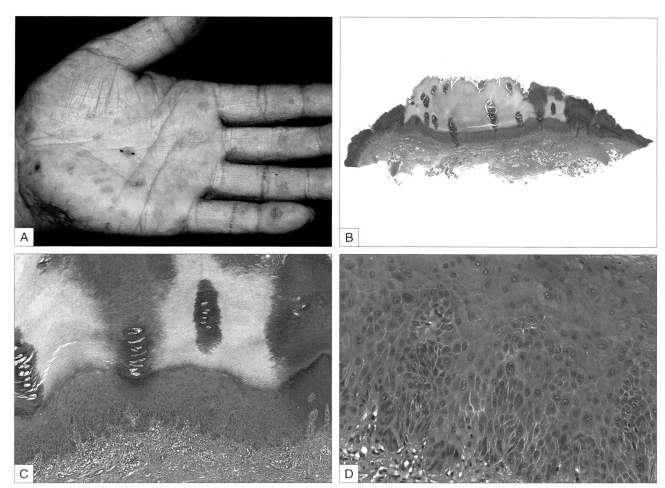

图 25.14　砷角化病。A. 手掌部位的多发性角化性丘疹；B~D. 病理表现为角化异常，其下方的表皮分化异常，有轻度增生及明显的细胞异型性

## 鲍温病样丘疹病（bowenoid papulosis）

　　临床表现　本病与人乳头瘤病毒感染有关，临床上多见于性活跃期男性和女性，表现为外阴、肛周等部位单发或多发黑褐色丘疹，表面光滑，直径约数毫米。

　　病理表现　表皮局部宽幅增生，棘层肥厚，呈轻度乳头瘤样改变。增生的角质形成细胞有程度不等的排列紊乱、异型性和核分裂象，有时可见挖空细胞，类似尖锐湿疣（图 25.15，图 25.16）。

　　诊断要点　本病临床形态和低倍镜下模式与鲍温病有明显区别，病理上表现为局限性增生。有部分鲍温病样丘疹病和尖锐湿疣难以完全鉴别。

## 增殖性红斑（erythroplasia of Queyrat）

　　临床表现　发生于龟头及包皮部位的表浅肿瘤。表现为成年人龟头部位边界清楚的红斑，表面可有轻度鳞屑或痂皮，长期不愈。

　　病理表现　类似鲍温病，细胞形态从轻度异型性到显著异型性均可见，可进展为侵袭性鳞状细胞癌（图 25.17，图 25.18）。

　　诊断要点　病理同鲍温病。

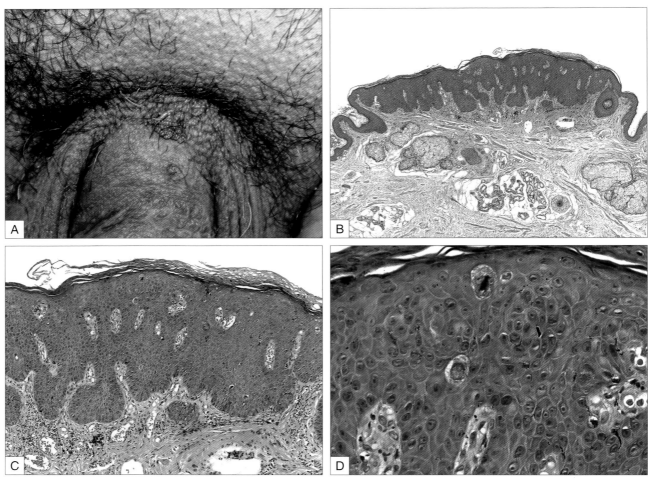

图 25.15　**鲍温病样丘疹病**。A. 阴茎根部多发黑褐色丘疹；B~D. 局部表皮增生性改变，表皮细胞有明显异型性和核分裂象，高倍镜下改变与鲍温病无法鉴别

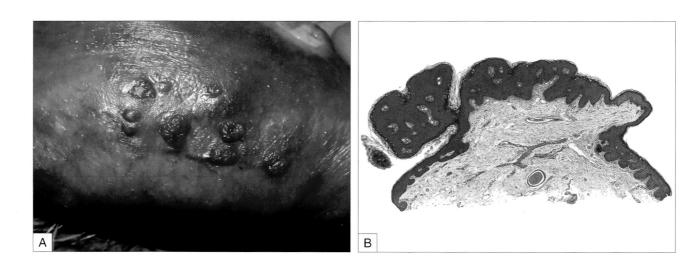

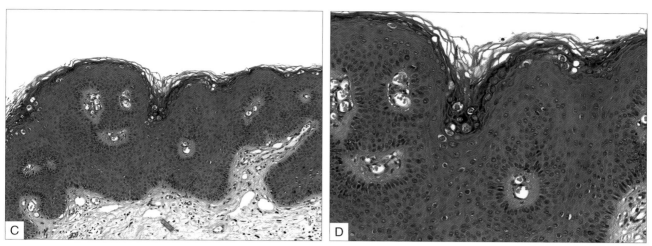

图 25.16　鲍温病样丘疹病。A. 阴茎体部多发褐色丘疹；B~D. 局部表皮增生性改变，表皮细胞无明显异型性和核分裂象，高倍镜下可见挖空细胞。此病例病理与外阴尖锐湿疣无法严格区分

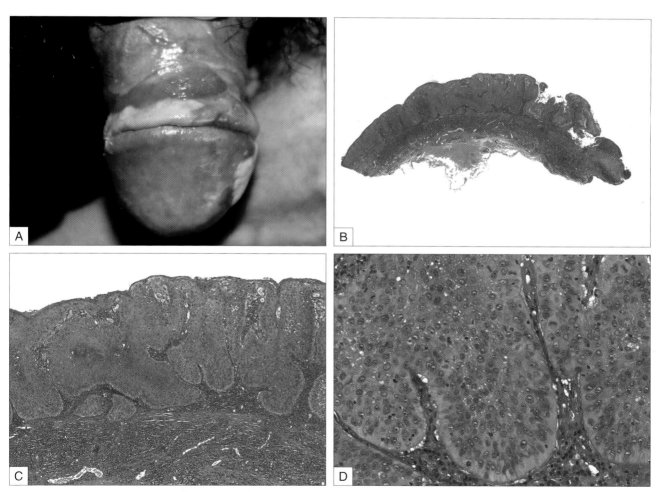

图 25.17　增殖性红斑。A. 包皮和龟头部位的红斑、糜烂；B~D. 病理类似鲍温病

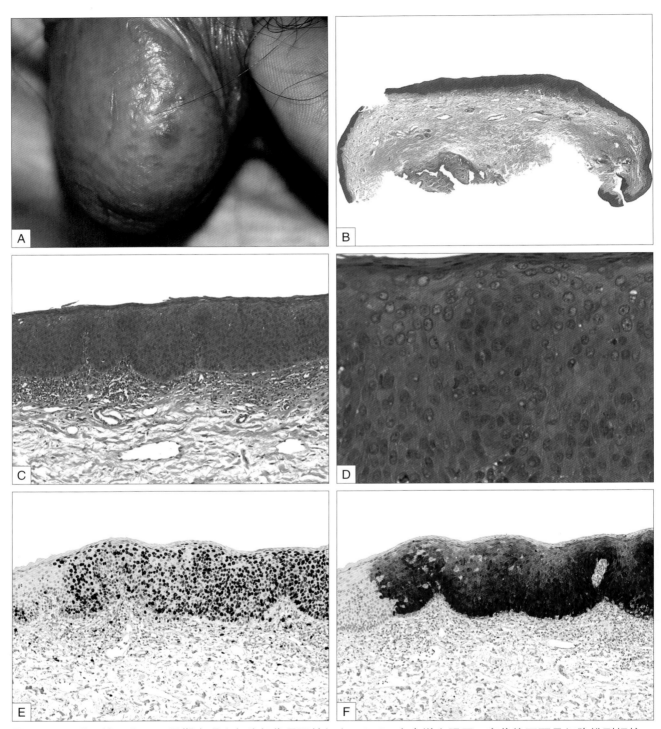

**图 25.18　增殖性红斑。**A. 早期表现为龟头部位局限性红斑；B~D. 表皮增生肥厚，高倍镜下可见细胞排列拥挤，染色质加深；E. 肿瘤细胞 Ki67 呈高增殖指数；F. p16 弥漫阳性

## 肛周外阴上皮内瘤变（intraepithelial neoplasia of the anogenital area）

临床表现　国际最新共识参照宫颈上皮内瘤变的命名方式，将发生于外阴和肛周的表皮内鳞状细胞不典型增生统一命名为肛周外阴上皮内瘤变，并分为低级别和高级别两类型。尖锐湿疣、鲍温病样丘疹病、增殖性红斑等疾病均包含在此范围内。作者认为以上特异性的病种具有相对明确的临床表现，可以单独区分开来，但一些患者表现为外阴或肛周部位单发或多发的轻度隆起性褐色斑块，皮疹直径通常为1至数厘米，边界清楚，类似鲍温病的形态，这类病例可称为肛周外阴上皮内瘤变。

病理表现　表皮宽幅增生，增生的表皮细胞有程度不等的排列紊乱和细胞异型性，类似鲍温病，有时有明显的色素沉积。p16和Ki67免疫组化染色有助于将其分为低级别肿瘤或高级别肿瘤。后期可向深部浸润形成鳞状细胞癌（图25.19）。

诊断要点　病理诊断无法与鲍温病鉴别，可依据临床特征鉴别。

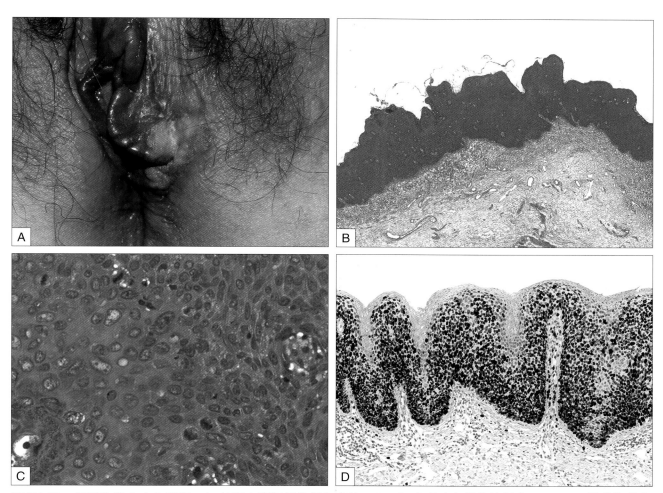

图25.19　肛周外阴上皮内瘤变。A.外阴大阴唇部位褐色斑片；B、C.病理改变类似鲍温病；D.Ki67增殖指数高

## 鲍温病（Bowen's disease）

临床表现　鲍温病是一种早期皮肤鳞状细胞癌。多见于老年人，临床表现为红色或红褐色斑片、斑块，直径可达数厘米，表面可有明显痂皮或轻度渗出性改变。

病理表现　表皮宽幅增生，增生的表皮细胞有程度不等的排列紊乱和细胞异型性，有时可见瘤巨细胞。有时真皮内可出现程度不等的淋巴细胞浸润。有时低倍镜下增生模式类似银屑病，如不仔细观察细胞形态，容易误诊。增生的肿瘤细胞可出现胞浆透明化改变，称为透明细胞鲍温病。如出现 Paget 样肿瘤细胞分布，称为 Paget 样鲍温病。后期可出现真皮浸润性生长，表现为浸润性鳞状细胞癌特征（图 25.20，图 25.21）。

诊断要点　表皮内宽幅肿瘤细胞增生是本病特点，CK7 可鉴别 Paget 样鲍温病和 Paget 病。

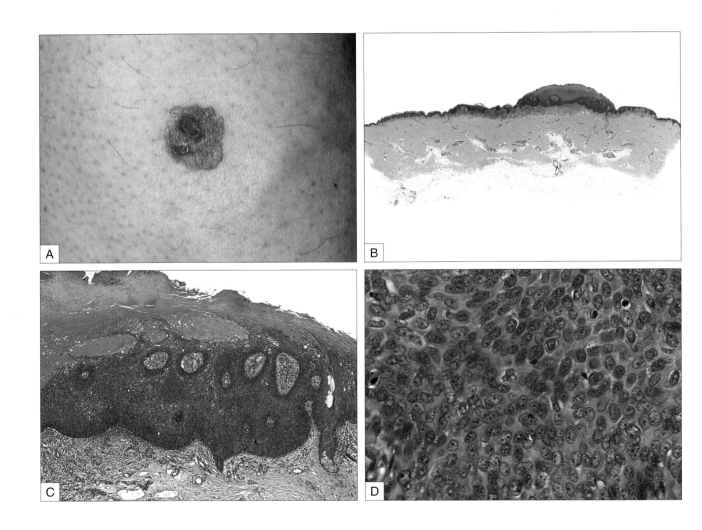

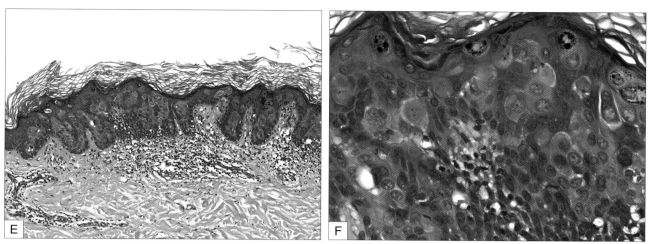

图 25.20　**鲍温病**。A. 躯干部位扁平的斑块；B~D. 表皮宽幅增生，肿瘤细胞致密，排列紊乱；E、F. 肿瘤局部呈现 Paget 样增生模式

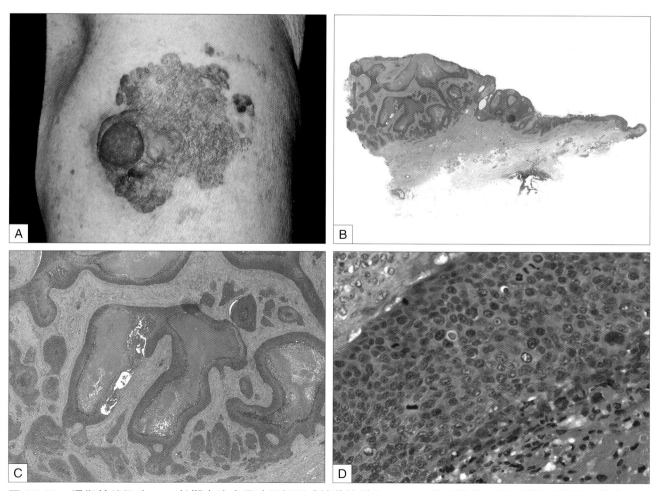

图 25.21　**浸润性鲍温病**。A. 长期未治疗导致局部形成结节性增生；B~D. 肿瘤结节病理为浸润性鳞状细胞癌，中央出现坏死现象

## 疣状表皮发育不良（epidermodysplasia verruciformis）

　　**临床表现**　是一种遗传性疾病，患者对 HPV 感染有免疫缺陷。多于幼年时发病，临床表现为面部、手背等部位多发扁平丘疹，早期皮疹颜色通常比正常肤色淡，后期可出现局部色素增加、角化等现象，严重者皮疹可融合。部分病例可进展为浸润性鳞状细胞癌。少数获得性免疫缺陷患者可出现类似表现。

　　**病理表现**　表皮局灶性增生，增生部位的颗粒层和棘层角质形成细胞体积增大，核大，胞浆呈现嗜碱性染色，细胞有异型性，有时可见挖空细胞（图 25.22）。

　　**诊断要点**　角质形成细胞体积增大，胞浆呈现嗜碱性染色。

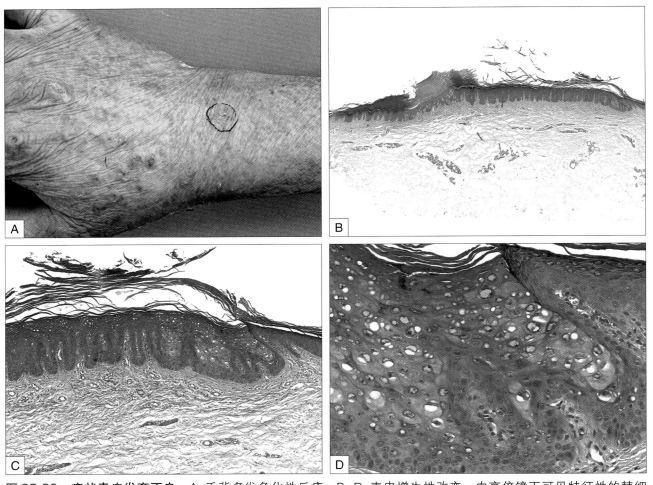

**图 25.22　疣状表皮发育不良。** A. 手背多发角化性丘疹；B~D. 表皮增生性改变，中高倍镜下可见特征性的棘细胞层和颗粒层角质形成细胞体积增大，细胞核体积增大，胞浆呈现嗜碱性染色

## 着色性干皮病（xeroderma pigmentosum）

**临床表现**　遗传性疾病，与 DNA 修复障碍有关。幼时即发病，表现为明显的光敏感，严重者日晒后可出现红斑、水疱。面部、手背等暴露部位常出现雀斑样改变，表现为色素沉着及色素减退性斑点。皮疹随年龄增长而加重。后期可合并光线性角化病、鳞状细胞癌、基底细胞癌、黑素瘤等病变。

**病理表现**　雀斑样皮疹表现为表皮基底层色素增加，轻微空泡样改变（图 25.23）。

**诊断要点**　以临床特征为主，确诊依赖于基因检测。

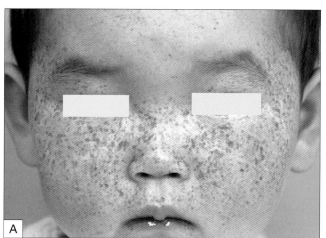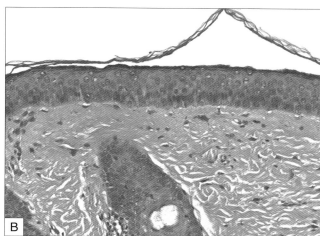

图 25.23　着色性干皮病。A. 面部多发雀斑样皮疹；B. 病理显示表皮基底层色素增加

## 角化棘皮瘤（keratoacanthoma）

**临床表现**　角化棘皮瘤的具体属性尚有争论，最新分类将其归类为鳞状细胞癌的特殊类型。多见于中老年人，表现为丘疹性改变，迅速增大，中心出现角质物质，直径多为 1~2cm，多数在半年内迅速消退，但也有病例发展为侵袭性鳞状细胞癌。边缘离心性角化棘皮瘤表现为边缘呈环形或弓形的斑块，呈离心性扩大，中央部分消退。发疹性角化棘皮瘤表现为全身多发的小丘疹、结节，单个皮疹形态类似孤立性角化棘皮瘤。

**病理表现**　表皮呈梨形向下增生，增生的表皮细胞体积大，胞浆丰富，表皮基底部参差不齐，呈轻度浸润性生长，细胞有异型性和核分裂象。靠近角质层的细胞苍白着色，胞浆丰富，有时可见挖空细胞，提示本病可能与 HPV 感染有关。肿瘤的中心形成明显的角化现象。消退期角化棘皮瘤保留基本的增生模式，但增生的表皮逐渐发生退化，表皮厚度变平，近基底层的细胞异型性消失，同时真皮内可有明显的淋巴细胞浸润。角化棘皮瘤可在局部形成明显浸润性生长，需按照鳞状细胞癌扩大切除（图 25.24~图 25.26）。

**诊断要点**　低倍镜下的梨形增生模式是其诊断要点，消退期细胞异型性不明显。

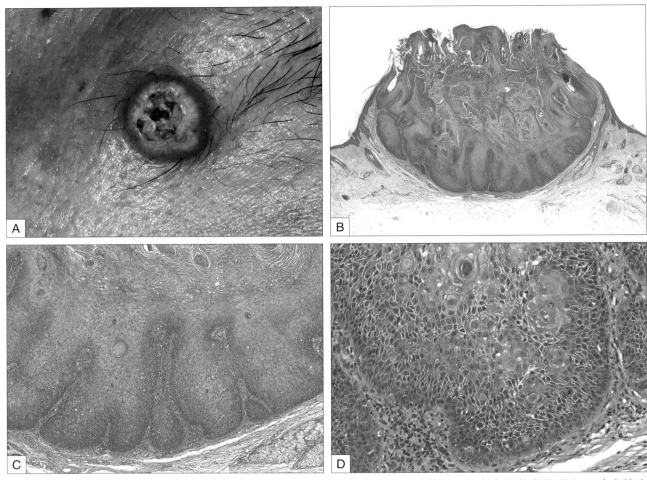

图 25.24　**角化棘皮瘤**。A. 中央明显角化的丘疹；B~D. 表皮呈梨形向下增生，中央有显著角化现象，肿瘤基底边界清楚，细胞有轻度异型性

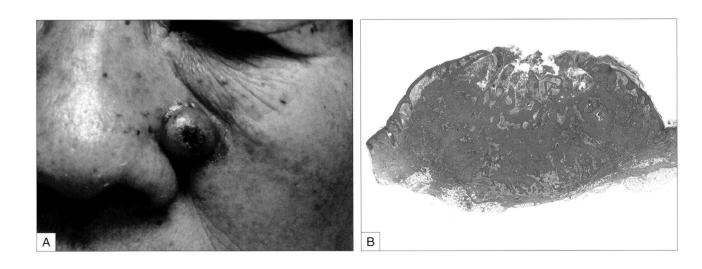

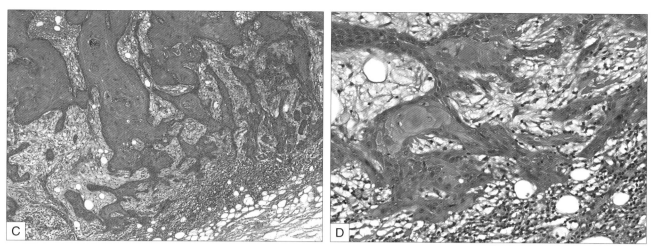

图 25.25　**角化棘皮瘤**。A. 中央明显角化的外生性丘疹；B~D. 表皮呈梨形向下增生，中央有角化现象，中高倍镜下肿瘤基底呈浸润性生长，细胞有异型性，与鳞状细胞癌无法鉴别

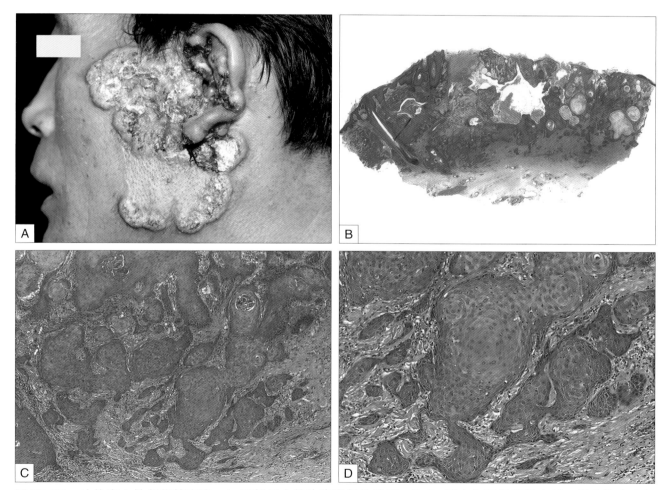

图 25.26　**边缘离心性角化棘皮瘤**。A. 面部巨大的边缘隆起性肿瘤；B~D. 表皮向下浸润性生长，增生的表皮细胞体积大，胞浆丰富，异型性不明显。此病例病理容易误诊为假上皮瘤样增生，需结合临床特点诊断

## 鳞状细胞癌（squamous cell carcinoma）

临床表现　以老年人头面部多见，也可发生于其他部位。多表现为结节、肿瘤性改变，表面可有程度不等的角化异常、分泌物或恶臭。一些鳞状细胞癌发生于慢性炎症基础上，如硬化性苔藓、扁平苔藓、红斑狼疮、烧伤瘢痕等，表现为局部长期不愈合的斑块、溃疡，或出现明显的增生性改变。

病理表现　表现为不规则的鳞状细胞团块，呈浸润性生长模式，侵犯真皮或皮下组织，有时可见血管或神经累及。分化良好的鳞状细胞癌可表现为明显的角化现象，形成角珠，鳞状细胞容易辨认，有明显异型性。有时细胞之间可形成棘层松解的现象。分化差的鳞状细胞如梭形细胞鳞状细胞癌、结缔组织增生性鳞状细胞癌，肿瘤细胞不产生明显角化，甚至形成梭形细胞增生、透明样变等特殊现象，不容易辨认。免疫组化如 p63、p40 等抗体有利于鉴别起源。在瘢痕基础上发生的鳞状细胞癌往往表现为浸润性鳞状细胞癌，但取材不在典型部位时则表现为假上皮瘤样改变（图 25.27～图 25.31）。

诊断要点　诊断鳞状细胞癌的重要依据是浸润性生长模式和细胞异型性。低分化鳞状细胞癌以及一些表现为特殊细胞形态的鳞状细胞癌需免疫组化如广谱角蛋白、p63、p40 等鉴别。部分病例在临床上无法准确判断的原因是取样不佳，这部分患者需重新取材或建议患者按鳞状细胞癌扩大切除后再次送检确认。

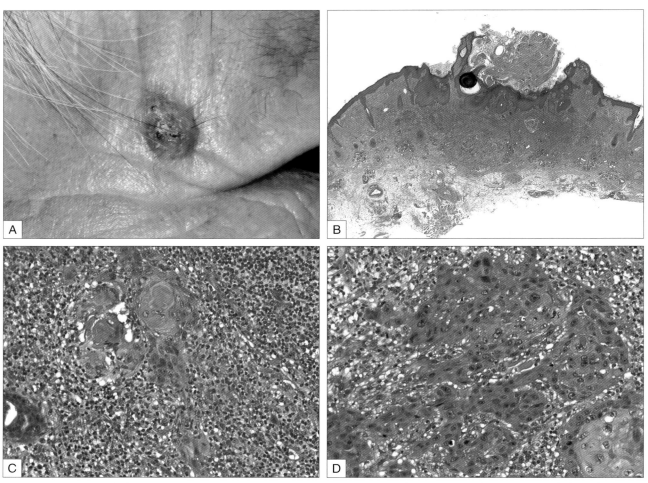

**图 25.27　鳞状细胞癌，早期病变。** A. 眉尾部位直径较小的角化性丘疹；B～D. 低倍镜下显示表皮有轻度增生，中高倍镜下可见肿瘤呈侵袭性生长，有明显的细胞异型性。此类病变通常由光线性角化病进展而来

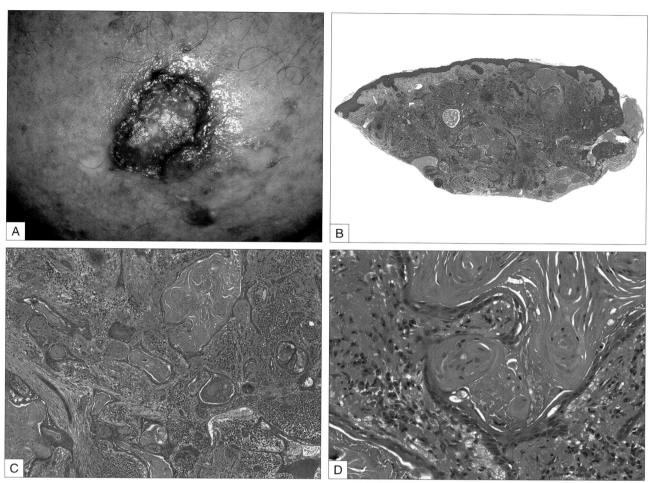

图 25.28 **鳞状细胞癌**。A. 头顶局部溃疡；B~D. 病理示高分化鳞状细胞癌，角化明显，呈侵袭性生长模式

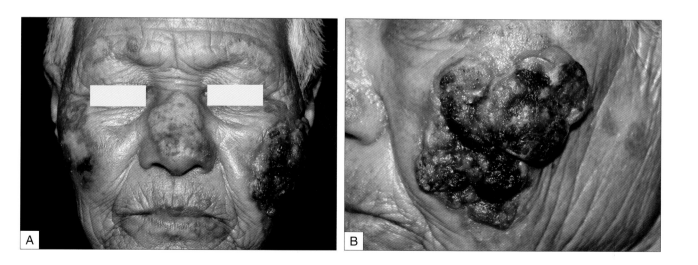

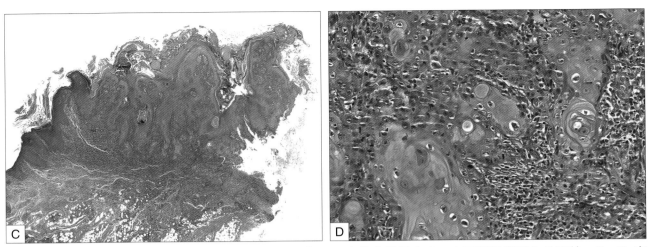

图 25.29　盘状红斑狼疮继发鳞状细胞癌。A、B. 面部可见多发萎缩性斑疹，左面颊局部增生性斑块；C、D. 表皮不规则增生，局部可见明显的细胞异型性和淋巴细胞浸润，有明显的角化不良细胞

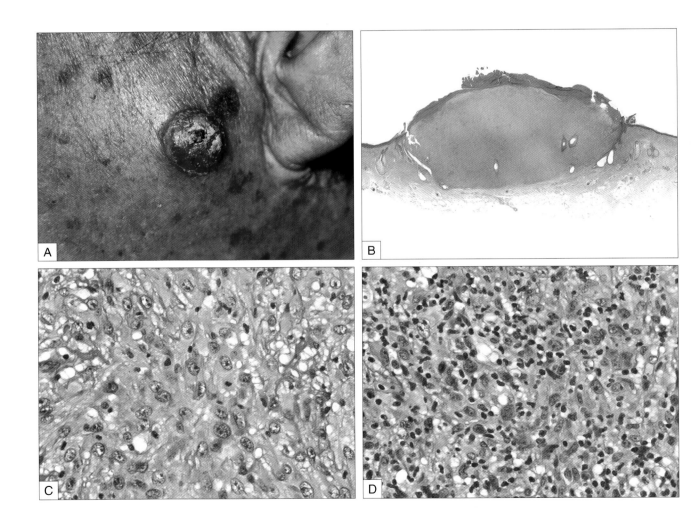

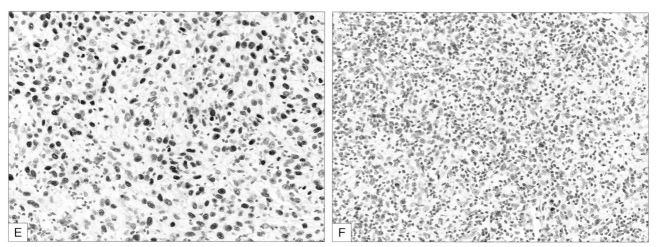

图 25.30　低分化鳞状细胞癌。A. 面部肿瘤结节，表面溃疡；B. 真皮内边界清楚的肿瘤结节；C. 肿瘤浅部为嗜酸性胞浆的上皮样细胞；D. 深部为嗜碱性胞浆的上皮样细胞；E. 浅部肿瘤细胞 p40 阳性；F. 深部肿瘤细胞 p40 阴性，提示存在肉瘤样改变

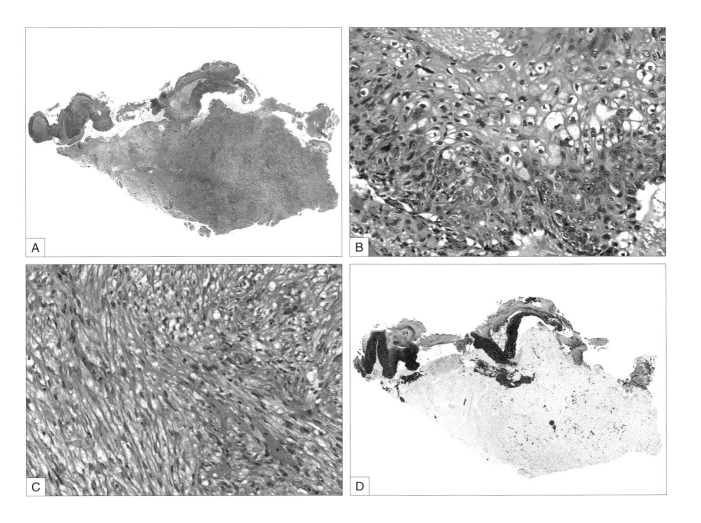

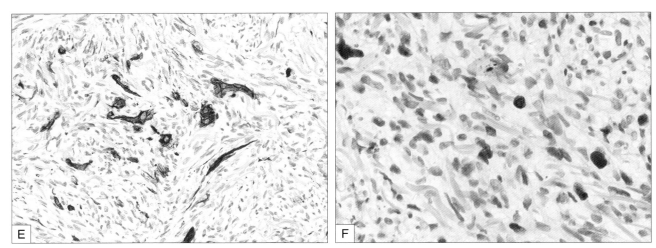

图 25.31　低分化鳞状细胞癌。A. 真皮内结节性肿瘤，有明显浆液渗出；B. 表皮内细胞有显著异型性；C. 真皮内梭形肿瘤细胞呈肉瘤样改变；D、E. 真皮内少数肿瘤细胞 AE1/3 阳性；F. 部分肿瘤细胞 p63 阳性

## 疣状癌（verrucous carcinoma）

临床表现　发生于口腔、肢端等部位，表现为疣状增生的结节、肿瘤，往往有明显的角化现象。

病理表现　明显的疣状增生和角化过度。表皮增生不规则，往往有基底层细胞的增生活跃，核染色质加深，核分裂象增多。真皮内可有不同程度的淋巴细胞浸润（图 25.32，图 25.33）。

诊断要点　取材不完整往往表现为假上皮瘤样增生。基底层细胞的增生活跃是诊断线索。

## 皮肤淋巴上皮样癌（cutaneous lymphoepithelioma-like carcinoma）

临床表现　通常见于中老年人头面部，表现为结节、肿瘤，很少出现溃疡。临床特征无明显特异性。

病理表现　类似发生于鼻咽部的淋巴上皮样癌。表现为真皮内嗜碱性细胞团块形成的结节，肿瘤团块周围和肿瘤团块间有大量淋巴细胞浸润，多为 T 淋巴细胞浸润。肿瘤细胞有轻微嗜酸性胞浆，泡状细胞核，不出现明显的角化现象，细胞有轻微异型性（图 25.34）。

诊断要点　角蛋白染色有助于鉴定肿瘤范围。诊断时需排除转移癌的可能性。

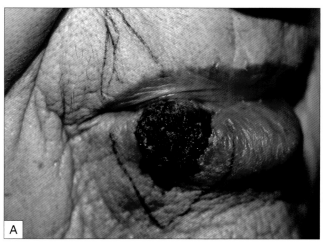
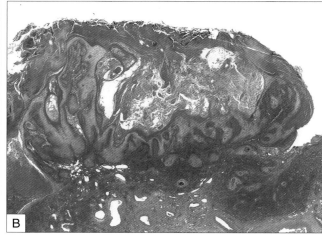

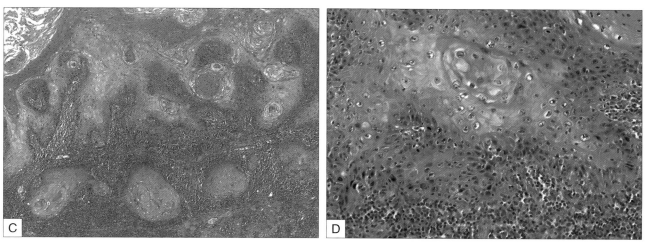

图 25.32　**疣状癌**。A. 下唇角化性丘疹；B~D. 表皮呈疣状增生，伴显著淋巴细胞浸润，高倍镜下可见基底层细胞染色质加深，增生活跃

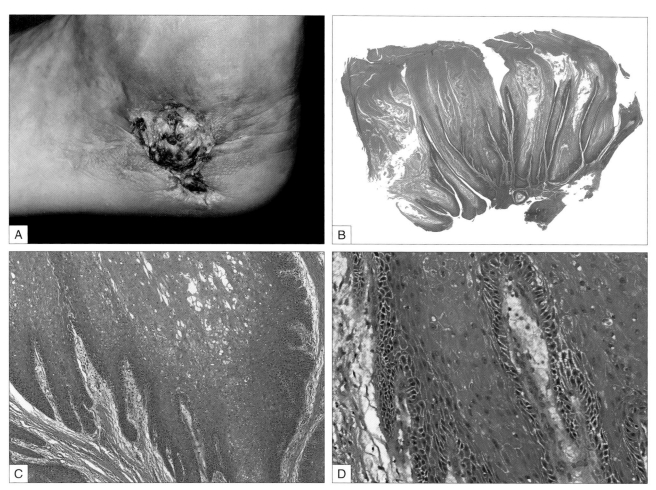

图 25.33　**疣状癌**。A. 足外踝部位角化性斑块；B~D. 表皮呈疣状增生，伴显著角化，高倍镜下可见基底层细胞增生活跃

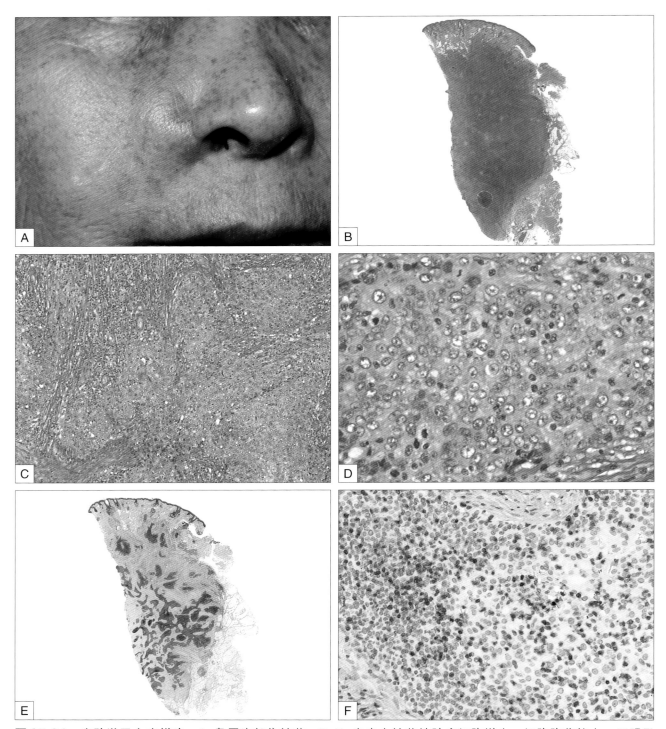

图 25.34　皮肤淋巴上皮样癌。A. 鼻唇沟部位结节；B~D. 真皮内结节性肿瘤细胞增生，细胞胞浆较少，无明显角化现象，伴有较多淋巴细胞浸润；E. AE1/3 染色显示真皮内浸润的肿瘤结节；F. 肿瘤团块内有较多 CD3 阳性的 T 淋巴细胞浸润

## 鳞状小汗腺导管癌（squamoid eccrine ductal carcinoma）

临床表现　本病又称腺样鳞状细胞癌（cutaneous adenosquamous carcinoma），多表现为以头面部为主的丘疹、结节，部分患者有免疫抑制背景，临床特征无明显特异性，无法直接诊断。

病理表现　呈现浸润性癌的特点，其中表浅部分呈现经典的鳞状细胞癌特点，表现为鳞状细胞形成的团块，可有异常角化现象。深部往往呈现不同程度的汗腺分化，可向导管或腺体分化。免疫组化如CEA、EMA等可用于鉴定腺样分化的区域（图25.35）。

诊断要点　需与黏液表皮样癌鉴别，后者往往有不同程度的嗜碱性黏液细胞、透明化细胞和鳞状细胞组成。黏液表皮样癌多数是面部唾液腺来源的肿瘤，极少数是原发于皮肤的病例。

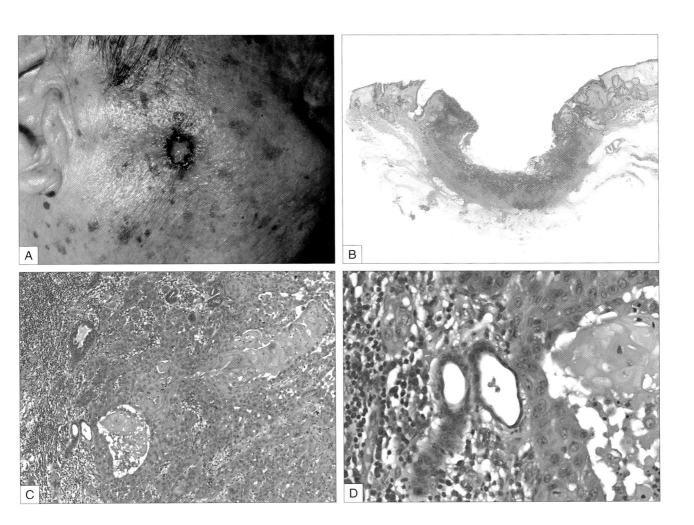

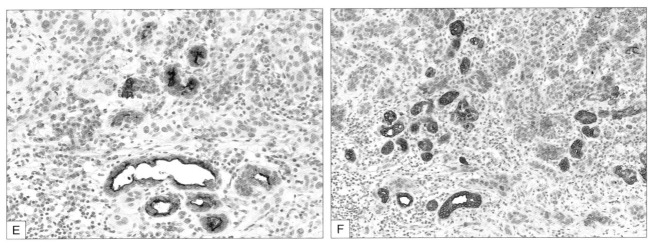

图 25.35　鳞状小汗腺导管癌。A. 面部溃疡；B~D. 真皮内结节性肿瘤，局部溃疡形成，肿瘤细胞以鳞状细胞增生为主，局部有明显的导管分化；E. EMA 染色显示局部腺腔分化；F. CK19 染色显示局部腺腔分化

## 基底样鳞状细胞癌（basaloid squamous cell carcinoma）

　　**临床表现**　较少见，通常发生于老年人或免疫抑制患者。文献报告包括四肢、腹股沟、肛周等部位，多表现为结节性改变。

　　**病理表现**　表现为嗜碱性小细胞形成的团块，类似基底细胞癌，但通常缺乏肿瘤与周围团块的裂隙，也无明显的栅栏状排列，同时肿瘤间质内可有数量不等的纤维化现象。基底样鳞状细胞癌免疫组化不表达 Ber-EP4，表达 EMA、SOX2 和 p16，Ki67 染色增殖指数高，基底细胞癌则与之相反（图 25.36）。

　　**诊断要点**　基底样鳞状细胞癌代表一种以染色质深在的小鳞状细胞为主的一类肿瘤，除皮肤外，还可发生在口腔、食管、宫颈、肺等器官。发生在皮肤的基底样鳞状细胞癌需与基底细胞癌鉴别，后者有栅栏状排列，有时有附属器分化现象。免疫组化可提供鉴别诊断依据。

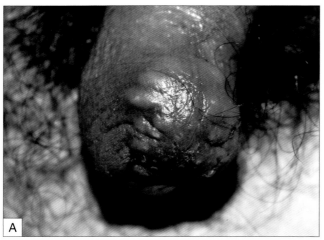

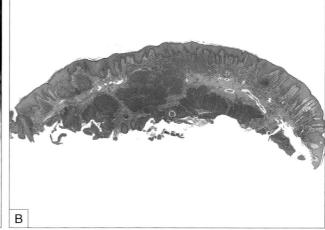

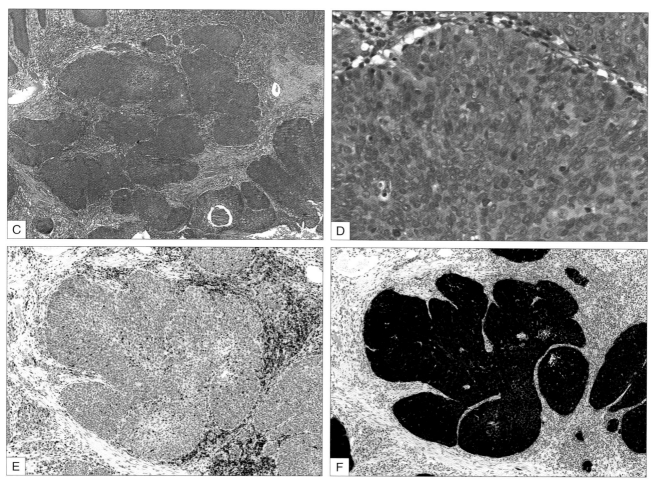

图 25.36　**基底样鳞状细胞癌**。A. 阴茎包皮部位多个皮下结节；B~D. 病理显示真皮内嗜碱性细胞形成的肿瘤结节，细胞排列致密，周围缺乏经典的栅栏状排列；E. 肿瘤细胞不表达 BCL-2；F. p16 强阳性

# 26. 毛囊肿瘤 (Follicular Neoplasms)

　　理解毛囊等附属器肿瘤的分类和诊断需建立在掌握附属器的胚胎发育与解剖的基础之上。毛囊起源的肿瘤可分为向毛囊漏斗部、峡部、茎部和球部等部位分化的肿瘤，另外还包括毛囊皮脂腺汗腺单位的生发细胞（基底细胞）来源的肿瘤，以及基底细胞与间质混合增生的肿瘤。在毛囊等附属器肿瘤的诊断中，常规形态学诊断是最关键的，较少用到免疫组化等辅助诊断方法。尽管已经有非常多的命名来描述各种类型的附属器肿瘤，但在临床上仍然会遇到罕见的附属器肿瘤无法准确命名，这种情况下可以在诊断报告中描述具体病理分化特征，判断良恶性，给出与病例最相似的诊断，并指出其相似点和区别点。

## 目 录

## 扩张孔（dilated pore）

　　临床表现　类似黑头粉刺，直径比黑头粉刺略大，通常为单发皮疹。

　　病理表现　毛囊漏斗部扩大，形成开放的囊腔，结构类似表皮囊肿，囊壁有时有轻度增生性改变（图 26.1）。

　　诊断要点　作者认为扩张孔实际上是一个开放的表皮囊肿，与表皮囊肿没有实质性区别。

## 黑头粉刺样痣（nevus comedonicus）

　　临床表现　先天性毛囊畸形。临床表现为局限性或沿 Blaschko 线分布的多发黑头粉刺样皮疹，最近研究证实 *NEK9* 基因突变与本病相关。

　　病理表现　可见多个扩大的畸形毛囊漏斗部，充满角质物质，毛囊漏斗部囊壁有轻度增生（图 26.2）。

　　诊断要点　临床可确诊。

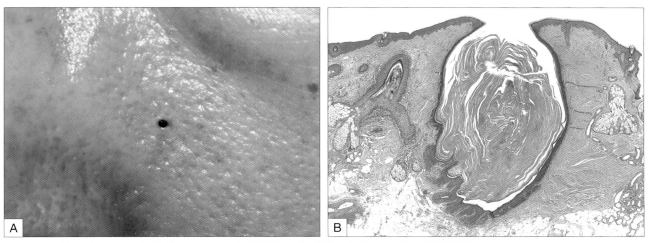

图 26.1　**扩张孔**。A. 面部单发皮疹；B. 病理类似表皮囊肿，但囊壁有轻度不规则增生

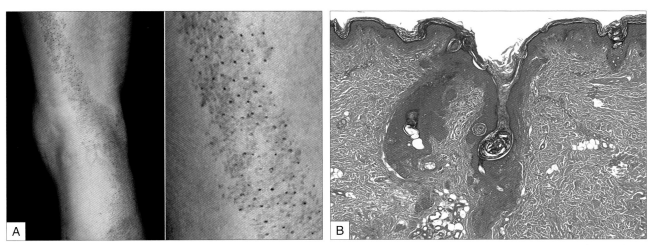

图 26.2　**黑头粉刺样痣**。A. 下肢带状分布的多发黑头粉刺；B. 病理显示畸形的毛囊，伴有漏斗部上皮的不规则增生

## 毛发腺瘤（trichoadenoma）

　　临床表现　成年人头面部单发丘疹、结节，依靠临床特征难以诊断。

　　病理表现　真皮内聚集性多发密集的表皮囊肿样改变，可见颗粒层和网篮状角化，囊壁较表皮囊肿厚，间质胶原有明显硬化（图 26.3）。

　　诊断要点　需与斑块状粟丘疹鉴别，后者临床表现为多发粟丘疹，病理上为多发散在的薄壁表皮囊肿。

## 毛鞘棘皮瘤（pilar sheath acanthoma）

　　临床表现　为丘疹性改变，有时中间可见黑头粉刺样改变，依靠临床特征难以诊断。

　　病理表现　毛囊漏斗部扩张形成不规则囊壁，囊壁往外形成放射状上皮增生，最外侧增生的细胞呈栅栏状排列，中央细胞可有轻度空泡化，类似毛囊峡部或毛囊茎部上端细胞的形态（图 26.4）。

　　诊断要点　为病理性诊断，呈不同程度地往毛囊峡部或外毛根鞘上段分化。

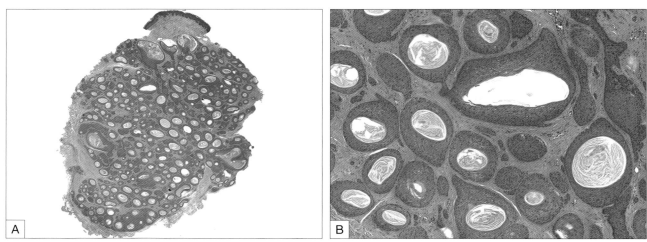

图 26.3 **毛发腺瘤**。A、B. 真皮内致密的小囊肿样结构，高倍镜下由小的表皮囊肿样结构组成，囊壁较厚，有网篮状角化现象，周围胶原明显硬化（日本木村铁宣医师提供）

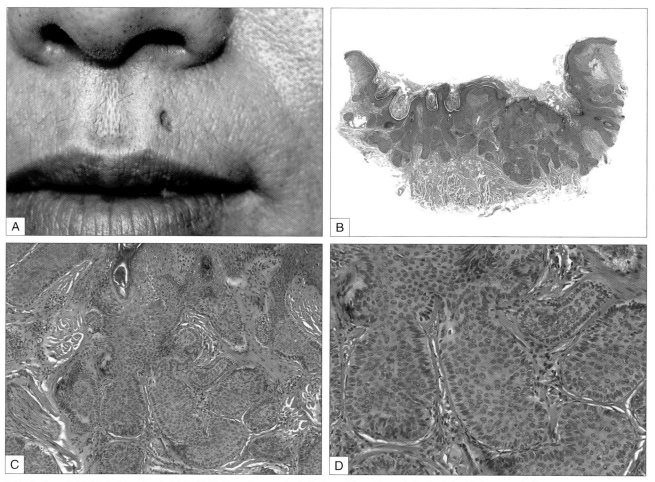

图 26.4 **毛鞘棘皮瘤**。A. 上唇局部凹陷；B~D. 表皮向下凹陷，从凹陷的表皮部位向下形成放射性上皮增生，增生的上皮周围呈栅栏状排列，类似毛囊峡部或外毛根鞘上段的结构

## 毛囊漏斗部肿瘤（tumour of the follicular infundibulum）

临床表现　具体属性尚不明确，有文献报告为良性肿瘤、反应性增生或瘢痕后的继发反应。临床表现为丘疹、小结节，多为单发，但也可多发。

病理表现　真皮浅部扁平的增生，与表皮在多个部位相连，形成盘状改变。增生的细胞周边呈现栅栏状排列，有时可有透明化胞浆，分化程度类似毛囊峡部或毛囊茎部上端细胞的形态（图 26.5）。

诊断要点　为病理诊断。有部分病例低倍镜下增生模式与此类似，但细胞形态为鳞状细胞，无毛囊峡部或外毛根鞘分化的特点，不应诊断为本病。

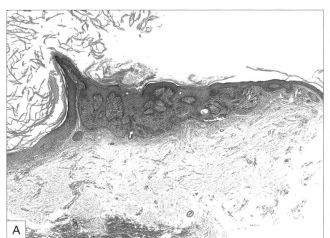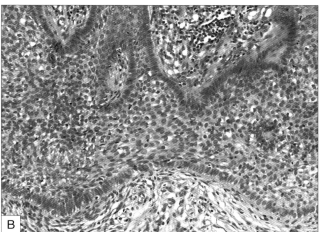

图 26.5　毛囊漏斗部肿瘤。A、B. 表皮部位呈轻度网状增生，为水平状分布，增生的表皮细胞周围栅栏状排列，类似毛囊茎部上段外毛根鞘部位形态。此病例临床为在皮脂腺痣的基础上出现的局部丘疹

## 增生性外毛根鞘囊性肿瘤（proliferating trichilemmal cystic tumor）

临床表现　通常发生于成年人头皮，直径约数厘米，部分病例可形成 10cm 以上的巨大肿瘤。临床生物学行为是一个谱系，小的局限性肿瘤切除后常无复发。巨大的肿瘤常呈浸润性生长，出现溃疡，属于恶性肿瘤。

病理表现　低倍镜下表现为囊性改变。偏良性的肿瘤在低倍镜下可见近似完整的囊腔，同时伴有囊壁上皮的不规则增生。偏恶性的肿瘤因肿瘤细胞增生明显可形成类似实性增生，伴有局部囊样结构或显著角化。囊壁肿瘤细胞形态分化程度不一。分化良好的肿瘤细胞形成类似外毛根鞘囊肿的囊壁结构，即细胞形态类似毛囊峡部的细胞形态。分化差的肿瘤细胞异型性明显，有时呈现鳞状细胞的特点，但常表现为突然性角化，无颗粒层或有非常轻微的颗粒层（图 26.6～图 26.8）。

诊断要点　本病是从良性到低度恶性以及恶性病变的谱系性改变，呈不同程度的囊性改变。毛囊峡部分化是本病的特点，分化越差，恶性程度越高。

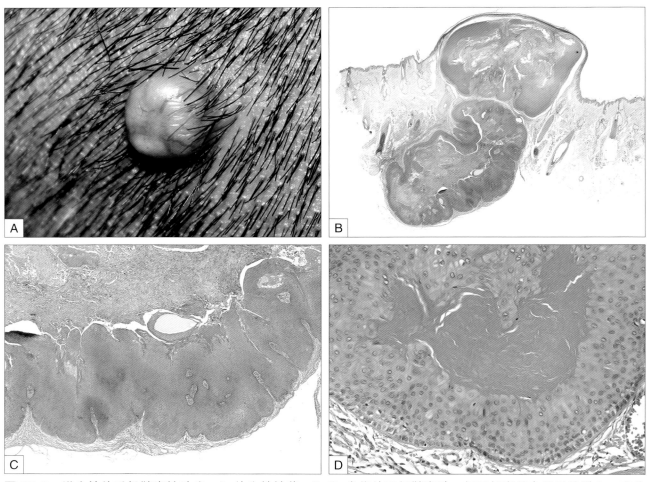

图 26.6　**增生性外毛根鞘囊性肿瘤**。A. 外生性结节；B~D. 类似外毛根鞘囊肿，但局部囊壁有明显的增生，高倍镜下细胞无异型性，有明显的外毛根鞘角化特点。此病例为良性肿瘤

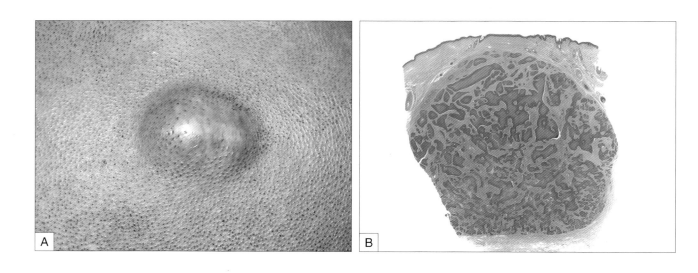

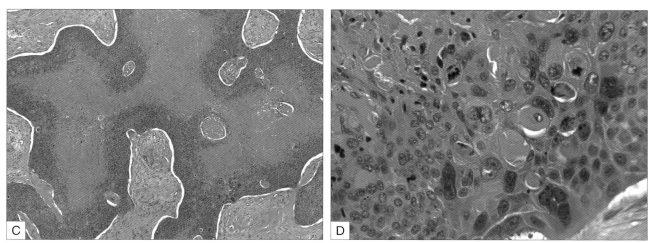

图 26.7　**增生性外毛根鞘囊性肿瘤**。A. 头皮结节；B~D. 上皮不规则增生，但局部仍呈现囊性变的特点，高倍镜下细胞形态分化差，异型性明显，和正常的毛囊峡部形态有很大差异。此病例为低度恶性肿瘤

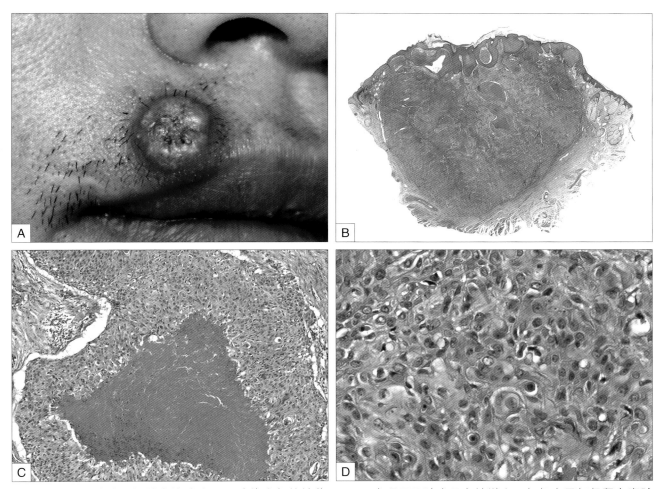

图 26.8　**增生性外毛根鞘囊性肿瘤**。A. 边缘隆起的结节；B~D. 病理显示肿瘤呈实性增生，但仍在局部保留有囊肿样特点，高倍镜下显示肿瘤细胞分化差，有明显角化不良。此病例诊断为恶性肿瘤，分化较差，需与鳞状细胞癌鉴别

## 外毛根鞘瘤（tricholemmoma）

**临床表现**　包含两种情况。一是寻常疣的晚期阶段，即寻常疣向外毛根鞘分化，此类病例临床上多诊断为寻常疣，病史较长。二是在皮脂腺痣的基础上发生的外毛根鞘瘤。

**病理表现**　表皮局限性增生，常常深度大于宽度。肿瘤上方两侧表皮内收，伴有角化现象和挖空细胞，类似寻常疣的特点。肿瘤的外层细胞呈栅栏状排列，外层细胞及内侧细胞有程度不等的胞浆空泡化，类似毛囊茎部外毛根鞘的结构。结缔组织增生性外毛根鞘瘤是其变异，表现为在真皮局部出现胶原的硬化，同时在硬化的胶原中穿插有胞浆呈不同程度透明化的上皮细胞，甚至有时为梭形细胞形态，高倍镜下看似呈浸润性生长模式（图26.9～图26.11）。

**诊断要点**　外毛根鞘瘤实际是向毛囊茎部外毛根鞘分化的肿瘤，因外毛根鞘在靠近峡部和球部的结构有差异，因此在不同的外毛根鞘瘤病例其分化程度也略有区别。因毛囊的外毛根鞘表达CD34，因此CD34可用于诊断，但免疫组化不是必需的。

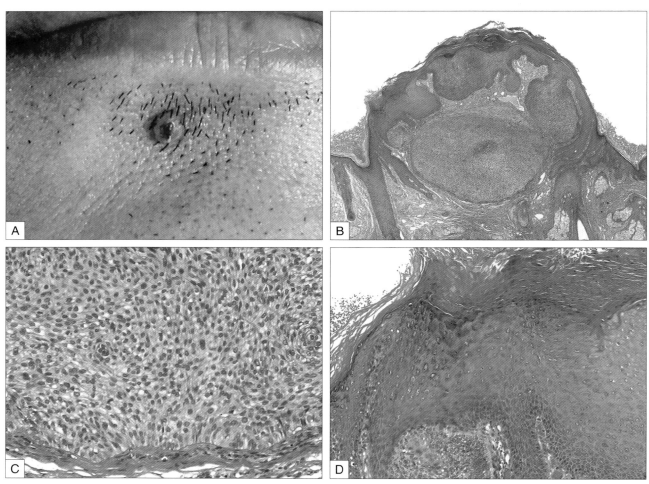

**图26.9　外毛根鞘瘤**。A.临床表现为下颌部位疣状丘疹；B~D.肿瘤呈向下增生的实性结节，肿瘤细胞外层细胞呈栅栏状排列，中央层胞浆空泡化。局部表皮轻度内收以及可疑挖空细胞，提示此病例为寻常疣基础之上继发

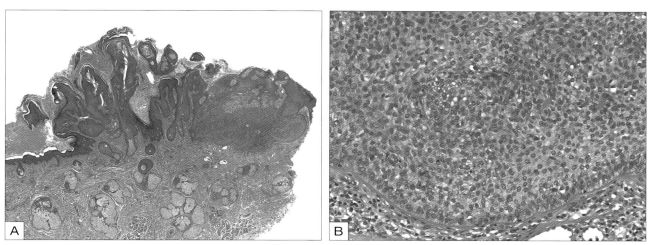

图 26.10　皮脂腺痣合并外毛根鞘瘤。A. 切片左侧显示皮脂腺痣病理改变，右侧为外毛根鞘瘤改变；B. 高倍镜下显示肿瘤细胞周边呈栅栏状排列，有轻微胞浆空泡化改变

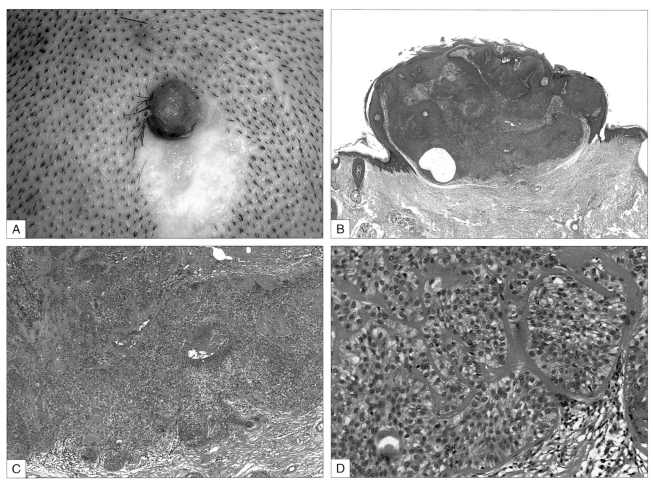

图 26.11　结缔组织增生性外毛根鞘瘤。A. 皮脂腺痣基础上发生的丘疹；B~D. 局限性增生的结节，中倍镜下显示肿瘤细胞之间有明显硬化的胶原，高倍镜下显示肿瘤团块周围明显增厚的基底膜带

## 毛母质瘤（pilomatricoma）

临床表现　多发生于儿童。面部及上肢多见，常表现为单发皮下结节，有时因钙化可呈现蓝色，个别病例呈现红色水疱状外观，也有多发病例报告。

病理表现　为向毛母质细胞分化的肿瘤，这些细胞具有向毛干分化的特点。低倍镜下多表现为囊性改变，典型病例具有明显的嗜碱性细胞增生，并逐渐出现胞浆红染，最后形成嗜酸性影细胞。早期的病例表现为表皮囊肿样改变，囊壁可见毛母质细胞向影细胞转化；晚期的病例毛母质细胞数量减少甚至消失，可出现钙化或骨化等现象。黑素细胞性毛母质瘤应当被认为是毛母质瘤的特殊类型，其病理特点是在毛母质瘤的基础上合并有明显的黑素细胞增生（图 26.12～图 26.14）。

诊断要点　毛母质细胞及其角化后产生的影细胞是诊断的关键点。

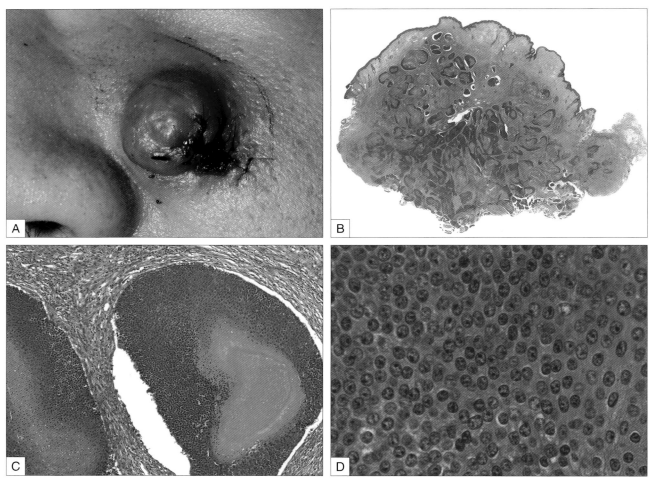

图 26.12　**毛母质瘤**。A. 面部结节；B~D. 肿瘤表现为真皮内分布的多发囊性结节，肿瘤细胞从嗜碱性毛母质细胞过渡到嗜酸性影细胞，嗜碱性的毛母质细胞胞浆较丰富，核大，有明显核仁，与基底细胞有明显区别

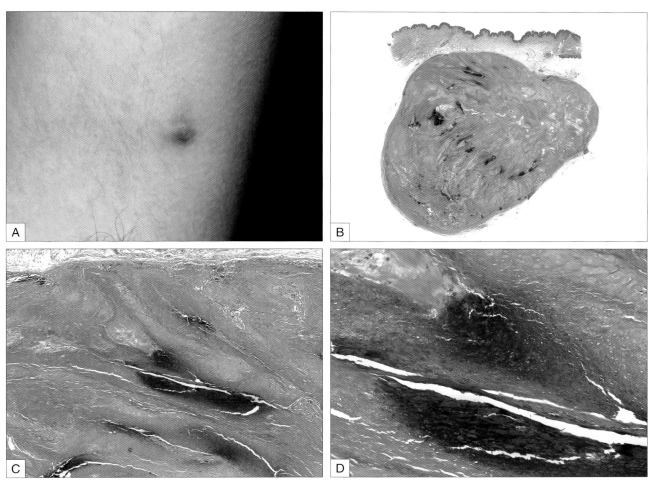

图 26.13　**毛母质瘤**。A. 上肢蓝色皮下结节；B~D. 肿瘤呈囊性结构，几乎均为影细胞结构，可见局部有明显钙化现象，本病例也称为钙化上皮瘤

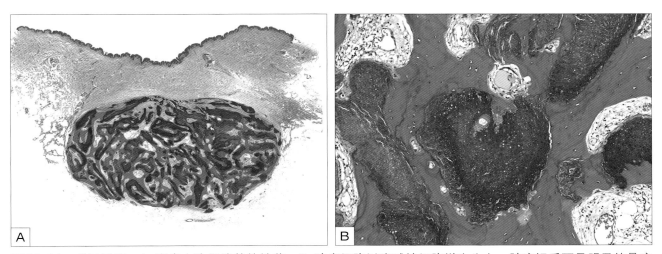

图 26.14　**毛母质瘤**。A. 真皮内边界清楚的结节；B. 肿瘤细胞以嗜碱性细胞增生为主，肿瘤间质可见明显的骨痂形成

# 基底细胞癌（basal cell carcinoma）

　　**临床表现**　可见于除掌跖之外的全身皮肤，以头面部相对多见。浅表型基底细胞癌多表现为边界略微隆起的环状红斑。结节溃疡型基底细胞癌表现为丘疹、结节、溃疡性改变，典型病例可观察到边缘隆起和毛细血管扩张。硬斑病样基底细胞癌可表现为类似瘢痕样皮疹。毛囊漏斗囊性型基底细胞癌表现为直径数毫米的小丘疹。痣样基底细胞癌综合征又称为 Gorlin 综合征，表现为多发基底细胞癌、手足点状凹陷、下颌骨牙源性角化囊肿等。

　　**病理表现**　基底细胞癌是毛源性肿瘤。浅表型基底细胞癌表现为与表皮相连接的孤立性基底细胞团块，周围细胞呈栅栏状排列，周围可有裂隙或黏液沉积。结节溃疡型基底细胞癌临床最为常见，表现为与表皮局部相连的大小不一的结节，有的以大结节为主，有的以微小结节为主，或二者均有。肿瘤结节常呈浸润性生长，瘤团大小不一，周边细胞呈栅栏状排列，周围可有黏液沉积，但往往缺乏成纤维细胞增生或类似毛乳头的结构。硬斑病样基底细胞癌常表现为真皮内散在浸润性生长的肿瘤细胞条索，周围有胶原增生或成纤维细胞增生。肿瘤细胞有时可形成梭形形态，与周围无明显裂隙。毛囊漏斗囊性型基底细胞癌表现为与表皮相接的小结节性增生，肿瘤细胞形成芽蕾状结构，周边细胞为基底样细胞，中央细胞逐渐向鳞状细胞过度，中央形成角化，有时可见完全以毛囊为中心的皮疹。基底细胞癌可出现不同程度的皮脂腺分化、毛母质细胞分化、外毛根鞘分化或顶泌汗腺分化现象。肿瘤细胞可出现明显异型性、颗粒细胞改变、黏液产生或淀粉样物质产生等现象，甚至可出现化生，形成癌肉瘤（图 26.15～图 26.20）。

　　**诊断要点**　需鉴别毛母细胞瘤，后者往往对称，边界规则，非浸润性生长。毛母细胞瘤具有上皮和间质两种成分，而基底细胞癌只有上皮性成分。取材不完整的基底细胞癌有时很难与毛母细胞瘤鉴别，一些免疫组化标记可用于鉴别诊断，如 CK20 阳性的 Merkel 细胞在基底细胞癌往往缺乏。个别病例在良恶性的判断上可能会有争议，说明在少数病例基底细胞癌和毛母细胞瘤存在谱系性改变。基底细胞癌Ber-EP4 阳性，可与鳞状细胞癌鉴别。

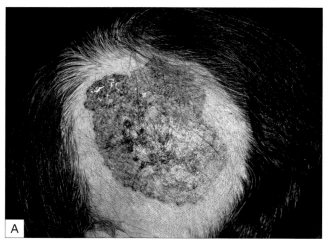
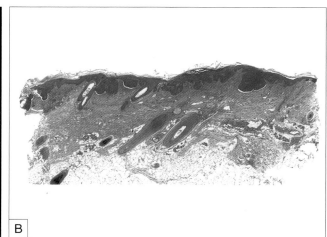

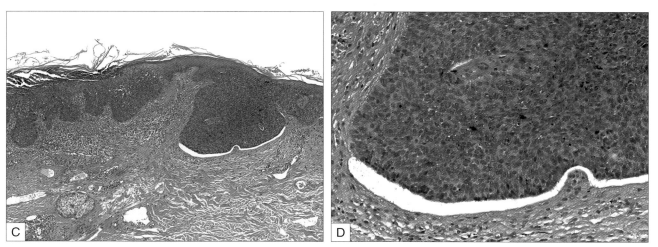

图 26.15　**浅表型基底细胞癌**。A. 头皮直径巨大的浅表性斑块；B~D. 低倍镜下可见肿瘤细胞从表皮多个部位往下出芽性增生，肿瘤细胞为基底细胞，与周围胶原有明显裂隙

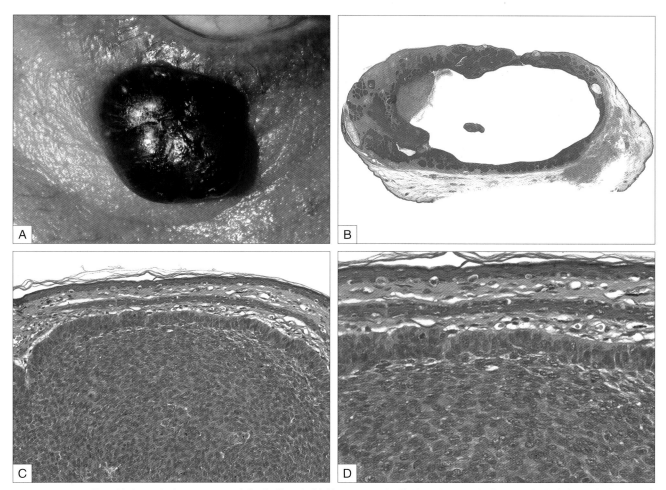

图 26.16　**结节型基底细胞癌**。A. 下眼睑部位的黑色结节；B~D. 低倍镜下表现为真皮内结节性改变，高倍镜下肿瘤细胞周边呈明显的栅栏状排列，周围缺乏成纤维细胞间质

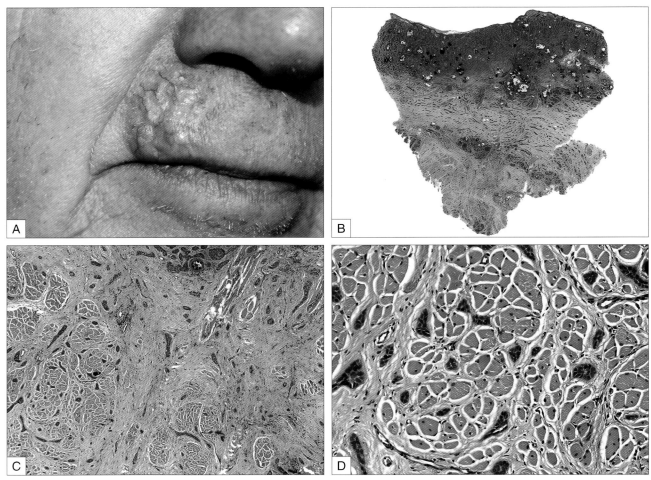

图 26.17　**基底细胞癌**。A. 上唇部位浸润性斑块，伴有明显的毛细血管扩张；B~D. 低倍镜下表现为真皮全层结节性增生，浅部以大肿瘤结节为主，伴有钙化，深部呈明显浸润性生长，高倍镜下肿瘤细胞浸润至面部横纹肌，提示肿瘤有明显的侵袭性。此病例具有结节型基底细胞癌和硬斑病样基底细胞癌的特点

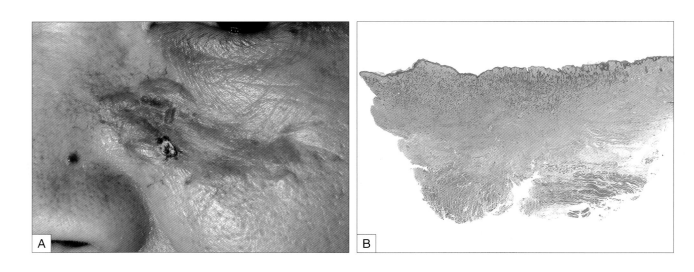

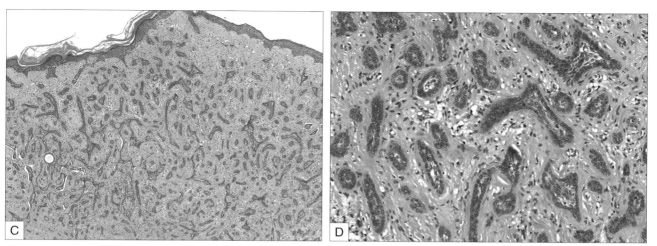

图 26.18　硬斑病样基底细胞癌。A. 面部瘢痕样斑块，周围轻度隆起及毛细血管扩张；B~D. 肿瘤细胞形成小的细胞条索，在真皮内呈明显的浸润性生长模式。此病例需与结缔组织增生性毛发上皮瘤鉴别

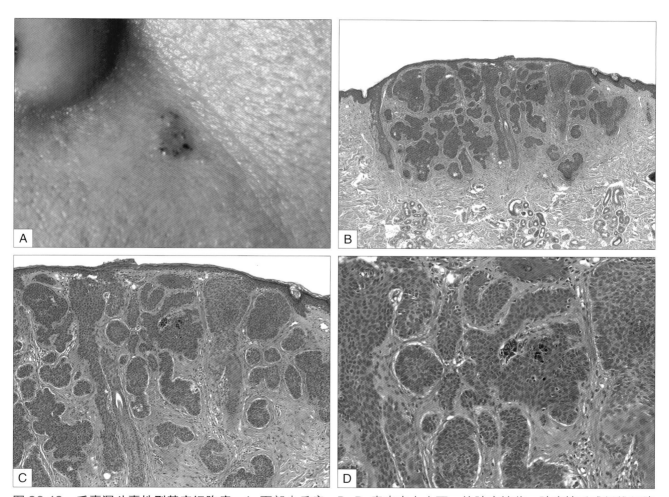

图 26.19　毛囊漏斗囊性型基底细胞癌。A. 面部小丘疹；B~D. 真皮内大小不一的肿瘤结节，肿瘤缺乏成纤维细胞形成的胶原间质，高倍镜下肿瘤细胞有一定程度的嗜酸性胞浆，区别于其他类型的基底细胞癌

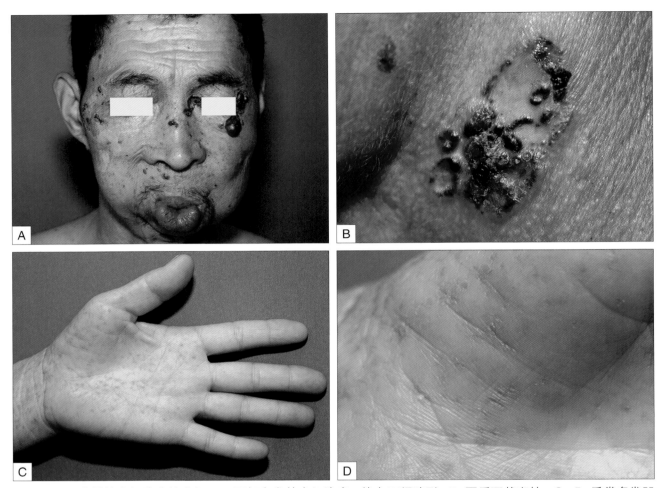

图 26.20　痣样基底细胞癌综合征。A. 面部多发基底细胞癌，伴有下颌畸形；B. 耳后环状斑块；C、D. 手掌多发凹陷。病理改变同经典基底细胞癌（未展示）

## 毛母细胞瘤（trichoblastoma）

临床表现　多见于中老年人。表现为边界清楚的丘疹、结节。毛发上皮瘤、结缔组织增生性毛发上皮瘤、淋巴腺瘤等是具有独特临床或病理特点的毛母细胞瘤亚型。

病理表现　包含两种细胞成分，包括上皮性的毛母细胞和以成纤维细胞（类似毛乳头细胞）为基础的基质细胞。以结节为表现的毛母细胞瘤表现为真皮内大小均一的结节性增生，无浸润性生长模式，肿瘤细胞团块周围呈栅栏状排列。在结节周围常有致密的成纤维细胞增生。少数病例可产生色素，称为色素型毛母细胞瘤，常见于皮脂腺痣中。皮肤淋巴腺瘤为特殊类型的毛母细胞瘤，瘤细胞团由基底细胞组成，但中央细胞胞浆相对淡染，同时瘤团内有较多淋巴细胞浸润（图 26.21～图 26.24）。

诊断要点　毛母细胞瘤包含上皮和间质两种成分，结构上边界清楚，无浸润性生长，符合良性肿瘤的特点。发生于皮脂腺痣的基底样细胞增生多为毛母细胞瘤，极少数为基底细胞癌。

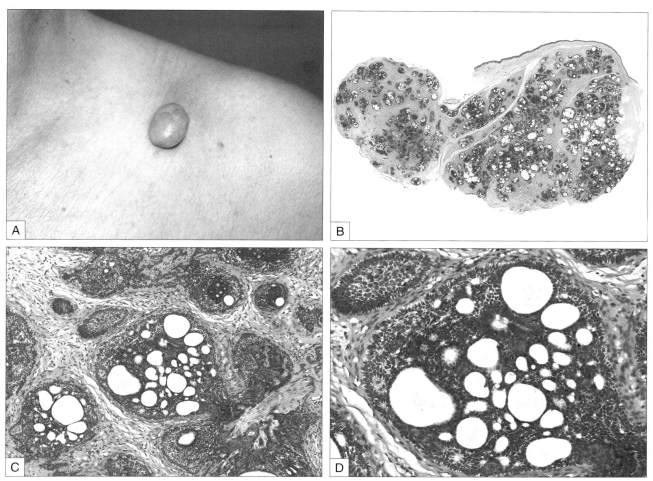

图 26.21　**毛母细胞瘤**。A. 肩部外生性结节；B~D. 真皮内嗜碱性细胞团形成的结节，周围有相对致密的成纤维细胞包绕，肿瘤局部呈筛孔状排列，需鉴别腺样囊性癌和皮肤筛孔状癌

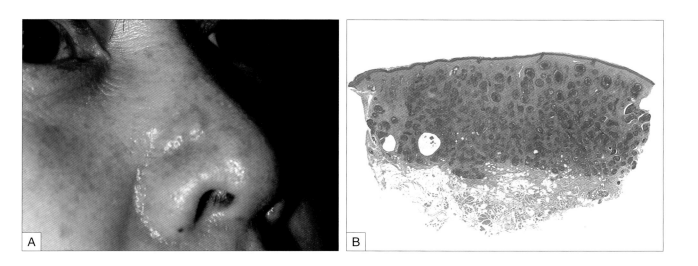

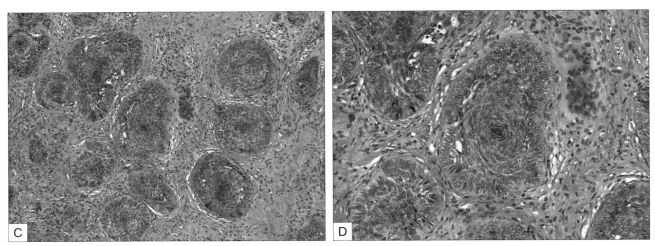

图 26.22　**毛母细胞瘤**。A. 鼻部光滑丘疹；B~D. 肿瘤为真皮内相对均匀的肿瘤团块，上皮样成分为基底细胞，周围有明显的成纤维细胞增生，是鉴别基底细胞癌的重要特点

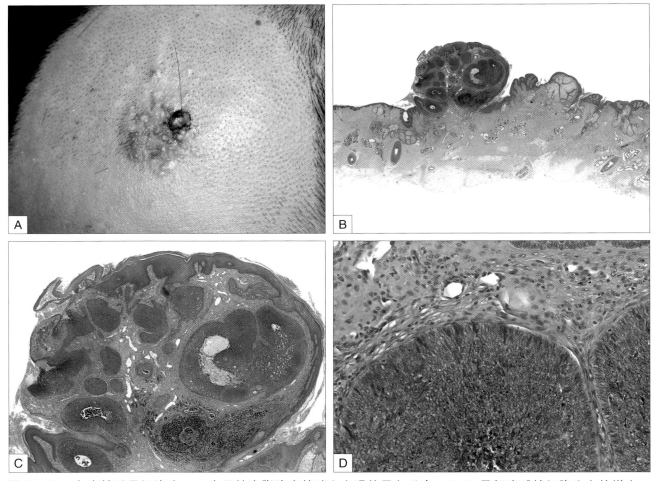

图 26.23　**色素性毛母细胞瘤**。A. 先天性皮脂腺痣基础上出现的黑色丘疹；B~D. 局部嗜碱性细胞为主的增生，周围上皮细胞有明显的栅栏状排列，上皮性团块含有丰富的色素，周围有明显的成纤维细胞增生

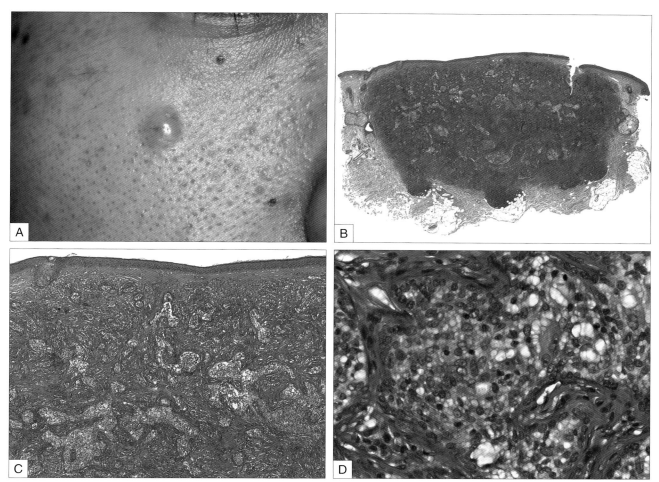

图 26.24　淋巴腺瘤。A. 面部小丘疹；B~D. 嗜碱性细胞形成的肿瘤团块，肿瘤边缘光滑，范围局限，肿瘤细胞团周围呈栅栏状排列，中央呈轻度空泡样改变，伴有散在的淋巴细胞浸润

## 毛发上皮瘤（trichoepithelioma）

　　临床表现　分为单发和多发型。单发型表现为面部单个丘疹性改变，直径数毫米。多发型毛发上皮瘤为遗传性疾病，表现为自幼时起鼻梁周为主的多发丘疹性改变，随年龄增长而趋于明显，有时呈毁容性改变。

　　病理表现　真皮内边界清楚的结节，由嗜碱性基底细胞增生形成，形成花蕾状改变，周围有成纤维细胞增生。早期皮损以基底样细胞增生为主，晚期皮损可出现明显的鳞状细胞分化并形成角囊肿，基底细胞比例减少（图 26.25，图 26.26）。

　　诊断要点　多发毛发上皮瘤临床特征鲜明，病理上表现为基底细胞形成花蕾状改变，伴有不同程度的角化现象。

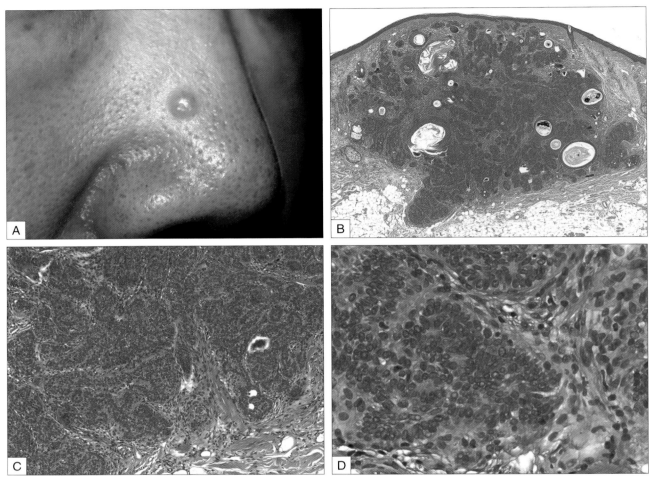

图 26.25　**单发毛发上皮瘤**。A. 鼻部小丘疹；B~D. 肿瘤表现为嗜碱性细胞形成的上皮性肿瘤团块，低倍镜下可见角质囊肿形成，部分肿瘤团块形成花蕾样外观，周围可见成纤维细胞包绕

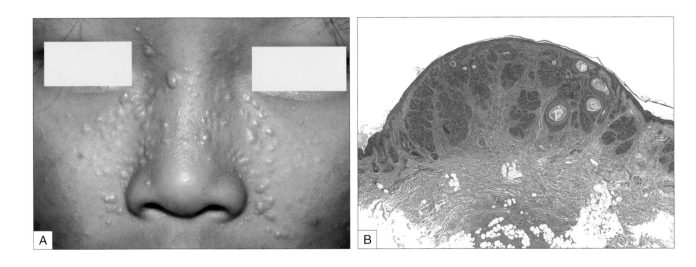

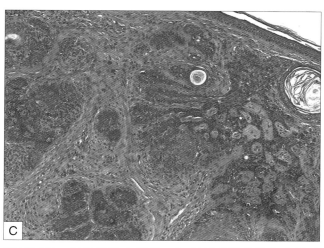
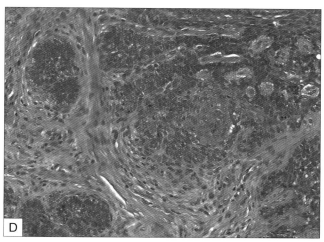

图 26.26　多发毛发上皮瘤。A. 鼻周多发的肤色小丘疹；B~D. 嗜碱性细胞形成的上皮性肿瘤团块，可见角质囊肿形成，肿瘤团块形成花蕾样外观，周围可见成纤维细胞包绕，类似毛乳头结构

## 结缔组织增生性毛发上皮瘤（desmoplastic trichoepithelioma）

临床表现　多见于成年人，尤其是中年女性。表现为面部单发皮疹，典型表现为类似环状肉芽肿样的边缘隆起的丘疹，直径多为数毫米。

病理表现　表现为三个主要的特征：真皮浅部的角质囊肿，真皮中部的嗜碱性细胞条索，以及周围硬化的胶原。嗜碱性细胞条索往往为 1~3 层细胞，有时形成单层细胞排列。有时在神经周围有肿瘤细胞浸润，但不代表侵袭性改变。个别病例可合并普通色素痣或蓝痣（图 26.27）。

诊断要点　肿瘤小而局限，可与微囊肿附属器癌鉴别，后者浸润深，呈明显的侵袭性。

## Pinkus 纤维上皮瘤（fibroepithelioma of Pinkus）

临床表现　常见于中老年人。表现为躯干等部位结节性损害，表面可有毛细血管扩张。本病究竟是属于毛母细胞瘤还是基底细胞癌的亚型尚有不同观点。作者认为 Pinkus 纤维上皮瘤可能代表了一种增生模式，处于基底细胞癌和毛母细胞瘤之间的中间状态，其中有的病例接近基底细胞癌，有的病例则接近毛母细胞瘤。总体而言，本病的生物学行为绝大多数为良性。

病理表现　通常表现为与表皮相连的肿瘤，形成网状的增生模式，增生的细胞为基底细胞，周边有明显的栅栏状排列。真皮内可见成纤维细胞增生，有时在局部形成类似毛乳头的结构（图 26.28）。

诊断要点　与表皮相连的网状基底细胞增生是本病的特点，往往伴有不同程度的成纤维细胞增生。

## 基底细胞样毛囊错构瘤（basaloid follicular harmatoma）

临床表现　与 PTCH 基因突变有关。表现为单发、线状分布的多发小丘疹，或泛发丘疹，泛发者手掌可有多发小凹陷。

病理表现　与毛囊相关联的局限性基底细胞增生，由 2~3 层细胞形成小的细胞条索，分布较为局限（图 26.29）。

诊断要点　基底细胞样毛囊错构瘤与痣样基底细胞癌综合征由同一基因所致，二者有重叠。痣样基底细胞癌综合征形成典型的基底细胞癌皮疹，伴有下颌骨囊肿。

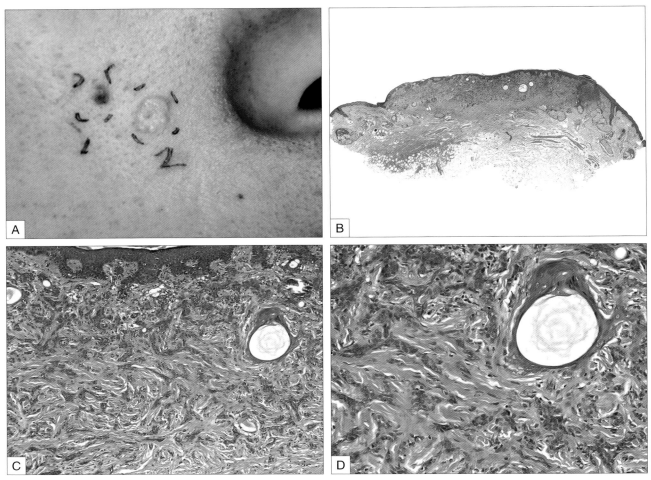

图 26.27　结缔组织增生性毛发上皮瘤。A. 面部单发小丘疹；B~D. 肿瘤为位于真皮浅中层的嗜碱性细胞条索，范围局限，伴有少量角质囊肿，细胞条索多由 1~3 层嗜碱性细胞组成，周围胶原明显的硬化

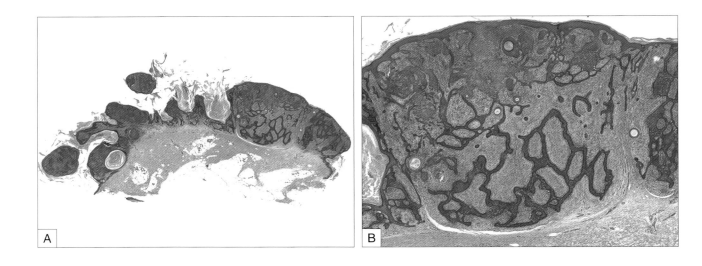

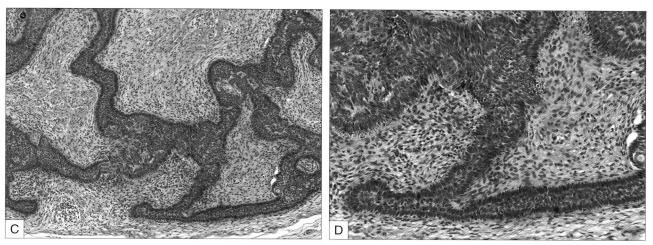

图 26.28　Pinkus 纤维上皮瘤。A、B. 低倍镜下可显示嗜碱性的基底细胞形成网状的增生模式；C、D. 中高倍镜下显示网状增生的上皮细胞呈现明显的栅栏状排列，周围有大量成纤维细胞增生（日本木村铁宣医师提供）

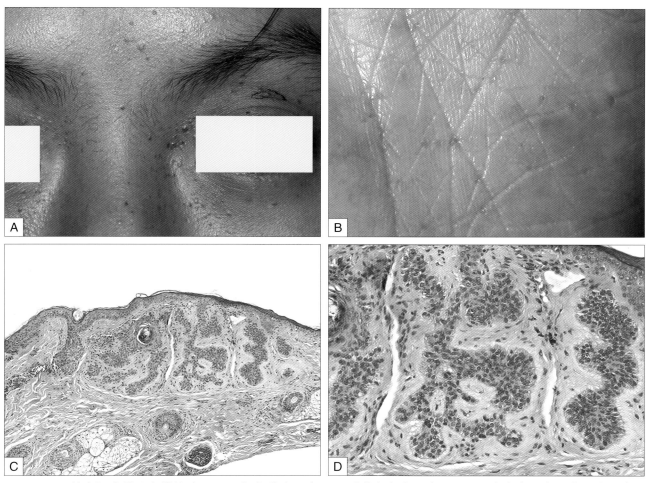

图 26.29　基底细胞样毛囊错构瘤。A. 面部多发小丘疹；B. 手掌多发小凹陷；C、D. 真皮浅层多发嗜碱性细胞形成的细胞条索

## 毛囊瘤（folliculoma）

临床表现　多见于成年人。是孤立性丘疹，直径为数毫米，典型病例可有束状毛发穿出。

病理表现　表现为以初级毛囊的毛囊漏斗部为中心，往周围放射状形成次级毛囊结构，次级毛囊结构可产生细小毛发。在毛囊漏斗部可见到较多毛发断面。有时毛囊漏斗部极度扩张，看似在表皮囊肿周围形成大量次级毛囊。皮脂腺毛囊瘤为毛囊瘤的变异，即在毛囊漏斗部周围形成多个放射性皮脂腺增生（图 26.30）。

诊断要点　在囊性病变的基础上出现大量次级毛囊是本病的特点。如切片不在组织中央，往往见到大量毛囊球部断面，容易被误诊为毛囊痣。

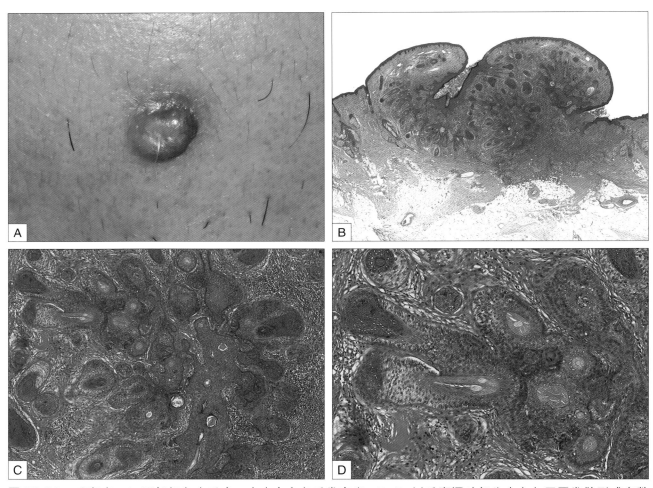

图 26.30　**毛囊瘤**。A. 面部红色小丘疹，中央有白色毛发穿出；B~D. 以毛囊漏斗部为中心向周围发散形成多数次级毛囊，次级毛囊有完整的毛球结构，中央形成毳毛毛干

## 毛囊皮脂腺囊性错构瘤（follicular sebaceous cystic harmatoma）

**临床表现** 表现为两种情况。一种是日本木村铁宣医师报告的经典型，表现为以头面部为主的小丘疹，直径为数毫米。另一种是先天发生的巨大毛囊皮脂腺囊性错构瘤，表现为躯干、四肢发生的脑回状增生，在此基础上可出现类似黑头粉刺样结构。作者认为巨大毛囊皮脂腺囊性错构瘤应当是在浅表脂肪瘤样痣的基础上合并毛囊皮脂腺畸形，与经典的毛囊皮脂腺囊性错构瘤并非同一疾病。

**病理表现** 经典型毛囊皮脂腺囊性错构瘤表现为真皮内畸形毛囊结构，周围有程度不一的皮脂腺结构。畸形的毛囊皮脂腺周围常围绕致密的胶原组织和程度不等的脂肪细胞（图 26.31）。巨大毛囊皮脂腺囊性错构瘤则在浅表脂肪瘤样痣基础上出现畸形的毛囊皮脂腺结构（图 26.32）。

**诊断要点** 有的人认为经典型毛囊皮脂腺囊性错构瘤是晚期的毛囊瘤，但病理上本病无次级毛囊结构，临床也无束状毛发穿出，因此应该理解为本病是与毛囊瘤相似的疾病，但有轻微差别。巨大毛囊皮脂腺囊性错构瘤病理上与经典型类似，但临床差异巨大。

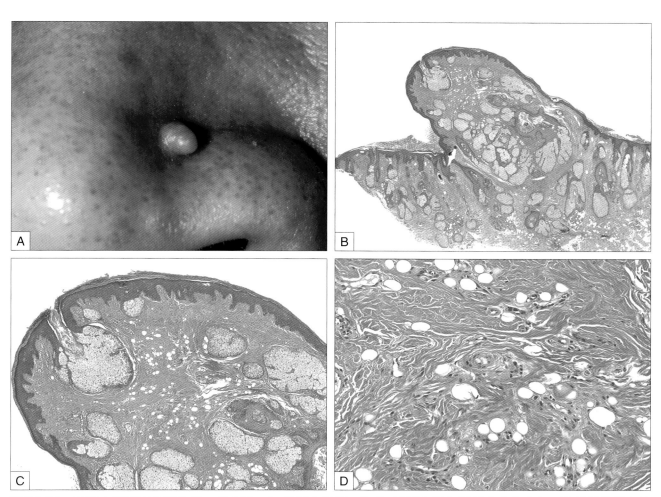

**图 26.31 毛囊皮脂腺囊性错构瘤，经典型。** A. 鼻部小丘疹；B~D. 病理表现为局部丘疹性病变，可见异常增生的毛囊皮脂腺结构，真皮胶原间有散在的脂肪细胞分布

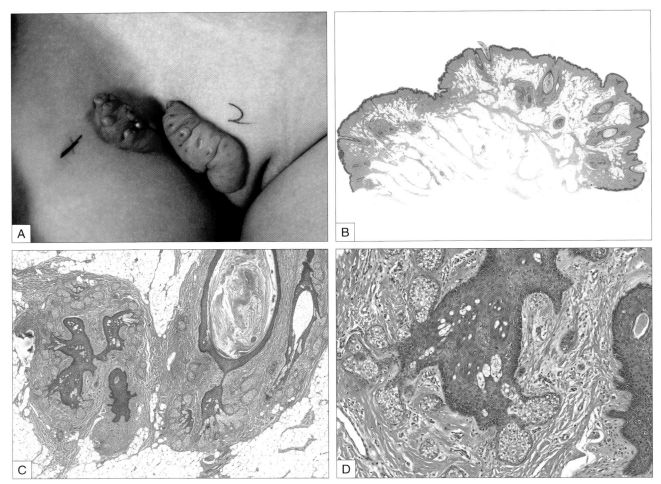

图 26.32　巨大毛囊皮脂腺囊性错构瘤。A. 腹股沟先天发生的脑回状增生性改变，可见较多扩大的毛囊口；B~D. 低倍镜下类似浅表脂肪瘤样痣的结构，同时伴有异常增生的毛囊皮脂腺，中高倍镜下显示异常的毛囊皮脂腺结构，周围有硬化的胶原

## 纤维丘疹病（fibrous papule）

　　临床表现　可表现为孤立的鼻部或面部丘疹，也可是结节性硬化症的皮肤表现之一，表现为鼻梁周围的多发小丘疹，也称为血管纤维瘤。

　　病理表现　局部丘疹性改变，真皮内常有局限的不同程度的成纤维细胞和胶原增生，血管扩张，以及轻度增生的毛囊，有时毛囊周围有胶原硬化（图 26.33，图 26.34）。

　　诊断要点　结合临床特征容易诊断。

## 全毛囊瘤（panfolliculoma）

　　临床表现　罕见。见于成年人，头面部为主，表现为丘疹性损害。

　　病理表现　基本表现类似毛母细胞瘤，有基底细胞增生和周围的成纤维细胞增生，但表现为毛囊各个阶段的分化，其中最突出的是向毛囊内毛根鞘的分化，即形成含有嗜酸性颗粒的内毛根鞘细胞并伴有灰蓝色内毛根鞘角化，其他还包括分化为毛母质细胞和外毛根鞘细胞等。根据其低倍镜下增生模式，郭莹教授将其分为三种类型，即结节型、浅表型和囊肿型（图 26.35）。

诊断要点　　基本病理特征类似毛母细胞瘤，但往往呈现不同程度的毛囊各个阶段分化，尤其是向内毛根鞘的分化。

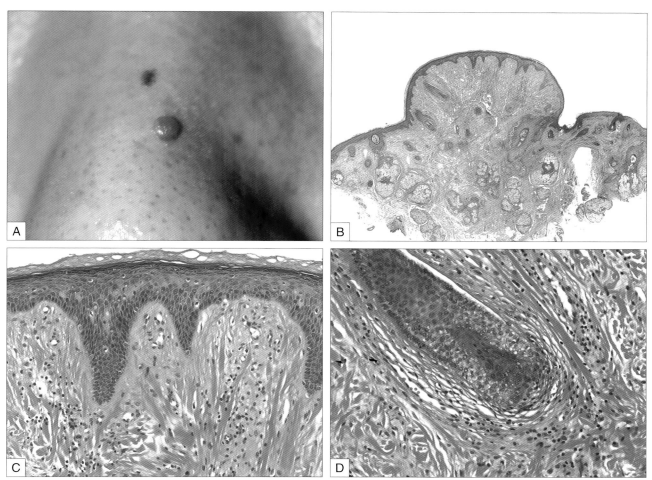

图26.33　纤维丘疹病。A.鼻部孤立性丘疹；B~D.低倍镜下显示由硬化胶原增生为主的丘疹，中倍镜下显示垂直增生的胶原，高倍镜下显示毛囊周围硬化的胶原

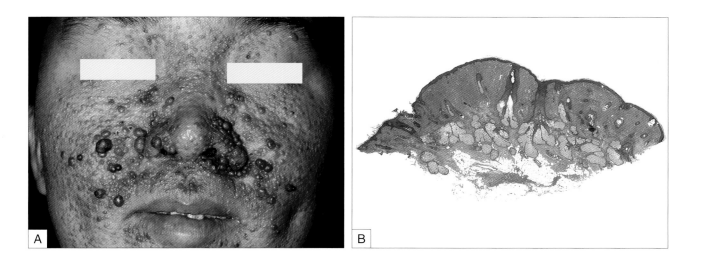

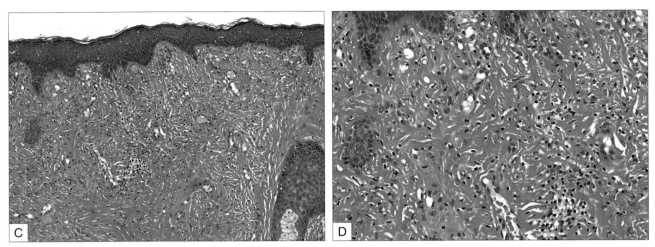

图 26.34　**结节性硬化症**。A. 面部多发大小不一红色丘疹；B~D. 胶原及成纤维细胞增生，伴有较丰富的血管及散在淋巴细胞浸润

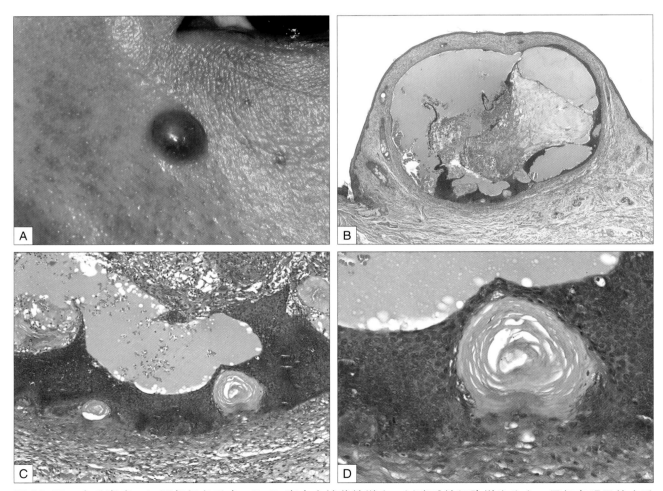

图 26.35　**全毛囊瘤**。A. 面部红色丘疹；B~D. 真皮内结节性增生，以嗜碱性细胞增生为主，局部有明显的内毛根鞘分化

# 27. 皮脂腺肿瘤 (Sebaceous Neoplasms)

皮脂腺肿瘤呈现不同程度的皮脂腺分化，其中多数是良性病变。皮脂腺包含导管和小叶，皮脂腺小叶由外周的嗜碱性生发细胞和中央的成熟皮脂腺细胞组成。皮脂腺肿瘤主要由不同程度分化的皮脂腺细胞及其导管组成。一些皮脂腺瘤或皮脂腺癌可由不成熟的嗜碱性生发细胞组成，诊断相对困难，找到皮脂腺导管分化或成熟的皮脂腺细胞是诊断的重要线索，免疫组化染色如 EMA、adipophilin 等可用于辅助诊断。

## 目 录

## 皮脂腺增生（sebaceous hyperplasia）

**临床表现** 多发生于老年人面部，表现为散在黄色或皮色丘疹，典型皮疹中央略凹陷，形成脐状改变。

**病理表现** 真皮内皮脂腺增生肥大，皮脂腺细胞形态无异常（图 27.1）。

**诊断要点** 以临床诊断为主。

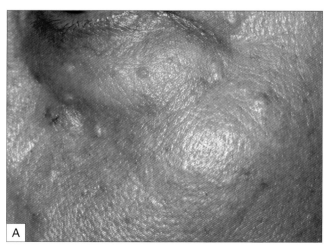 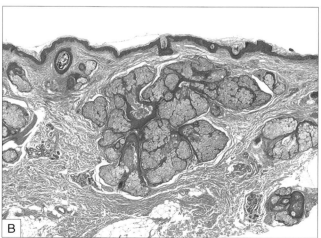

图 27.1 **皮脂腺增生**。A. 面部散在多发丘疹；B. 真皮内肥大的皮脂腺

## 皮脂腺异位症 (ectopic sebaceous gland)

临床表现　常见于口唇、口腔黏膜、女性乳晕、男性包皮和女性小阴唇等部位，表现为群集性黄色小丘疹，可融合形成黄色斑块。

病理表现　与表皮相连或开口于毛囊漏斗部的皮脂腺组织，这些解剖部位在生理状况下没有皮脂腺或皮脂腺非常稀少（图 27.2～图 27.4）。

诊断要点　以临床诊断为主。

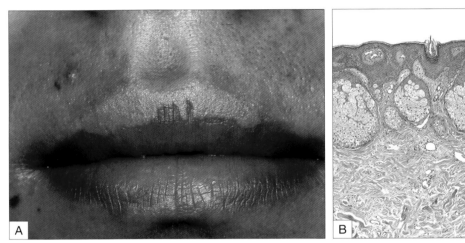
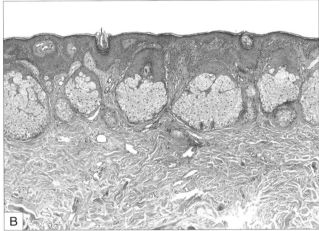

图 27.2　**皮脂腺异位症**。A. 唇红部位由多发小丘疹形成的黄白色斑片；B. 增生的成熟皮脂腺组织

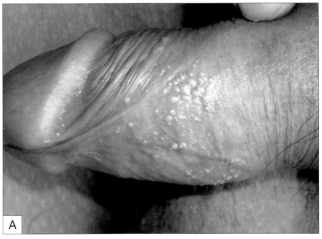
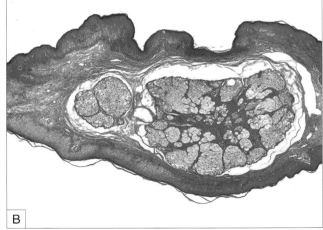

图 27.3　**皮脂腺异位症**。A. 包皮内板、阴茎等部位多发的小丘疹；B. 真皮内成熟的皮脂腺

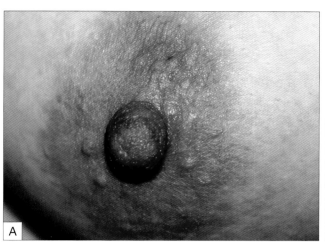
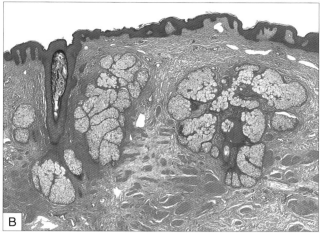

图 27.4　乳晕皮脂腺异位症，蒙哥马利结节。A. 乳晕部位多发小丘疹；B. 真皮内成熟的皮脂腺

# 皮脂腺痣（sebaceous nevus）

临床表现　先天的发育畸形。常见于头面部，表现为局限性或带状分布的皮疹，早期常为皮色或黄色扁平斑片，如在头皮可形成秃发，青春期后因性激素影响逐渐高起形成斑块，表面形成乳头状改变。后期常伴发多种附属器肿瘤。

病理表现　具有表皮、皮脂腺、毛囊、顶泌汗腺的异常。典型皮疹表现为表皮不同程度的乳头瘤样增生，下方真皮浅层可见不同发育程度的皮脂腺组织，青春期前以嗜碱性未分化的皮脂腺细胞增生为主，青春期后以成熟的皮脂腺细胞为主。病变区域毛发发育异常，可伴有不同程度的顶泌汗腺增生。皮脂腺痣可合并发生多种附属器肿瘤，常见的包括毛母细胞瘤、乳头状汗管囊腺瘤、外毛根鞘瘤、顶泌汗腺痣等，少数情况下也可出现基底细胞癌、皮脂腺癌等恶性肿瘤（图 27.5，图 27.6）。

诊断要点　需与表皮痣鉴别，后者容易发生在躯干、四肢部位，无皮脂腺异常。因不同年龄患者体内雄激素水平的差异，病理上皮脂腺异常增生的程度不尽相同。

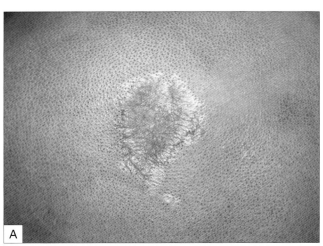
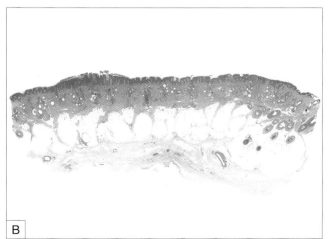

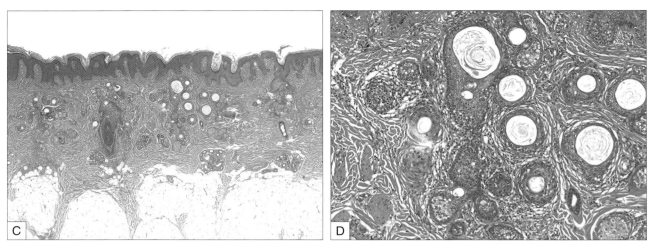

图 27.5　**皮脂腺痣**。A.头皮部位淡黄色斑块，毛发缺失；B~D.表皮不规则增生，真皮内缺乏终毛，可见畸形的皮脂腺组织，高倍镜下局部形成多数小囊腔

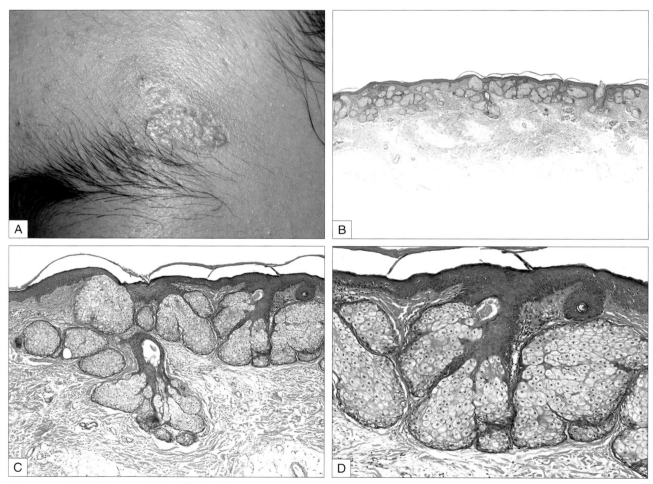

图 27.6　**皮脂腺痣**。A.眉部淡黄色斑块；B~D.表皮改变不明显，主要表现为真皮内增生的成熟皮脂腺

## 纤维毛囊瘤和毛盘瘤（fibrofolliculoma and trichodiscoma）

　　临床表现　　纤维毛囊瘤和毛盘瘤实际上是一种病的不同病理表现形式。可以单发或多发，多在中年以后出现皮疹，多发患者往往是 Birt-Hogg-Dubé 综合征的皮肤表现。皮疹很小，常表现为直径为数毫米的皮色小丘疹。

　　病理表现　　纤维毛囊瘤表现为毛囊漏斗周围由嗜碱性细胞形成的不规则条索，部分细胞条索局部可形成成熟的皮脂腺分化。在上皮性组织之间是局限的由成纤维细胞形成的肿瘤间质，有时伴有一定程度的胶原硬化或黏液。毛盘瘤内的上皮性组织主要是相对成熟的皮脂腺，有时形成类似拳击手套样结构。纤维毛囊瘤和毛盘瘤可在患者的不同皮疹之间或同一皮疹的不同局部同时见到，提示二者属于谱系性疾病（图 27.7，图 27.8）。

　　诊断要点　　需与纤维丘疹病、神经纤维瘤等鉴别。

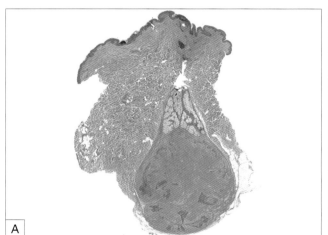
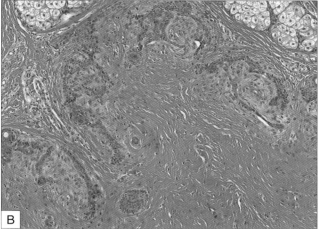

图 27.7　纤维毛囊瘤。A、B. 真皮内小丘疹，基质由成纤维细胞及致密的胶原组成，上皮性成分为周边散在分布的嗜碱性细胞条索，无明显的成熟皮脂腺分化（日本木村铁宣医师提供）

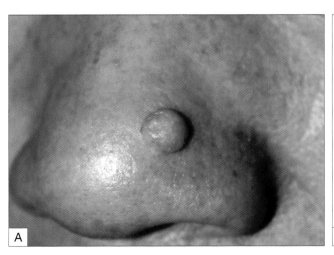
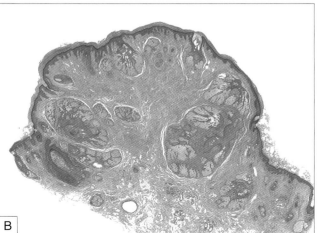

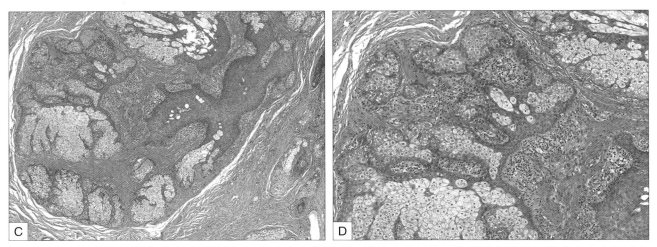

图 27.8　**毛盘瘤**。A. 鼻部皮色小丘疹；B~D. 真皮内小丘疹，基质由成纤维细胞及致密的胶原组成，上皮性成分为位于结节周边的成熟皮脂腺

## 附属器肿瘤的皮脂腺分化（sebaceous differentiation in appendix neoplasms）

　　一些附属器肿瘤或表皮肿瘤可出现局灶性皮脂腺分化现象，如基底细胞癌、皮肤混合瘤、汗孔瘤、寻常疣、脂溢性角化病。在这些情况下疾病的临床特征与原始疾病相一致，在病理局部视野可见皮脂腺分化现象（图 27.9）。

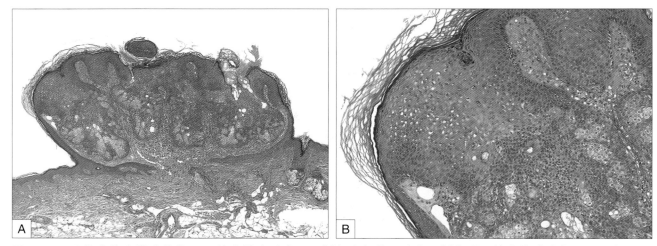

图 27.9　**寻常疣伴皮脂腺分化**。A. 外生性小丘疹，两侧向内包绕，肿瘤下侧有明显的皮脂腺分化；B. 局部可见挖空细胞

## 皮脂腺瘤（sebaceoma）

临床表现　皮脂腺瘤这一名词涵盖所有良性的皮脂腺肿瘤，临床通常表现为成年人发生的单发丘疹、结节性损害。典型皮疹往往呈现黄色丘疹、结节性改变，边缘光滑。

病理表现　低倍镜下呈现良性肿瘤的特点，通常与表皮相连或在真皮内形成边界光滑的肿瘤性结节，无浸润性生长。高倍镜下细胞无明显的异型性和核分裂象。分化良好的皮脂腺瘤呈现明显的成熟皮脂腺细胞分化的特点，即很容易找到胞浆呈泡状、细胞核呈锯齿状的成熟皮脂腺细胞。低分化皮脂腺瘤以嗜碱性未成熟皮脂腺细胞增生为主，在少数视野能找到成熟的皮脂腺组织，可作为诊断线索。有时在局部可出现皮脂腺导管分化的特点，即出现管腔样结构及腔内嗜酸性膜样结构，可作为皮脂腺分化的线索。部分分化特别差的皮脂腺肿瘤形成波纹状、迷宫样分布或类似实体性癌样增生（图 27.10～图 27.12）。

诊断要点　需与基底细胞癌、毛母细胞瘤鉴别。毛母细胞来源肿瘤往往有周围栅栏状排列，无成熟皮脂腺分化，其中毛母细胞瘤有明显的间质成分。EMA 可显示成熟皮脂腺细胞，adipophilin 可显示成熟皮脂腺细胞和部分不成熟皮脂腺细胞，可用于鉴别。

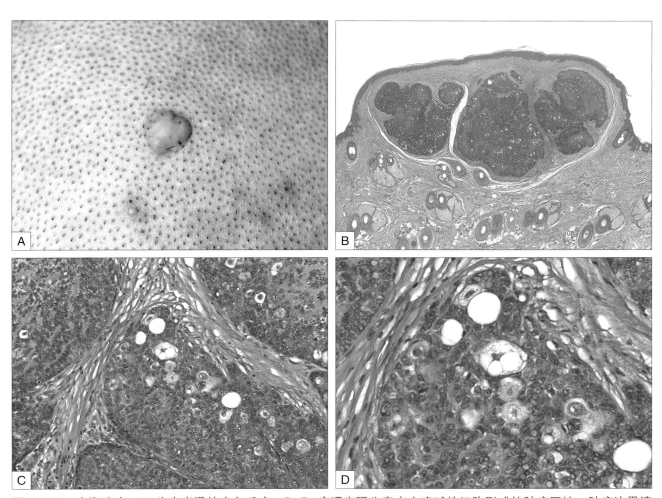

图 27.10　皮脂腺瘤。A. 头皮光滑的皮色丘疹；B~D. 病理表现为真皮内嗜碱性细胞形成的肿瘤团块，肿瘤边界清楚，局部有明显的成熟皮脂腺细胞分化

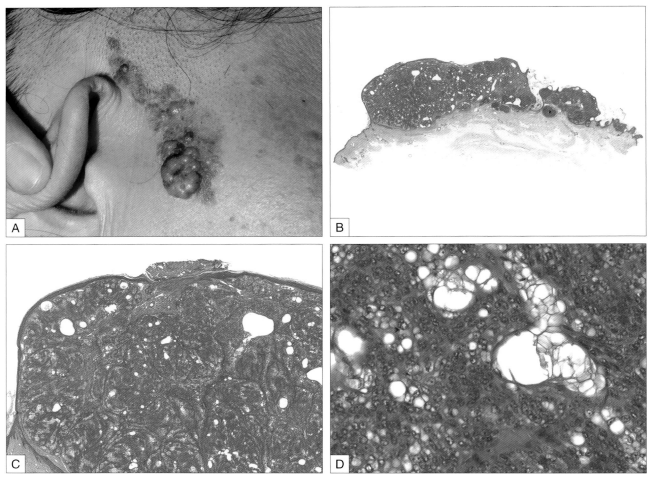

图 27.11　**皮脂腺瘤**。A. 发生在皮脂腺痣基础上的黄色结节；B~D. 病理表现为嗜碱性细胞增生为主的肿瘤，高倍镜下可见局部皮脂腺导管分化的特点，表现为嗜酸性角化现象

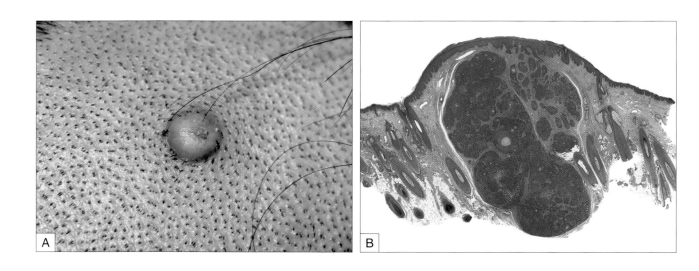

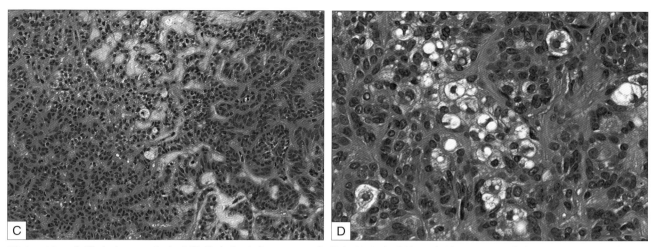

图 27.12　**皮脂腺瘤**。A.头皮光滑的皮色丘疹；B~D.病理表现为嗜碱性细胞增生为主的肿瘤，中倍镜下见肿瘤形成条索样改变，高倍镜下仅见个别细胞呈现近似成熟的皮脂腺分化。这种类型的皮脂腺瘤需与基底细胞来源肿瘤鉴别

## 皮脂腺腺瘤（sebaceous adenoma）

*临床表现*　皮脂腺腺瘤可理解为皮脂腺肿瘤中的交界性病变，相当于光线性角化病在表皮肿瘤中的地位。临床上皮脂腺腺瘤多表现为老年人头面部丘疹和结节性损害，一般直径为数毫米。Muir-Torre 综合征的皮肤表现为多发皮脂腺腺瘤改变。

*病理表现*　皮脂腺腺瘤多表现为自表皮向下增生的肿瘤，肿瘤与表皮相接，形成多个大小不一、相互挤压的小叶状结构，小叶周边常呈不规则状，周边为一至数层未分化的嗜碱性皮脂腺细胞，中央为明显分化成熟的皮脂腺细胞。周围的细胞可排列拥挤或有非常轻微的细胞异型性，可找到核分裂象。Muir-Torre 综合征的皮脂腺腺瘤有时可形成类似囊肿或角化棘皮瘤样的增生模式（图 27.13）。

*诊断要点*　皮脂腺腺瘤可有轻度的不规则增生和细胞排列拥挤，但总体而言生物学行为是良性的。

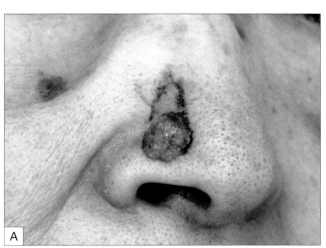

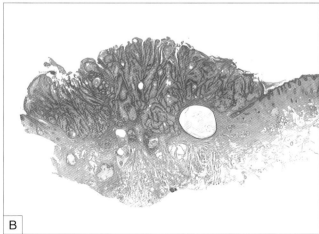

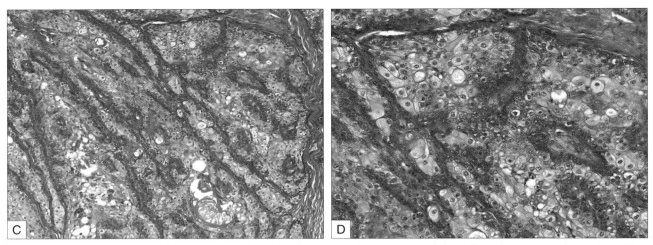

图27.13　**皮脂腺腺瘤**。A. 鼻部淡红色丘疹，表面有少量分泌物；B~D. 上皮性肿瘤，肿瘤细胞形成相互挤压的团块，周边为嗜碱性细胞，中央呈现明显的皮脂腺分化

## 皮脂腺癌（sebaceous carcinoma）

　　临床表现　主要表现为两种形式，发生于眼睑的皮脂腺癌和发生于皮肤的皮脂腺癌，多见于老年人。发生于眼睑的皮脂腺癌多表现为眼睑部位的结节、肿瘤性改变。发生于皮肤的皮脂腺癌表现为头面部或躯干部位的结节、肿瘤，可有糜烂、溃疡、渗出等改变。部分皮脂腺癌发生在皮脂腺痣的基础之上。

　　病理表现　表现为结节性或片状肿瘤细胞增生，常呈浸润性生长模式。分化好的肿瘤可见皮脂腺小叶结构，分化差的肿瘤以嗜碱性细胞增生为主，难以辨别其起源，寻找分化相对成熟的皮脂腺细胞是诊断线索（图27.14，图27.15）。

　　诊断要点　需与基底细胞癌鉴别，EMA、adipophilin等免疫组化染色可用于鉴别。

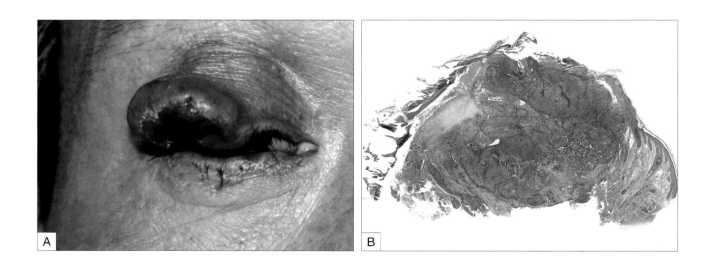

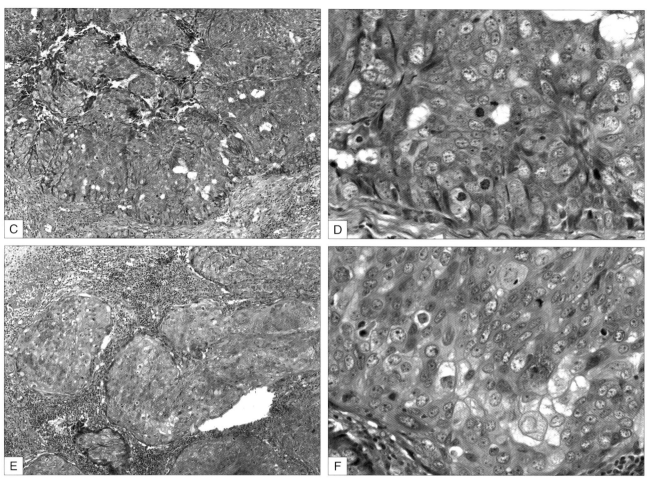

图 27.14　眼睑皮脂腺癌。A. 上睑斑块，有溃疡形成；B~D. 多数肿瘤细胞为异型性明显的嗜碱性细胞，有明显的核仁，与基底细胞有明显的区别；E、F. 肿瘤局部胞浆呈嗜酸性，少数细胞胞浆有脂质，接近成熟皮脂腺细胞的形态

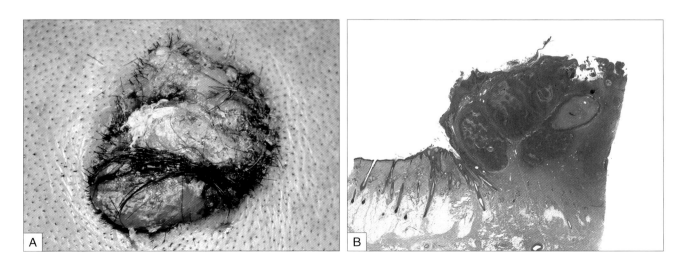

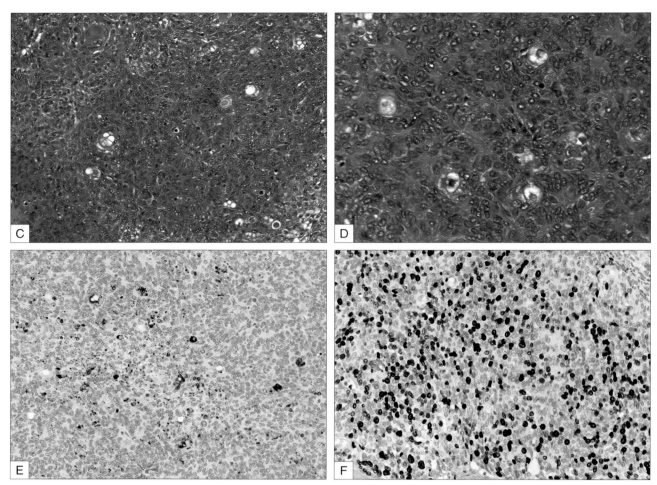

图 27.15　**皮脂腺癌**。A. 在皮脂腺痣基础上出现的巨大斑块；B~D. 肿瘤细胞为嗜碱性细胞形成的团块，排列拥挤，散在有成熟的皮脂腺细胞；E. 部分肿瘤细胞 adipophilin 阳性，提示皮脂腺分化；F. Ki67 显示高增殖指数，提示恶性病变

# 28. 汗腺肿瘤 (Neoplasms of Sweat Glands)

　　汗腺肿瘤包括来源于大汗腺（顶泌汗腺）和小汗腺（外泌汗腺）的肿瘤。大汗腺与毛囊、皮脂腺的起源是一致的，因此在临床上合并有毛囊、皮脂腺成分的汗腺肿瘤一般都来自大汗腺。小汗腺则是单独起源。区分附属器肿瘤的大汗腺或小汗腺起源有助于加深对本组疾病的理解和合理分类。在形态上大汗腺与小汗腺的区别是大汗腺分泌部的管腔直径较大，有明显的顶浆分泌，但是二者的开口及导管部无法区分。一些肿瘤如汗孔瘤既可起源于大汗腺，也可起源于小汗腺。一些来自乳腺的肿瘤如乳头糜烂性腺瘤，来自外阴肛周乳腺样腺体的肿瘤如乳头状汗腺腺瘤，Paget 病以及乳房外 Paget 病也一并放在本章节描述。

## 目 录

## 小汗腺汗囊瘤（eccrine hidrocystoma）

　　**临床表现**　汗管阻塞的结果。表现为在高温环境下出现的面部多发性小丘疹，环境温度降低时消退。
　　**病理表现**　真皮内出现的一至多个小囊肿，囊壁为 1~2 层扁平被压缩的导管上皮细胞，无顶浆分泌现象（图 28.1）。
　　**诊断要点**　发生在高温季节或高温作业环境，皮疹常多发。

## 大汗腺汗囊瘤（apocrine hidrocystoma）

　　**临床表现**　常发生在眶周的单发性囊肿，偶尔可同时出现两个或两个以上皮疹。
　　**病理表现**　表现为真皮内的囊性结构，囊壁为两层细胞，外层为肌上皮细胞，内层细胞有顶浆分泌现象，有时囊壁上可见色素。有时在囊性结构的基础上可出现轻微腺体增生（图 28.2）。
　　**诊断要点**　临床为单发皮疹，病理为具有顶浆分泌的囊腔。

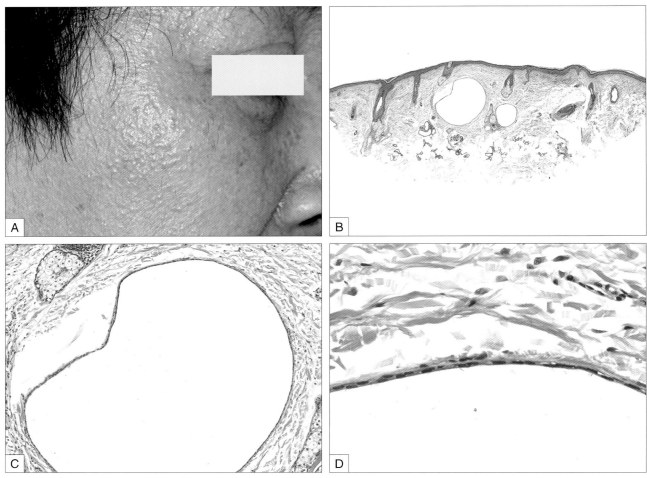

图 28.1 小汗腺汗囊瘤。A. 面部泛发小丘疹；B~D. 真皮内多发薄壁囊腔，囊壁由 1~2 层扁平细胞组成

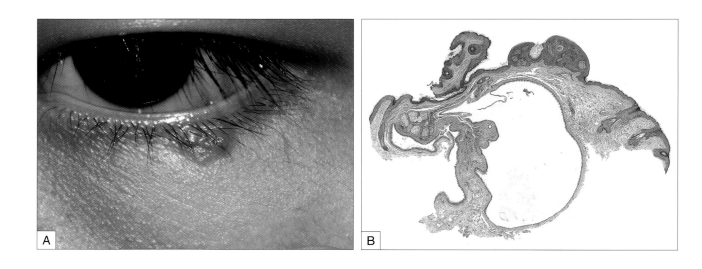

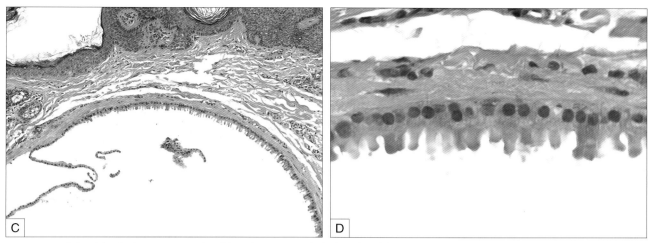

图28.2　**大汗腺汗囊瘤**。A.眼周孤立性丘疹；B~D.真皮内不规则囊腔，囊壁可见顶浆分泌现象

## 汗管瘤（syringoma）

　　**临床表现**　多见于成年人，最常见的是以眼睑部位为主的多发小丘疹，以下眼睑周围多发。可发生于女性外阴部位，表现为多发丘疹样改变，并伴有瘙痒。也可发生在躯干、额部、乳房等部位。

　　**病理表现**　表现为三个主要的特点：真皮浅部小的汗腺管腔，真皮深部增生的细胞条索，以及上皮细胞间轻度硬化的胶原。部分病例可在真皮浅层形成粟丘疹样改变。部分患者汗腺管腔上皮有透明细胞改变，称为透明细胞汗管瘤（图28.3~图28.6）。

　　**诊断要点**　需与微囊肿附属器癌鉴别，后者临床为斑块，皮疹大而深在，呈明显浸润性生长。

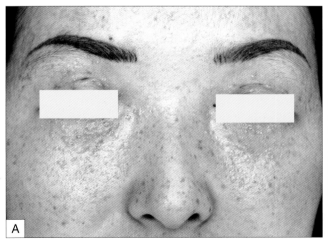

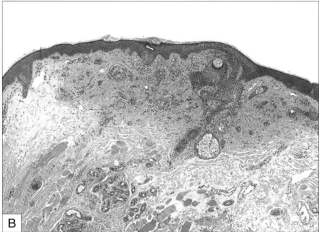

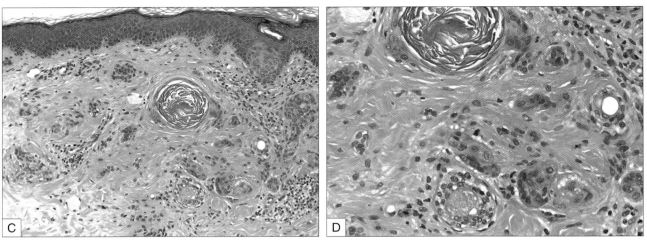

图 28.3　汗管瘤。A. 眼周多发小丘疹；B~D. 真皮浅层局限分布的多发小囊腔，细胞条索，周围胶原轻度硬化。个别小囊腔明显角化，形成粟丘疹样改变

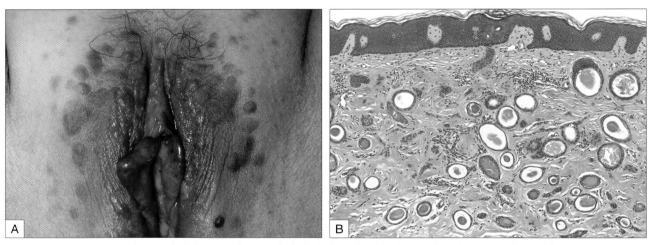

图 28.4　汗管瘤。A. 大阴唇多发褐色丘疹；B. 真皮内分布的多发囊腔，细胞条索，周围胶原轻度硬化

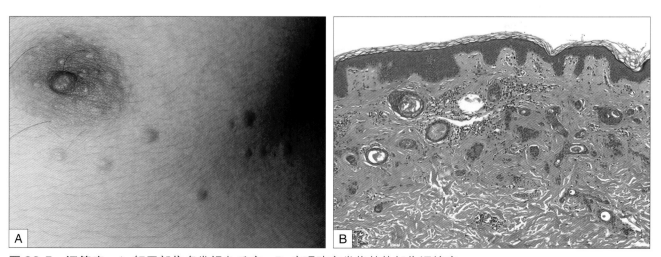

图 28.5　汗管瘤。A. 躯干部位多发褐色丘疹；B. 病理改变类似其他部位汗管瘤

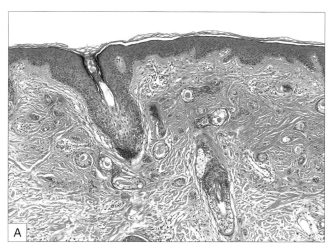
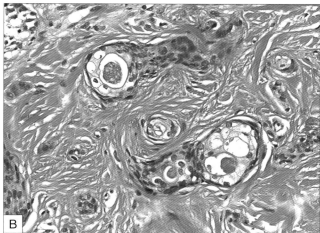

图 28.6　透明细胞汗管瘤。A、B. 除管腔上皮有透明细胞之外，其他特征与经典汗管瘤一致

# 汗孔瘤（poroma）

　　**临床表现**　发生于汗腺末端导管的肿瘤。临床多见于成年人，多表现为足底或头皮部位的丘疹、结节、斑块。

　　**病理表现**　可分为 4 种亚型，各亚型之间可有重叠。经典型汗孔瘤表现为与表皮相接并向真皮内生长的肿瘤，形成结节性改变，增生的细胞为均匀一致的汗孔细胞，局部可见到管腔分化或鳞化现象。单纯性汗腺棘皮瘤表现为表皮内巢状增生的细胞，细胞形态比周围细胞小，有时可见局部管腔分化。真皮导管瘤为真皮内多发的结节性损害，边界清楚。细胞形态和其他类型汗孔瘤一致。实性囊性汗腺瘤通常位于真皮，肿瘤的一部分为实体性增生，类似经典汗孔瘤的细胞形态，另一部分形成明显的囊性改变。很多病例表现为以上病理形态的不同组合。肿瘤细胞形态为小圆形细胞，有时出现局部鳞状细胞分化或导管形成，是诊断汗孔瘤的线索。部分肿瘤出现细胞片状坏死现象，胞浆明显红染，细胞核皱缩，也是汗孔瘤较为常见的现象。汗孔瘤可为小汗腺或大汗腺起源，因此在部分病例可见局部顶浆分泌。有时出现明显的色素，称为色素性汗孔瘤（图 28.7～图 28.11）。

　　**诊断要点**　汗孔瘤可发生恶变。汗孔瘤与汗孔癌的区别主要表现在两个方面，一是汗孔癌有明显的浸润性生长，二是肿瘤细胞有明显的异型性和核分裂象。部分病例处于交界状态，无法明确判断良恶性，这类患者需完整切除肿瘤并密切随访。

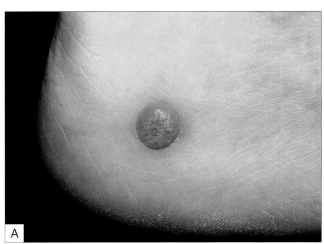
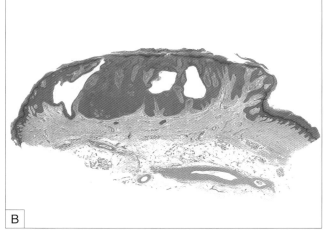

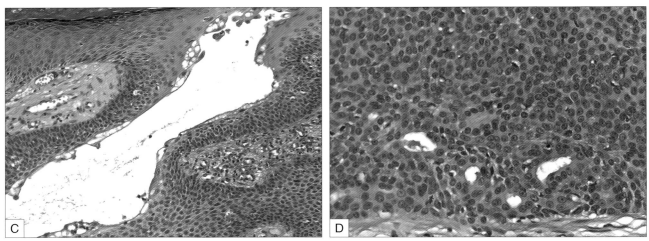

图 28.7　汗孔瘤。A. 足部红色丘疹；B~D. 与表皮多个部位相连的实性肿瘤，肿瘤由小而均匀的肿瘤细胞组成，局部可见明显的管腔分化

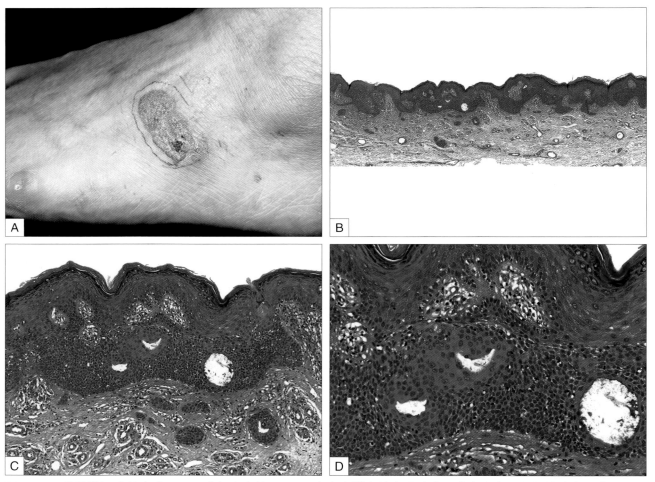

图 28.8　单纯性汗腺棘皮瘤。A. 足背红色斑块；B~D. 表皮内增生的扁平肿瘤，肿瘤由小而均匀的肿瘤细胞组成，局部可见明显的鳞状细胞分化及管腔形成

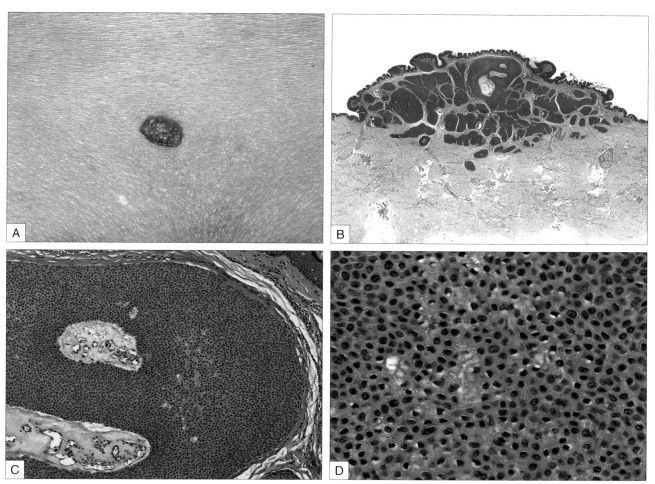

图28.9 真皮导管瘤。A. 背部褐色丘疹；B~D. 真皮内结节性肿瘤细胞增生，肿瘤细胞为均匀的小圆形细胞

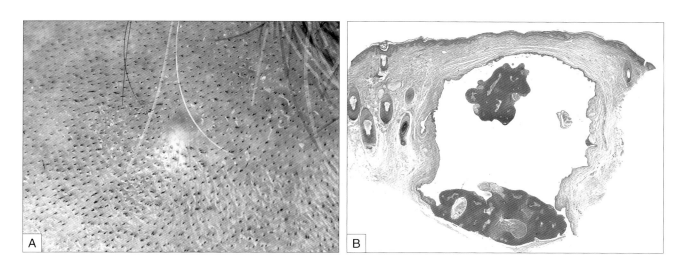

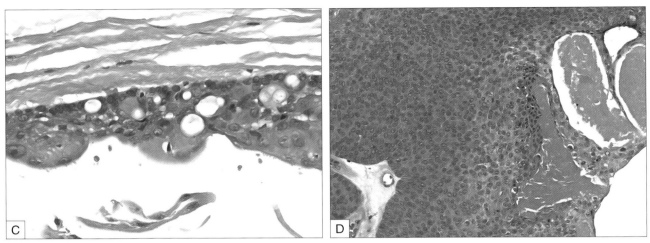

图 28.10　**实性囊性汗腺瘤**。A. 头皮丘疹；B~D. 肿瘤包含实性和囊性成分，局部可见明显的汗孔分化，肿瘤细胞由小的汗孔细胞组成

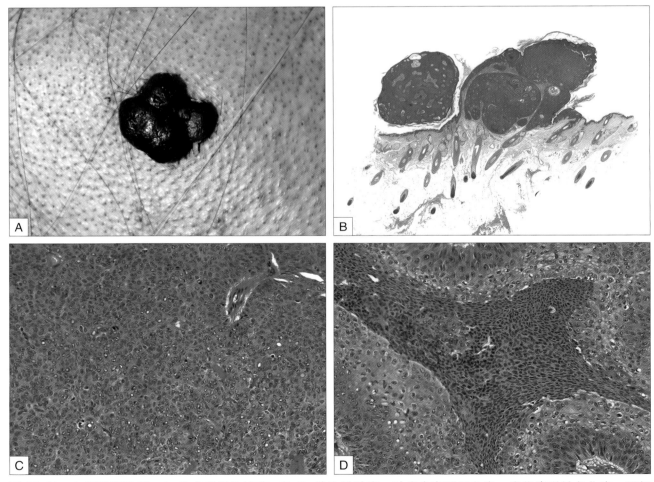

图 28.11　**色素性汗孔瘤**。A. 头皮黑褐色结节；B~D. 外生性肿瘤，肿瘤含有明显色素，类似脂溢性角化病，局部可见肿瘤细胞片状坏死

## 透明细胞汗腺瘤（clear cell hidroadenoma）

临床表现　多见于成年人，多位于头面部和四肢，表现为丘疹、结节性改变，依靠临床特征通常难以诊断。

病理表现　表现为结节性改变，边界清楚，无浸润性生长。肿瘤细胞包括小的嗜碱性肿瘤细胞和胞浆出现透明样变的透明细胞，不同的病例二者比例不一。在肿瘤局部区域，常可见腺腔分化，部分可见顶浆分泌，提示部分肿瘤可能存在大汗腺分化。有时肿瘤细胞团块周边可有胶原硬化现象，部分肿瘤可出现局部浸润性生长的现象。部分病例局部可呈现类似汗孔瘤的特点，提示二者之间也存在谱系性改变（图 28.12～图 28.14）。

诊断要点　需与透明细胞汗腺癌鉴别，后者有明显的浸润性生长和细胞异型性。需鉴别转移性肾脏透明细胞癌，后者有丰富的血管，vimentin 染色阳性。

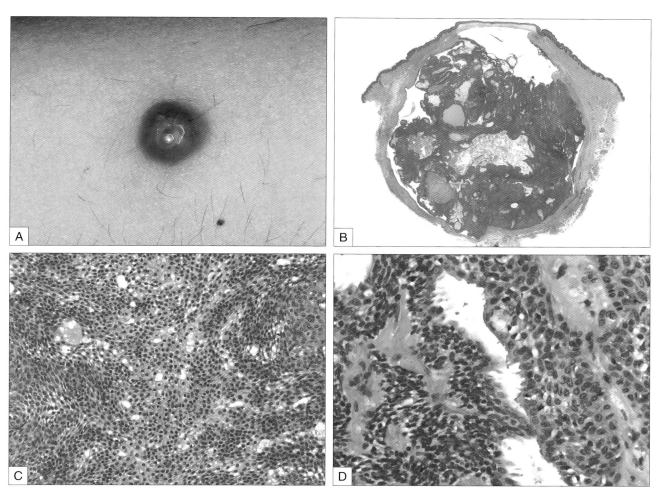

图 28.12　**透明细胞汗腺瘤**。A. 上肢丘疹；B～D. 真皮内边界清楚的结节，可见明显的透明细胞分化，局部有顶浆分泌现象

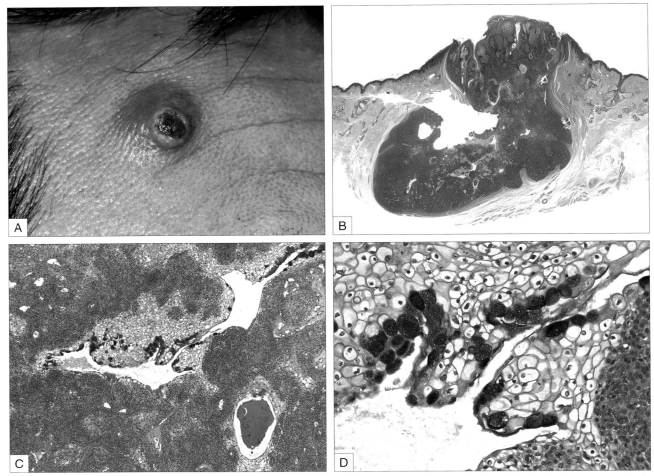

图 28.13　**透明细胞汗腺瘤**。A. 额部丘疹，中央糜烂；B~D. 与表皮相接的边界清楚的结节，可见明显的透明细胞分化及含有嗜碱性黏液的细胞，这种细胞形态在黏液性汗腺化生这一罕见疾病也可见到

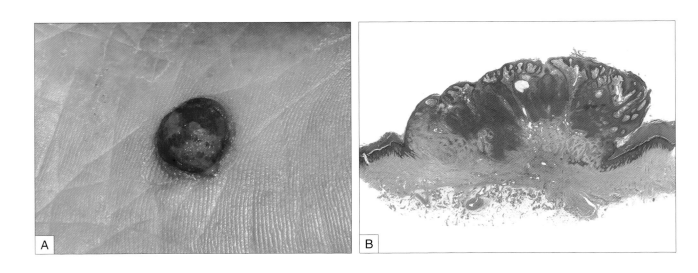

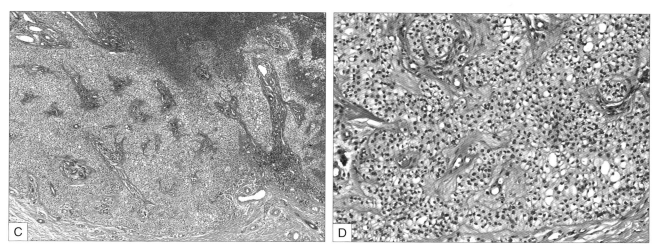

图 28.14　**透明细胞汗腺瘤**。A. 足底红色丘疹，类似汗孔瘤；B~D. 肿瘤增生模式类似经典的汗孔瘤，但下侧可见明显的透明细胞分化，提示这两种肿瘤存在谱系性改变

## 乳头状汗管囊腺瘤（syringocystadenoma papilliferum）

　　**临床表现**　多与皮脂腺痣伴发，也有单独发生的病例。临床表现为红色、湿润的丘疹、结节、斑块。

　　**病理表现**　表现为与毛囊漏斗部相接的肿瘤。早期隐匿性皮疹表现为真皮内局限性腺管增生，周围有淋巴细胞及浆细胞浸润。成熟期皮疹可见真皮浅部多发乳头状结构，部分与毛囊漏斗部相连，乳头周边为大汗腺腺腔，有顶浆分泌现象。乳头中央为胶原组织，含有淋巴细胞、浆细胞（图 28.15，图 28.16）。

　　**诊断要点**　乳头状汗管囊腺瘤和管状大汗腺腺瘤有时会有重叠。

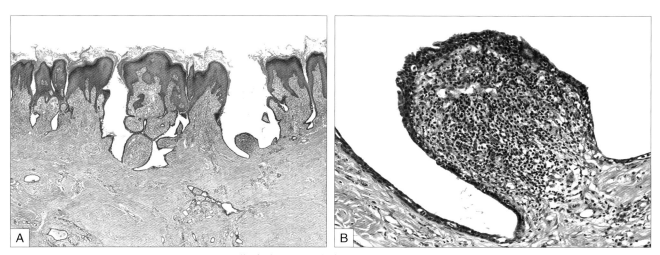

图 28.15　**乳头状汗管囊腺瘤**。A、B. 早期皮疹表现为真皮内向下生长的局限性腺管增生，局部形成乳头状外观，周围有淋巴细胞、浆细胞浸润

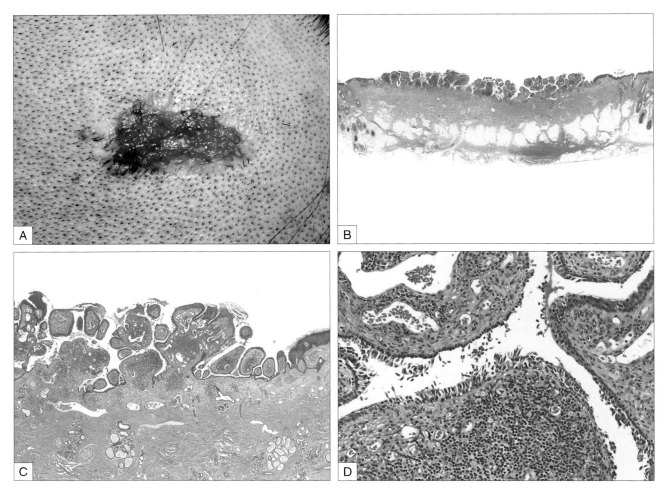

图 28.16　**乳头状汗管囊腺瘤**。A. 头皮湿润的红色斑块；B~D. 多发乳头状结构增生，两侧与毛囊漏斗部相连，乳头周边为大汗腺腺腔，有顶浆分泌现象，中央有淋巴细胞、浆细胞浸润

## 螺旋腺瘤（spiradenoma）

　　临床表现　　螺旋腺瘤和圆柱瘤是谱系性疾病，与毛发上皮瘤有共同的基因突变，三者临床上可同时发生。螺旋腺瘤和圆柱瘤可表现为头皮、胸部等部位单发或多发的结节、肿瘤性改变。

　　病理表现　　真皮内单个或多个结节性改变。低倍镜下肿瘤外周光滑，呈嗜碱性染色。高倍镜下可见嗜碱性细胞形成的大小不一的团块，其中嗜碱性细胞包括染色略淡的明细胞和染色暗的暗细胞，通常暗细胞位于周边。可见肿瘤团块内明显的淋巴细胞浸润。在肿瘤团块周围有硬化性胶原形成的基质，类似圆柱瘤。有时可形成水肿性基质改变。部分肿瘤可有明显的腺腔分化，表现为低倍镜下部分区域为嗜碱性细胞实体性增生，部分为腺腔样分化。螺旋腺瘤和圆柱瘤均可出现恶变现象，但相对少见（图28.17）。

　　诊断要点　　基底细胞来源的肿瘤常有明显的栅栏状排列，可与螺旋腺瘤鉴别。

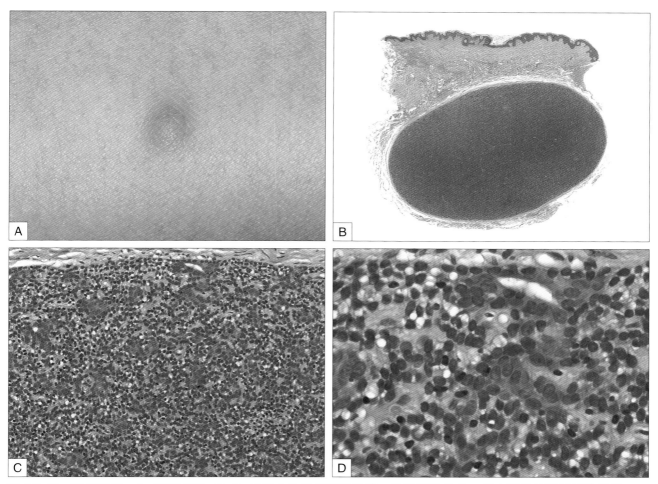

图 28.17　螺旋腺瘤。A. 皮下结节；B~D. 真皮内边界清楚的结节，具有腺腔分化，伴有明显的淋巴细胞浸润

# 圆柱瘤（cylindroma）

临床表现　同螺旋腺瘤，但临床发生率明显低于螺旋腺瘤。

病理表现　表现为真皮内结节性改变，大小不一的肿瘤团块形成拼图状改变，肿瘤团块周围胶原硬化明显。肿瘤细胞形态和螺旋腺瘤细胞形态类似，但淋巴细胞浸润不明显。在圆柱瘤可见腺腔分化区域，但相对少见。部分病例可在局部见到毛发分化的区域。基于螺旋腺瘤、圆柱瘤和毛发上皮瘤的共同发病机制，目前观点支持螺旋腺瘤和圆柱瘤是顶泌汗腺来源的肿瘤，尽管只能在极少数病例找到顶浆分泌现象（图 28.18）。

诊断要点　拼图样改变是圆柱瘤的典型特点，部分外毛根鞘肿瘤也有基底膜带增厚，需与圆柱瘤鉴别。

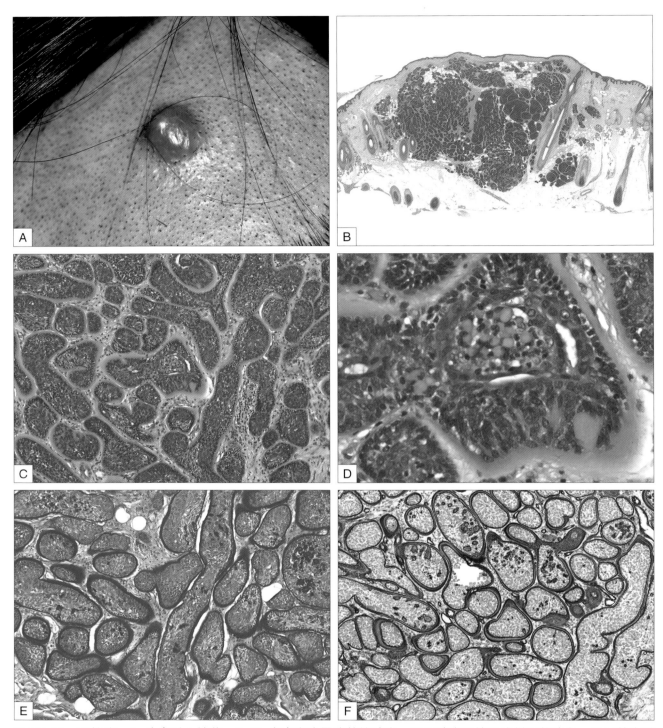

图 28.18　圆柱瘤。A. 头皮孤立结节；B~D. 真皮内边界清楚的肿瘤，可见肿瘤团块形成拼图状改变，周围基底膜带明显增厚；E. 肿瘤周围基底膜带 PAS 阳性；F. 肿瘤周围基底膜带Ⅳ型胶原染色阳性

# 皮肤混合瘤（cutaneous mixed tumor）

  临床表现　多数为大汗腺分化，也有少数为小汗腺分化。大汗腺分化的皮肤混合瘤多发生于头面部，表现为光滑的丘疹、结节、肿瘤性改变。小汗腺皮肤混合瘤相对罕见，在各个部位均有发生。

  病理表现　大汗腺皮肤混合瘤表现为真皮内肿瘤，与表皮相连或不相连。肿瘤由上皮性成分和间质性成分组成，上皮性成分主要由相对粗大、有分支的腺腔组成，多数能找到顶浆分泌现象。另外局部可出现毛囊分化、毛母质分化、皮脂腺分化等现象，也可在局部形成肌上皮细胞分化的区域。基质通常为黏液性改变，也可形成软骨样改变。小汗腺皮肤混合瘤相对罕见，病理表现为真皮内肿瘤，肿瘤由相对均匀的小管腔构成，无顶浆分泌。肿瘤周围通常为黏液性基质（图 28.19～图 28.21）。

  诊断要点　从头面部取材的大汗腺混合瘤需与唾液腺来源的多形性腺瘤鉴别，后者一般无毛囊、皮脂腺分化。

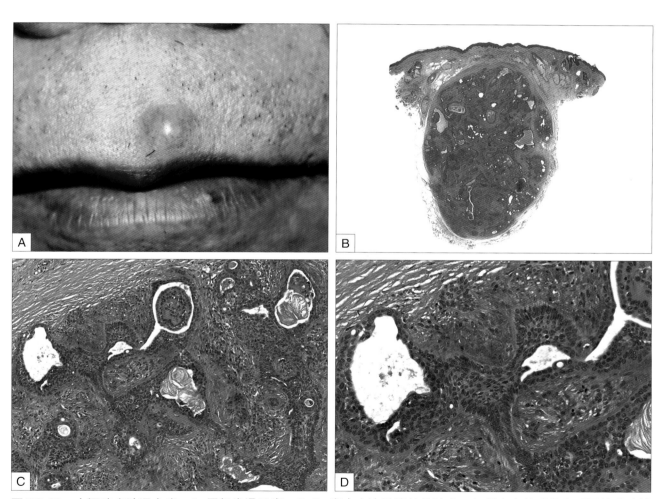

图 28.19　**大汗腺皮肤混合瘤**。A. 唇部光滑丘疹；B~D. 真皮内边界清楚的肿瘤，包括上皮性成分和周围的黏液性基质，局部可见汗腺分化和毛囊分化的现象

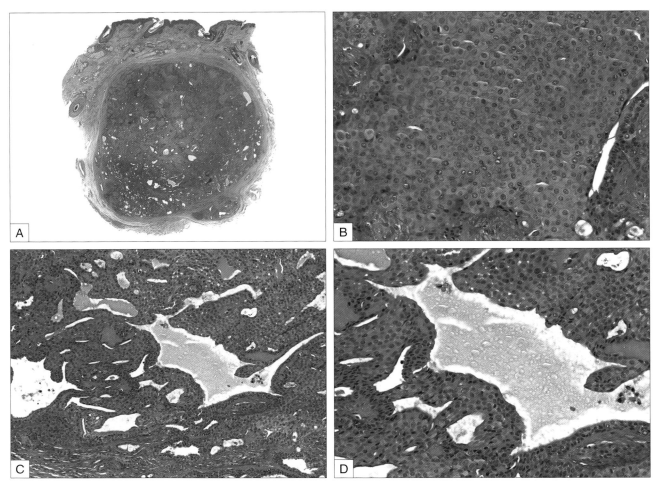

图 28.20　**大汗腺皮肤混合瘤**。A. 真皮内边界清楚的肿瘤；B. 局部可见胞浆嗜酸性的肌上皮细胞增生；C、D. 局部可见明显的腺腔分化

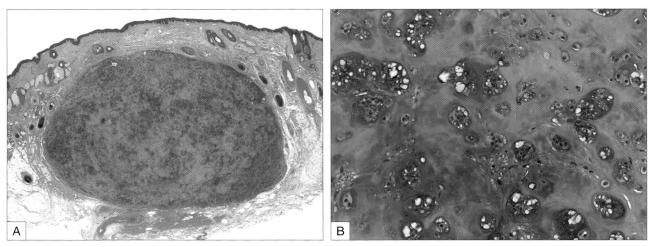

图 28.21　**小汗腺皮肤混合瘤**。A. 真皮内边界清楚的结节；B. 可见相对均一的腺腔及周围软骨样基质（日本木村铁宣医师提供）

# 肌上皮瘤（myoepithelioma）

临床表现　罕见。为结节、肿瘤性改变，好发于头皮及四肢，临床难以诊断。

病理表现　表现为结节性肿瘤细胞增生。肿瘤细胞为小的梭形或圆形上皮样细胞或类似浆细胞的形态。肿瘤基质可为不同程度的黏液性基质或胶原硬化性基质。肿瘤细胞表达肌上皮标记，包括 S100、p63、Calponin、SMA 等。肌上皮瘤与皮肤混合瘤有时是谱系性改变，因后者可出现显著的肌上皮分化。发生在面颊部的肌上皮瘤多数为唾液腺起源（图 28.22）。

诊断要点　唾液腺多形性腺瘤常呈现显著的肌上皮分化。因此，诊断本病必须限定本病发生于皮肤组织，边界清楚，细胞无异型性，呈现良性肿瘤特点。

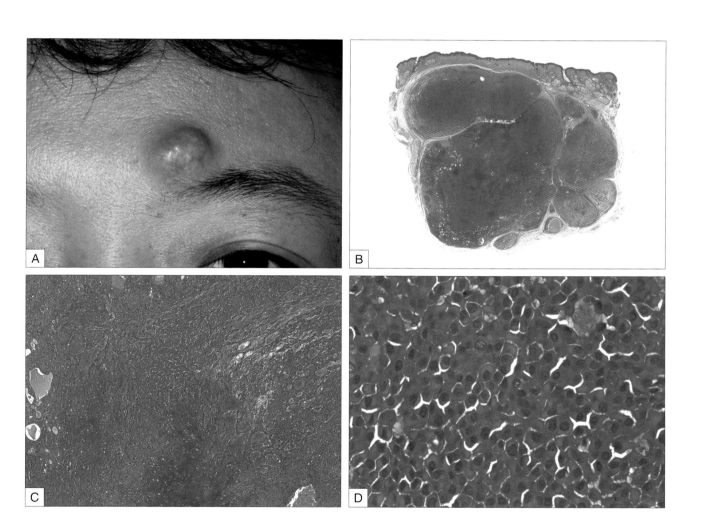

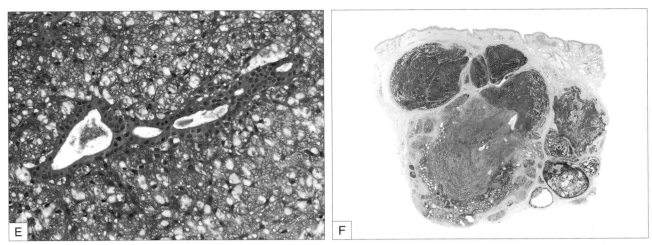

图 28.22 肌上皮瘤。A. 额部丘疹；B~D. 肿瘤边界清楚，局部有明显黏液产生，肿瘤细胞为胞浆明显嗜酸性的肌上皮细胞；E. 个别视野有管腔分化现象，提示本病与混合瘤为谱系性改变；F. 肿瘤细胞 S100 阳性

## 乳头糜烂性腺瘤（erosive adenomatosis of the nipple）

**临床表现**　又称为乳腺腺瘤（nipple adenoma），多发生于成年人，尤其是中年女性，单侧发生，可表现为糜烂性损害或丘疹、结节性改变。

**病理表现**　表现为与表皮相接的肿瘤性改变，表浅部位的病变有时形成乳头状结构，深在部位的病变为乳腺腺管的增生，通常有完整的肌上皮层，细胞无异型性和核分裂象，类似管状汗腺腺瘤的结构。有部分病例形成类似汗管瘤样结构，称为汗管瘤样乳腺腺瘤。作者认为汗管瘤样乳腺腺瘤应当作为乳头糜烂性腺瘤的谱系疾病（图 28.23）。

**诊断要点**　因部位特殊，临床上见到的多数活检取材没有完整切除肿瘤，镜下见到的肿瘤组织较小而不完整。但本病细胞形态无异型性，有完整的肌上皮层，可与乳腺癌鉴别。

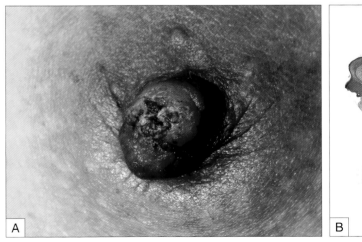

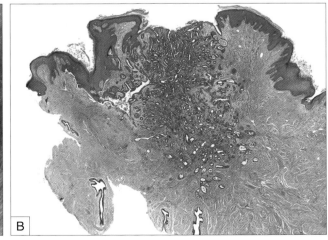

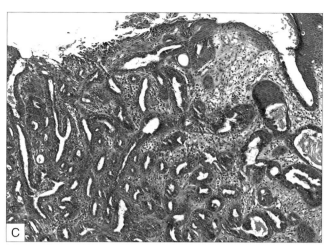
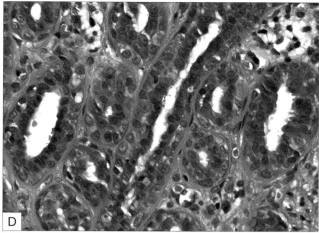

图 28.23　**乳头糜烂性腺瘤**。A. 乳头部位丘疹，伴有糜烂；B~D. 表皮局部有糜烂，真皮内局限性肿瘤细胞增生，与表皮相连，增生的腺管相对均一，无明显的异型性

## 乳头状汗腺腺瘤（hidradenoma papilliferum）

　　临床表现　通常发生于成年女性的外阴部位，表现为丘疹、结节性改变。

　　病理表现　表现为结节囊肿性改变，增生的肿瘤细胞围绕纤维化基质，形成明显的乳头状结构，表面可有非常显著的顶浆分泌现象（图 28.24）。

　　诊断要点　发生于外阴部位，是起源于外阴肛周乳腺样腺体的肿瘤，乳头状结构和顶浆分泌特征明显。

## 透明细胞丘疹病（clear cell papulosis）

　　临床表现　又称为 Paget 样丘疹病。表现为幼儿下腹部多发淡白色斑疹或丘疹，直径为数毫米，成年后皮疹部分或完全消失。

　　病理表现　表皮全层有散在分布的胞浆略透明的细胞，细胞体积略大。PAS、EMA、CK7 等染色方法可鉴定出这些细胞（图 28.25）。

　　诊断要点　临床与 Paget 病差异较大。

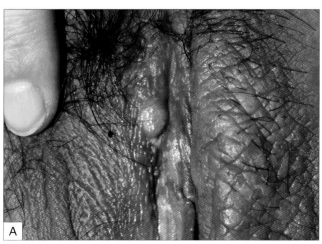
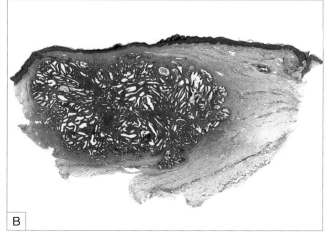

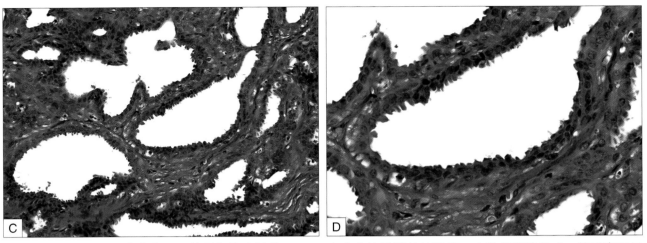

图 28.24　乳头状汗腺腺瘤。A. 外阴部位小结节；B~D. 真皮内边界清楚的肿瘤，由较多腺管组成，管壁有明显的顶浆分泌

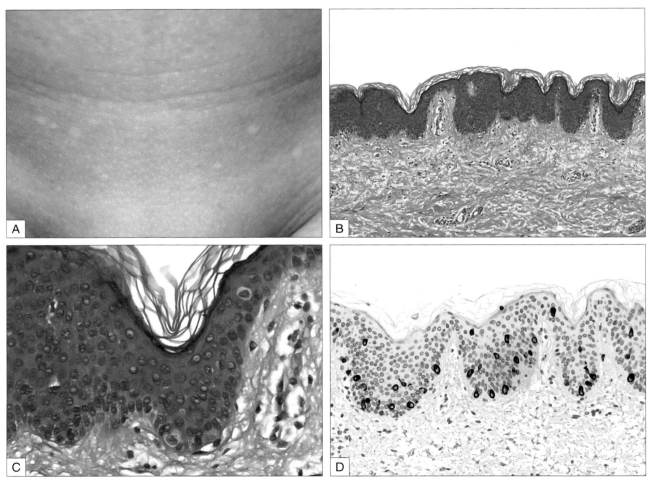

图 28.25　透明细胞丘疹病。A. 幼儿下腹部多发白色丘疹；B. 低倍镜下表皮大致正常；C、高倍镜下可见表皮内散在分布的胞浆淡染的细胞；D. CK7 染色显示表皮内的肿瘤细胞

# 汗孔癌（porocarcinoma）

临床表现　多见于老年人，容易发生在下肢、头皮等部位，依靠临床特征难以诊断。

病理表现　可以是发生在表皮内的原位癌，或者真皮内浸润性肿瘤，或者出现转移性改变。病理上整体或局部维持汗孔瘤的基本结构和细胞形态，但可出现浸润性生长模式或出现显著的细胞异型性。分化差的病例肿瘤细胞出现显著的异型性，甚至出现鳞状细胞化生，容易被误诊为鳞状细胞癌或鲍温病，少数病例可出现癌肉瘤的改变（图 28.26）。

诊断要点　诊断汗孔癌必须同时具有生长模式的侵袭性和细胞的异型性，对于分化差的病例寻找残余的汗孔瘤样区域是诊断的关键。一些肿瘤属于交界性病变。

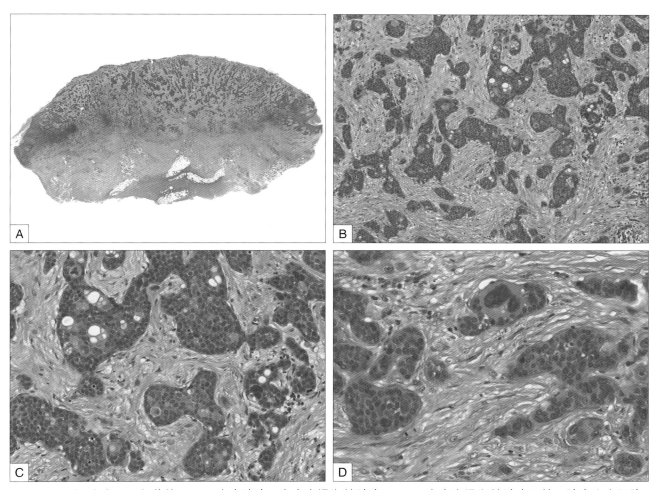

图 28.26　汗孔癌。A. 低倍镜下显示表皮溃疡，真皮内浸润性肿瘤；B~D. 真皮内浸润性肿瘤团块，肿瘤为小细胞，有异型性，局部有明显的汗孔分化（日本木村铁宣医师提供）

## 透明细胞汗腺癌（clear cell hidradenocarcinoma）

临床表现　多来自良性透明细胞汗腺瘤的恶变，临床表现为结节、肿瘤性改变。

病理表现　肿瘤具有侵袭性生长模式，以及明显的细胞异型性。在肿瘤局部可呈现透明细胞汗腺瘤的特点，如出现透明细胞分化和腺样分化。一些分化特别差的肿瘤难以诊断，需在标本中仔细寻找类似透明细胞汗腺瘤的区域（图 28.27）。

诊断要点　透明细胞汗腺瘤和透明细胞汗腺癌呈现谱系性改变，一些肿瘤处于交界状态，达不到癌的诊断标准，这一类肿瘤适宜手术扩大切除。

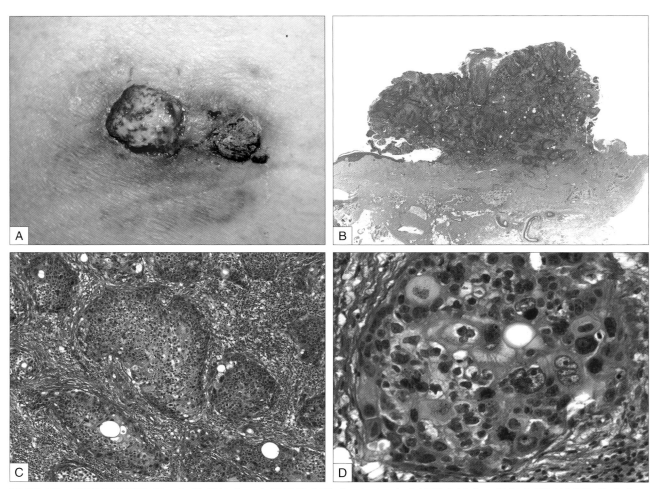

图 28.27　**透明细胞汗腺癌**。A. 髋部结节，有明显溃疡形成；B~D. 上皮性肿瘤结节，局部有明显透明细胞分化，肿瘤细胞有明显的异型性，局部可见孔样分化

## 微囊肿性附属器癌（microcystic adnexal carcinoma）

临床表现　容易发生在中老年人面部。临床上表现为面部，尤其是口唇周围为主的浸润性斑块。

病理表现　表现为浸润性生长模式，浸润至真皮深部、脂肪间隔甚至面部表情肌内。从表浅到深部依次表现为角质囊肿样改变，腺腔样改变和小细胞条索性改变。有时因取材的原因，三个特征不一定均能表现出来。浸润性生长是微囊肿性附属器癌最突出的特点，有时可见神经等周围的浸润性生长，而细胞形态基本上无明显的异型性。汗管样汗腺癌的生长模式和病理表现与微囊肿性附属器癌类似，可能是与之密切相关的肿瘤（图 28.28）。

　　**诊断要点**　需与汗管瘤鉴别，后者是表浅的边界清楚的肿瘤，没有浸润性生长。

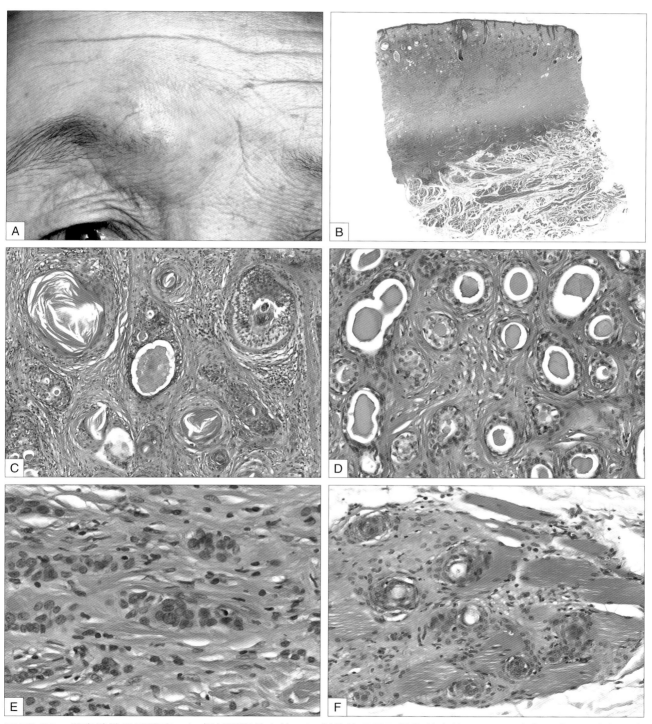

图 28.28　**微囊肿性附属器癌**。A. 额部浸润性斑块；B. 低倍镜下显示浸润性生长；C、D. 肿瘤形成明显的角质囊肿和腺腔；E、F. 肿瘤团块浸润在胶原和肌肉之间，细胞无明显异型性

## 皮肤黏液癌（cutaneous mucinous carcinoma）

临床表现　发生于皮肤的黏液癌通常包括三种主要形式：原发于皮肤的黏液癌、乳腺癌扩散或转移至皮肤的黏液癌以及结直肠癌扩散或转移至皮肤的黏液癌。原发于皮肤的黏液癌表现为皮肤的结节、斑块性改变。

病理表现　黏液癌可分为混合型和完全型。混合型黏液癌表现为实体性肿瘤结节区域以及部分黏液癌区域。完全型则在镜下表现为完全的黏液癌区域。典型表现为真皮内富于黏液的结节性改变，在大片的黏液区域可见肿瘤细胞形成的小结节。在黏液区通常有成纤维细胞形成的间隔穿插于黏液区域。肿瘤细胞形态在不同病例间有明显的差异，有的仅有轻度异型性，有的异型性明显，有的有顶浆分泌现象（图28.29）。

诊断要点　发生于皮肤的黏液癌需仔细区分原发于皮肤还是来源于乳腺或肠道，临床病史具有重要的诊断价值。乳腺癌来源的皮肤黏液癌可表达 ER、PR 等免疫组化标记。结直肠癌来源的黏液癌常出现细胞坏死和核碎片，同时表达 CK20。

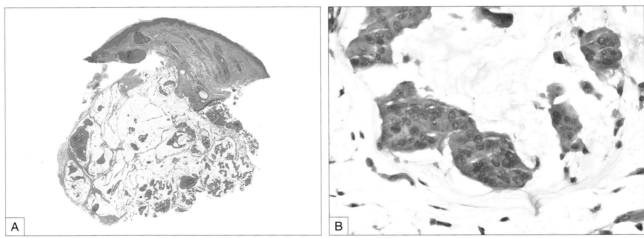

图 28.29　皮肤黏液癌。A. 真皮内黏液性肿瘤，可见散在上皮性团块；B. 散在分布的上皮性团块，细胞无明显异型性

## 乳房 Paget 病（mammary Paget disease）

临床表现　多见于中年女性。表现为单侧乳头乳晕长期不愈的红斑，常被误诊为湿疹，后期可形成乳头和乳晕糜烂甚至乳头缺失。

病理表现　乳头或乳晕部位表皮内单个增生的肿瘤细胞，散在于表皮全层。肿瘤细胞体积大，轻度嗜碱性胞浆。有时可在表皮内形成腺管样分化。免疫组化如 CK7、EMA 等可标记肿瘤细胞。有少数病例出现色素沉积，称为色素性乳房 Paget 病，免疫组化如 Melan-A 等容易鉴别（图28.30）。

诊断要点　乳房 Paget 病多数情况下合并有真皮内乳腺导管癌或浸润性癌，这部分病例可认为是乳腺癌在表皮内的扩散。少数情况下起源于乳头部位 Toker 细胞，此时不伴有浸润性乳腺癌改变。在无法明确区分的情况下这些病例宜按照乳腺癌行手术治疗。

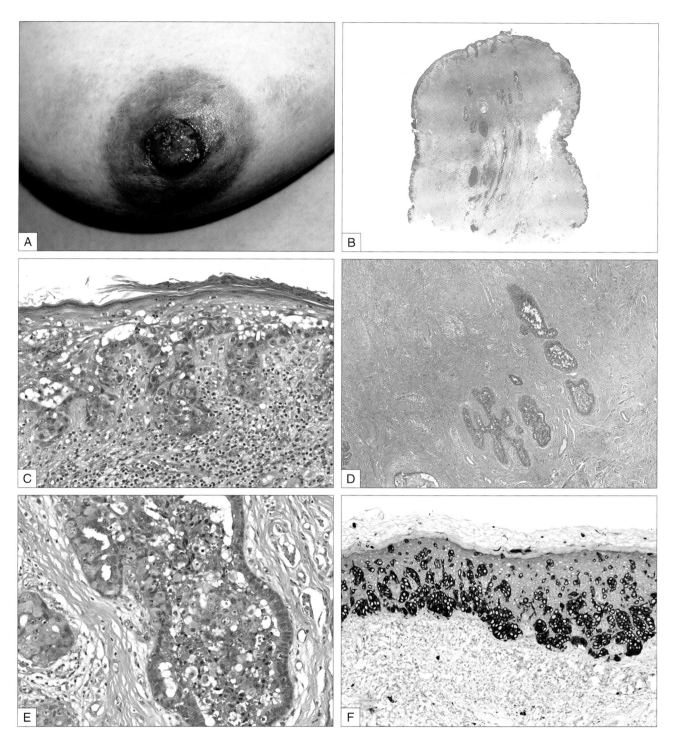

图 28.30　**乳房 Paget 病**。A. 乳头糜烂性改变；B. 乳头切除标本；C. 表皮内可见散在体积较大的肿瘤细胞；D、E. 真皮内可见乳腺导管内癌；F. CK7 染色显示表皮内散在分布的肿瘤细胞

## 乳房外 Paget 病 (extramammary Paget disease)

　　临床表现　　临床多发生于男性外阴，尤其是阴囊部位，也可发生于女性大阴唇部位，特殊情况下可发生于腋下等部位。表现为长期非对称性浸润性红斑，可有渗出性改变，容易被误诊为湿疹。

　　病理表现　　与乳房 Paget 病类似，以表皮内单个散在肿瘤细胞增生为主，有时可在表皮内形成结节性或腺样增生，严重病例可形成浸润性肿瘤（图 28.31～图 28.33）。

　　诊断要点　　乳房外 Paget 病需与结直肠癌、膀胱癌等转移至皮肤形成的肿瘤细胞 Paget 样扩散鉴别，临床病史是鉴别的关键，免疫组化如 CK20 等也有助于鉴别诊断。

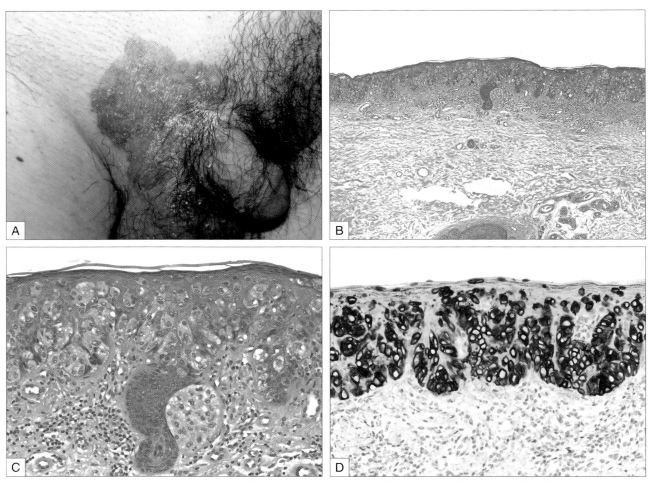

图 28.31　乳房外 Paget 病。A. 阴阜部位浸润性红斑；B、C. 表皮内散在分布的胞浆淡染的肿瘤细胞；D. 肿瘤细胞 CK7 染色阳性

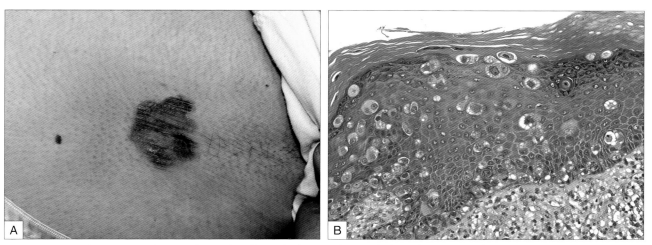

图 28.32　乳房外 Paget 病。A. 腋下不规则褐色斑片；B. 病理示表皮内散在分布的肿瘤细胞

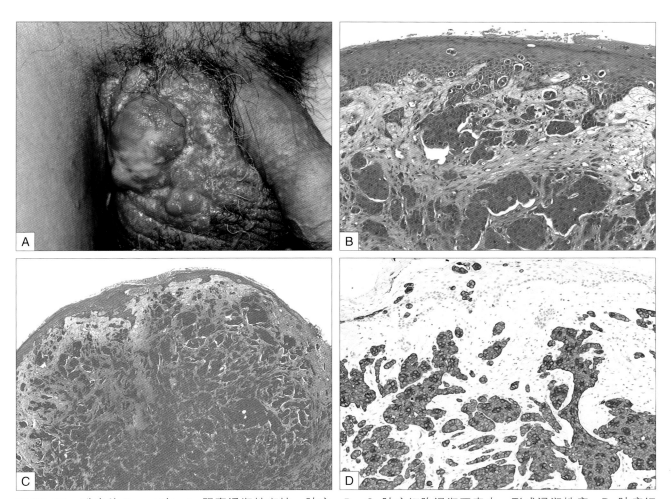

图 28.33　乳房外 Paget 病。A. 阴囊浸润性斑块、肿瘤；B、C. 肿瘤细胞浸润至真皮，形成浸润性癌；D. 肿瘤细胞 CK7 阳性

# 29. 甲单位肿瘤 (Neoplasms of Nail Unit)

甲单位肿瘤的诊断必须建立在了解指甲发生与解剖结构的基础之上。良好的甲外科处理和制片技术对甲单位肿瘤的诊断非常重要。甲单位肿瘤主要包括甲上皮性肿瘤和甲黑素细胞肿瘤。一些软组织肿瘤如血管球瘤、甲下外生性骨疣、浅表肢端纤维黏液瘤等也常好发于甲周围，这些肿瘤在软组织肿瘤章节描述。

## 目　录

## 甲母质瘤（onychomatricoma）

　　**临床表现**　甲板显著增厚，可有出血，累及部分或整个指甲，皮肤镜可显示甲板前端孔状结构。拔甲后可显示手术创面多发指状突起，拔除的甲板创面有多发孔样结构。

　　**病理表现**　甲母质上皮不规则增生，形成 V 形或不规则增生模式，甲板增厚松脆，可见甲母质上皮逐渐分化为角化性的甲板。甲母质下方的真皮内可见梭形细胞增生，增生的梭形细胞往往 CD34 阳性（图 29.1）。

　　**诊断要点**　甲母质瘤包含上皮和间质成分，本病可能代表甲母质上皮在真皮内增生的梭形细胞的刺激下所形成的反应性增生。

## 甲母细胞瘤（onychocytic matricoma）

　　**临床表现**　通常表现为纵形黑甲，同时伴有甲板的增厚，临床容易误诊为甲色素痣和甲黑素瘤。也有部分病例表现为色素减退性改变。

　　**病理表现**　甲母细胞增生肥厚，形成类似脂溢性角化病样的增生模式，其上甲板可有松脆、角化不全。局部可有小囊肿形成，增生的上皮细胞有向甲板角质分化的现象。部分病例可形成乳头瘤样增生模式（图 29.2）。

　　**诊断要点**　病变部位通常在甲母质前端与甲床交界的部位，甚至可累及甲床。甲母细胞瘤缺乏真皮内增生的梭形细胞，可与甲母质瘤鉴别。

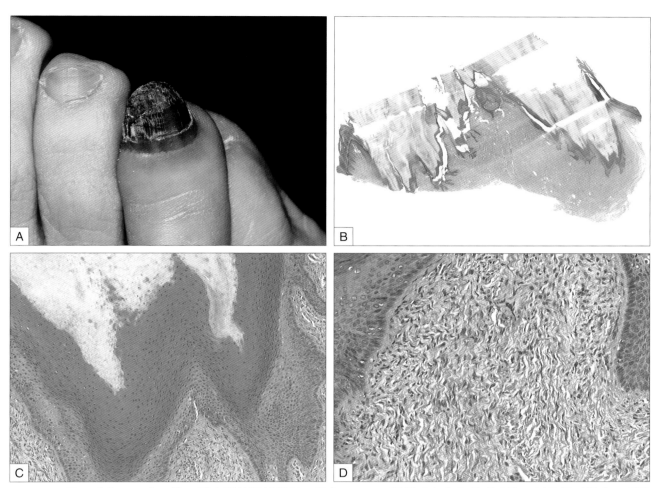

图 29.1　**甲母质瘤**。A. 右足第 4 甲出现的甲板增厚、黑变；B、C. 甲母质上皮呈现明显的 V 形不规则增生，可见甲母质上皮转化为嗜酸性上皮细胞，并过渡为致密性的甲板；D. 真皮内可见增生的梭形细胞。此病例真皮内梭形细胞 CD34 阳性（未展示）

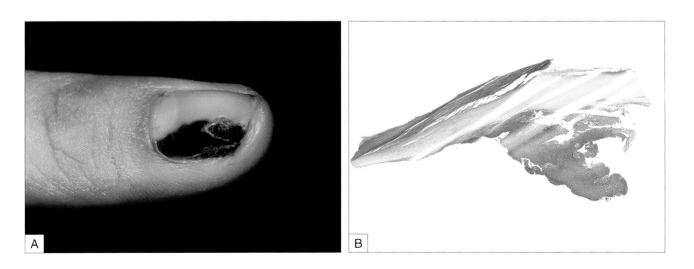

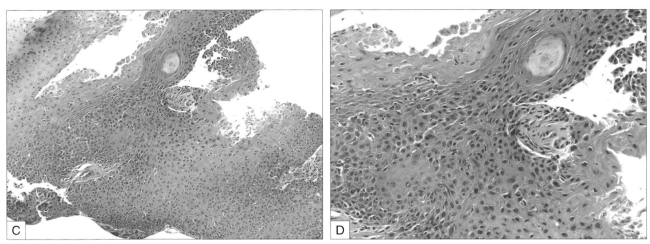

图 29.2　甲母细胞瘤。A. 甲板不规则黑斑、增厚、松脆；B. 累及甲母质前端的上皮细胞增生；C、D. 增生的上皮细胞类似脂溢性角化病形态，局部可见角质囊肿样结构，中央为致密的甲板角化现象

## 甲乳头状瘤（onychopapilloma）

临床表现　多发生于拇指，也可发生于其他手指。表现为单发的纵行红甲、白甲甚至是黑甲，可有甲板纵向分布的出血点，远端甲板下出现楔形甲分离，其下有小的局限性角化性条索。以上表现用皮肤镜观察更为清晰。

病理表现　甲乳头状瘤产生的病理基础为甲板的异常角化，其下方的甲床厚度大致正常或仅有非常轻微的增生。最新的文献将其称为甲床乳头状瘤（nail bed papilloma）。完整标本可见自甲母质处开始的甲板下侧即出现轻度角化异常，至甲床远端甲板下侧逐渐松脆，但其上方覆盖的甲板大致正常。甲床远端上皮区域有时可出现少数多核上皮细胞（图 29.3）。

诊断要点　以临床和皮肤镜观察为主，在缺乏临床资料和病理组织不完整的情况下，病理常难以诊断。

## 甲鲍温病（Bowen's disease of nail unit）

临床表现　常见于中老年人，表现为纵向甲板破坏、松脆，有时伴有甲板颜色改变，严重者可累及整个指甲。

病理表现　表现为以甲床部位为主的表皮增生性改变，有时可累及甲母质前端。增生的肿瘤细胞呈现类似皮肤鲍温病的特点，出现排列紊乱和细胞异型性，其上方的甲板组织出现松脆、角化不全（图29.4）。

诊断要点　病理特点与其他部位的鲍温病一致。

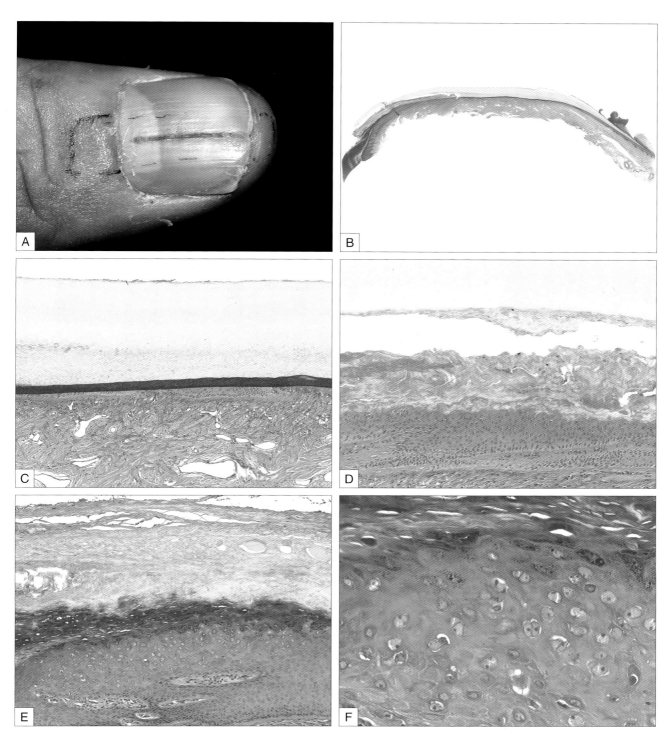

图 29.3　甲乳头状瘤。A. 拇指纵向褐色条带；B. 全甲切片显示甲床无明显增生，但甲板出现异常角化；C. 甲床近端甲板表层正常，甲板深层有轻微异常角化现象，染色与正常甲板有区别；D. 甲床远端甲板角化异常现象更为明显；E、F. 近甲下皮部位甲板角化异常，其下方上皮有轻度排列紊乱，可见双核上皮细胞

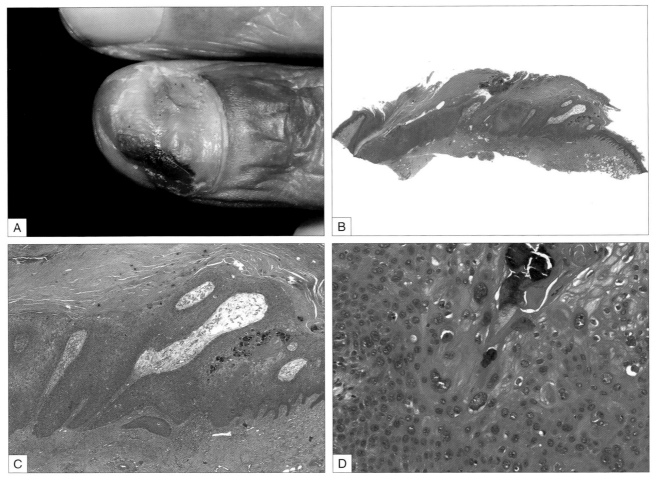

图29.4　甲鲍温病。A. 左手环指甲板增厚；B~D. 累及甲母质及甲床上皮的肿瘤，上皮显著增厚，高倍镜下可见细胞排列紊乱，有明显的异型性

## 甲鳞状细胞癌（squamous cell carcinoma of nail unit）

　　临床表现　常见于中老年人，表现为甲板破坏，有时可形成糜烂和溃疡性改变。

　　病理表现　可由甲鲍温病进展而来，或乳头瘤病毒感染所致。肿瘤可位于甲床或累及甲母质，肿瘤细胞呈不规则增生，浸润性生长，局部可出现角化现象，细胞有明显异型性。肿瘤细胞可呈现皮肤高分化鳞癌特征，也可表现为疣状癌、角化棘皮瘤样癌。作者认为所谓的甲外毛根鞘样癌（onycholemmal carcinoma）也应属于甲鳞状细胞癌（图29.5）。

　　诊断要点　病理特点与其他部位的鳞状细胞癌一致。

## 甲黑素斑（melanotic macule of nail unit）

　　临床表现　本病常见，尤其是有色人种，多在成年后发生。临床表现为单发或多发的纵行甲黑线，一般颜色较淡，条带较窄，多数病例颜色均一，边界清楚。但也有少数患者边界不清晰。

　　病理表现　表现为甲母质部位单个黑素细胞功能活跃，黑素细胞数量不增加，但黑素细胞树突伸长，产生明显的色素。甲板内也可见少量色素沉积（图29.6）。

　　诊断要点　需与甲黑素瘤鉴别，本病是黑素细胞功能活化引起，黑素细胞数量无明显增加。

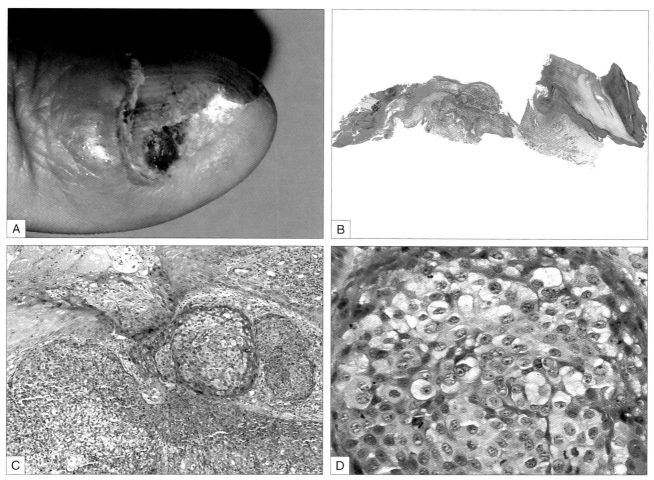

图 29.5　**甲鳞状细胞癌**。A. 拇指甲板局部破坏；B~D. 累及甲床上皮的肿瘤，甲板明显破坏，肿瘤呈浸润性生长模式，高倍镜下可见肿瘤细胞有明显的异型性

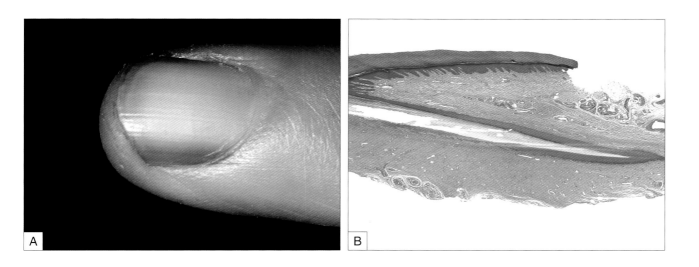

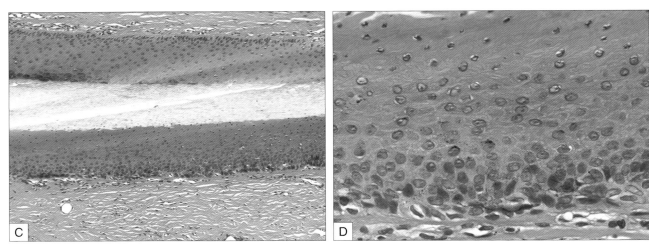

图29.6 甲黑素斑。A. 纵行褐色甲黑线，颜色较淡；B. 低倍镜显示大致正常甲组织；C. 中倍镜显示病变位于甲母质，可见甲母上皮色素轻度增加；D. 高倍镜显示甲母基底层个别黑素细胞，可见明显的黑素细胞树突，甲母上皮内有明显的色素颗粒

## 甲色素痣（melanocytic nevus of nail unit）

临床表现　多见于儿童，表现为纵向甲黑线，有时可累及整个甲板或甲周围皮肤。多数病例颜色均一，边界清楚，但也有患者颜色不均，尤其是先天发生的甲色素痣。

病理表现　通常表现为交界痣，以甲母质部位的黑素细胞增生为主，细胞无异型性，典型病例可见明显的痣细胞巢形成。部分病例表现为单个黑素细胞增生，但往往增生的范围局限，增生的黑素细胞多位于基底层，无 Paget 样分布，无明显细胞核染色质加深。有部分先天性色素痣可发生于甲襞、甲下皮或甲床等部位（图 29.7，图 29.8）。

诊断要点　需与早期甲黑素瘤鉴别，后者在早期皮疹表现为散在黑素细胞增生，有 Paget 样分布，黑素细胞增生活跃。

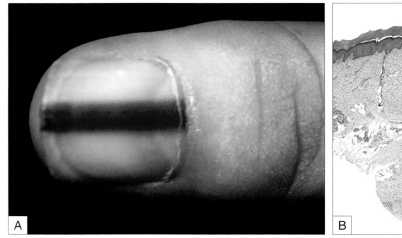
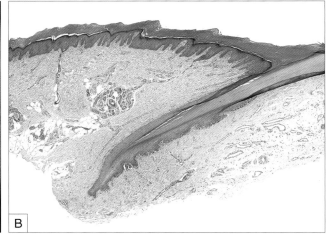

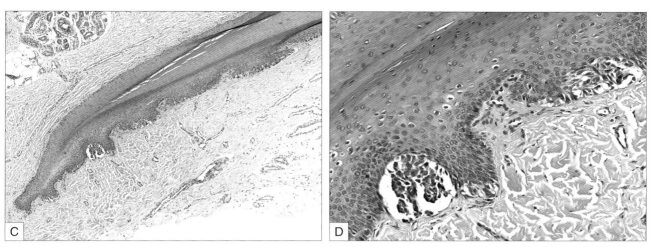

图 29.7　**甲色素痣**。A. 纵行甲黑线，边界相对清楚；B~D. 病变位于甲母质，可见甲母质部位局限成巢的黑素细胞团块，无 Paget 样分布

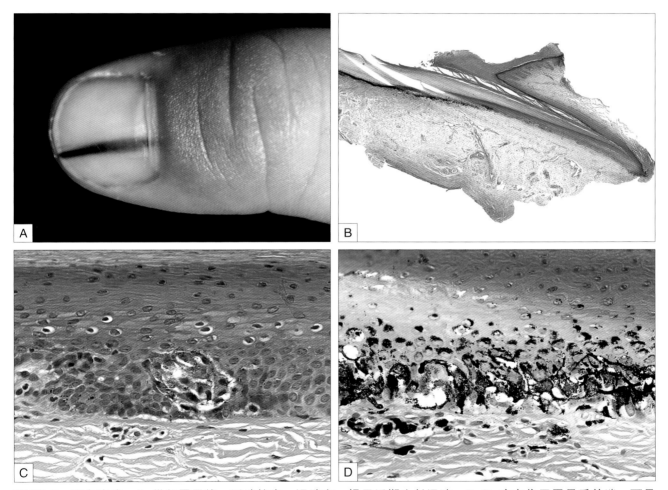

图 29.8　**甲色素痣**。A. 纵行甲黑线，近端较宽，远端窄，提示近期生长迅速；B~D. 病变位于甲母质前端，可见甲母质部位局限成巢的黑素细胞团块，局部可见黑素细胞充满色素，难以辨认细胞形态

# 甲黑素瘤（melanoma of nail unit）

**临床表现**　多见于中老年人，但部分青壮年也可发生，儿童罕见。约有一半以上的病例见于手和足的第一指（趾），其他指（趾）也可发生。绝大多数发生于单个指（趾）头，表现为颜色不均一的甲黑线，皮疹通常较宽，有时存在深色条带和淡色条带相交错的现象，且缺乏清晰的边缘。进一步进展后甲黑线持续性增宽变黑，直至累及整个指甲，甚至出现指甲周围皮肤黑变，称为 Hutchinson 征，是甲黑素瘤相对特征性的临床表现。充分发展的皮损可出现甲板的破坏。晚期甲下黑素瘤出现明显的指甲破坏，形成糜烂、溃疡。有时甲黑素瘤会形成无色素性损害，容易被误诊为慢性炎症。

**病理表现**　早期原位甲黑素瘤表现为甲母质和甲床部位黑素细胞增生，分布不均一，有时呈 Paget 样分布于甲母质上皮，甚至甲床上皮内。早期皮疹通常不形成明显的细胞巢，有时在真皮内可见较明显的炎症细胞浸润。高倍镜下瘤细胞核大深染，核浆比例大，染色质深，具有粗大色素颗粒和长而明显的树突。具有 Hutchinson 征的病例病理表现为黑素细胞数量轻度增生，排列不均，细胞染色质深，核浆比例大，可见明显的树突。原位黑素瘤充分进展后可在表皮内形成大小不一的细胞巢，可见明显 Paget 样分布的黑素瘤细胞。晚期甲黑素瘤表现为浸润性黑素瘤特点，黑素瘤细胞成巢并伴有局部炎症细胞浸润，黑素瘤细胞向上可形成 Paget 样分布，向下可累及真皮及皮下组织，形成结节性浸润。部分黑素瘤可表现为梭形细胞增生为主，无明显色素，容易被误诊为其他软组织肿瘤（图 29.9～图 29.11）。

**诊断要点**　早期甲原位黑素瘤以单个细胞增生为主，有 Paget 样分布。无色素性甲黑素瘤需借助免疫组化鉴别。一些怀疑早期甲黑素瘤的病例因取材等原因无法最终确诊，这类病例需密切随访。

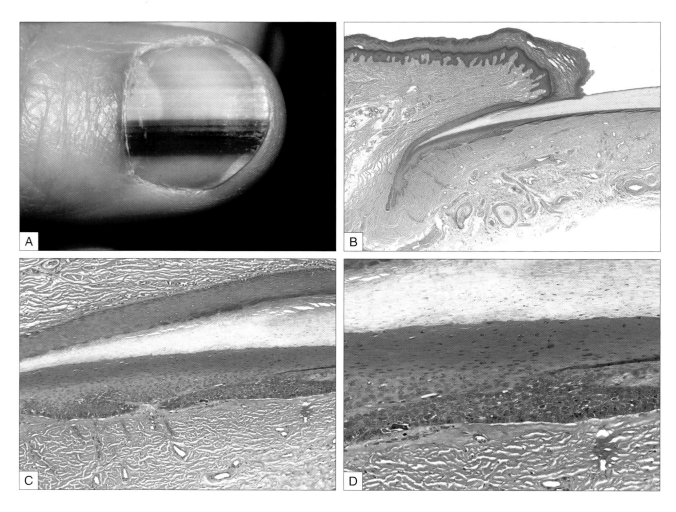

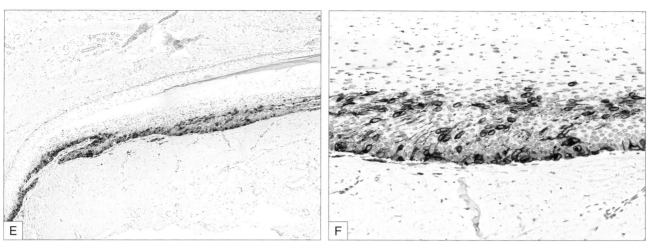

图29.9　**甲黑素瘤**。A. 拇指甲黑线，颜色不均一；B~D. 甲母质部位有散在黑素细胞增生，无明显成巢现象；E、F. Melan-A染色显示增生的肿瘤细胞散在分布，有Paget样分布。对于早期甲黑素瘤的诊断，肿瘤细胞的分布非常重要

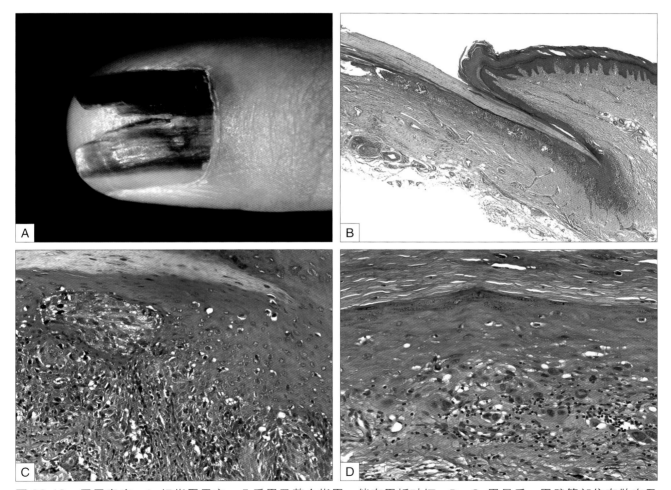

图29.10　**甲黑素瘤**。A. 拇指甲黑变，几乎累及整个指甲，伴有甲板破坏；B、C. 甲母质、甲襞等部位有散在及成巢的黑素细胞增生，有Paget样分布现象；D. 甲床上皮有肿瘤细胞浸润，并突破基底膜

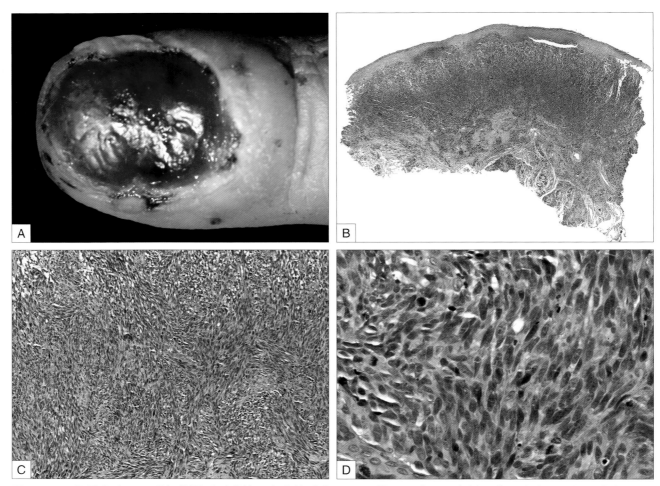

图 29.11　**甲黑素瘤**。A. 反复拔甲后形成的无色素性肿瘤；B~D. 梭形细胞及上皮样细胞形成的无色素性肿瘤团块。此病例肿瘤细胞 Melan-A、S100 染色阳性（未展示）

# 30. 黑素细胞肿瘤 (Melanocytic Neoplasms)

黑素细胞肿瘤可分为色素痣和黑素瘤，在二者之间存在相对少见的交界性病变。色素痣和黑素瘤均存在不同程度的基因突变，黑素瘤突变的频率更高，这些结果可以解释为什么色素痣会发生恶变，以及为什么存在交界性病变。

色素痣按照发生的时间分为先天性色素痣和后天性色素痣。按照病理上增生的黑素细胞所存在的部位分为交界痣、混合痣和皮内痣。发生在外阴、肢端和指甲等特殊部位的色素痣诊断相对困难。还有一些特殊类型的色素痣包括 Spitz 痣、Reed 痣、Clark 痣等。黑素瘤通常分为恶性雀斑样痣、肢端黑素瘤、浅表扩散性黑素瘤、黏膜部位黑素瘤和结节性黑素瘤。绝大多数黑素瘤在病理形态上有一定的共性，如表皮内肿瘤细胞的 Paget 样分布，肿瘤的不对称性，浸润性生长，明显的细胞异型性和核分裂象，增殖指数升高等。

## 目 录

## 先天性色素痣与后天性色素痣（congenital nevus and acquired nevus）

先天性色素痣和后天性色素痣以出生时间为界，然而人的生长发育从受精卵开始即是一个连续的过程，因此从分娩脱离母体这一时间节点来区分二者并不科学。很多婴幼儿时期甚至成年后发生的色素痣在病理上也会呈现出先天性色素痣的病理学特点，如围绕毛囊、汗腺、血管等生长。Clark 痣为后天性色素痣，但也有少数先天性色素痣表现为类似 Clark 痣的病理改变。Spitz 痣、蓝痣通常为后天性色素痣，但也可以先天发生。先天和后天发生的色素痣均有小概率的机会发生恶变。

## 交界痣、混合痣与皮内痣（junctional nevus, combined nevus and intradermal nevus）

发生在表皮内的色素痣称为交界痣，发生在真皮内的为皮内痣，而两者均有的称为混合痣。这种区分并没有太大的临床意义，有时候一个色素痣可能在一个切面上表现为交界痣，但在另一个切面上却表现为混合痣。过去因为诊断水平有限，将很多早期的原位黑素瘤误诊为交界痣，从而错误的得出了交界痣更容易恶变的观点，实际上无论是交界痣、混合痣还是皮内痣均有很小的概率发生恶变，目前没有确切证据表明交界痣恶变概率更高。

交界痣表现为表皮内黑素细胞增生，细胞有成巢现象或有聚集成巢的趋势。黑素细胞往往位于基底层，肿瘤两侧增生的黑素细胞有明显的界线，无明显 Paget 样分布，细胞无明显异型性和核分裂象。肿瘤细胞可出现 HMB45 阳性（图 30.1）。

皮内痣表现为真皮黑素细胞增生，黑素细胞具有成熟现象，如真皮浅部黑素细胞成巢、细胞体积大、含有色素，而深部黑素细胞呈单个分布、细胞体积小、无色素。黑素细胞无异型性和核分裂象。免疫组化表达 S100 和 Melan-A，但 HMB45 阴性，或仅有表浅肿瘤细胞阳性（图 30.2）。

混合痣同时具有表皮内和真皮内黑素细胞增生。表皮内改变呈现交界痣特点，真皮内病变呈现皮内痣特点（图 30.3）。

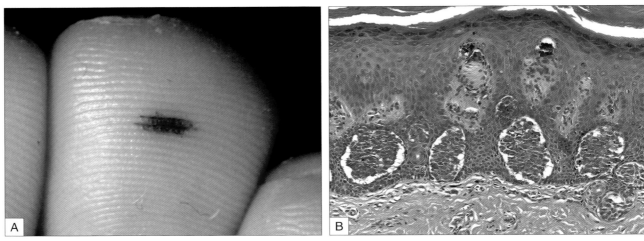

图 30.1　交界痣。A. 足底斑疹；B. 表皮内有明显成巢的痣细胞，真皮无累及

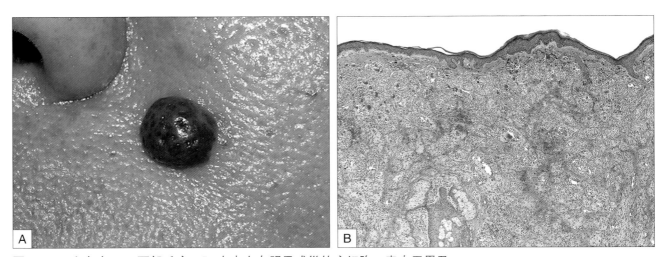

图 30.2　皮内痣。A. 面部丘疹；B. 真皮内有明显成巢的痣细胞，表皮无累及

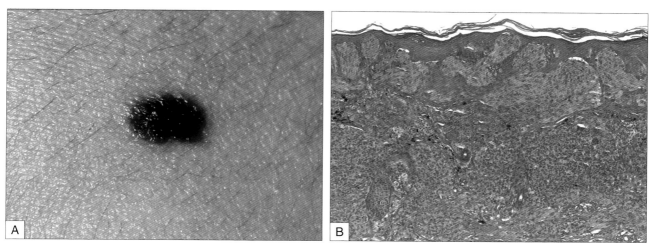

图 30.3　混合痣。A. 面部扁平丘疹；B. 表皮和真皮内均有明显成巢的痣细胞

## 先天性巨痣（congenital giant nevus）

临床表现　直径大于 20cm（或大于自身手掌面积）的色素痣称为巨痣。皮疹往往表现为黑色或黑褐色斑片、斑块，表面可多毛，周围可出现较多小的散在色素痣。先天性巨痣可发生恶变，发生概率相对高于先天性小痣，但仍然是小概率事件。

病理表现　表现为皮内痣或混合痣。黑素细胞具有明显的成熟现象，细胞无异型性和核分裂象。部分病例深部黑素细胞可有神经分化现象，通常表现为类似施万细胞的形态（图 30.4）。

诊断要点　临床可确诊，病理为皮内痣或混合痣。一些直径达不到巨痣标准的病例其病理特点与之类似。

## 斑痣（nevus spilus）

临床表现　先天性色素痣的一种，常表现为局限性咖啡斑样病变基础上出现散在颜色较深的黑色斑疹或丘疹性改变，通俗地讲即斑上有痣。临床常呈片状分布，直径较大。少数色素痣在早期形态类似斑痣，后期则形成直径数厘米大小的普通色素痣。

病理表现　黑色斑疹或丘疹往往表现为交界痣或混合痣的特点，有明显的黑素细胞巢。有时也表现为雀斑样痣病理改变，不形成明显的痣细胞巢。周围咖啡斑样皮疹表现为基底层色素的增加，黑素细胞增生不明显。个别病例在斑痣的基础上出现 Spitz 痣样改变（图 30.5）。

诊断要点　以临床诊断为主。

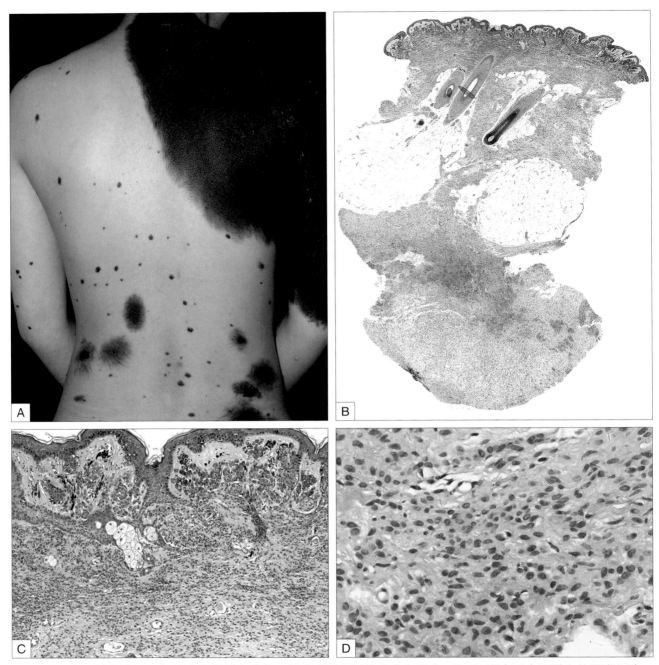

图 30.4　**先天性巨痣**。A. 躯干大面积黑色斑片，伴多毛及周围散在小色素痣；B~D. 真皮至皮下增生的黑素细胞，有成熟现象，细胞无异型性

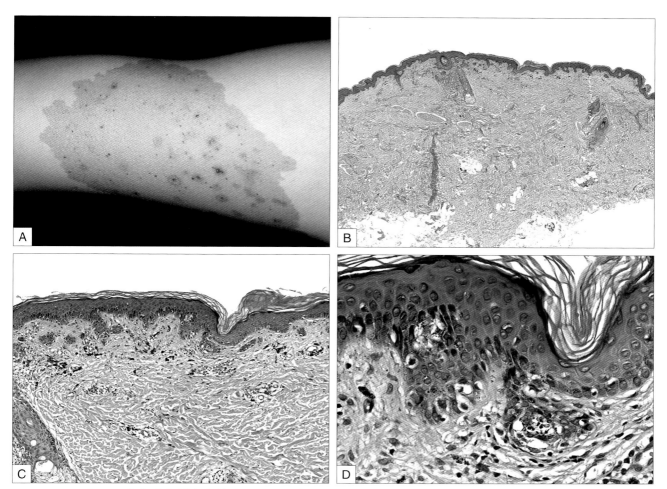

图 30.5　斑痣。A. 在咖啡斑样皮疹基础上出现的多发黑色点状斑疹；B~D. 病理显示表皮基底层色素增加，高倍镜下可见局部呈交界痣样改变

## 普通色素痣（banal nevus）

　　普通色素痣并不是一个严格的概念，指的是在临床和病理诊断中常见的、不存在明显诊断困难的色素痣，多数先天发生的直径较小的色素痣常归于此类。另外一些后天发生的色素痣，如 Miescher 色素痣、Unna 色素痣、Nanta 色素痣等都归于此类。普通色素痣通常直径小，颜色均一，边界清楚，病理上表现为对称性良好的黑素细胞增生，常具有黑素细胞成熟现象，细胞无明显异型性。普通色素痣需与痣样黑素瘤进行鉴别，黑素瘤往往细胞生长较密集，高倍镜下有细胞异型性，Ki67 增殖指数高（图30.6~图 30.8）。

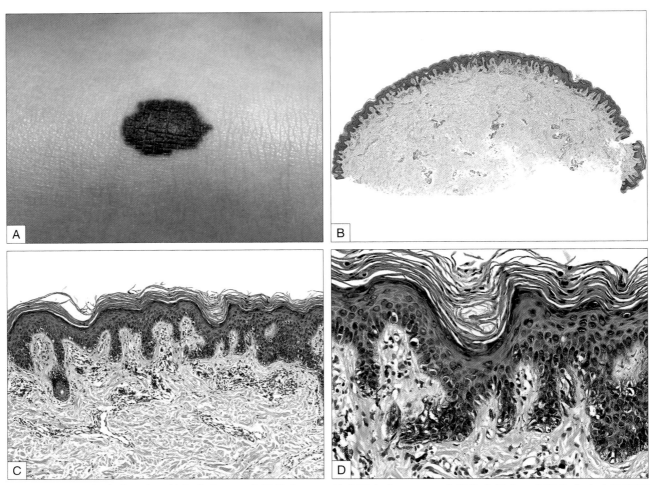

图 30.6 **普通色素痣，先天性色素痣**。A. 直径约为 1cm 的扁平斑疹；B~D. 病理为交界痣，表现为表皮内黑素细胞增生，有轻微成巢现象，增生的黑素细胞分布均一，基本位于表皮基底层

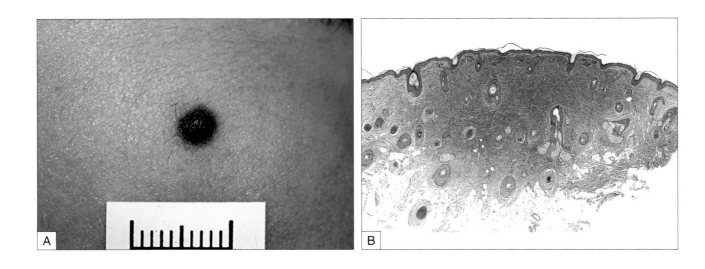

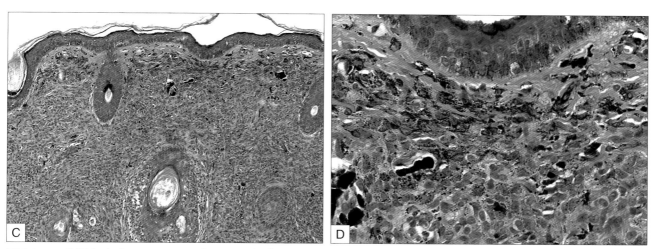

图 30.7　普通色素痣，Miescher 痣。A. 面部扁平黑色丘疹；B~D. 真皮内局限性黑素细胞增生，细胞有明显的成熟现象，无异型性

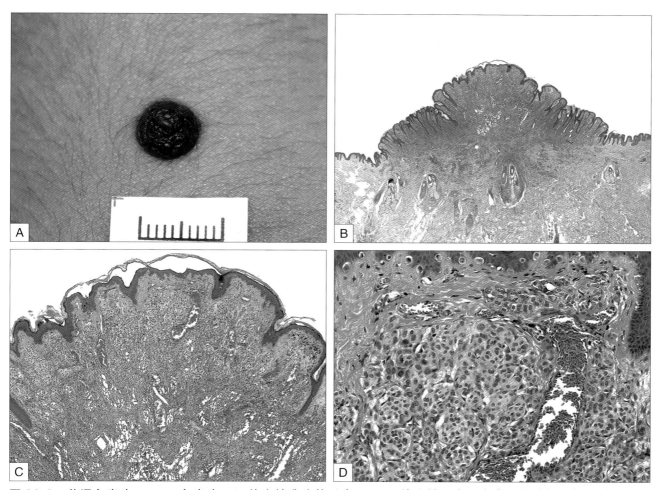

图 30.8　普通色素痣，Unna 色素痣。A. 外生性乳头状丘疹；B~D. 外生性丘疹，表皮呈乳头状不规则增生，真皮内增生的黑素细胞有明显的成熟现象，无异型性

## 晕痣（halo nevus）

　　临床表现　　表现为色素痣周围的白斑，可发生于先天性色素痣或后天性色素痣。

　　病理表现　　痣细胞周围致密淋巴细胞浸润，有时因黑素细胞被完全破坏而只残留有淋巴细胞和噬黑素细胞。少数病例临床上无晕样表现，但病理上可出现致密淋巴细胞浸润。后期病变病理类似白癜风（图 30.9，图 30.10）。

　　诊断要点　　临床即可诊断，因病期不同病理表现有差异。

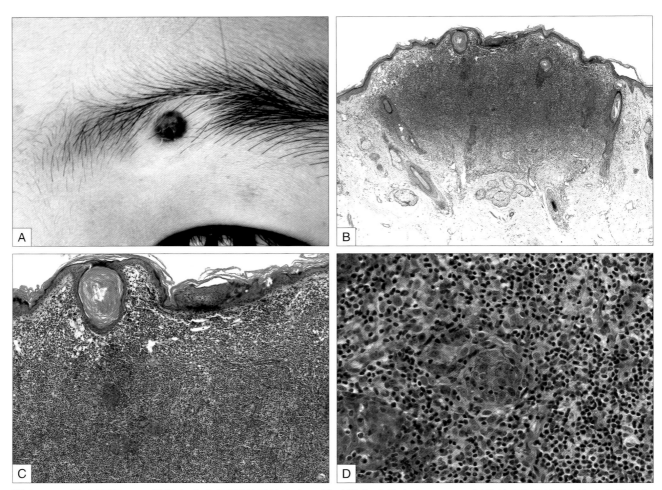

**图 30.9　晕痣早期。**A. 眉部色素痣周围明显的白斑，同时伴有毛发变白；B~D. 低倍镜下可见局限的致密淋巴细胞浸润，高倍镜下可见残留的痣细胞团块

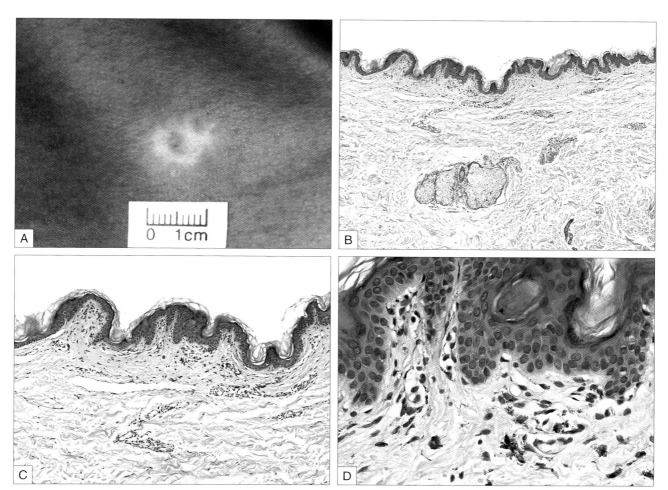

图 30.10　**晕痣后期**。A. 病变呈现白癜风样改变；B~D. 病理提示表皮黑色素消失，真皮内无痣细胞残留，有少量噬黑素细胞

# Meyerson 痣（Meyerson nevus）

　　临床表现　即色素痣出现局部炎症性改变。表现为色素痣周围出现浸润性红斑、湿疹样改变。

　　病理表现　表皮局部海绵水肿形成，表皮内可见黑素细胞增生，因炎症刺激可出现黑素细胞增生活跃现象。有时真皮浅层可见黑素细胞增生性团块，周围可有淋巴细胞浸润或红细胞外溢等现象（图 30.11）。

　　诊断要点　炎症刺激可导致黑素细胞增生活跃现象，需与黑素瘤鉴别。

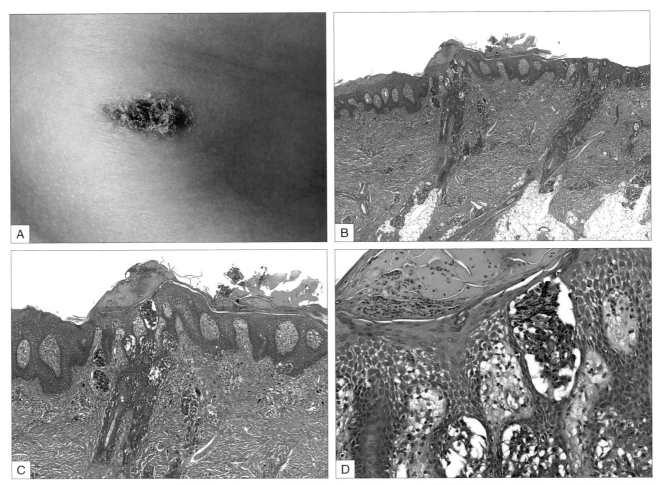

图 30.11　Meyerson 痣。A. 髋部褐色斑疹，上可见明显痂皮形成；B~D. 病理可见混合痣改变，高倍镜下可见明显的浆液渗出和海绵水肿

## 掌跖部位色素痣（nevus of palmar and plantar）

　　临床表现　儿童及青少年多见，成人也可发生，中老年人掌跖部位出现的皮疹需高度警惕黑素瘤的可能性。皮损直径为数毫米，颜色相对均一，界线相对清楚。少数病例临床很难与黑素瘤鉴别。

　　病理表现　可表现为交界痣、混合痣或皮内痣，以交界痣居多。掌跖部位交界痣表现为表皮内黑素细胞增生，可成巢分布或以单个细胞增生为主。部分皮疹以巢状增生的黑素细胞为主，边界清楚，肿瘤细胞位于基底层。个别皮疹以单个黑素细胞增生为主，细胞分布均一，两端边界清楚。少数掌跖部位交界痣可出现轻度 Paget 样分布，但范围局限。因真皮内黑素细胞增生呈现普通色素痣的特点，混合痣和皮内痣诊断通常无困难（图 30.12，图 30.13）。

　　诊断要点　表皮内以散在细胞分布为主的交界痣诊断较为困难，可结合临床、皮肤镜和病理结果综合判断。个别病例实在无法确诊的需在报告中如实描述，同时建议扩大切除范围，完整切除肿瘤，密切随访。

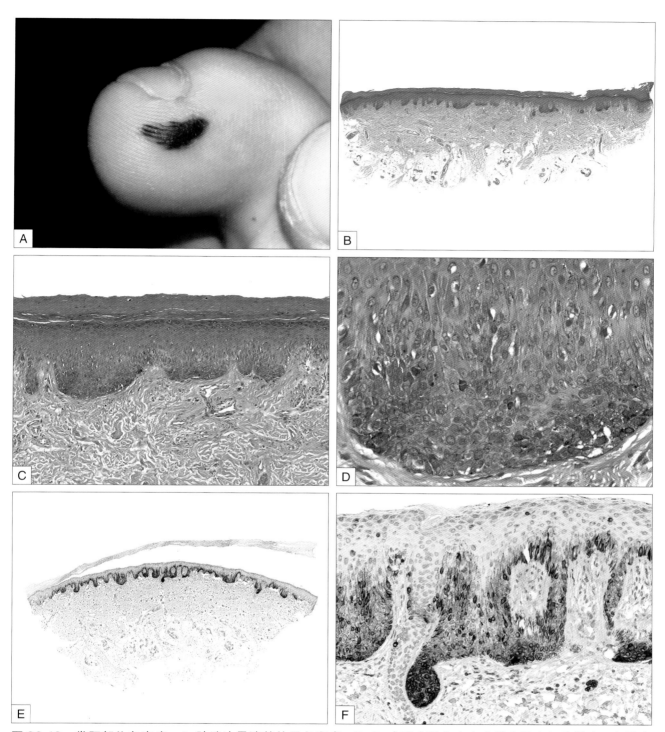

图 30.12 **掌跖部位色素痣**。A. 肢端边界清楚的黑色斑疹；B~D. 病理表现为表皮内单个黑素细胞增生，细胞有 Paget 样分布；E、F. Melan-A 染色显示表皮内散在分布的黑素细胞增生。此病例在病理上与黑素瘤很难鉴别，患者为 6 岁儿童，临床皮疹局限，边界清楚，结合临床判断为良性

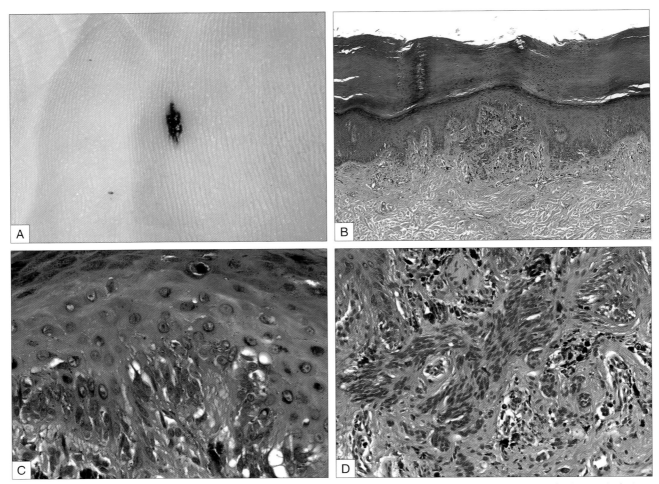

图 30.13　掌跖部位色素痣。A. 足底黑色斑疹，边界清楚；B~D. 病理表现为非常局限的黑素细胞增生，表皮内黑素细胞散在分布，个别黑素细胞达颗粒层，与黑素瘤难以鉴别，真皮内可见局限的黑素细胞增生，细胞形态均一。此病例临床直径较小，结合临床特征诊断为色素痣

## 黏膜和外阴部位色素痣（nevus of mucous membrane and genital region）

　　临床表现　与其他部位的色素痣无本质区别，常为直径较小的黑色斑疹或丘疹，边界清楚，颜色均一。

　　病理表现　通常呈现普通色素痣的特点。有些病例瘤细胞产生明显的色素，细胞体积较大，呈现上皮样形态，容易误诊。有时肿瘤团块间可出现融合，或肿瘤细胞之间形成松解性改变（图 30.14，图 30.15）。

　　诊断要点　部分病例取材不完整，或组织产生挤压，导致诊断困难。

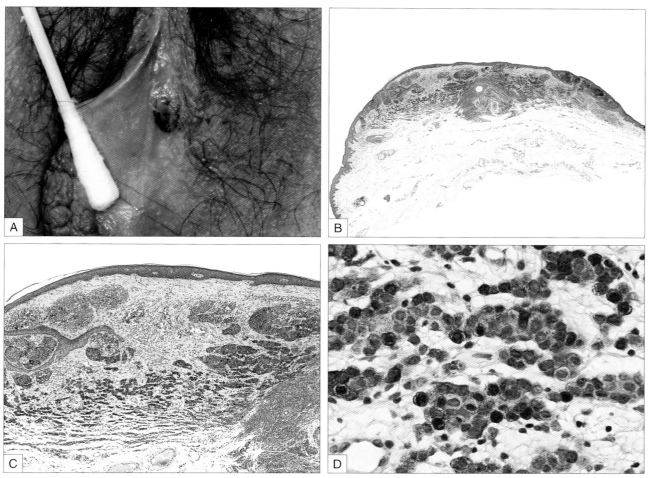

图 30.14　**外阴部位色素痣**。A. 成年女性外阴部位黑色丘疹；B~D. 病理呈现普通色素痣的特点，但色素较为明显。增生的黑素细胞无异型性

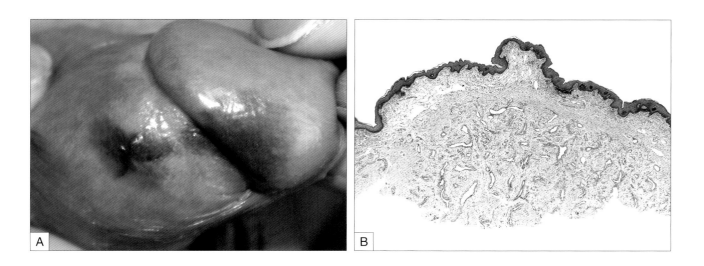

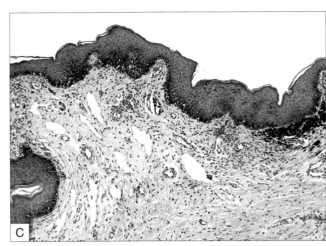
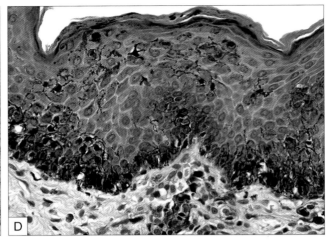

图 30.15　外生殖器部位色素痣。A. 发生在包皮龟头部位的黑褐色斑片，临床呈现类似黑素瘤的特点，这种包皮和龟头同时累及的色素痣一般是先天性色素痣；B~D. 病理显示表皮和真皮浅层的黑素细胞增生，部分黑素细胞位置较高

## 色素痣的少见病理改变（rare pathological variants of melanocytic nevus）

　　**色素痣伴神经分化 (nevus with neural differentiation)**　常发生于先天性巨痣或成年人获得性皮内痣。多数病例表现为肿瘤细胞出现施万细胞分化，即在真皮深部肿瘤细胞出现 S 形或扭曲形细胞核，类似神经纤维瘤细胞，有时也可分化为类似触觉小体样结构，甚至神经束膜细胞（图 30.16）。

　　**色素痣伴脂肪细胞间变 (nevus with adipocyte metaplasia)**　常见于中老年人的获得性皮内痣。表现为真皮深部的痣细胞呈现脂肪间变的现象，既往曾将其称为色素痣合并浅表脂肪瘤样痣（图 30.17）。

　　**气球样细胞色素痣 (balloon cell nevus)**　可发生于先天性色素痣或后天性色素痣，表现为色素痣局部细胞出现胞浆明显的空泡化，胞浆非常丰富，细胞核居中或偏于一侧。气球样细胞可占整个色素痣的小部分或大部分，但形态相对均一，周围的普通痣细胞是诊断的主要线索（图 30.18）。

　　**结缔组织增生性色素痣 (desmoplastic nevus)**　临床无明显特殊，病理往往为皮内痣，在增生的黑素细胞的周围有致密的胶原纤维，其中深部痣细胞往往呈单个细胞分布于硬化的胶原间。低倍镜下结缔组织增生性色素痣往往表现为普通色素痣的形态，边界清楚，有成熟现象。部分结缔组织增生性色素痣呈现 Spitz 痣和蓝痣的特点。本病需与结缔组织增生性黑素瘤鉴别，结缔组织增生性黑素瘤边界不清楚，呈浸润性生长（图 30.19）。

　　**色素痣伴结节性改变 (proliferative nodules in nevus)**　即在色素痣的局部出现结节性增生。增生的结节内黑素细胞形态常与周围痣细胞的形态有区别，最常见的情况是表现为上皮样类似 Spitz 痣的色素细胞增生。结节内增生的黑素细胞形态相对均一，无异型性和核分裂象，HMB45 通常阴性，Ki67 显示低增殖指数（图 30.20）。

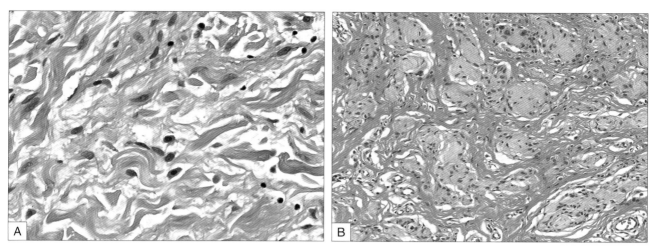

图 30.16　色素痣伴神经分化。A. 色素痣局部出现施万细胞分化，伴有散在肥大细胞浸润，类似神经纤维瘤；B. 色素痣形成类似触觉小体的结构

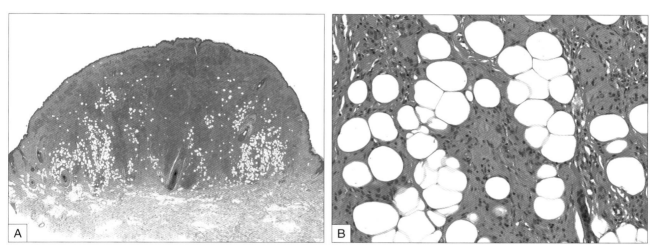

图 30.17　色素痣伴脂肪细胞间变。A、B. 皮内痣伴局部明显的脂肪细胞分化

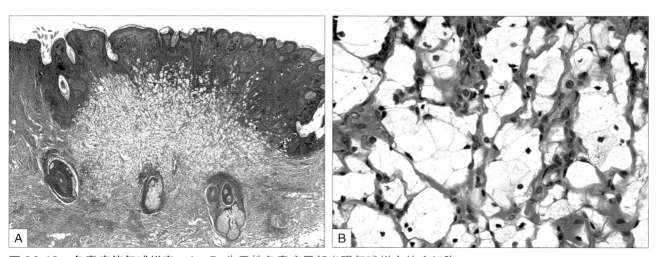

图 30.18　色素痣伴气球样变。A、B. 先天性色素痣局部出现气球样变的痣细胞

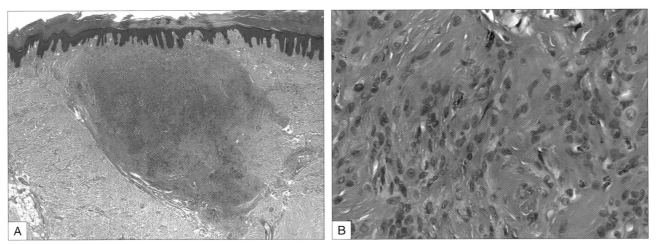

图30.19　**结缔组织增生性色素痣**。A、B.掌跖部位的色素痣，表现为真皮内结节性痣细胞增生，可见明显的胶原硬化

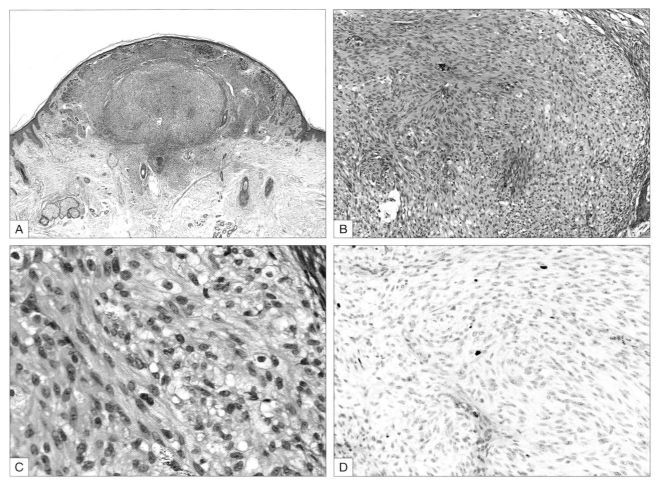

图30.20　**色素痣伴结节性改变**。A.真皮内肿瘤中央可见一边界清楚的结节；B、C.增生的肿瘤细胞为均质的小上皮样细胞，无明显的异型性；D.Ki67显示低增殖指数

## 复发和持续性色素痣（recurrent and persistent nevus）

临床表现　常继发于激光治疗、药水腐蚀、不完全切除等，表现为原发病灶部位重新出现或持续存在的黑色皮疹，部分皮疹形态不规则，容易误诊为黑素瘤。

病理表现　可出现某些类似黑素瘤的形态特点，主要包括表皮内黑素细胞增生活跃，甚至出现Paget 样分布，但通常缺乏细胞染色质明显加深、明显的细胞异型性和核分裂象。有时真皮内残留的色素痣细胞可提供诊断线索。复发和持续性色素痣的诊断需密切结合临床病史（图 30.21）。

诊断要点　临床病史是鉴别的重要依据，必要时需复习原始病理切片。

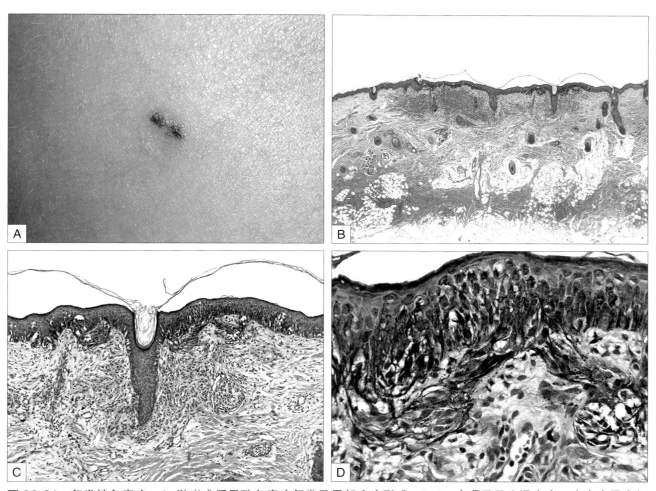

图 30.21　复发性色素痣。A. 激光术后导致色素痣复发及局部瘢痕形成；B~D. 病理显示为混合痣，表皮内黑素细胞增生活跃，但真皮内残留的痣细胞提示其为良性病变

# Spitz 痣（Spitz nevus）

临床表现　可见于任何年龄和任何部位，但以儿童多见，老年发病的病例需排除黑素瘤可能性。多表现为单发丘疹、结节、斑块性损害，直径通常小于 2cm。皮疹颜色均一，边界清楚，可呈现红色、红褐色或者黑色。发生于肤色较浅儿童的皮疹类似血管瘤、黄色肉芽肿等。也有多发甚至泛发性皮疹，或皮疹周围有小卫星灶。

病理表现　可表现为交界痣、混合痣或皮内痣。低倍镜下通常具有良好的对称性和成熟现象。肿瘤细胞由体积较大的上皮样细胞和圆胖的梭形细胞所组成。有的以上皮样细胞为主，有的以梭形细胞为主，或二者均有。肿瘤细胞形成的团块大小相对均一，肿瘤细胞的形态相对一致，尤其是在同一水平面的肿瘤细胞常呈现类似的形态学表现。有时肿瘤细胞可有异型性，但通常局限于真皮浅层的细胞。真皮浅层的肿瘤细胞常形成细胞巢，而深部的肿瘤细胞则以单个细胞增生为主。深部的肿瘤细胞缺乏细胞异型性和核分裂象。有时在真表皮交界部位见嗜伊红均质性物质，为 Kamino 小体，可提供诊断线索，但非必须诊断条件（图 30.22~图 30.24）。

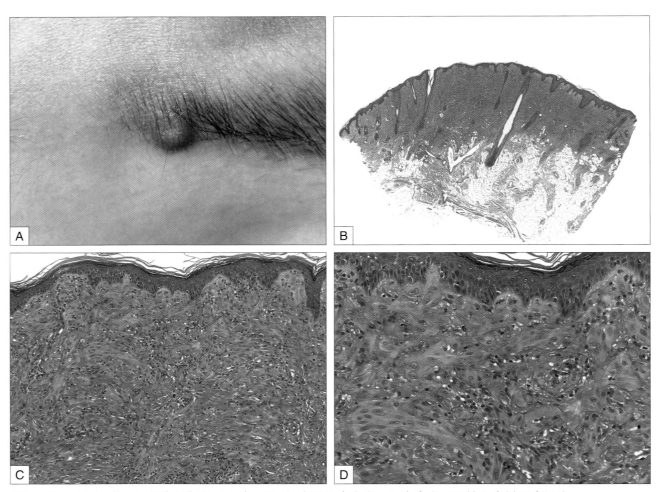

图 30.22　Spitz 痣。A. 儿童眉部红色丘疹；B~D. 表现为皮内痣，为真皮内局限性上皮样细胞组成

诊断要点　Spitz 痣需与 Spitz 痣样黑素瘤鉴别，Spitz 痣样黑素瘤丘疹不对称，肿瘤细胞分布不均一、颜色不均一、细胞有异型性和核分裂象等表现。Spitz 痣与 Spitz 痣样黑素瘤之间存在诊断灰区，这一类肿瘤称为 Spitz 肿瘤，将在本章最后予以阐述。

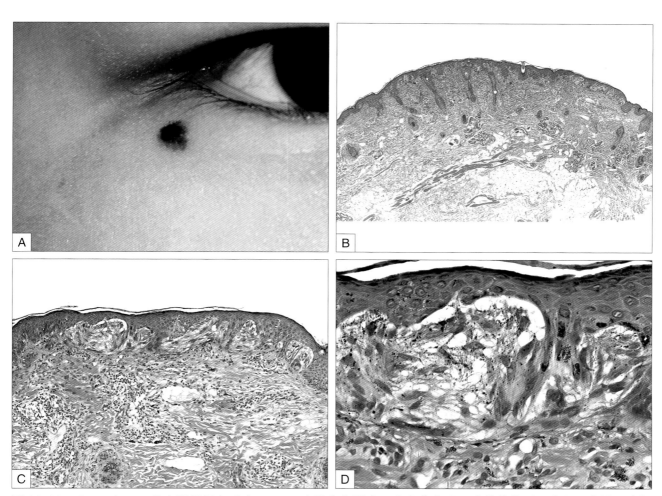

图 30.23　Spitz 痣。A. 儿童眼周黑色丘疹；B~D. 表现为交界痣，为表皮内明显成巢的梭形细胞和上皮样细胞组成，无明显的 Paget 样分布

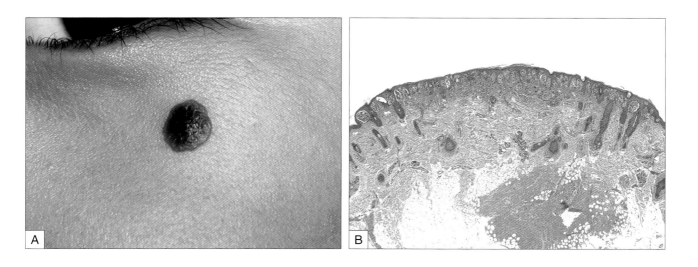

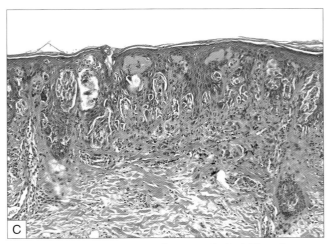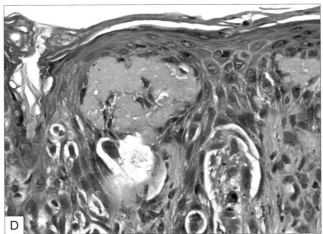

图 30.24　Spitz 痣。A. 儿童眼周黑褐色扁平丘疹；B~D. 表现为混合痣，可见明显的 Kamino 小体

# Reed 痣（Reed nevus）

**临床表现**　又称为色素性梭形细胞痣。通常为黑色或黑褐色的斑疹或扁平斑疹，边界清楚，颜色均一。

**病理表现**　表现为交界痣或表浅的混合痣，低倍镜下可见肿瘤呈水平状，基底平齐，底部可见均一的噬黑素细胞。增生的肿瘤细胞位于表皮内或累及真皮浅层。表浅分布的痣细胞多呈垂直方向生长，并形成痣细胞巢，深部的细胞则形成水平方向生长，可发生痣细胞巢之间的桥接。肿瘤细胞为小的椭圆形或梭形细胞，比 Spitz 痣的细胞形态小（图 30.25）。

**诊断要点**　Reed 痣边界清楚，肿瘤对称，细胞无明显异型性。

# Clark 痣（Clark nevus）

**临床表现**　通常为成人获得性皮疹，在欧美国家报告较多，在中国也可见到，但并未引起关注。有少数 Clark 痣可进展为黑素瘤，但概率较小。Clark 痣临床多表现为以躯干部位为主的获得性皮疹，直径大小不一，临床通常表现为颜色不均一的斑疹或斑丘疹，往往中央颜色略深，周围颜色略淡，形成类似煎蛋样外观，也有皮疹颜色相对均一。

**病理表现**　常表现为交界痣，也有少数病例为表浅的混合痣。表皮内黑素细胞通常表现为雀斑样增生，表皮突通常较细短。黑素细胞散在分布或成巢分布于表皮内，以基底层和棘层下部分布为主。痣细胞巢多位于表皮突部位，常呈水平状生长，并可导致表皮突之间的痣细胞团发生桥接。通常表皮内的痣细胞范围明显比真皮内的痣细胞范围宽。痣细胞通常为小而均一的椭圆形细胞，胞浆空，细胞核呈椭圆形，由于细胞切面的不同看似细胞核有轻度异型性。增生的黑素细胞很少出现核染色质显著加深和核分裂象。真皮内痣细胞可呈普通色素痣的细胞形态，有时也可出现轻度异型性。真皮乳头部位有时出现板层样纤维化现象，在 Clark 痣中较为常见，并可作为诊断依据。有部分先天性色素痣也具有类似 Clark 痣的病理特点（图 30.26，图 30.27）。

**诊断要点**　Clark 痣一般边界清楚，为交界痣或表浅的混合痣，表皮内增生的黑素细胞可出现轻度 Paget 样增生，但无明显的细胞异型性，不应判断为恶性肿瘤。

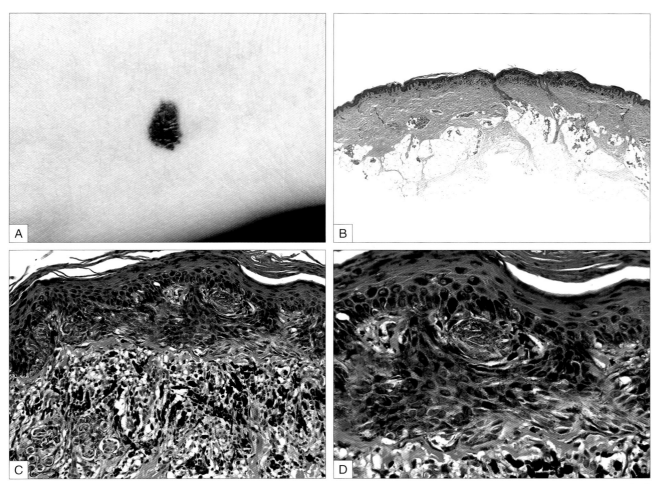

图 30.25　Reed 痣。A. 手背部边界清楚的扁平丘疹，周围有轻度锯齿状外观；B~D. 表现为交界痣，可见表皮基底层明显的小的上皮样黑素细胞增生，细胞成巢现象不明显，真皮浅层有明显的噬黑素细胞

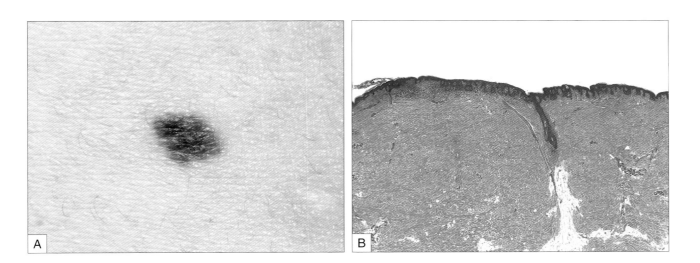

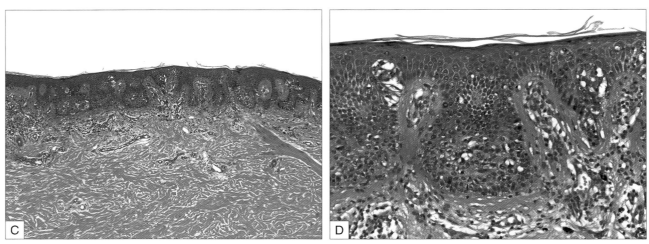

图30.26　Clark痣。A. 腰部黑褐色斑丘疹，中央颜色深，周围浅；B~D. 病理表现为交界痣，伴有表皮的轻度增生，多数细胞缺乏成巢分布

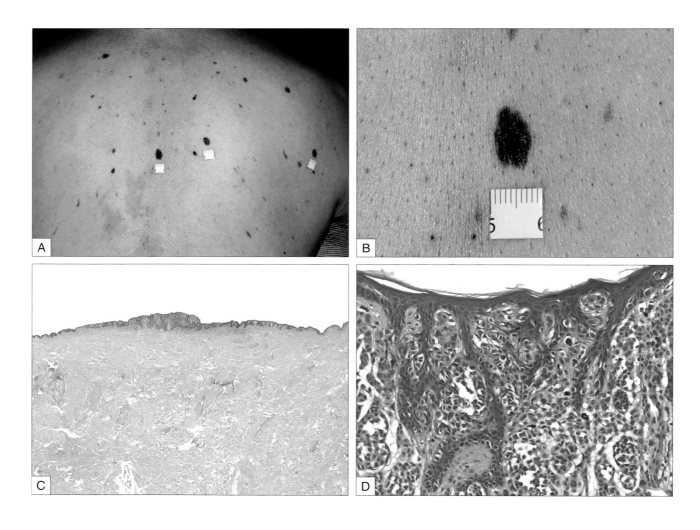

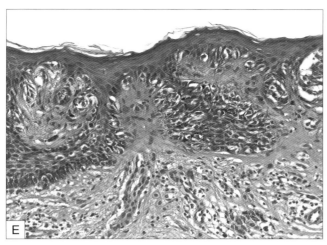
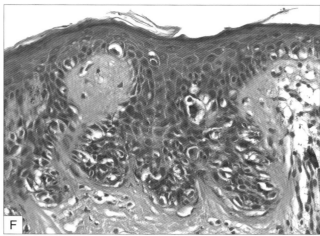

图 30.27　Clark 痣。A、B. 成年人背部多发黑色斑疹、斑丘疹，部分直径接近 1cm，边缘不规则；C. 低倍镜下显示肿瘤中央厚，边缘薄；D. 中央部分呈现混合痣特点；E、F. 边缘部分呈现交界痣特点，可见散在的黑素细胞增生，部分细胞有轻微异型性，与黑素瘤容易混淆

## 真皮黑素细胞增生症（dermal melanocytosis）

　　临床表现　是一组疾病，包括发生在面部的以片状褐青色斑为表现的太田痣、发生于眼周的以点状褐色斑点为表现的颧部褐青色痣、发生于肩部的伊藤痣、发生于幼儿腰骶部的蒙古斑以及发生在身体其他部位的褐青色斑片状皮疹。除蒙古斑可自然消退外，其他皮疹可先天或后天发生，不出现自然消退。

　　病理表现　本组疾病具有共同的病理特点，即在真皮内出现散在分布的树突状黑素细胞增生，黑素细胞具有显著的色素，往往掩盖其细胞形态。因病种差异以及浸润深度的不同，不同的病例增生的黑素细胞的密度和深度有差异。免疫组化如 Melan-A 等可鉴定黑素细胞，但往往需要显示为红色，或 DAB 显色后经吉姆萨染色衬染（图 30.28，图 30.29）。

　　诊断要点　此组疾病病理表现类似，通常结合临床特征进行鉴别。

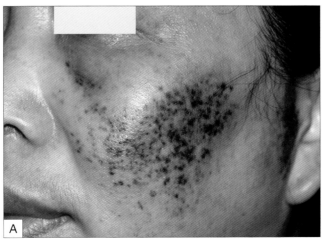
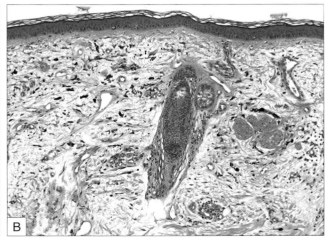

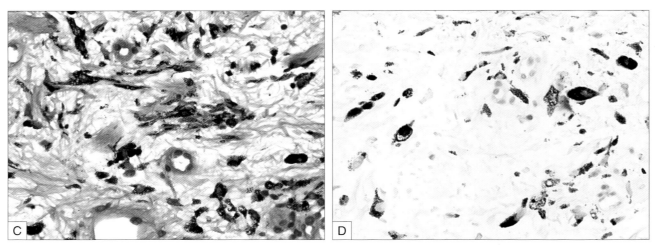

图 30.28 **太田痣**。A. 面部黑褐色斑疹；B、C. 真皮内散在长条状黑素细胞增生；D. 增生的黑素细胞 SOX10 染色核阳性

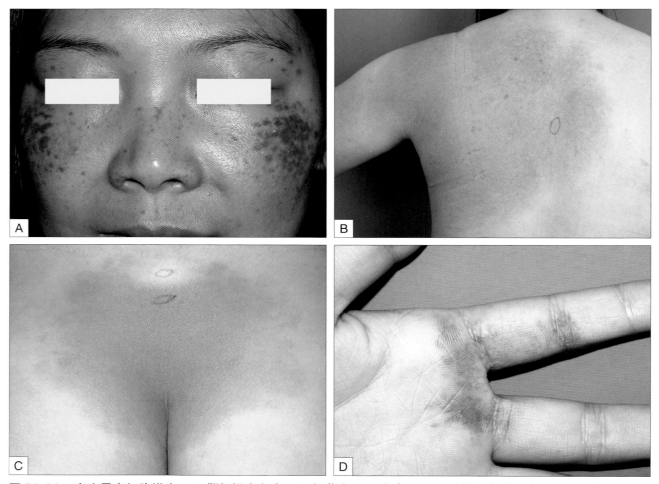

图 30.29 **真皮黑素细胞增生**。A. 颧部褐青色痣；B. 伊藤痣；C. 蒙古斑；D. 手指部位的真皮黑素细胞增生症

# 蓝痣（blue nevus）

临床表现　通常为后天发生，也有先天性皮疹。表现为丘疹、结节，也有皮疹为较大的斑块或肿瘤。容易发生于四肢，也可见于其他部位。

病理表现　真皮内结节性增生，可位于真皮浅部、真皮深部或累及皮下脂肪，界线通常清楚，表皮通常不累及。肿瘤细胞与真皮黑素细胞增生症的细胞一致，为致密的树突状黑素细胞，形态均一，但因黑素过多，往往不容易观察细胞异型性和核分裂象。肿瘤内有数量不等的噬黑素细胞浸润。有时痣细胞围绕毛囊、汗腺或血管生长，呈现先天性色素痣的特点。免疫组化显示痣细胞表达 S100、Melan-A、HMB45 等标记，Ki67 往往显示低增殖指数。细胞型蓝痣增生的痣细胞以均一的小椭圆形黑素细胞为主，细胞形态均一，含有丰富的色素，局部可有少量树突状黑素细胞和噬黑素细胞。上皮样蓝痣的痣细胞为均一的体积相对较大的上皮样黑素细胞，胞浆丰富，形态均一，含有丰富的色素，周围可有少量树突状黑素细胞和噬黑素细胞（图 30.30~图 30.33）。

诊断要点　蓝痣的细胞形态与真皮黑素细胞增生症一致。细胞型蓝痣和上皮样蓝痣则以小椭圆形或上皮样有色素的痣细胞增生为主。

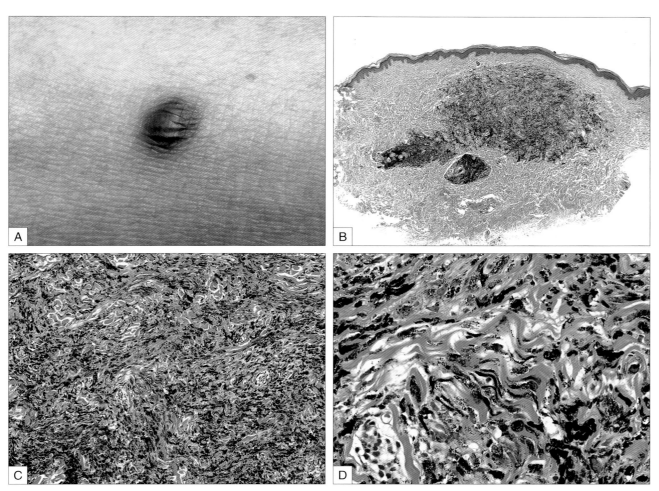

图 30.30　蓝痣。A. 蓝黑色丘疹；B~D. 真皮内梭形细胞增生，含有丰富的色素，肿瘤边界清楚，细胞形态相对均一

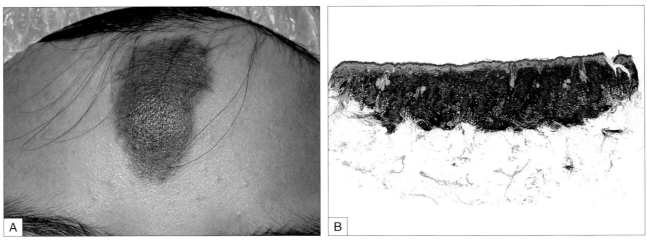

图 30.31　蓝痣。A. 额部斑块；B. 真皮至皮下大量含色素的细胞增生

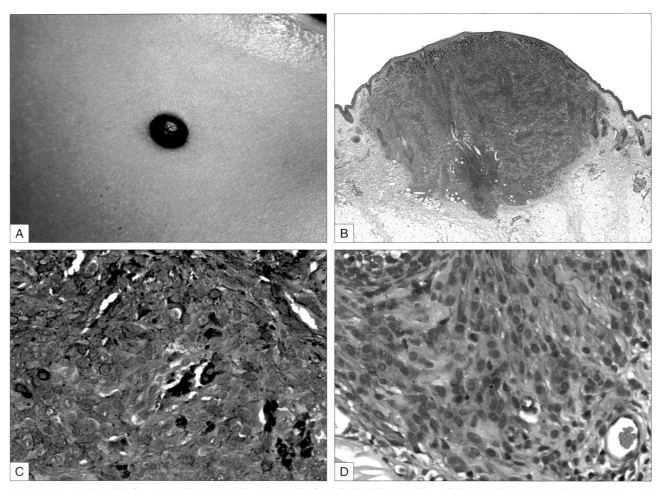

图 30.32　**细胞型蓝痣**。A. 面部黑色丘疹；B~D. 真皮内边界清楚的结节，肿瘤以小的椭圆形细胞增生为主，多数有丰富的色素，深部局部可见不含色素的痣细胞

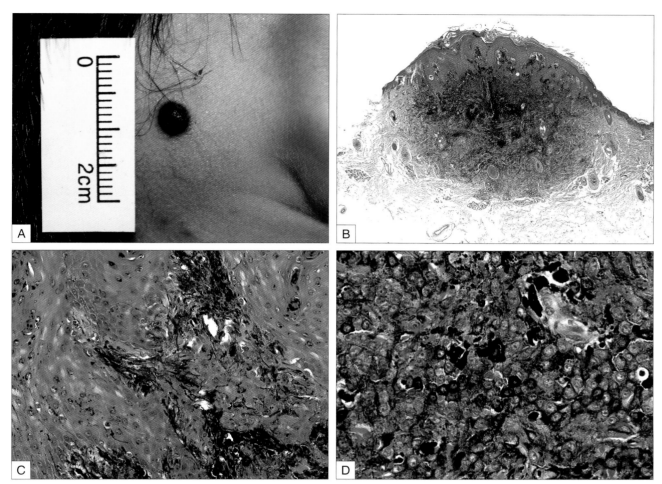

图 30.33　上皮样蓝痣。A. 颈部黑色丘疹；B~D. 真皮内边界清楚的结节，同时表皮内明显累及。肿瘤以体积较大的含有丰富色素的上皮样细胞增生为主，形态相对均一

## 原位黑素瘤与浸润性黑素瘤（melanoma in situ and invasive melanoma）

局限于表皮和黏膜上皮内的称为原位黑素瘤，突破基底膜进入真皮内的为浸润性黑素瘤。理论上原位黑素瘤在手术扩大切除后可完全治愈，但实际上病理切片上看到的只是组织的一个切面，而不是全部，因此一个黑素瘤可能在其中部分切面表现为原位黑素瘤，而在另外的切面表现为浸润性黑素瘤。

## 恶性雀斑样痣（lentigo maligna）

临床表现　通常指头面部发生的与日光损伤有关的恶性黑素瘤，发生于老年人头面部，早期进展缓慢，可表现为直径较大的黑褐色斑片，形态不规则，颜色不均一。晚期可形成结节性、肿瘤性改变，或局部出现溃疡。

病理表现　早期表现为表皮内黑素细胞增生，细胞密度相比周围正常的黑素细胞高，细胞可出现排列不均，位置升高，或出现细胞异型性。多数病例可见到肿瘤细胞沿毛囊生长，甚至浸润至毛囊较深在的区域。免疫组化染色 Melan-A、SOX10 等可清晰显示黑素细胞的密度和分布模式，以鉴别日光性黑子等疾病。浸润性黑素瘤可形成结节肿瘤性改变，除表皮内病变外，真皮内可形成肿瘤性结节，呈浸润性生长模式，细胞有明显的异型性和核分裂象（图 30.34～图 30.36）。

　　**诊断要点**　老年人曝光部位出现的黑素细胞增生性改变需考虑恶性雀斑样痣，病理上可见到黑素细胞数量明显增多及相伴随的胶原嗜碱性变。

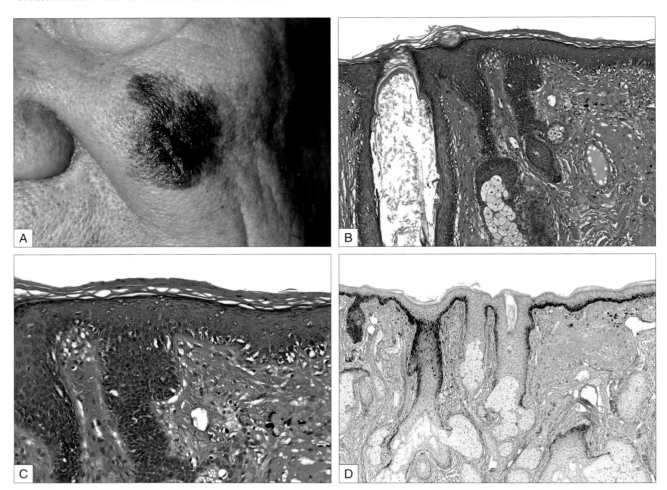

图 30.34　**恶性雀斑样痣，原位黑素瘤**。A. 面部黑色斑疹，直径约 3cm，颜色不均一；B、C. 表皮基底层可见明显的单个黑素细胞增生，真皮内有胶原嗜碱性变；D. Melan-A 染色显示肿瘤细胞分布于基底层、毛囊漏斗部和皮脂腺。累及附属器是面部黑素瘤的常见现象

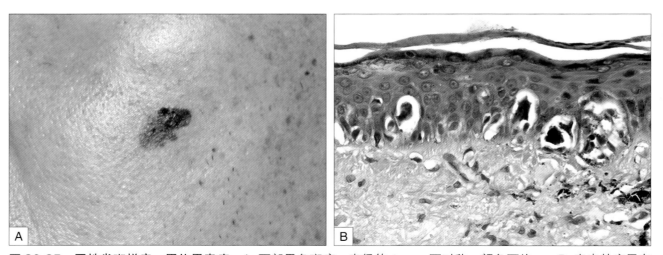

图 30.35　**恶性雀斑样痣，原位黑素瘤**。A. 面部黑色斑疹，直径约 1cm，不对称，颜色不均一；B. 表皮基底层有明显的黑素细胞增生，细胞有明显的异型性

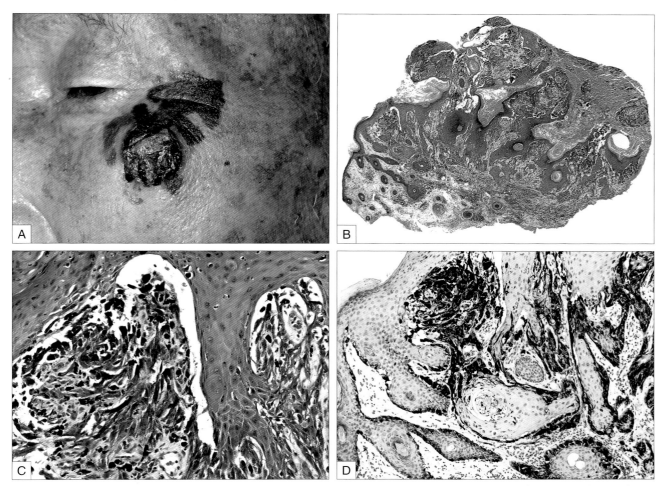

图 30.36　**恶性雀斑样痣，浸润性黑素瘤**。A. 面部黑色斑片，局部形成结节、溃疡；B、C. 肿瘤累及表皮和真皮层，有明显的色素；D. Melan-A 染色显示为浸润性黑素瘤

## 黏膜和外阴部位黑素瘤（melanoma on mucous membrane and genital region）

　　*临床表现*　通常发生于口腔、鼻腔、外阴和阴道壁黏膜，食管、胃肠道等也可发生类似改变。早期皮疹表现为黑色斑片，形态不规则，颜色不均一。因这些解剖部位平时不易观察，部分患者就诊时已经表现为结节、肿瘤性改变。有时肿瘤可形成无色素性损害。

　　*病理表现*　早期皮疹通常表现为表皮或黏膜上皮内宽幅黑素细胞增生，以单个细胞增生为主，黑素细胞密度明显增大，位置升高，出现 Paget 样分布，肿瘤细胞可出现增生活跃，可见明显的黑素细胞树突，细胞核染色质明显加深。晚期皮疹形成浸润性皮损，真皮内形成大小不一的结节，呈浸润性生长模式，细胞有明显的异型性和核分裂象（图 30.37，图 30.38）。

　　*诊断要点*　外阴部位黑素瘤需与外阴黏膜黑子鉴别，后者边界清楚，只有色素增加，无明显的黑素细胞数量增加。

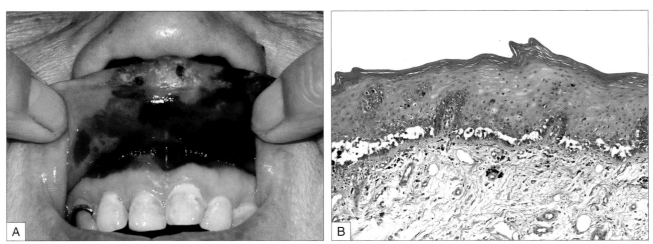

图 30.37　黏膜黑素瘤。A. 口腔唇黏膜和牙龈黑色斑片；B. 病理显示肿瘤细胞分布于黏膜基底层，为原位黑素瘤。因为解剖部位的原因，黏膜部位的原位黑素瘤有时很难完整切除

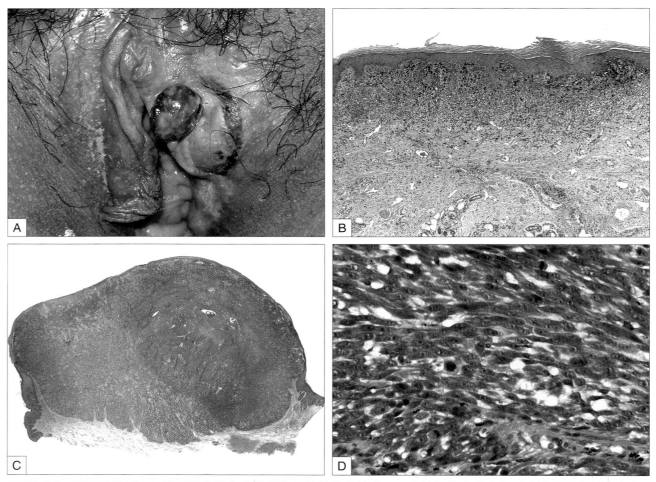

图 30.38　黏膜黑素瘤。A. 外阴局部黑色斑块伴隆起性结节和溃疡；B. 斑块部位表现为相对表浅的浸润性黑素瘤；C、D. 结节部位显示肿瘤细胞明显增生形成结节性改变，肿瘤细胞色素不明显，有明显的细胞异型性和核分裂象

# 肢端黑素瘤（acral melanoma）

临床表现　中国人最常见的黑素瘤类型。多发生于中老年人，也可见于青年人，儿童很少发生。皮损发生的部位多在足底，也可发生在手掌。部分患者有明确的外伤史。早期皮疹表现为黑色或褐色斑片，通常直径较大，边界不清，色素不均。也有患者皮疹直径达数厘米，但仍表现为黑色斑片。进展期黑素瘤可出现斑块、结节或溃疡性改变。少数黑素瘤可形成结节性改变或无色素性皮疹，有时容易误诊为慢性溃疡。

病理表现　早期改变表现为表皮内黑素细胞增生，增生的黑素细胞可无 Paget 样分布，仅表现为基底层黑素细胞增加，黑素细胞排列不均，两侧无明显的边界。相对成熟的原位黑素瘤表皮内黑素细胞明显增多，细胞可出现 Paget 样增生，有时在角质层仍可见到散在的黑素细胞。黑素细胞树突延长，细胞染色质深。有时黑素细胞可有局部成巢现象，甚至出现类似交界痣的改变，此时除黑素细胞巢外还可见 Paget 样分布的黑素细胞。浸润性肢端黑素瘤表皮内可见显著的黑素细胞增生，同时表皮可出现不同程度的萎缩，或增生与萎缩相交替，有时可出现皮肤局部溃疡性改变。真皮内出现瘤细胞增生，甚至形成结节性损害，肿瘤细胞缺乏成熟现象。肢端黑素瘤常出现亲汗腺的现象，表现为黑素细胞沿汗腺导管增生，有时甚至到达汗腺分泌部的位置。免疫组化如 Melan-A 染色显示更为清楚（图 30.39～图 30.41）。

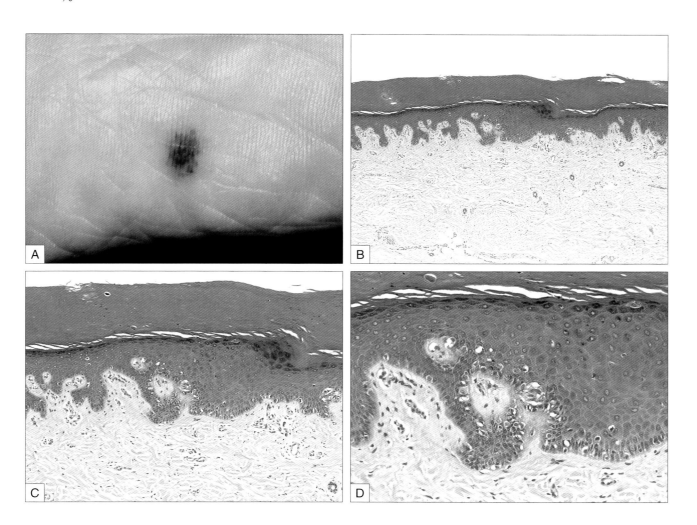

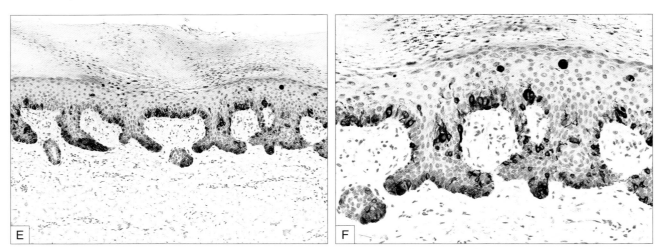

图 30.39　肢端原位黑素瘤。A. 足底黑色斑片，直径约 6mm；B~D. 病理显示表皮基底层为主的黑素细胞增生，部分细胞成巢，细胞异型性不明显；E、F. Melan-A 染色显示表皮内散在的黑素细胞增生，密度明显增加，有部分细胞有 Paget 样分布。此病例与肢端色素痣难以鉴别，患者 69 岁，发现皮疹 1 天后就诊，结合病史诊断为早期原位黑素瘤

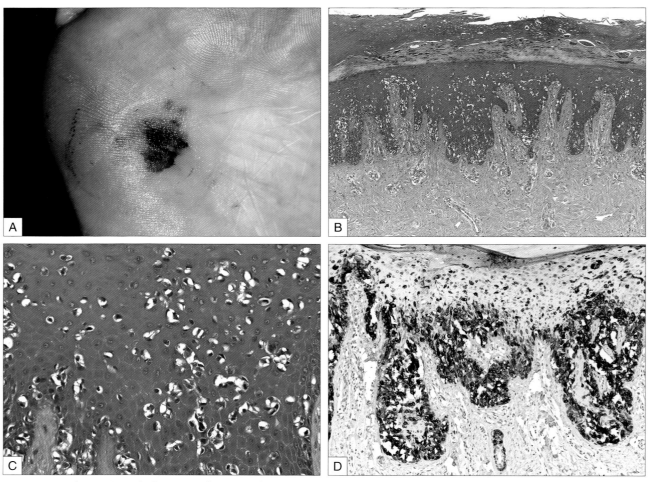

图 30.40　肢端原位黑素瘤。A. 足底黑色斑疹，直径约 1.5cm，边界不清，颜色不均，缺乏对称性；B、C. 病理显示肿瘤细胞有明显的 Paget 样分布；D. Melan-A 染色显示肿瘤细胞呈 Paget 样分布及亲汗管现象

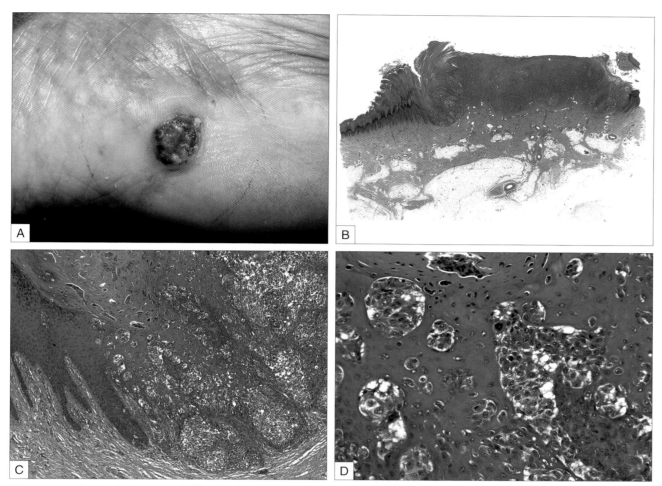

图 30.41　肢端黑素瘤。A. 足侧缘局部溃疡，周围有少量色素；B~D. 浸润性黑素瘤，形成大小不一的结节，同时伴表皮溃疡形成，肿瘤细胞在表皮内也形成大小不一的结节，肿瘤细胞有明显的异型性

诊断要点　诊断的难点在于早期原位黑素瘤。散在的单个黑素细胞增生为主的模式以及 Paget 样分布提示早期原位黑素瘤可能性。亲汗腺是肢端黑素瘤的特点之一。少数怀疑早期黑素瘤的病例如果无法完全确诊，应当建议扩大切除皮疹，长期随访。

## 躯干和四肢黑素瘤（melanoma on trunk and extremities）

在英文文献中，绝大多数发生在躯干和四肢非掌跖部位的黑素瘤都被诊断为浅表扩散型黑素瘤（superficial spreading melanoma），实际上无论是发生在躯干、面部还是肢端的黑素瘤在早期都是在表皮内浅表扩散的，所以这种命名价值不大。按照 Ackerman 教授的观点，不同部位的黑素瘤在临床和病理形态上具有一定的共性。病理上均表现为肿瘤不对称，增生的黑素细胞无成熟现象，表皮内黑素细胞有 Paget 样分布，细胞有异型性和核分裂象（图 30.42）。

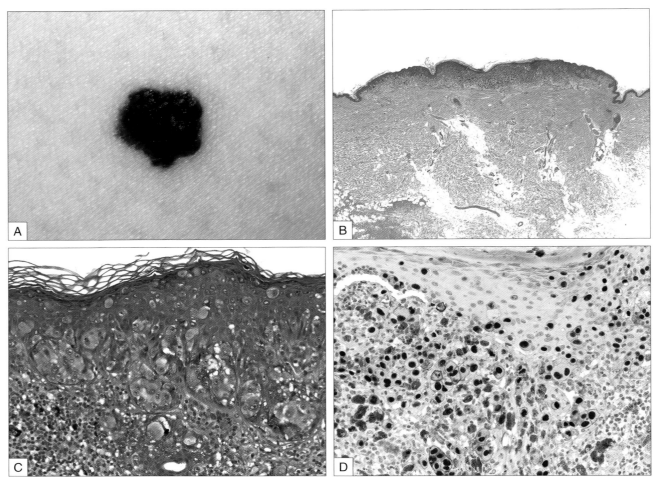

图 30.42　躯干部位黑素瘤。A. 背部色素性斑丘疹，颜色相对均一，边缘轻度不规则；B、C. 肿瘤为浸润性黑素瘤，表皮内肿瘤细胞有明显的 Paget 样增生和细胞异型性；D. SOX10 染色显示表皮和真皮内分布的黑素细胞

## Spitz 痣样黑素瘤（Spitzoid melanoma）

　　**临床表现**　常见于成年人，儿童病例也不少见。临床表现为黑色或红褐色丘疹、结节，大部分患者不符合黑素瘤的临床诊断标准，是最容易被误诊的黑素瘤。

　　**病理表现**　表现为结节性增生性改变，低倍镜下轻度不对称或对称性良好。表皮内黑素瘤细胞增多，大小不一，局部有较多单个增生的位置较高的黑素细胞。表皮呈现不同程度的萎缩，或增生与萎缩相交替，可作为黑素瘤的诊断线索之一。真皮内由上皮样细胞形成的瘤细胞团，细胞团大小可不一致，瘤团方向不一，排列拥挤致密。肿瘤局部有色素且不具有对称性，或者局部有淋巴细胞浸润。高倍镜下上皮样瘤细胞核较大，深染，可见少数核分裂象或细胞坏死现象，在肿瘤深部见到以上现象更具有诊断意义。免疫组化可显示肿瘤深部 HMB45 阳性或 Ki67 高增殖指数，p16 表达通常缺失（图 30.43）。

　　**诊断要点**　部分 Spitz 痣样黑素瘤生长大致对称，但细胞有明显的异型性和核分裂象。Spitz 肿瘤是介于 Spitz 痣和 Spitz 痣样黑素瘤的中间类型。

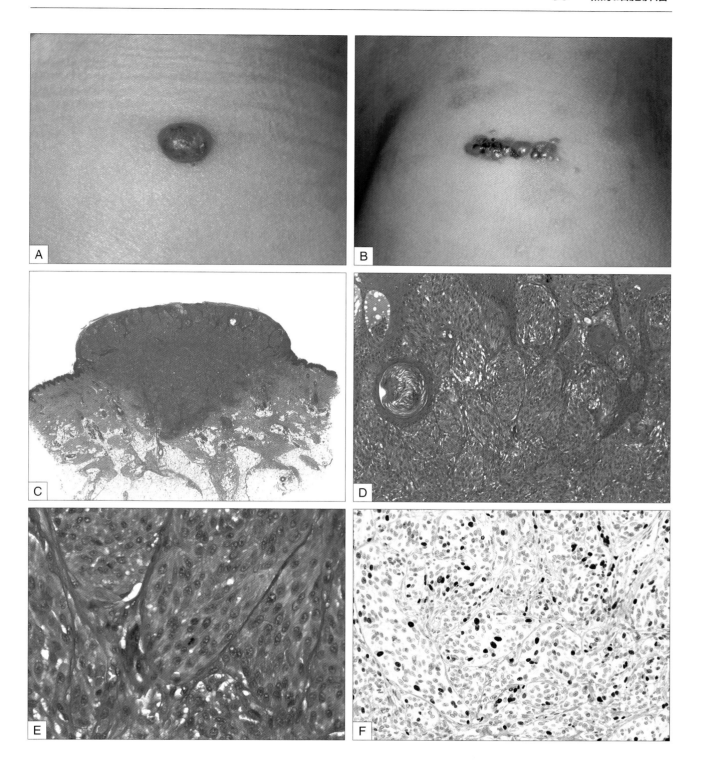

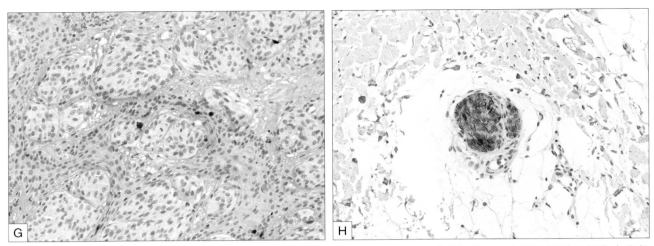

图 30.43　Spitz 痣样黑素瘤。A、B. 患儿 1 岁，臀部红丘疹 3 个月，予以手术切除，8 个月后原手术部位皮疹复发；C～E. 原发皮疹病理显示对称性良好的肿瘤结节，肿瘤细胞为相对致密的上皮样细胞，可见个别核分裂象，提示有恶性可能；F. Ki67 提示增殖指数明显升高；G. p16 阴性；H. 复发皮疹 Melan-A 染色显示血管内转移的肿瘤细胞

## 痣样黑素瘤（nevoid melanoma）

　　临床表现　表现为丘疹或结节，常被误诊为色素痣。

　　病理表现　低倍镜下呈现类似皮内痣的特点（通常类似 Miescher 痣或 Unna 痣），对称性良好，甚至可有成熟现象。高倍镜下可见细胞为小椭圆形细胞或小圆形细胞，类似普通痣细胞，可有轻度染色质加深及散在核分裂象（图 30.44）。

　　诊断要点　痣样黑素瘤在很多情况下都是回顾性诊断，即在患者复发后才发现被误诊了。因此，对任何一例黑素细胞肿瘤都需要仔细观察细胞形态，这样才能避免误诊。

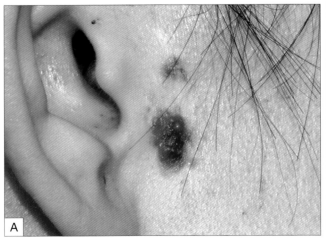
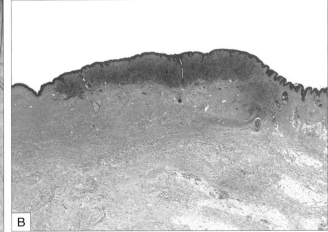

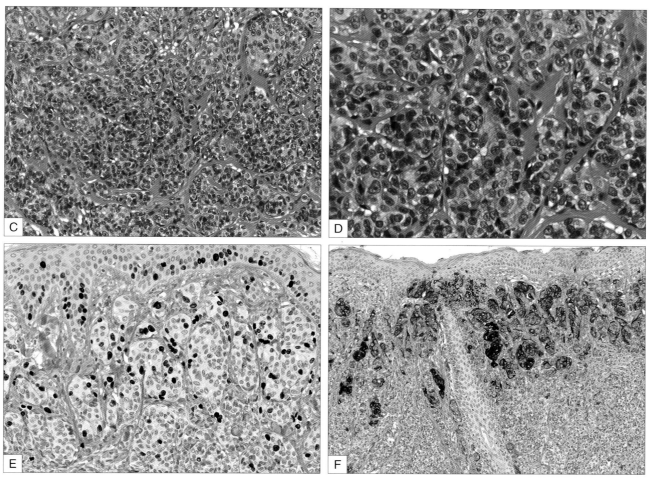

图30.44　**痣样黑素瘤**。A. 耳前复发性斑丘疹，原发皮疹在孕期出现，曾被误诊为色素痣；B~D. 病理类似普通痣细胞，细胞异型性不明显；E. Ki67染色显示真皮浅层肿瘤细胞增殖指数增高；F. Melan-A染色显示肿瘤细胞阳性，部分瘤细胞沿毛囊生长。此病例经再次手术扩大切除后仍在原部位复发

## 结缔组织增生性黑素瘤（desmoplastic melanoma）

　　临床表现　中国人相对少见。多见于老年人面部，有时黏膜、肢端等部位也可发生结缔组织增生性黑素瘤。临床上因色素较少而多被误诊为瘢痕。

　　病理表现　表皮内可呈现原位黑素瘤的特点或不明显。真皮内改变在低倍镜下类似瘢痕组织，往往伴随有局灶性淋巴细胞浸润。高倍镜下增生的肿瘤细胞为梭形细胞，类似成纤维细胞，但可出现细胞形态不规则、细胞核大，核膜增厚，甚至出现不典型核分裂象。肿瘤局部可出现典型黑素瘤细胞形态，是诊断线索之一。有时出现肿瘤细胞沿血管或神经周围生长。免疫组化可选择的标记包括S100和SOX10，HMB45和Melan-A则为阴性，Ki67增殖指数通常大于5%，尤其是在肿瘤底部出现Ki67指数增高往往提示黑素瘤（图30.45）。

　　诊断要点　本病通常会被误诊为瘢痕或其他软组织肿瘤，高倍镜下可见肿瘤细胞有异型性。免疫组化S100和SOX10是最常用的鉴别诊断抗体。

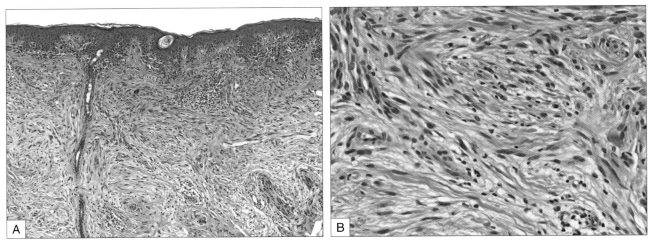

图 30.45　结缔组织增生性黑素瘤。A. 真皮内弥漫性梭形细胞增生，伴有表皮基底层散在黑素细胞增生；B. 真皮内梭形细胞有轻微的异型性。此病例表皮内增生的黑素细胞可提供诊断线索（日本木村铁宣医师提供）

## 色素痣恶变（melanoma developed on nevus）

临床表现　任何色素痣均可发生恶变，文献中报告的发生于先天性巨痣的恶变病例相对较多。对单个患者而言，色素痣恶变的风险无法预测。先天性巨痣恶变常表现为在原先色素痣局部出现生长加速、肿瘤性结节性改变、疼痛或溃疡性改变。先天性小痣恶变表现为在长期稳定的皮疹上突然出现皮疹增大，出现结节、溃疡、疼痛等表现。

病理表现　典型病例在镜下可同时观察到良性色素痣和恶性黑素瘤两种成分。发生于先天性巨痣的黑素瘤多在真皮内形成较大的肿瘤细胞结节，生长迅速，可发生于真皮、皮下脂肪层甚至深筋膜层。肿瘤结节多不规则，挤压周围组织甚至形成假包膜。肿瘤细胞以大的上皮样细胞为主，细胞体积大、胞浆丰富，核染色质明显加深，细胞异型性明显，与周围的痣细胞有显著区别。发生于小痣的恶变常表现为浸润性黑素瘤，偶尔也可表现为原位黑素瘤，与自发的黑素瘤病理特征类似，多数病例难以找到残留的良性痣细胞成分（图 30.46）。

诊断要点　需鉴别在色素痣基础上出现的结节性增生，后者往往细胞形态均一，无明显的细胞异型性和核分裂象。

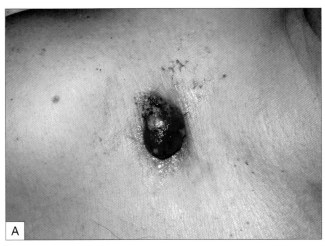
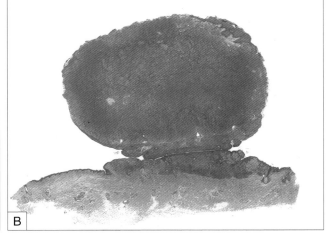

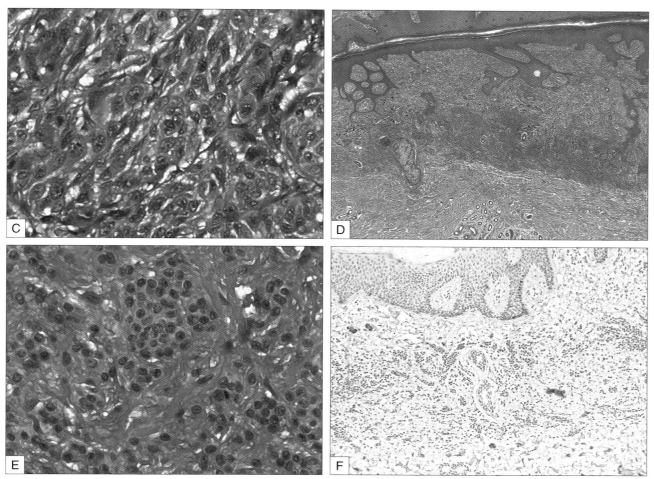

图 30.46 **色素痣恶变**。A. 肩部先天性黑色斑片，1 年前斑片增大，形成红色结节；B. 病理显示外生性结节；C. 肿瘤细胞为上皮样细胞，有明显的细胞异型性；D、E. 真皮局部可见残留的良性色素痣成分，细胞形态小，无异型性；F. 色素痣细胞 HMB45 阴性

## 转移性黑素瘤（metastatic melanoma）

　　临床表现　　通常为皮肤转移、淋巴结转移和脏器转移，在皮肤科通常能观察到的是皮肤和淋巴结的转移。皮肤的转移灶通常表现为在原发手术区周围或邻近解剖区域的皮肤出现黑色、青色或皮色的丘疹、结节。皮肤的淋巴结转移通常表现为局部淋巴结肿大，需要通过触诊、B 超或其他影像学方法进行初步诊断。

　　病理表现　　皮肤转移性黑素瘤通常分为亲表皮性转移性黑素瘤和非亲表皮性转移性黑素瘤。亲表皮性转移性黑素瘤表现为在真皮乳头层和表皮内的肿瘤细胞浸润，通常肿瘤直径较小而浸润深度相对较深，低倍镜下有时容易被误诊为色素痣。表皮内可见 Paget 样肿瘤细胞增生，但范围相对局限。细胞异型性明显，细胞核分裂象多见。非亲表皮性转移性黑素瘤表现为真皮内或脂肪组织内界线相对清晰的肿瘤，直径较大者边界多不规则，肿瘤缺乏明显的成熟现象，在深部仍可见色素，有时在真皮胶原束间可见散在的肿瘤细胞。肿瘤细胞异型性明显，细胞核分裂多见。淋巴结转移性黑素瘤通常表现为淋巴结结构被破坏，皮质区出现肿瘤细胞结节性改变，微小病灶可通过 Melan-A、SOX10 等染色确认（图 30.47~图 30.49）。

　　**诊断要点**　病史有重要诊断价值。亲表皮性转移性黑素瘤需在高倍镜下观察肿瘤细胞异型性，以免误诊。

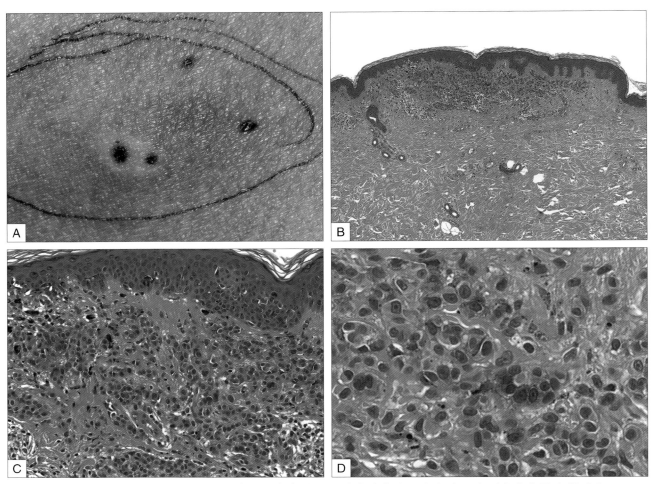

图 30.47　**黑素瘤皮肤转移**。A. 黑素瘤确诊患者突然出现的皮肤多发黑色斑疹，个别皮疹有晕痣样反应；B~D. 病理显示真皮浅层肿瘤细胞增生，表皮有轻度累及，高倍镜下显示细胞仅有轻微异型性。此病例如无相应临床病史，容易被误诊为色素痣

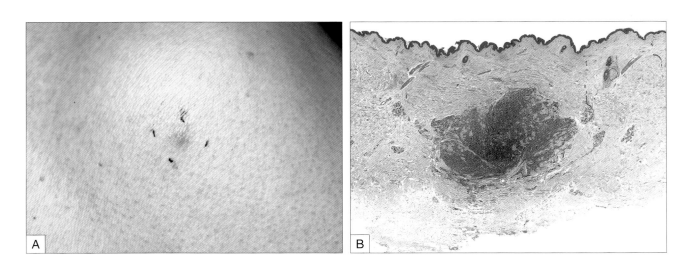

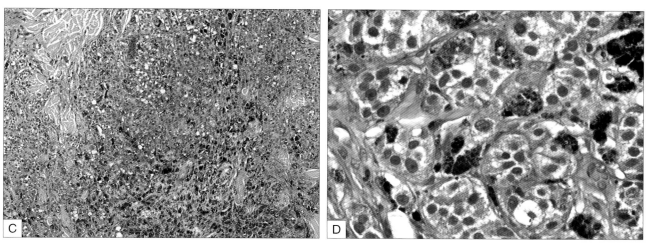

图 30.48　**黑素瘤皮肤转移**。A. 肩部蓝色丘疹；B~D. 病理类似细胞型蓝痣，高倍镜下细胞有轻度异型性

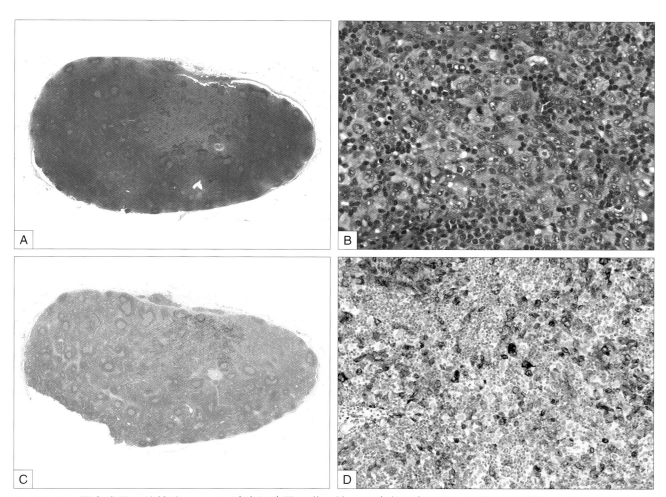

图 30.49　**黑素瘤淋巴结转移**。A、B. 肿瘤细胞累及淋巴结，因肿瘤细胞不产生色素不容易辨认；C、D. Melan-A 染色显示转移的肿瘤细胞

# Spitz 肿瘤（Spitz tumor）

　　在色素痣和黑素瘤之间存在交界性病变，其中最常见和最被关注的是 Spitz 肿瘤。研究者尝试用各种诊断标准去区分 Spitz 痣和 Spitz 痣样黑素瘤，但最终发现少数病例无法给出精确诊断。这一类病例在历史上有多种名称，如不典型 Spitz 痣、生物学行为无法肯定的黑素细胞肿瘤等。不同的 Spitz 肿瘤病例具有不同的基因突变或融合，一个患者可以同时出现多个基因的突变或融合。具有同样基因突变或融合基因的一组病例，其生物学行为可以是良性、交界性或恶性，其原因在于影响生物学行为的可能是多方面的，包括患者的免疫状况以及手术的方式等。

　　根据现有形态学诊断标准（甚至包括基因检测），不足以判断是良性 Spitz 痣或恶性 Spitz 痣样黑素瘤的病例可归为 Spitz 肿瘤。常见于儿童或成年人，表现为结节性改变，通常不发生溃疡。病理表现为结节性肿瘤细胞增生，多数情况下以真皮累及为主，肿瘤对称性良好，但高倍镜下可见到肿瘤细胞有轻微异型性或少数核分裂象。总之，形态学观察发现某些形态学特征倾向于良性，但也有某些特征倾向于恶性，导致最终无法给出良性或恶性的诊断。基因检测有助于缩小灰区，但无法完全解决所有病例的诊断。Spitz 肿瘤应当手术扩大切除并密切随访（图 30.50，图 30.51）。

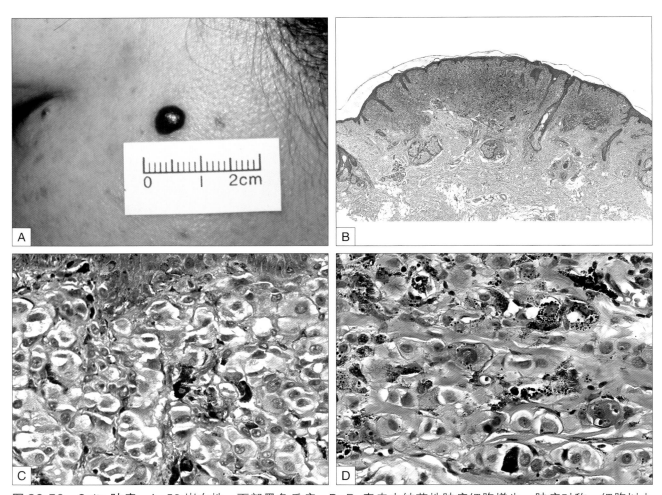

图 30.50　Spitz 肿瘤。A. 50 岁女性，面部黑色丘疹；B~D. 真皮内结节性肿瘤细胞增生，肿瘤对称，细胞以上皮样细胞增生为主，有明显的色素，有细胞异型性，无明显的核分裂象。此病例倾向于良性的特点包括圆形丘疹，对称性良好，细胞无明显的核分裂象，低增殖指数。倾向于恶性的特征包括 50 岁发病，肿瘤细胞有异型性，底部细胞仍有色素，成熟现象不明显。综合以上特征此病例诊断为 Spitz 肿瘤

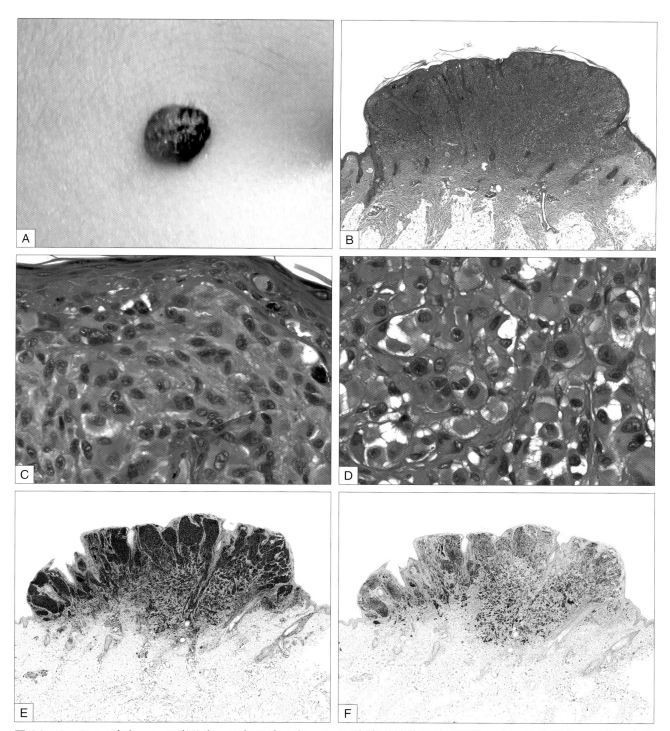

图 30.51　**Spitz 肿瘤**。A. 2 岁儿童，面部丘疹 1 年；B~D. 真皮内结节性肿瘤细胞增生，肿瘤不完全对称，左侧有明显色素，表皮内有单个处于核分裂象的肿瘤细胞，肿瘤细胞有轻度异型性；E. S100 阳性；F. p16 阳性。此病例倾向于良性的特点包括儿童，皮疹小，肿瘤局限，细胞核分裂象少见，p16 阳性，Ki67 低增殖指数。倾向于恶性的特征包括临床颜色不对称，病理上色素分布不对称，表皮内有处于核分裂象的肿瘤细胞，肿瘤细胞有轻度异型性。综合以上特征判断为 Spitz 肿瘤，现手术切除 2 年后无复发

# 31. 血管肿瘤 (Vascular Neoplasms)

　　按照西班牙 Luis Requena 教授的分类，血管肿瘤（血管增生性疾病）可大致分为以下几类：血管错构瘤、血管畸形、血管扩张、血管反应性增生、良性血管肿瘤、恶性血管肿瘤和血管周细胞肿瘤。血管错构瘤和血管畸形应当归为一类疾病，因为这两组疾病均为发育异常，与体细胞突变有关。色素性血管性错构瘤病是血管畸形和色素性疾病的组合，最常见的是鲜红斑痣合并太田痣。既往认为的小汗腺血管瘤样错构实际上不是错构瘤，而是一些血管畸形或血管肿瘤基础上出现的汗腺反应性增生，其中多数情况是淋巴管畸形合并汗腺反应性增生。比较常见的恶性血管肿瘤包括上皮样肉瘤样血管内皮瘤和头面部血管肉瘤，有时诊断需联合多个血管内皮标记。

## 目　录

## 鲜红斑痣（nevus flammeus）

　　**临床表现**　常见的发育畸形，表现为面部沿单侧分布的红色、暗红色斑片，个别患者可出现头颅血管发育异常。皮疹也可发生于其他部位。后期可出现皮疹肥厚或结节性改变。

　　**病理表现**　真皮以及脂肪层内扩张的小血管，管腔内充满红细胞。临床呈暗红色的皮疹血管直径较大，血管分布更深在。后期肥厚性皮疹表现为真皮内海绵状血管增生。结节性增生多表现为化脓性肉芽肿或动静脉血管瘤样改变，也可表现为海绵状血管增生（图 31.1，图 31.2）。

　　**诊断要点**　以临床诊断为主。后期肥厚性皮疹往往表现为真皮内呈海绵状的血管增生。

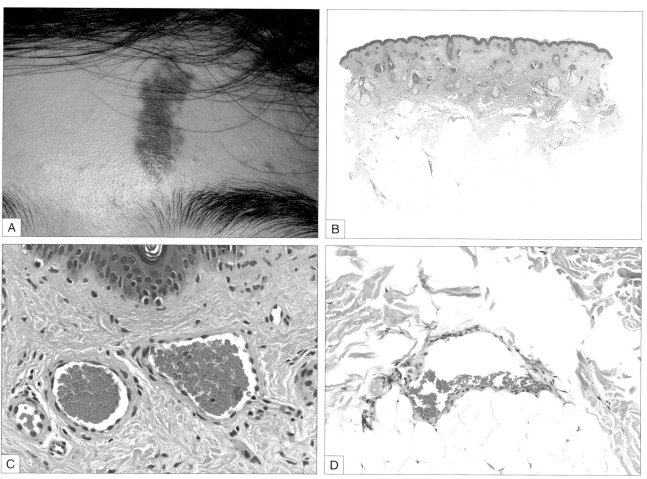

图 31.1 　鲜红斑痣。A. 额部红色斑片；B~D. 真皮内血管明显扩张，同时累及至皮下脂肪层血管

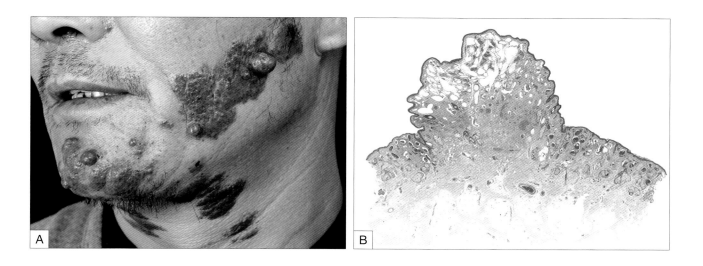

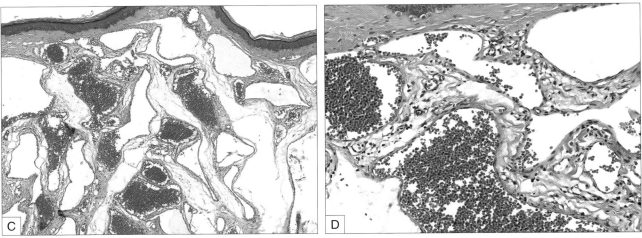

图 31.2　鲜红斑痣肥厚性皮疹伴丘疹及结节。A. 面部暗红色斑块，局部形成丘疹、结节；B~D. 真皮内血管腔明显增大、扩张，皮下脂肪层也有累及

## 疣状血管畸形（verrucous vascular malformation）

**临床表现**　又称为疣状血管瘤。表现为单个皮疹或沿单侧肢体发生的疣状红斑、斑块，个别病例可发生于躯干。不同病例可出现程度不等的疣状改变。

**病理表现**　真皮全层至皮下脂肪层的血管畸形。表皮明显增生，角化过度，伴真皮浅层畸形扩张的血管，类似血管角皮瘤。深部累及脂肪小叶，血管畸形程度不一。个别病例可出现反应性汗腺增生，容易被误诊为小汗腺血管瘤样错构（图 31.3）。

**诊断要点**　病理取材表浅的皮疹需与血管角皮瘤鉴别，本病累及皮下脂肪组织。

## 静脉畸形（venous malformation）

**临床表现**　出生即有的深蓝色皮下结节，生长缓慢，质地柔软，压之褪色，易发生于面部、肩颈部和四肢。也有患者表现为巨大皮疹，可造成肢体畸形或毁容性改变。

**病理表现**　真皮内大小不一的管腔，含有厚壁或管壁厚度不一的畸形静脉（图 31.4）。

**诊断要点**　以临床诊断为主，病理表现为大小不一的静脉管腔。

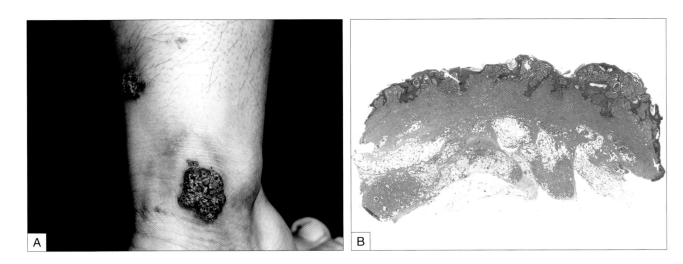

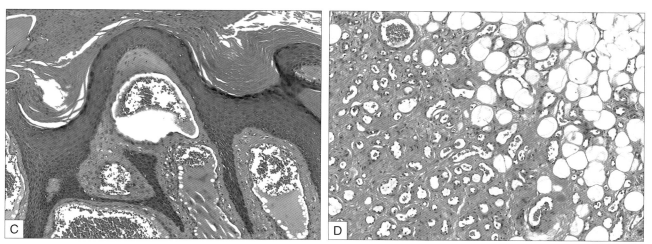

图 31.3　**疣状血管畸形**。A. 下肢角化性斑块；B~D. 病变累及真皮全层和皮下脂肪，表皮有显著角化和增生，真皮乳头血管扩张，皮下脂肪有明显的血管增生

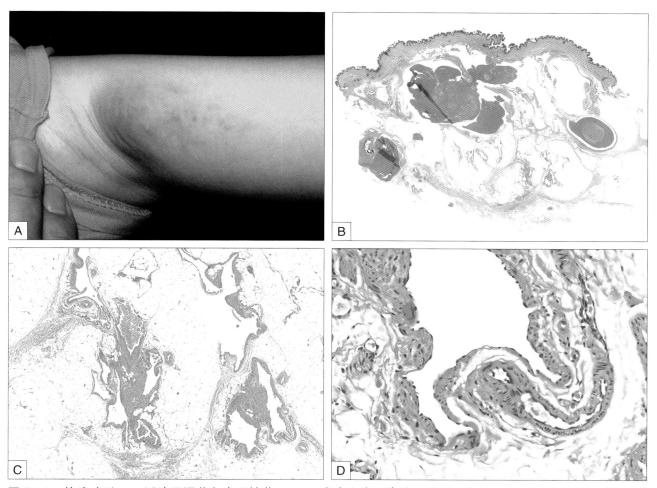

图 31.4　**静脉畸形**。A. 近腋下深蓝色皮下结节；B~D. 真皮和皮下脂肪层畸形直径较大的血管腔，部分管腔内可见血栓，畸形的血管壁可见肌性成分

# 淋巴管畸形（lymphatic malformation）

临床表现　包含一组疾病，以较小的淋巴管畸形为主的称为微囊型淋巴管畸形，又称为淋巴管瘤、浅表淋巴管畸形。表现为躯干或四肢多发的小丘疹，呈肤色或红褐色，如同蛙卵状改变，刺破后可流出乳糜样淋巴液。以较大的淋巴管畸形为主的称为巨囊型淋巴管畸形，往往表现为腋下、腹股沟等部位的皮下结节。囊性水瘤是发生在颈部、腋下的巨大淋巴管畸形。累及整个肢体的称为淋巴管瘤病。一些罕见的类型包括良性淋巴管内皮瘤等。

病理表现　微囊型淋巴管畸形表现为真皮乳头层显著的淋巴管扩张，通常为单层内皮细胞，管腔内可含有嗜酸性淋巴液。浅表淋巴管畸形并非真的浅表，在大多数病例可以捕捉到真皮深部乃至皮下组织的直径较大的畸形淋巴管，因此手术治疗后容易复发。巨囊型淋巴管畸形表现为直径相对更大的淋巴管扩张、畸形，一些大的管腔类似畸形静脉的结构。免疫组化通常表现为畸形管腔的内皮细胞 D2-40 局灶性阳性和 Prox1 阳性，其中直径小的管腔阳性率较高（图 31.5～图 31.7）。

诊断要点　临床可诊断，病理及免疫组化染色可确诊。所有的淋巴管畸形病理改变都是深在的。

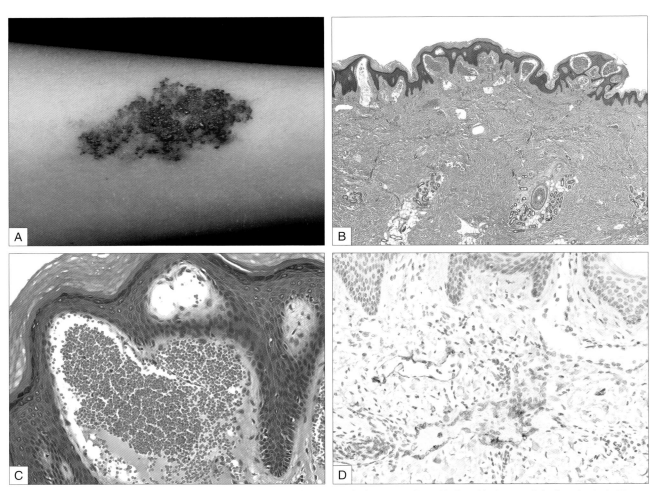

图 31.5　微囊型淋巴管畸形。A. 上肢多发紫红色丘疹；B. 真皮浅层可见扩张的淋巴管腔，同时真皮深部也有累及；C. 真皮乳头层扩张的管腔类似血管角皮瘤；D. 扩张的血管 D2-40 弱阳性，部分管腔阴性，这种现象在淋巴管畸形很常见

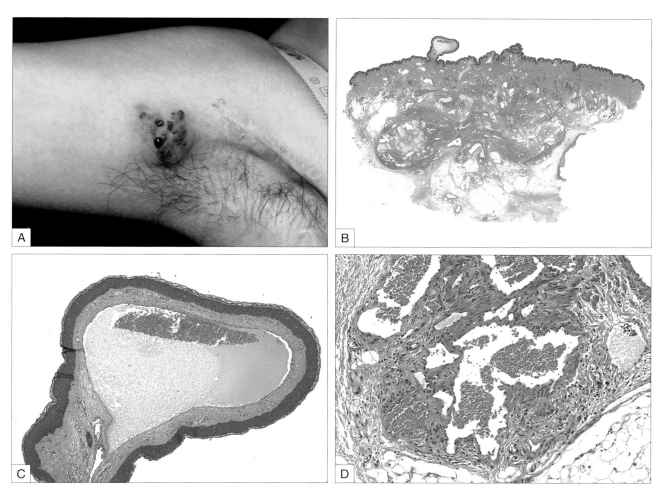

图 31.6　巨囊型淋巴管畸形。A. 腋下皮下结节，伴有多发丘疱疹；B. 病变以真皮深部为主，同时真皮乳头层有累及；C. 真皮乳头层淋巴管扩张，含嗜酸性淋巴液；D. 深在的畸形淋巴管含有肌性成分，与静脉畸形无法区别。此病例显示所谓的微囊型和巨囊型淋巴管畸形之间也存在重叠

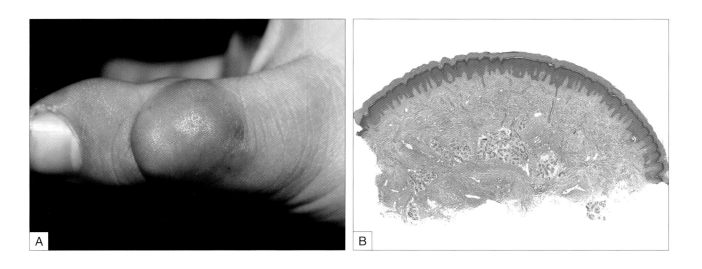

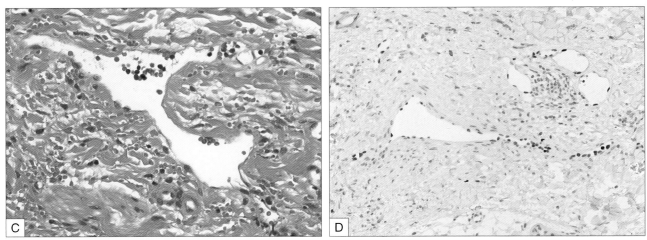

图 31.7　淋巴管畸形。A. 肢端结节；B、C. 真皮内可见多发裂隙状扩张管腔，高倍镜下可见红细胞外溢及含铁血黄素沉积；D. Prox1 阳性

## 伴有汗腺反应性增生的淋巴管畸形（lymphatic malformation with reactive eccrine gland hyperplasia）

临床表现　既往文献中报告的小汗腺血管瘤样错构（eccrine angiomatous harmatoma），实际上是多种不同种类的血管增生性疾病伴随有汗腺反应性增生，其中最常见的是淋巴管畸形，其他少见情况包括疣状血管畸形、丛状血管瘤和婴幼儿血管瘤。伴有汗腺反应性增生的淋巴管畸形多表现为以四肢为主的皮下结节、斑块，伴有局部多汗、多毛、紧张、疼痛等表现，常见受累部位包括肢端、踝关节、膝关节等部位。

病理表现　真皮内和脂肪间隔畸形的管腔，以薄壁血管为主。同时可以观察到反应性增生的汗腺。免疫组化提示畸形的管腔部分表达 D2-40 和 Prox1，提示为淋巴管分化。汗腺组织略肥大，并非发育畸形，而是在增生的血管提供充分营养的基础上发生的反应性增生（图 31.8）。

诊断要点　汗腺的反应性增生在很多血管性疾病中均可见。

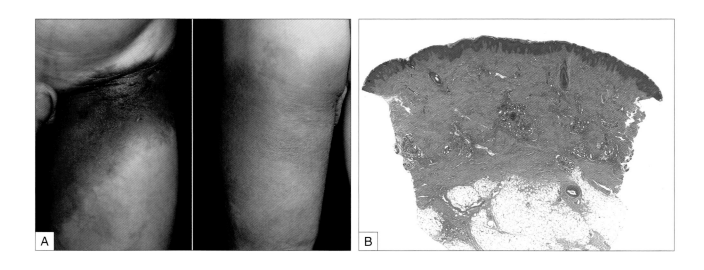

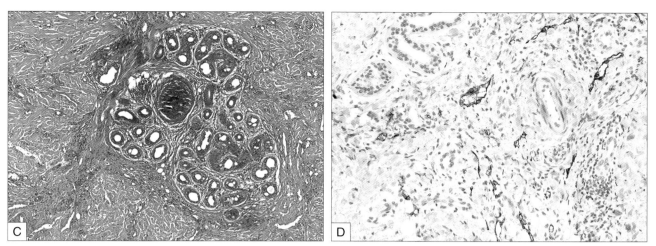

图 31.8　伴有汗腺反应性增生的淋巴管畸形（所谓的小汗腺血管瘤样错构）。A. 儿童大腿斑块，伴有多毛、多汗及疼痛；B、C. 真皮内可见多发裂隙状扩张管腔，同时伴有小汗腺增生；D. 裂隙状管腔 D2-40 染色阳性

## 静脉湖（venous lake）

临床表现　静脉湖和毛细血管动脉瘤（capillary aneurysm）是同一种疾病。临床表现为口唇、外阴或躯干部位单发红色或蓝色丘疹、结节，直径通常为数毫米。

病理表现　真皮局部毛细血管扩张，有时血管内含有大量红细胞。发生在口唇的静脉湖有时形成形态不规则的扩张管腔（图 31.9）。

诊断要点　外阴皮疹需与血管角皮瘤鉴别，后者往往为多发性皮疹。

## 血管角皮瘤（angiokeratoma）

临床表现　血管角皮瘤是一组异质性疾病，临床分为四个类型，包含弥漫性血管角皮瘤、肢端血管角皮瘤、外阴型血管角皮瘤和孤立性血管角皮瘤。①弥漫性血管角皮瘤：是系统性代谢异常性疾病，多在青少年期发病，表现为全身散在或局限于某个解剖区域的多发性角化性红丘疹。②肢端血管角皮瘤：多在青春期后出现，表现为手足背多发角化性红丘疹。③外阴型血管角皮瘤：多见于中老年人，表现为阴囊或大阴唇部位多发的紫红色小丘疹。④孤立性血管角皮瘤：表现为成年人躯干或四肢部位的单发丘疹结节性改变。

病理表现　不同类型的血管角皮瘤病理改变均类似，表现为真皮乳头层为主的血管扩张，血管壁为单层内皮细胞，无细胞异型性。免疫组化结果提示不同类型的血管角皮瘤均表达 Prox1，其中孤立性血管角皮瘤同时表达 D2-40（图 31.10，图 31.11）。

诊断要点　多数依据临床即可诊断。作者最近报告一种新的血管角皮瘤类型，此类血管角皮瘤表现为指腹或掌跖部位单发的斑疹或角化性斑疹，病理与其他几种类型血管角皮瘤类似，但不表达 Prox1，局灶性表达 WT-1，作者认为这种血管角皮瘤可能与外伤有关（图 31.12）。

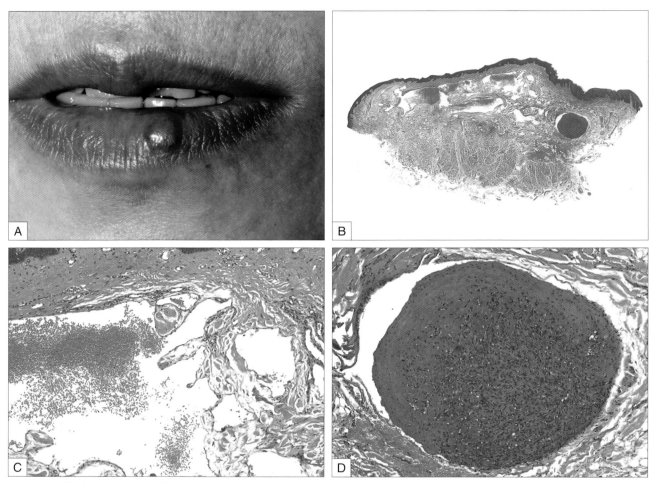

图 31.9　**静脉湖**。A. 口唇暗红色丘疹；B~D. 真皮内可见扩张的小血管，管壁较薄，局部有血栓形成及反应性血管内皮细胞增生

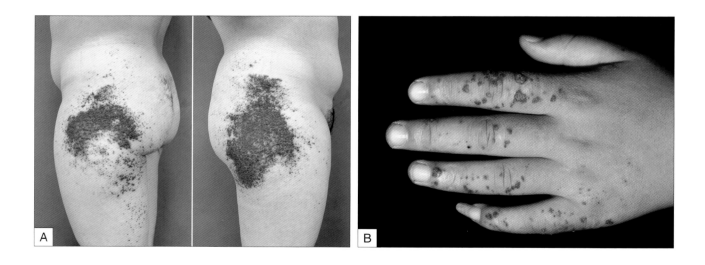

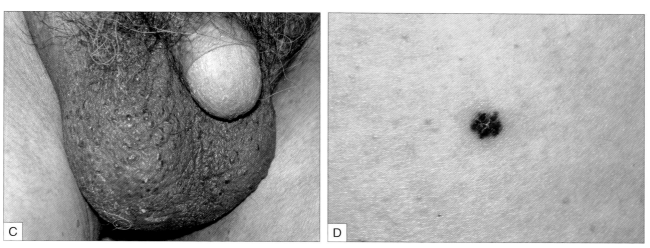

图 31.10　**血管角皮瘤亚型**。A. 弥漫性血管角皮瘤；B. 肢端血管角皮瘤；C. 阴囊血管角皮瘤；D. 孤立性血管角皮瘤

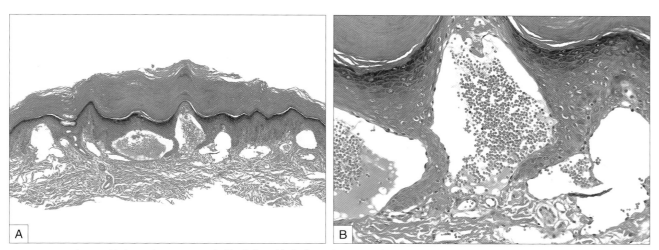

图 31.11　**肢端血管角皮瘤**。A、B. 角化过度，伴真皮乳头层明显扩张的管腔。其他类型的血管角皮瘤病理改变与之类似

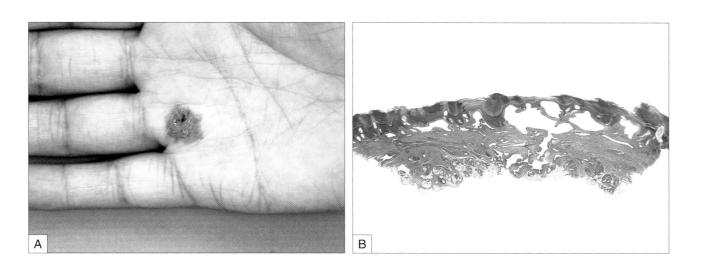

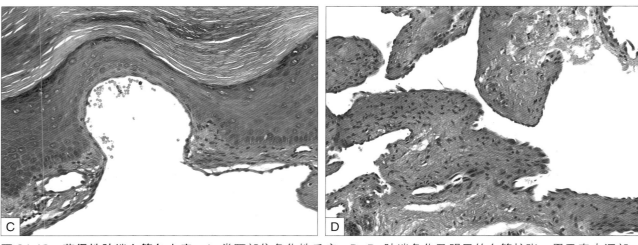

图 31.12 **获得性肢端血管角皮瘤**。A. 掌跖部位角化性丘疹；B~D. 肢端角化及明显的血管扩张，累及真皮深部。此病例可能与外伤有关

## 钉突样血管瘤（hobnail hemangioma）

临床表现 又称为靶样含铁血黄素性血管瘤。临床常表现为暗红色斑疹或丘疹，周围因出血可形成靶样外观。

病理表现 真皮浅层局限性血管扩张，包含皮疹中心明显扩张的血管及周围裂隙状血管。扩张的管腔可见明显的内皮细胞，朝管腔内形成钉突状外观。免疫组化显示 D2-40 阳性和 Prox1 阳性，提示淋巴管分化（图 31.13）。

诊断要点 作者认为钉突样血管瘤和孤立性血管角皮瘤是同一种疾病或相关联的类似疾病，都属于获得性的局限性淋巴管扩张。钉突样血管瘤在临床上存在靶样外观，可能与轻微外伤有关。既往文献中报告的部分钉突样血管瘤病例可能是被误诊的临床皮疹较小的微囊性淋巴管畸形。

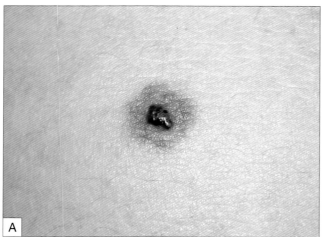

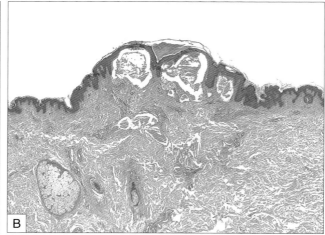

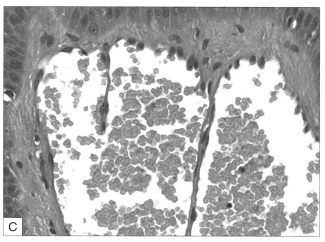
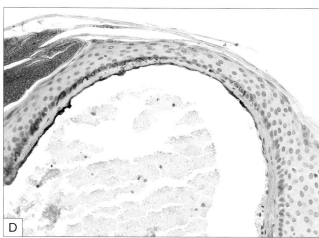

图 31.13　**钉突样血管瘤**。A. 临床表现为靶样外观；B、C. 病理改变与孤立性血管角皮瘤类似，可见扩张的淋巴管管腔；D. 管腔内皮局灶性表达 D2-40，为局灶性表达

## 获得性淋巴管扩张（acquired lymphangiectasis）

临床表现　本病为淋巴管回流障碍所致淋巴管扩张。最常见的原因为腰骶部、盆腔手术所致，其他原因包括丝虫病、过度肥胖等。临床表现为外阴部位多发丘疹，有时可出现破溃渗液。

病理表现　真皮乳头层淋巴管扩张，内含淋巴液。扩张的管腔免疫组化 D2-40 和 Prox1 阳性（图31.14）。

诊断要点　常发生于外阴，与手术等有关。

## 伴嗜酸性粒细胞增多的血管淋巴样增生（angiolymphoid hyperplasia with eosinophilia）

临床表现　多表现为以头面部、耳郭等部位为主的单发或多发丘疹、结节，也可发生在身体其他部位。

病理表现　本病又称为上皮样血管瘤，表现为真皮内血管增生，增生的血管内皮细胞呈上皮样形态。在增生的血管周围常有致密的淋巴细胞浸润，多数病例伴有不同程度的嗜酸性粒细胞浸润（图31.15）。

诊断要点　需与木村病（Kimura disease）鉴别，木村病是发生在耳周皮下的巨大结节、肿瘤。病理为类似淋巴结样形态，伴有明显的嗜酸性粒细胞浸润，无明显的血管内皮增生（图31.16）。

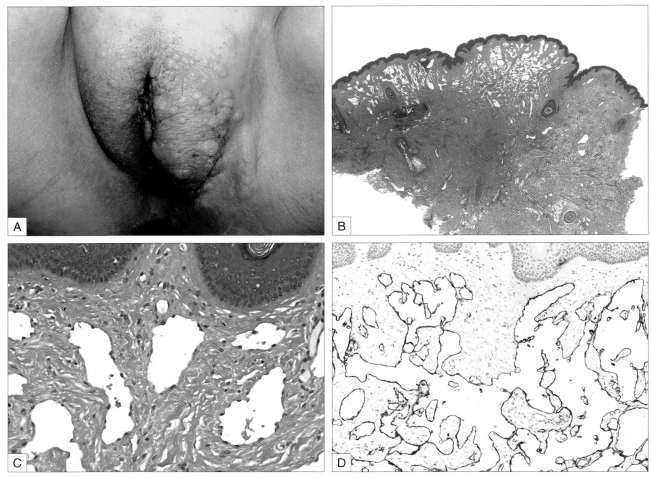

图 31.14 **获得性淋巴管扩张**。A. 外阴多发小丘疹；B、C. 真皮内可见明显的淋巴管扩张；D. 扩张的管腔 D2-40 阳性

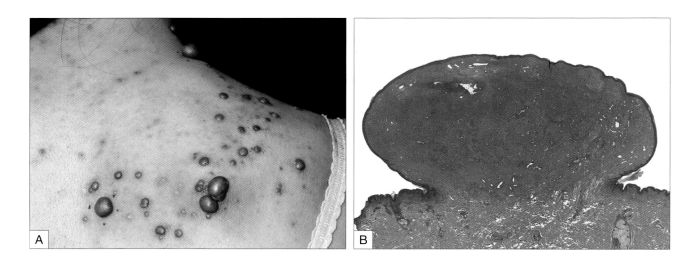

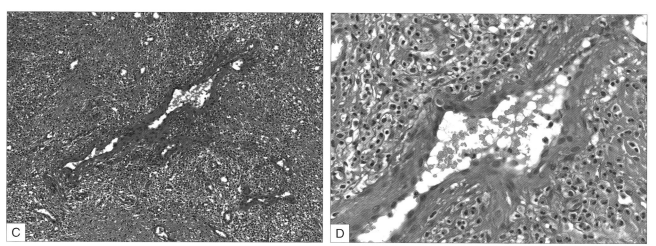

图 31.15 **伴嗜酸性粒细胞增多的血管淋巴样增生**。A. 肩背部多发丘疹；B. 外生性丘疹，真皮内有明显炎症；C、D. 可见明显肥大的血管，伴上皮样血管内皮细胞，周围有大量嗜酸性粒细胞浸润

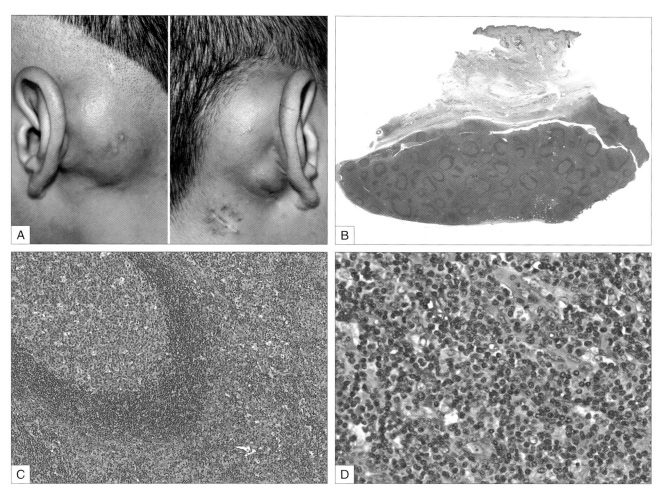

图 31.16 **木村病**。A. 双侧耳后肿胀性斑块；B~D. 皮下淋巴结样增生，可见明显的滤泡结构，高倍镜下可见大量嗜酸性粒细胞

# 化脓性肉芽肿（pyogenic granuloma）

**临床表现**　多表现为四肢、面部、口唇等容易受外伤部位出现的丘疹、结节，表面可有渗出、结痂。也有皮疹表现为光滑结节。部分皮疹可在鲜红斑痣基础上出现。少数皮疹形成多发簇集性丘疹。

**病理表现**　呈外生性息肉状结构，早期皮疹以水肿性基质为主，伴有内皮细胞增生。成熟期皮疹表现为分叶状毛细血管增生，有明显纤维间隔。晚期皮疹血管内皮细胞发生消退，遗留纤维化。部分皮疹在真皮内可见滋养血管，提示本病与血管损伤有关。个别病例增生的血管内皮细胞位于血管内，称为血管内化脓性肉芽肿（图 31.17，图 31.18）。

**诊断要点**　烫伤后化脓性肉芽肿是烫伤后形成的肉芽增殖，与本病有明显差异。

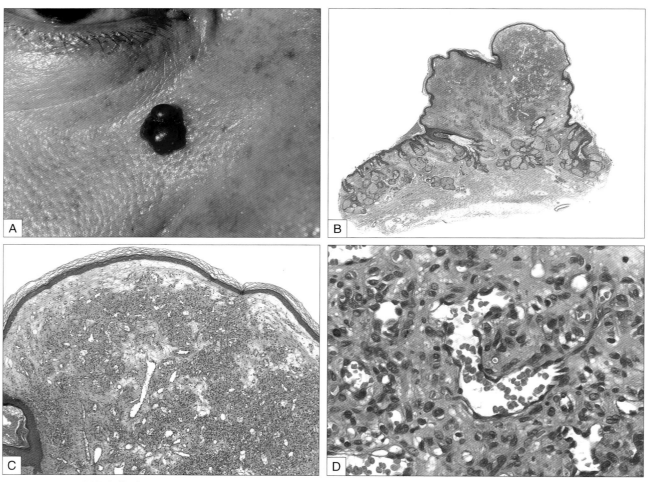

**图 31.17　化脓性肉芽肿**。A. 面部暗红色丘疹；B~D. 外生性丘疹，由真皮内分叶状结节形成，增生的血管内皮细胞排列致密，多数内皮细胞未形成管腔

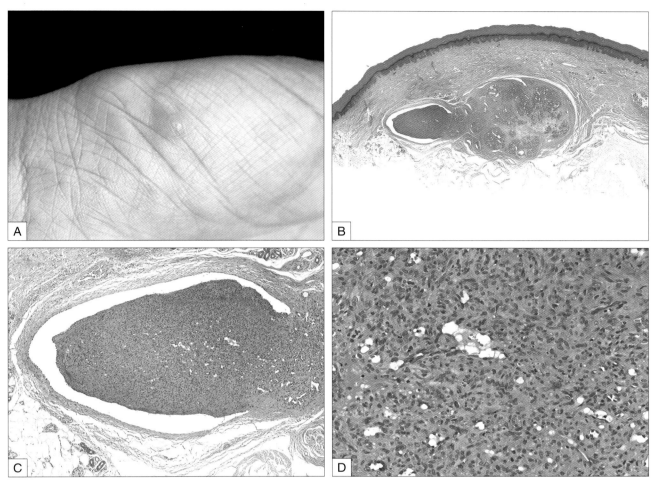

图 31.18　**血管内化脓性肉芽肿**。A. 大鱼际丘疹；B~D. 真皮内结节性增生，可见肿瘤团块发生于血管腔内，高倍镜下可见致密的血管内皮细胞

## 动静脉血管瘤（arteriovenous hemangioma）

　　临床表现　多表现为面部等部位单发丘疹、结节，部分病例可发生于鲜红斑痣基础上。

　　病理表现　真皮内血管增生，增生的血管有时呈螺旋状排列。增生的血管包含厚壁和薄壁血管，类似动脉和静脉结构。厚壁血管的管壁常厚薄不一，缺乏弹力纤维，提示非真性动脉，而是反应性改变（图 31.19）。

　　诊断要点　本病与外伤密切相关，病理上有时可见动静脉血管瘤与化脓性肉芽肿的重叠现象。

## 血管内乳头状内皮细胞增生（intravascular papillary endothelial hyperplasia, Massons tumor）

　　临床表现　非独立病种，是不同类型的血管增生性疾病发生局部反应性增生的结果。

　　病理表现　大体上呈现原发血管肿瘤的特点，如静脉湖、静脉畸形、血肿等。在切片局部或大部分区域可出现血管腔内内皮细胞增生，形成网状或乳头状排列，类似血管肉瘤的浸润模式，但范围局限，细胞无异型性。有时在其他视野可见以血栓结构或成纤维细胞增生为主的区域，提示本病为反应性增生，有可能是血栓后的继发反应（图 31.20）。

诊断要点　需与血管肉瘤鉴别，血管肉瘤呈浸润性生长，肿瘤细胞有明显异型性。

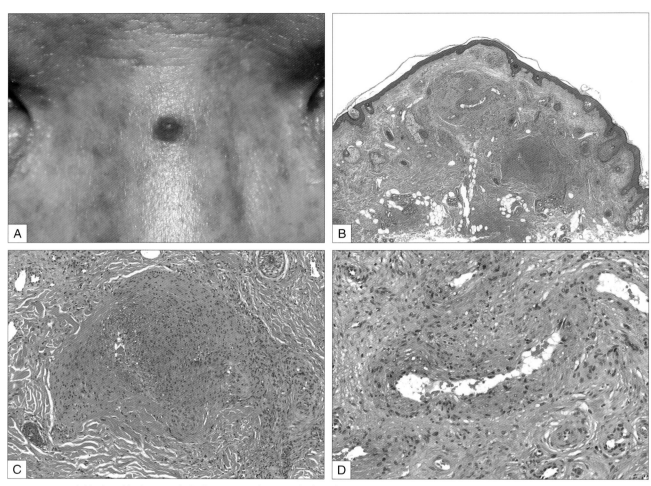

**图 31.19　动静脉血管瘤**。A. 鼻根部红色丘疹；B. 真皮内螺旋状分布的血管腔；C. 部分为厚壁血管；D. 部分为薄壁血管

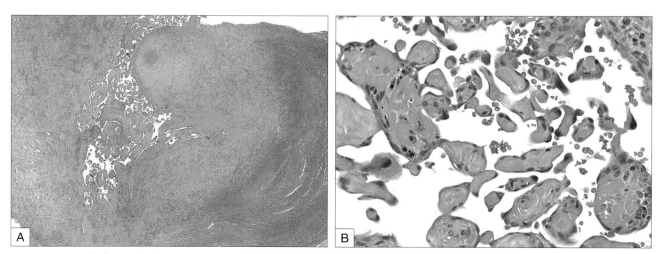

**图 31.20　血管内乳头状内皮细胞增生**。A. 临床病史和低倍镜下显示原发皮疹为血肿，局部有网状内皮细胞增生；B. 增生的内皮细胞分割胶原，形成网状和乳头状排列，但细胞无异型性

# 婴幼儿血管瘤（infantile hemangioma）

　　**临床表现**　又称为草莓状血管瘤，为最常见的血管瘤类型。见于婴幼儿身体任何部位，表现为红斑、斑片、斑块和肿瘤，部分生长快速者或位于口唇、外阴等特殊部位，容易发生糜烂。婴幼儿血管瘤生长迅速，短期内可见到皮疹明显的变化，这是与鲜红斑痣以及静脉畸形在临床上的主要区别。

　　**病理表现**　血管内皮细胞增生，增生的内皮细胞可累及真皮浅层、深层或皮下脂肪小叶。典型皮疹表现为致密的内皮细胞增生，高倍镜下细胞形态均一，无异型性。晚期皮疹可发生消退和纤维化，增生的内皮细胞密度降低。累及皮下脂肪的婴幼儿血管瘤有时可在真皮或皮下见到较大的静脉结构。增生的血管内皮细胞表达 CD31、GLUT-1 和 WT-1（克隆号 6F-H2）（图 31.21）。

　　**诊断要点**　临床有快速生长过程，可区别于鲜红斑痣和静脉畸形。病理为致密的血管内皮细胞增生。

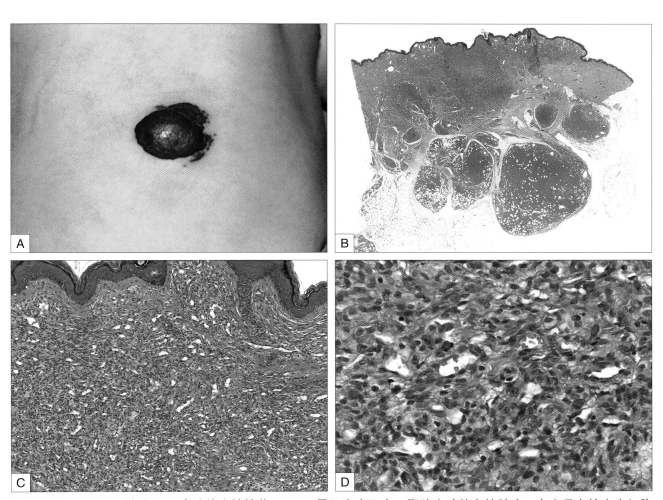

图 31.21　**婴幼儿血管瘤**。A. 胸壁外生性结节；B~D. 累及真皮及皮下脂肪小叶的血管肿瘤，有大量血管内皮细胞增生

# 樱桃状血管瘤（cherry angioma）

临床表现　又称为老年性血管瘤。多发生于老年人，但部分中青年也可出现。单发或多发皮疹，以多发皮疹更常见。表现为躯干或上肢为主的红色丘疹，直径为数毫米，质软，光滑。

病理表现　外生性丘疹，真皮内可见较多增生的血管内皮细胞形成小的管腔，血管密度比化脓性肉芽肿低，管腔内可见红细胞，无水肿性基质和明显的纤维间隔（图31.22）。

诊断要点　樱桃状血管瘤的血管内皮细胞全部形成管腔分化，化脓性肉芽肿有部分血管内皮细胞未形成管腔。

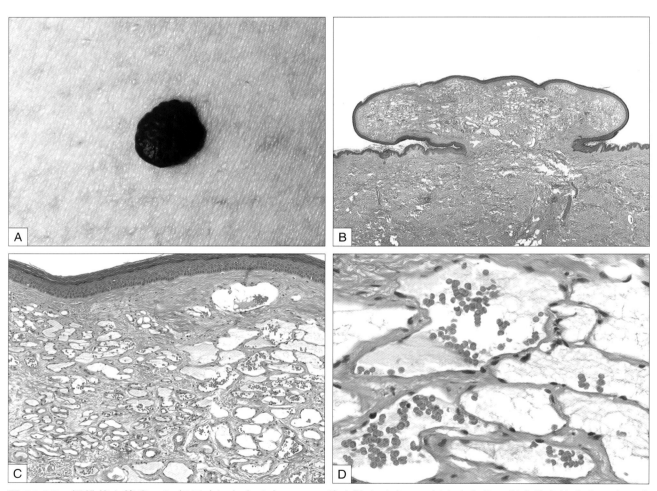

图31.22　樱桃状血管瘤。A.躯干暗红色小丘疹；B~D.外生性小丘疹，两侧表皮包绕，增生的血管内皮细胞形成管腔

## 匐行性血管瘤（angioma serpiginosum）

**临床表现**　多见于女性，表现为自青春期开始或成年后发生的以单侧肢体为主的多发簇集红色小丘疹，皮疹呈局限性或带状分布，单个皮疹直径不超过 1mm。

**病理表现**　真皮乳头层血管内皮细胞增生，有时可累及真皮中部。切片中央可见血管内皮细胞数量增加。有文献报告血管壁周围有纤维性基质，导致管壁增厚，作者认为这种现象并不常见（图 31.23）。

**诊断要点**　以临床诊断为主，有时需连续切片才能发现血管内皮细胞增生。

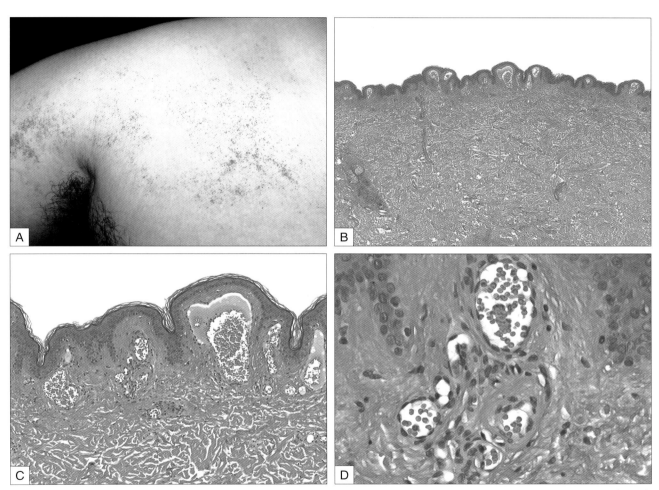

图 31.23　**匐行性血管瘤**。A. 胸部及上肢分布的多发针头大小丘疹；B~D. 真皮乳头层血管扩张，高倍镜下有轻度的血管内皮细胞增生现象

## 丛状血管瘤（tufted angioma）

　　**临床表现**　可见于婴幼儿及成人。早期皮疹表现为红斑、斑片，成熟期皮疹形成坚实的斑块、结节。部分皮疹可形成环状形态。皮疹质地往往较坚实，颜色可为暗红色，患者自觉紧张或疼痛，与婴幼儿血管瘤有明显区别。

　　**病理表现**　早期皮疹表现为真皮内扩张的管腔，以裂隙状血管为主，在局部可见团块状分布的血管内皮细胞。典型皮疹表现为真皮内结节性内皮细胞增生，呈丛状排列，增生的内皮细胞排列致密，可形成裂隙状血管，其周围可见不同程度扩张的淋巴管。肿瘤细胞部分表达 D2-40 和 Prox1 标记，周围扩张的淋巴管 D2-40 和 Prox1 阳性（图 31.24，图 31.25）。

　　**诊断要点**　丛状血管瘤内皮细胞增生致密，部分肿瘤细胞呈淋巴管分化，与婴幼儿血管瘤有显著差异。

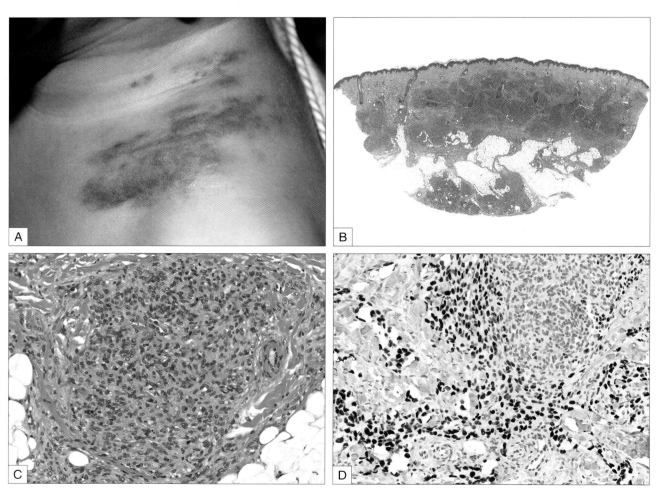

图 31.24　**丛状血管瘤**。A. 肩部浸润性红色斑块；B、C. 真皮至皮下呈现丛状分布的肿瘤细胞团块增生，增生的细胞形成致密的肿瘤团块，内皮细胞分化特征不明显；D. 肿瘤细胞局灶性表达 Prox1

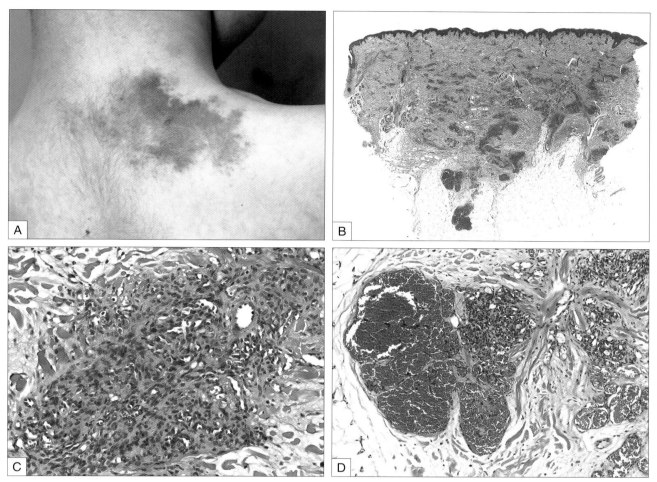

图 31.25　**丛状血管瘤**。A. 背部浸润性红色斑块；B、C. 真皮全层丛状散在分布的肿瘤结节，增生的细胞形成致密的肿瘤团块；D. 肿瘤细胞局部形成明显的管腔分化

## Kaposi 样血管内皮瘤（Kaposiform hemangioendothelioma）

　　**临床表现**　本病和丛状血管瘤是谱系性疾病。典型病例表现为结节、肿瘤，皮疹呈暗红色，直径为数厘米，质地坚实。

　　**病理表现**　表现为真皮内弥漫性内皮细胞增生，增生的内皮细胞排列致密，形成裂隙状管腔，伴有出血现象，类似 Kaposi 肉瘤，但无细胞异型性。在肿瘤团块周边可见少量结节状肿瘤团块分布，这部分病理改变类似丛状血管瘤。在肿瘤的部分区域，尤其是周边或肿瘤深部可见扩张的淋巴管腔。在免疫组化标记和丛状血管瘤类似，部分肿瘤细胞表达 D2-40 和 Prox1（图 31.26）。

　　**诊断要点**　肿瘤细胞形态学、免疫标记与丛状血管瘤一致，区别在于肿瘤细胞呈弥漫性生长。

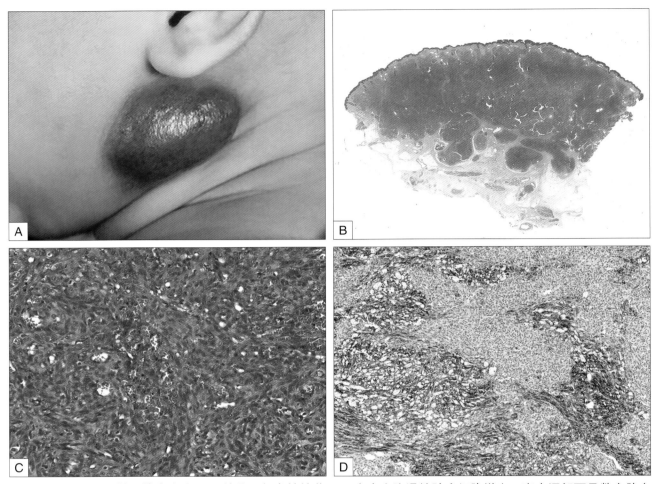

图 31.26　**Kaposi 样血管内皮瘤**。A. 幼儿面部实性结节；B. 真皮内弥漫性肿瘤细胞增生，真皮深部可见数个散在结节，类似丛状血管瘤特点，提示本病与丛状血管瘤呈谱系性改变；C. 肿瘤细胞排列致密，为均质小上皮样细胞，局部有明显红细胞；D. 肿瘤细胞局部表达 D2-40

## 梭形细胞血管瘤（spindle cell hemangioma）

　　临床表现　既往称为梭形细胞血管内皮瘤，多表现为四肢末端丘疹、结节、肿瘤，皮疹常多发，切除后容易复发。部分患者合并软骨发育不全，称为 Maffuci 综合征。

　　病理表现　真皮内结节性肿瘤性改变，病变包含两种区域，包括以较为明显的管腔形成为主的海绵状区域，以及以致密内皮细胞增生为主，类似 Kaposi 肉瘤形态的增生区域。肿瘤细胞为梭形或小椭圆形，无细胞异型性。肿瘤细胞局灶性表达 D2-40 和 Prox1（图 31.27）。

　　诊断要点　肿瘤细胞形成致密性增生或海绵状增生模式，为小椭圆形细胞，局灶性表达淋巴管标记。

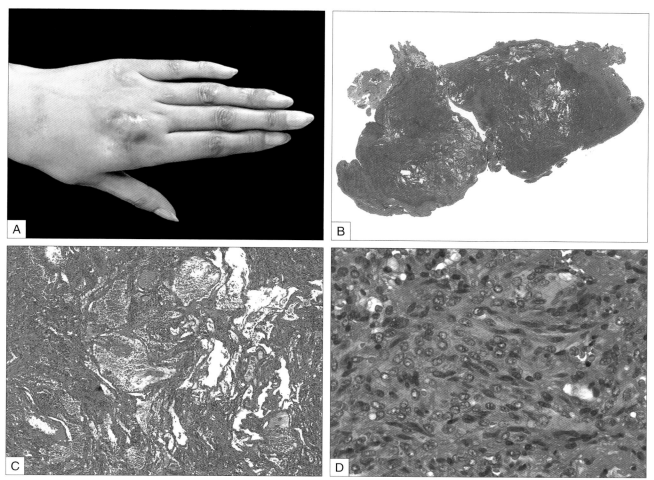

图 31.27 **梭形细胞血管瘤**。A. 手部多个皮下结节，可见原发皮疹切除后形成的瘢痕；B. 真皮内剥除的肿瘤，边界相对清楚；C. 局部可见海绵状增生区，形成大小不一的管腔；D. 实性增生区，表现为以小椭圆形细胞为主的增生

## 卡波西肉瘤（Kaposi sarcoma）

临床表现　国内见到的 Kaposi 肉瘤多为新疆维吾尔族人群发生的 Kaposi 肉瘤、艾滋病相关的 Kaposi 肉瘤、移植患者免疫抑制所导致的 Kaposi 肉瘤。临床可分为斑片期、斑块期和肿瘤期。皮疹常发生于四肢、口腔等部位，为暗紫红色斑疹、斑块、结节或肿瘤。

病理表现　斑片期 Kaposi 肉瘤内皮增生不明显，低倍镜下容易被忽略，表现为真皮内稀疏的裂隙状血管，细胞异型性不明显。斑块期和肿瘤期皮疹血管内皮细胞增生明显，可见明显的裂隙状管腔和血管外红细胞，有时可见明显的浆细胞浸润。肿瘤期皮疹有明显的细胞异型性。肿瘤细胞表达 D2-40、Prox1 和 HHV8（图 31.28）。

诊断要点　肿瘤细胞早期表现为增生的裂隙状管腔，表达淋巴管标记，HHV8 阳性。

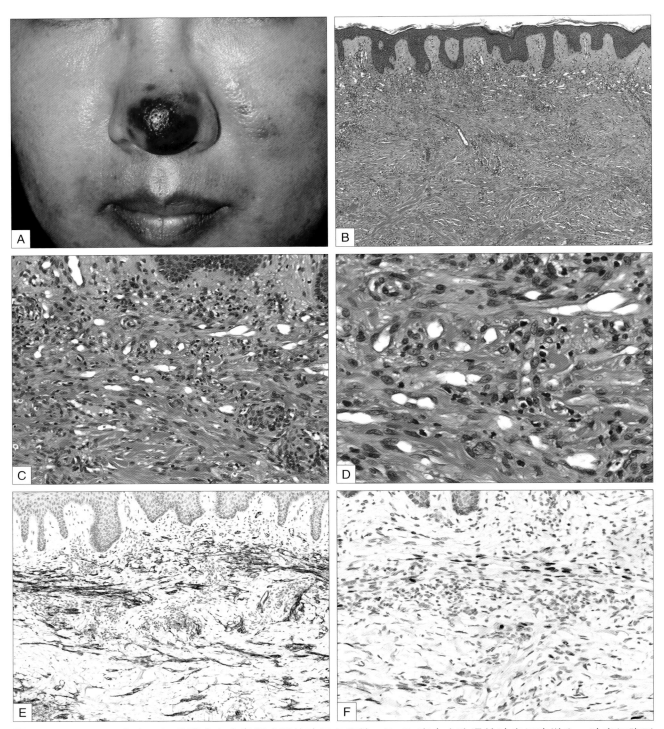

图 31.28　Kaposi 肉瘤。A. 艾滋病患者鼻部出现的暗红色斑块；B~D. 真皮内弥漫性肿瘤细胞增生，肿瘤细胞形成裂隙状管腔；E. 增生的肿瘤细胞 D2-40 染色阳性；F. 肿瘤细胞 HHV-8 染色阳性

## 上皮样肉瘤样血管内皮瘤（epithelioid sarcoma-like hemangioendothelioma）

**临床表现**　多见于成年人，表现为以四肢为主的皮疹，可形成单发或多发结节、溃疡、肿瘤，多数为低度恶性，但部分可转移，临床和上皮样肉瘤难以区分。

病理表现　表现为真皮或深在软组织上皮样细胞或圆胖的梭形细胞增生，形成片状或条索状改变。增生的内皮细胞胞浆丰富，细胞可有轻度异型性，但核分裂象少见。切片上罕见成熟管腔分化，与上皮样肉瘤不容易鉴别。肿瘤细胞可表达角蛋白，多数病例 EMA 和 CD34 阴性。肿瘤细胞表达 CD31、ERG 等相对特异性血管内皮标记，INI-1 弥漫阳性（图 31.29）。

诊断要点　ERG 和 INI-1 的弥漫阳性表达提示上皮样肉瘤样血管内皮瘤。上皮样肉瘤 INI-1 阴性。

## 头面部血管肉瘤（angiosarcoma of the scalp and face）

临床表现　多见于老年人，表现为头面部暗红色斑片、斑块或肿瘤。早期皮损类似外伤后瘀斑。进展快，呈高度侵袭性。

病理表现　真皮内血管内皮细胞增生，早期仅可见扩张的管腔，但高倍镜下可见细胞有异型性。部分病例肿瘤内皮细胞浸润性生长于胶原之间，形成胶原分割现象。晚期可形成片状肿瘤细胞增生，细胞形态从梭形细胞至上皮样细胞，不同病例细胞形态差别较大。部分肿瘤细胞可形成胞浆内空泡，或出现胞浆空泡内红细胞，提示血管分化。部分肿瘤分化差，需要免疫组化鉴别（图 31.30，图 31.31）。

诊断要点　寻找可靠的管腔分化是诊断血管肉瘤的重要线索，免疫组化抗体如 CD31、ERG 相对特异。

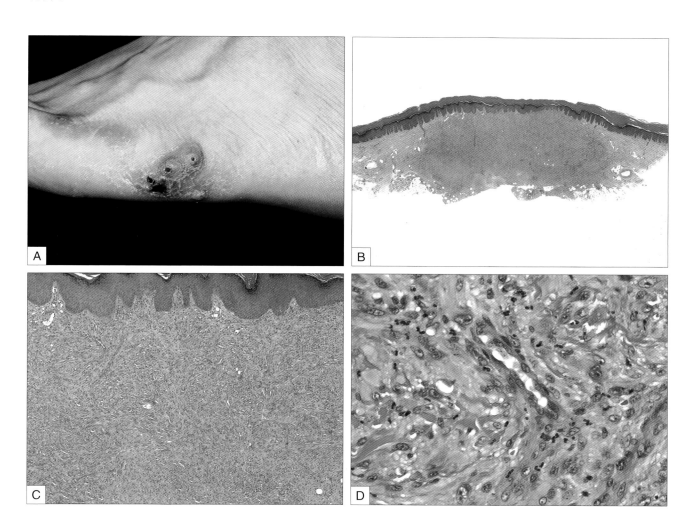

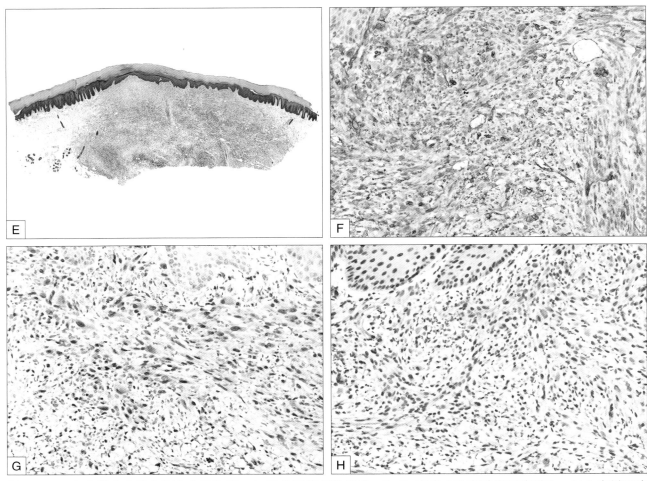

图 31.29　上皮样肉瘤样血管内皮细胞瘤。A. 足外侧缘多发丘疹；B~D. 真皮内致密肿瘤细胞增生，以上皮样细胞增生为主，血管内皮分化依据不明显；E. 肿瘤细胞角蛋白阳性；F. CD31 弱阳性；G. ERG 阳性；H. INI-1 阳性

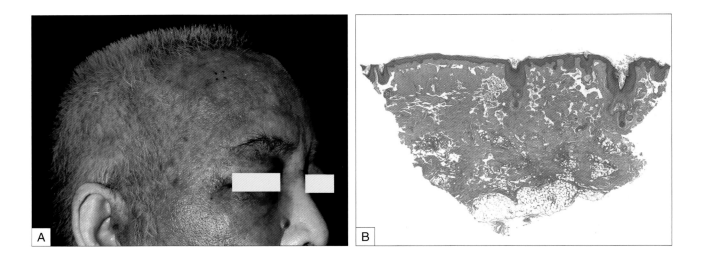

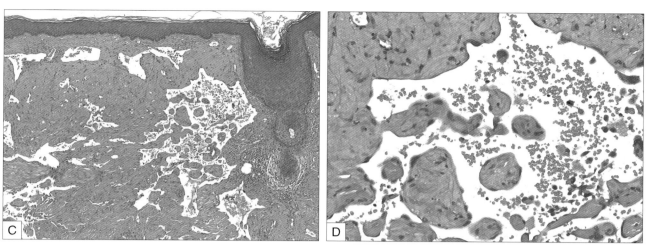

图 31.30 **头面部血管肉瘤**。A. 老年人面部弥漫性红斑；B~D. 真皮内可见明显的扩张血管，形成不规则的管腔并分割胶原，增生的内皮细胞有异型性

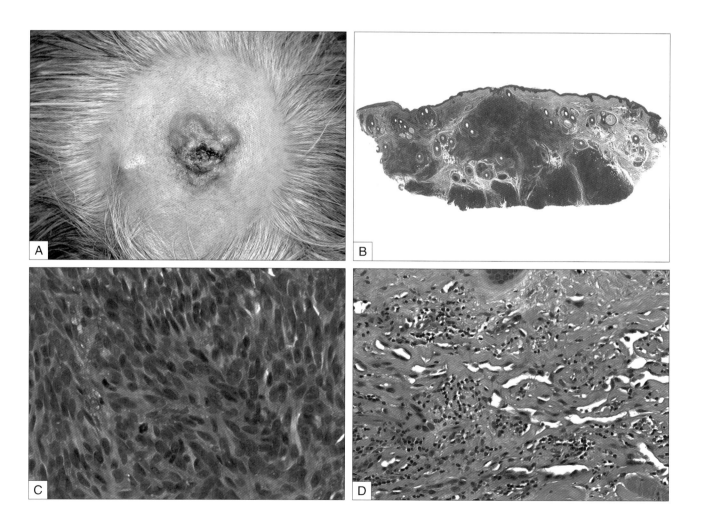

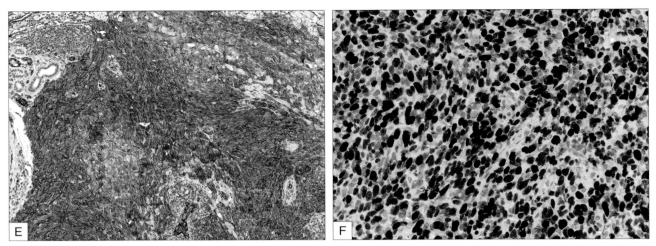

图 31.31　头面部血管肉瘤。A. 头皮斑块，局部有溃疡形成；B~D. 真皮内嗜碱性肿瘤团块，中央的肿瘤细胞为致密的梭形细胞，血管分化不明显，但肿瘤周边可见明显的管腔分化；E. CD31 阳性；F. Ki67 染色显示高增殖指数

## 上皮样血管肉瘤（epithelioid angiosarcoma）

　　临床表现　本病是病理诊断，临床可以是老年人头面部相关血管肉瘤、放射相关血管肉瘤、淋巴水肿相关血管肉瘤或其他类型。

　　病理表现　表现为上皮样肿瘤细胞形成的结节性改变，肿瘤细胞有不同程度的胞浆内空泡化现象，局部可见相对成熟的管腔分化。肿瘤细胞染色质深，有明显的细胞异型性和核分裂象，与上皮样肉瘤样血管内皮细胞瘤的细胞形态有明显差别。肿瘤细胞可表达上皮性标记如角蛋白、EMA 等，同时不同程度的表达血管内皮标记（图 31.32）。

　　诊断要点　上皮样血管肉瘤是血管肉瘤的病理形态变异，可借助免疫组化鉴别。

## 血管球瘤（glomous tumor）

　　临床表现　多见于甲下，表现为疼痛性蓝色甲下结节。也可见于四肢等部位。

　　病理表现　结节性肿瘤细胞增生，肿瘤细胞为小圆形血管球细胞，细胞形态均一，局部可见小血管腔。部分病例局部可出现平滑肌细胞分化。甲下血管球细胞常有明显的黏液。瘤细胞表达 SMA 而 Desmin 常阴性（图 31.33）。

　　诊断要点　需鉴别汗孔瘤，本病是软组织来源肿瘤，而汗孔瘤是上皮性肿瘤。

## 血管球静脉畸形（glomuvenous malformation）

　　临床表现　类似静脉畸形。

　　病理表现　低倍镜下表现为真皮内大小不一的管腔，类似静脉畸形。管壁可见多层血管球细胞增生，不同病例和不同视野血管球细胞增生的程度不一（图 31.34）。

　　诊断要点　病理需鉴别静脉畸形，本病在管壁周围有血管球结构。

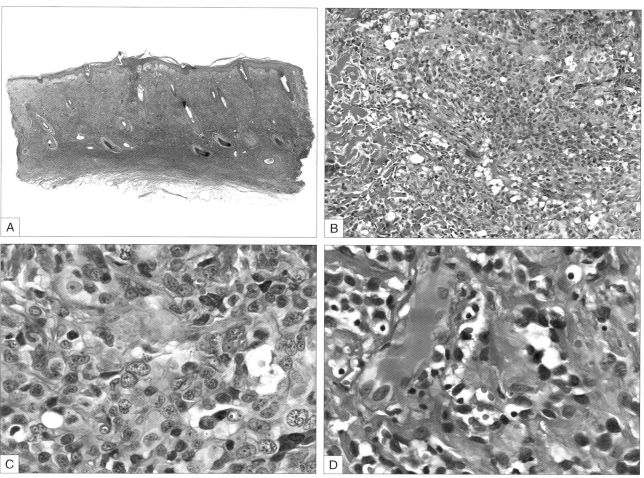

图 31.32　**上皮样血管肉瘤**。A. 真皮内弥漫肿瘤细胞增生；B、C. 肿瘤细胞为明显的上皮样形态，血管内皮分化不明显；D. 局部视野可见肿瘤细胞形成管腔并含有红细胞，是判断血管内皮细胞分化的线索。此病例临床为头面部血管肉瘤

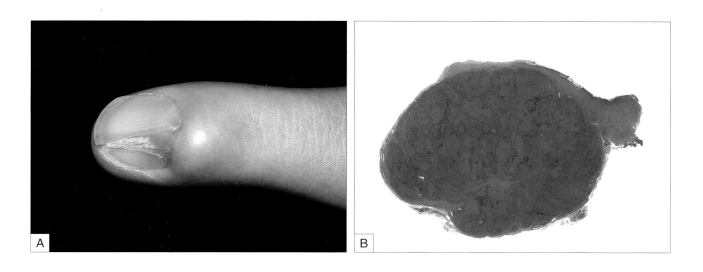

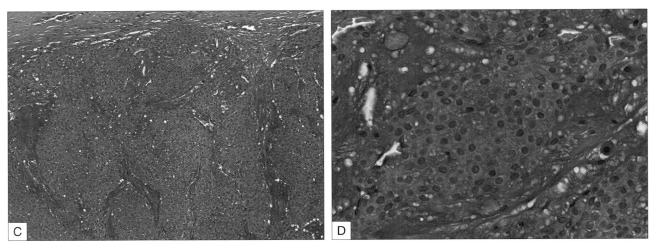

图 31.33　**血管球瘤**。A. 甲下丘疹，因挤压导致甲板萎缩变形；B~D. 真皮内边界清楚的肿瘤结节，由均质的圆形血管球细胞组成，周围有丰富黏液

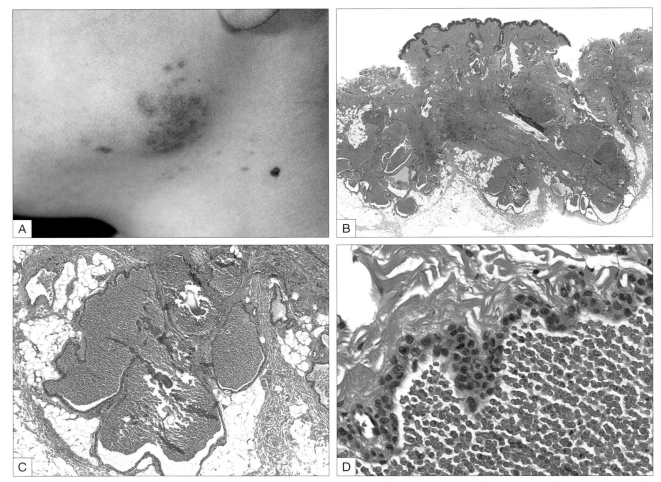

图 31.34　**血管球静脉畸形**。A. 面部蓝色斑块；B~D. 真皮及皮下脂肪大小不一的管腔，类似静脉畸形的结构，高倍镜下可见管壁附着有增生的血管球细胞

## 肌周皮细胞瘤（myopericytoma）

临床表现　单发的丘疹、结节，多见于四肢等部位。

病理表现　结节性增生，增生的肿瘤细胞以梭形或小椭圆形细胞增生为主，局部富于黏液，形成洋葱皮样排列。部分病例局部可见海绵状增生区域。免疫组化显示增生的细胞与肌纤维母细胞表型类似，即表达 SMA，不表达 desmin（图 31.35）。

诊断要点　沿血管的洋葱皮样肿瘤细胞增生是本病的特点。

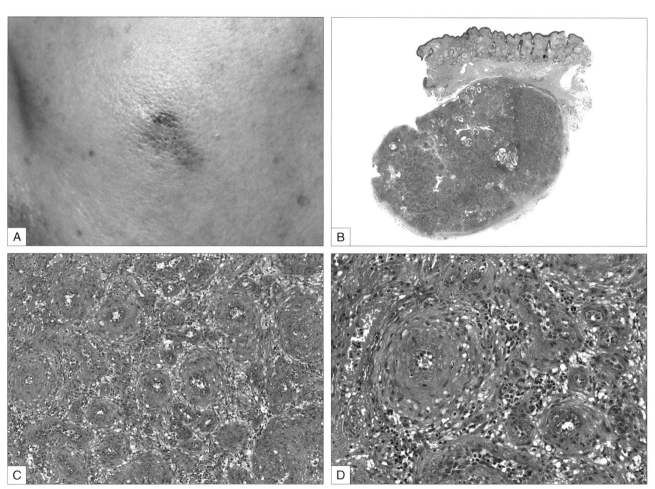

图 31.35　**肌周皮细胞瘤**。A. 面部局限的皮下结节；B~D. 真皮深部边界清楚的结节，增生的肿瘤细胞围绕血管腔形成洋葱皮样改变

了解外周神经的解剖与结构有助于理解皮肤神经系统来源肿瘤。常见的包括神经纤维瘤、神经鞘瘤以及神经束膜瘤等。一些发育畸形如皮肤脑膜瘤、鼻胶质瘤等也归于此章节。一些肿瘤如细胞型神经鞘黏液瘤、Merkel 细胞癌不属于神经系统来源肿瘤，因历史原因也归于此章节描述。

## 目 录

## 皮肤脑膜瘤（cutaneous meningioma）

临床表现　皮肤脑膜瘤分为 3 种类型：①发生于头皮中线、脊柱等中线部位的脑膜组织异位；②发生于眼、耳等脑神经穿出部位的增生性脑膜组织；③颅内脑膜瘤进展到皮肤。皮肤科能见到的基本是第一种类型，即脑膜组织异位，是胚胎发育中残留在皮肤的少量脑膜细胞。通常表现为头皮正中部位局部脱发，形成丘疹、结节，也可在脊柱对应部位出现皮疹。文献中对这一疾病有多种命名，包括脑膜异位、脑膜错构瘤、脑膜膨出等，1974 年 Lopez 等发表论文认为它们都属于皮肤脑膜瘤的第一种类型。

病理表现　真皮深部或位于皮下脂肪层的肿瘤细胞增生，局部可呈片状分布，部分视野可形成类似血管腔样的假性管腔结构。肿瘤细胞为小的椭圆形或上皮样细胞，细胞形态均一，无异型性。有时在局部可见钙化现象，即砂砾小体。肿瘤细胞表达脑膜细胞标记，如 EMA、D2-40 等（图 32.1）。

诊断要点　肿瘤具有部位特异性，免疫组化有助于确诊。

## 鼻胶质瘤（nasal glioma）

临床表现　属于脑胶质细胞异位。先天或出生后不久发现，发生在鼻周，尤其是鼻根部，为结节性改变。影像学检查可发现与颅内脑组织相通的结节。

病理表现　真皮内增生的异位脑组织结构，以星形胶质细胞增生为主（图 32.2）。

诊断要点　部位特异性疾病，影像学检查有助于诊断。

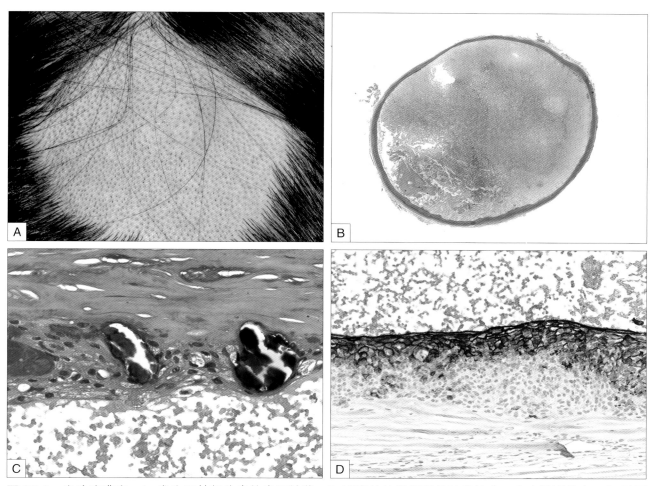

图 32.1 皮肤脑膜瘤。A. 发生于枕部头皮的皮下结节；B. 剥离的边界清楚的肿瘤结节，中央呈囊性变；C. 周围增生的细胞为相对均质的小椭圆形细胞，可见钙化的砂砾小体；D. EMA 染色显示部分肿瘤细胞阳性

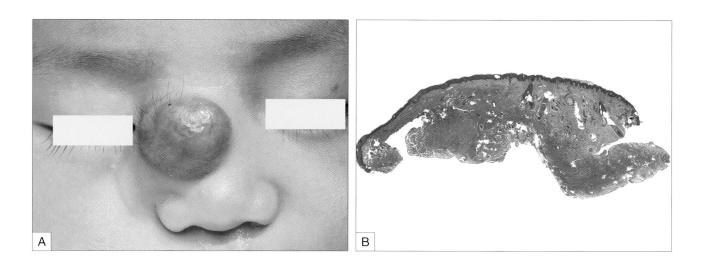

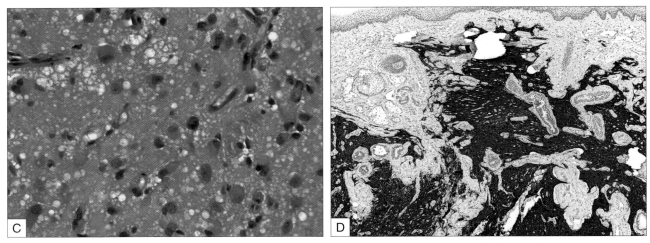

图 32.2 鼻胶质瘤。A. 发生于婴儿鼻根部的实性结节；B、C. 真皮内结节性肿瘤细胞增生，增生的细胞为胞浆丰富的上皮样细胞；D. GFAP 染色阳性

## 创伤性神经瘤（traumatic neuroma）

临床表现 发生于外周神经离断后残端的无序生长，可发生于截肢部位、手术部位或多指症患者。临床表现为丘疹、结节性损害，可伴有疼痛。

病理表现 表现为局部神经束的增生，通常排列无序。S100 染色可显示增生的施万细胞，神经丝蛋白染色可显示轴突，EMA 或 GLUT-1 染色可显示外周的神经束膜细胞（图 32.3，图 32.4）。

诊断要点 为神经束的无序生长。

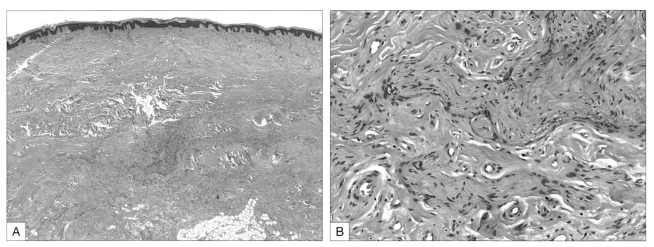

图 32.3 创伤性神经瘤。A. 手术瘢痕部位出现的小结节，病理表现为真皮深部的神经束增生；B. 高倍镜下可见局部增生的神经束

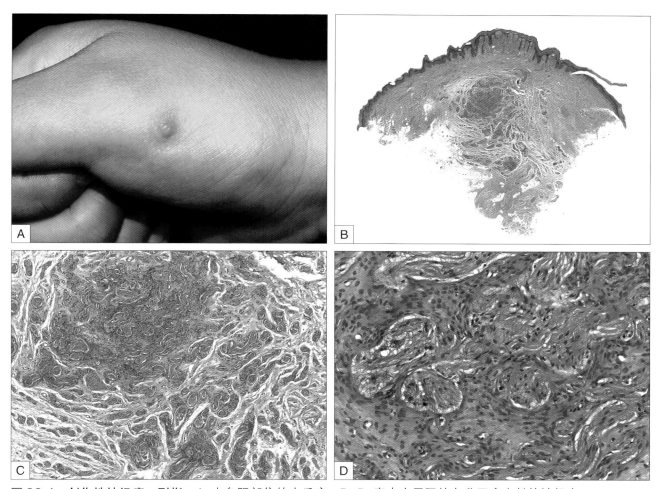

图 32.4　创伤性神经瘤，副指。A. 大鱼际部位的小丘疹；B~D. 真皮内局限的杂乱无序生长的神经束

## 栅栏状包膜性神经瘤（palisaded encapsulated neuroma）

临床表现　又称为孤立性局限性神经瘤。临床多发生于成年人，表现为面部孤立性丘疹、结节。

病理表现　真皮内结节性肿瘤细胞增生，瘤团呈单个结节或分叶状，周围光滑，瘤团中央可见明显裂隙，肿瘤细胞主要是均一的椭圆形施万细胞，周围有轻度硬化的胶原。免疫组化提示 S100 强阳性，神经丝蛋白可标记局部少数轴突，EMA 可显示肿瘤外周局部尤其是下侧少量神经束膜细胞（图 32.5，图 32.6）。

诊断要点　好发于面部，含有施万细胞、神经轴突及神经束膜细胞等成分。

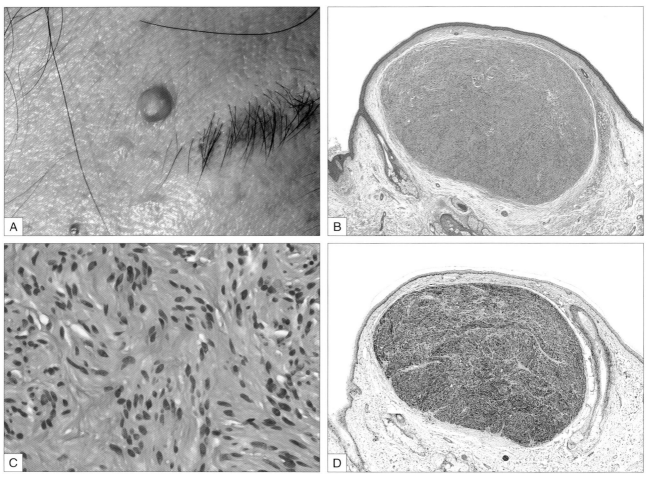

图 32.5　**栅栏状包膜性神经瘤**。A. 面部光滑小丘疹；B、C. 真皮内局限的肿瘤团块，肿瘤主要由施万细胞组成；D. 肿瘤细胞 S100 阳性

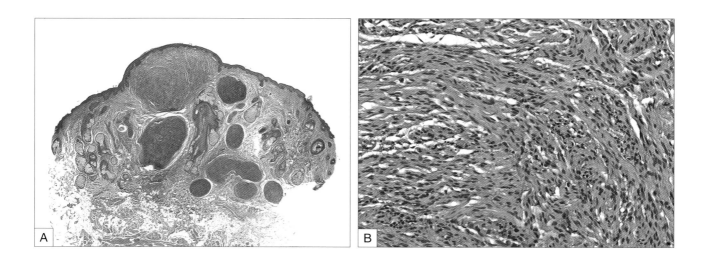

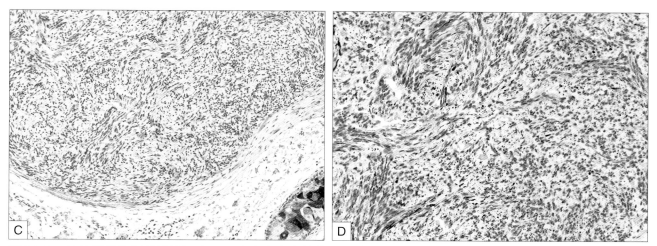

图 32.6　丛状栅栏状包膜性神经瘤。A. 真皮内多发结节；B. 肿瘤细胞为均质的小梭形细胞；C. 瘤团周边有 EMA 弱阳性着色的神经束膜细胞包绕；D. 瘤团内有大量神经丝蛋白阳性的神经轴突

## 神经纤维瘤和神经纤维瘤病（neurofibroma and neurofibromatosis）

　　临床表现　单发的皮疹称为神经纤维瘤。有家族史，表现为多发、泛发或带状皮疹，伴有多发咖啡斑或其他系统损害的病例称为神经纤维瘤病。典型的神经纤维瘤病表现为躯干、四肢多发咖啡斑，伴有多发大小不一的丘疹、结节和肿瘤。皮疹质地柔软，患者通常无明显不适。部分患者肿瘤巨大，可造成肢体残疾或毁容性改变。

　　病理表现　肿瘤可位于真皮浅层或深部，或累及真皮及皮下组织。神经纤维瘤病患者往往皮疹更为深在。肿瘤细胞排列较为疏松，细胞之间富于间质成分。肿瘤由混合性细胞成分组成，包括施万细胞、成纤维细胞、丰富的内皮细胞以及夹杂其间的肥大细胞，其中增生的施万细胞为梭形，S 形或扭曲形态的细胞核。部分神经纤维瘤病患者病理上可见条索状分布的神经纤维束，外周有神经束膜细胞，称为丛状神经纤维瘤。部分神经纤维瘤伴有黑素细胞分化，甚至出现色素，称为色素性神经纤维瘤。免疫组化显示施万细胞 S100 阳性（图 32.7～图 32.10）。

　　诊断要点　神经纤维瘤由混合性细胞成分组成，低倍镜下染色淡。

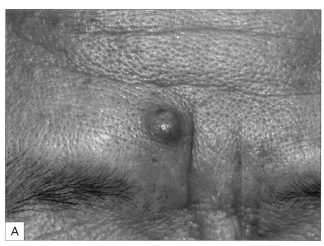
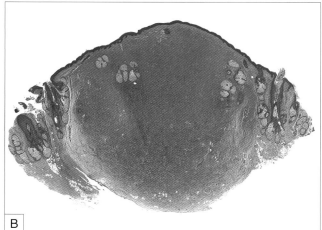

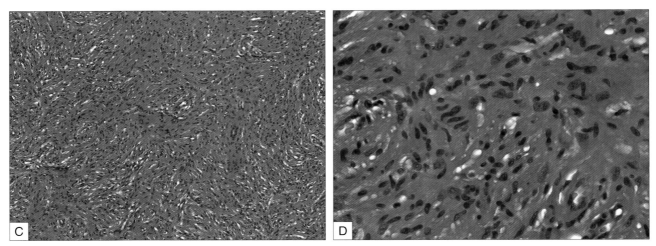

图 32.7　神经纤维瘤。A. 面部单发质软丘疹；B~D. 真皮内结节性肿瘤细胞增生，局部可见细胞间排列较疏松，高倍镜下可见多数细胞为具有扭曲状核的施万细胞，同时含有丰富的血管

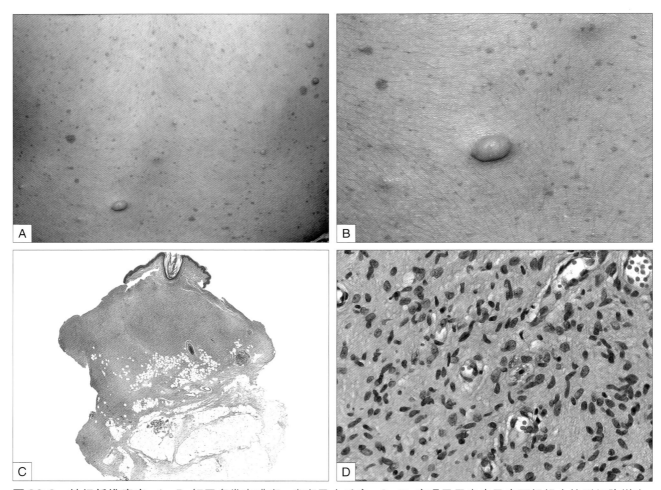

图 32.8　神经纤维瘤病。A、B. 躯干多发咖啡斑、雀斑及小丘疹；C、D. 病理显示真皮及皮下组织内梭形细胞增生，部分细胞有扭曲状细胞核

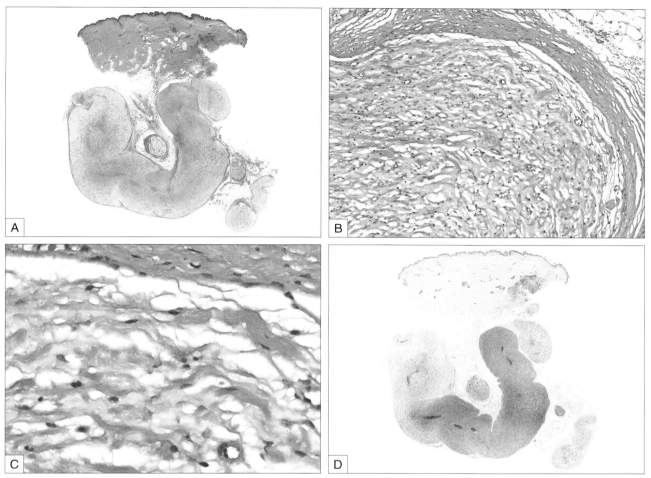

图 32.9　丛状神经纤维瘤。A~C. 真皮内黏液性肿瘤，形成边界清楚的条索，肿瘤周围有神经束膜包绕，肿瘤细胞为散在的梭形细胞；D. 肿瘤细胞条索 S100 阳性

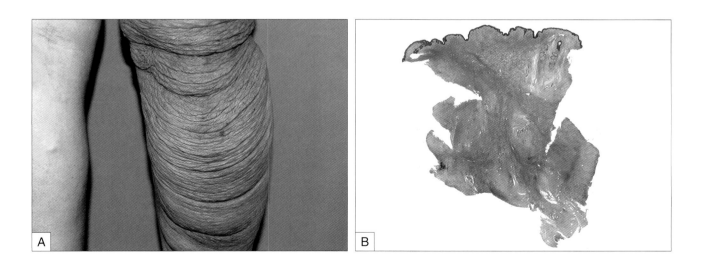

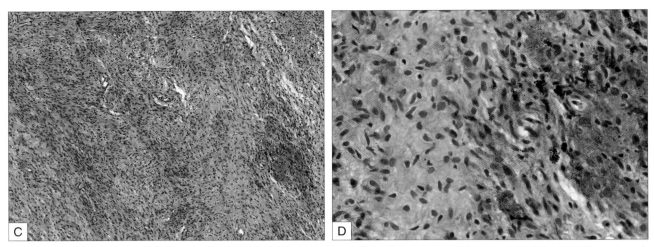

图 32.10　**色素性神经纤维瘤**。A. 左下肢软组织增生肿胀，皮肤为褐色；B~D. 真皮及皮下组织内弥漫性梭形细胞增生，增生的细胞有明显的色素

## 神经鞘瘤（schwannoma）

　　**临床表现**　可单发或多发，临床皮疹多为光滑的外生性或皮下结节，患者可有紧张、疼痛表现。

　　**病理表现**　真皮或皮下光滑的结节性改变，肿瘤细胞形成富于细胞的区域和富于黏液或纤维化基质的区域。局部视野可见肿瘤细胞核呈平行排列的现象，即 Verocay 小体。部分病例低倍镜下表现为多发的真皮内小结节，称为丛状神经鞘瘤。部分病例表现为相对均一的梭形细胞增生，排列致密，无 Verocay 小体，称为细胞型神经鞘瘤。如细胞形态为均一的上皮样形态，则称为上皮样神经鞘瘤。个别病例可出现胶原硬化、细胞轻度异型等表现，称为古老型神经鞘瘤（ancient form schwannoma）。肿瘤细胞为单一施万细胞，S100 阳性（图 32.11~图 32.13）。

　　**诊断要点**　单一的施万细胞增生。

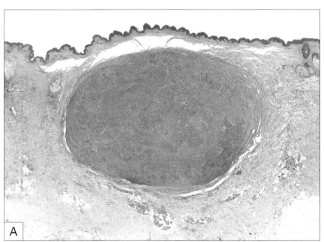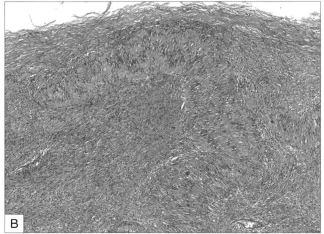

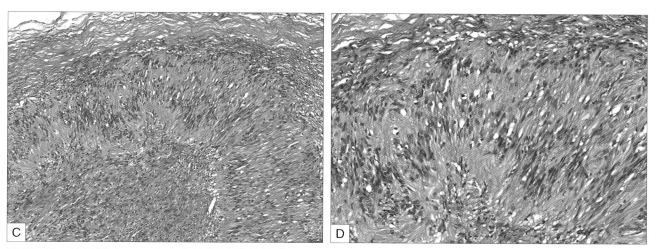

图 32.11　**神经鞘瘤**。A.真皮内边界清楚的结节；B~D.局部视野肿瘤细胞核呈平行排列的现象，形成明显的 Verocay 小体

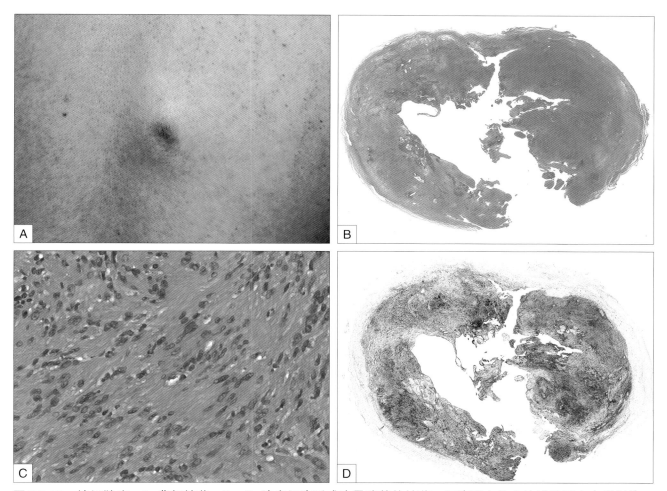

图 32.12　**神经鞘瘤**。A.背部结节；B、C.肿瘤细胞形成边界清楚的结节，细胞形态为小的梭形至上皮样细胞，Verocay 小体不明显；D.肿瘤细胞 S100 阳性

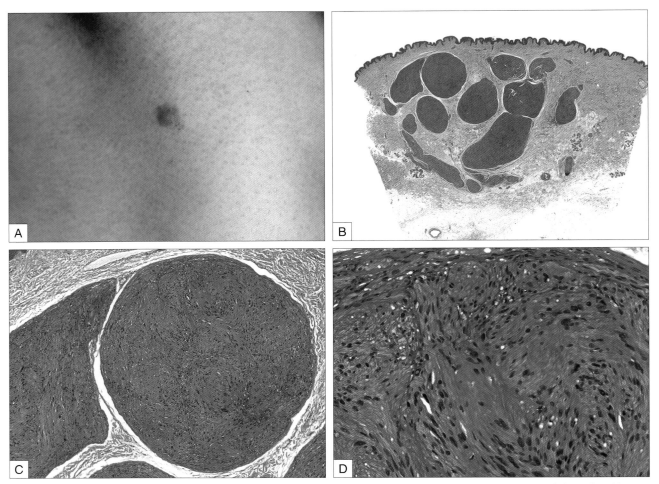

图 32.13　**丛状神经鞘瘤**。A. 腋下小丘疹；B. 肿瘤细胞在真皮内形成丛状分布的结节；C、D. 肿瘤细胞为梭形至上皮样细胞，可见不典型 Verocay 小体

## 神经鞘黏液瘤（nerve sheath myxoma）

　　临床表现　　见于成年人。常为单发皮疹，表现为四肢，尤其是手指背部的小丘疹、结节。

　　病理表现　　为黏液性肿瘤，低倍镜下可见真皮内多个黏液性小叶，小叶内为梭形或多角形细胞，通常细胞成分少，黏液丰富。也有个别病例细胞数量较多，这类病例需要和细胞型神经鞘黏液瘤鉴别。肿瘤细胞 S100 阳性（图 32.14）。

　　诊断要点　　神经鞘黏液瘤是起源于施万细胞的肿瘤，S100 阳性。

## 细胞型神经鞘黏液瘤（cellular neurothekeoma）

　　临床表现　　本病可能不是神经系统起源，但因历史原因归入本章节。临床通常表现为丘疹、结节，头面部较为多发。

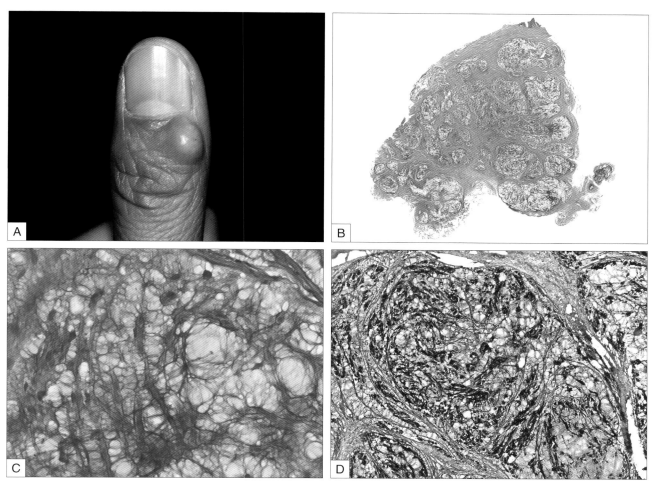

图 32.14　**神经鞘黏液瘤**。A.肢端黏液性丘疹；B、C.真皮内黏液性肿瘤，呈多结节性分布，高倍镜下可见为散在梭形至上皮样细胞增生，周围有明显的黏液产生；D.S100 阳性

病理表现　表现为两种模式，一种是较为常见的真皮内多结节性增生模式，形成真皮内多个大小不一的圆形结节，结节以均一的小椭圆形或上皮样细胞增生为主，细胞形态均一，部分病例含有黏液。另一种少见的模式表现为真皮浅中部胶原间散在的肿瘤细胞增生，肿瘤细胞形态为小椭圆形细胞，有时可见周围胶原硬化现象。肿瘤细胞不表达 S100，而表达 S100A6、CD10、CD63、D2-40 和 KBA.62（图 32.15）。

诊断要点　非神经系统来源肿瘤，S100 阴性。

## 颗粒细胞瘤（granular cell tumor）

临床表现　好发于成年人。临床表现为躯干、口腔等部位丘疹、结节。

病理表现　真皮内边界相对清楚的肿瘤结节，肿瘤由均匀一致的条索状或片状肿瘤细胞组成，细胞团块之间有一定的间质成分。肿瘤细胞有小圆形细胞核和丰富的颗粒状胞浆。肿瘤细胞表达 S100 和 CD68（图 32.16）。

诊断要点　一些其他软组织肿瘤也可出现颗粒细胞，S100 阳性支持诊断。

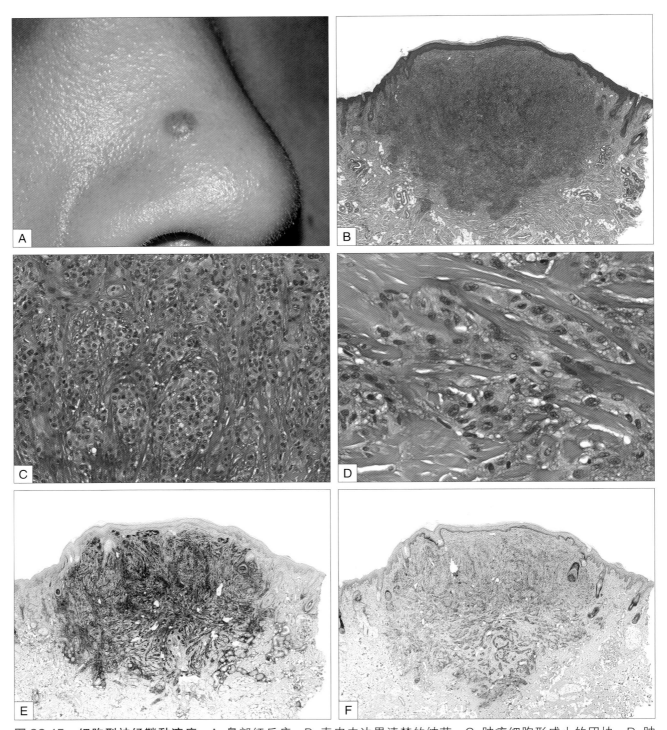

图 32.15　细胞型神经鞘黏液瘤。A. 鼻部红丘疹；B. 真皮内边界清楚的结节；C. 肿瘤细胞形成小的团块；D. 肿瘤细胞穿插于胶原之间，为胞浆丰富的小上皮样细胞；E. CD10 阳性；F. KBA.62 阳性

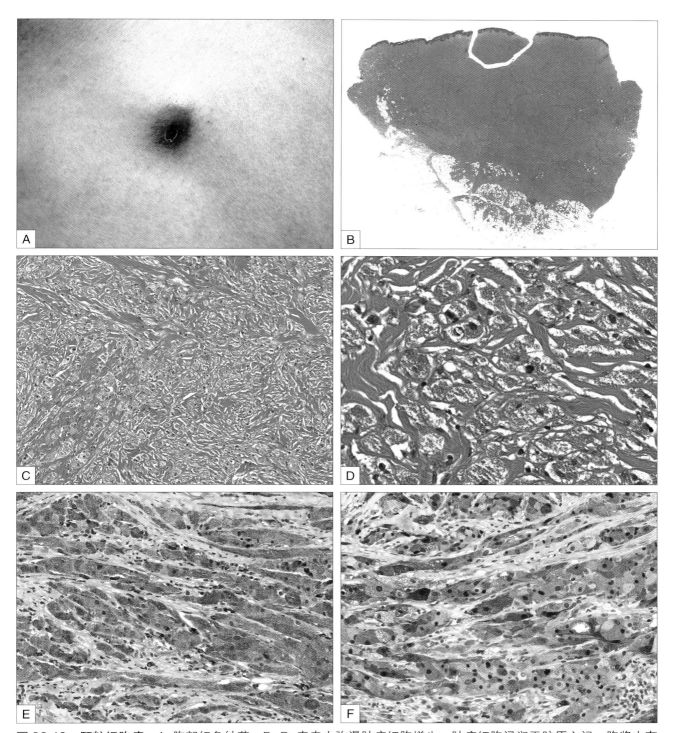

图 32.16　**颗粒细胞瘤**。A. 胸部红色结节；B~D. 真皮内弥漫肿瘤细胞增生，肿瘤细胞浸润于胶原之间，胞浆内有丰富的颗粒；E. S100 阳性；F. CD68 阳性

## 神经束膜瘤（perineurioma）

临床表现　多见于肢端，也可见于头面部等部位。表现为丘疹、结节，部分患者可有紧张、疼痛等不适。

病理表现　真皮浅中层结节性改变，肿瘤组织边界清楚，增生的细胞形成编织状或洋葱皮样增生模式，肿瘤细胞为小圆形或梭形细胞，周围含有程度不一的硬化性胶原。肿瘤细胞表达 EMA、CD34、GLUT-1，Claudin-1 等标志，其中 GLUT-1 和 Claudin-1 更敏感。发生在手指部的皮疹更容易形成硬化性的胶原基质，形成硬化性神经束膜瘤。部分病例混杂有施万细胞的增生，称为施万细胞及神经束膜细胞杂合肿瘤（hybrid tumor of schwannoma and perineurioma）（图 32.17，图 32.18）。

诊断要点　编织状或洋葱皮样增生模式是其特点，确诊需免疫组化。

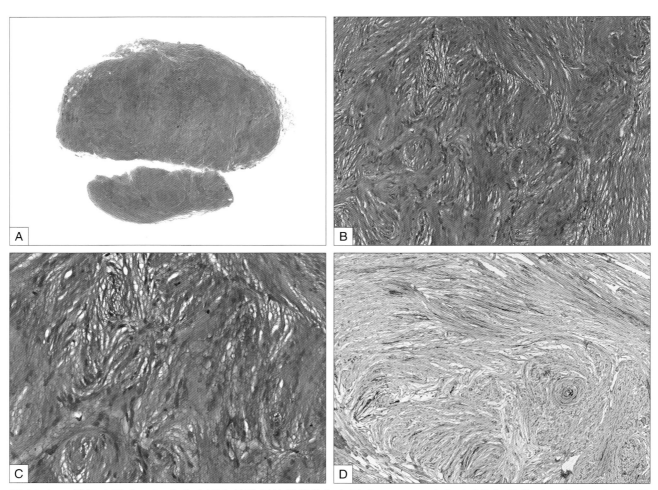

图 32.17　神经束膜瘤。A. 真皮内剥离的边界清楚的软组织肿瘤；B、C. 肿瘤形成编织状排列，肿瘤细胞为扁平的梭形细胞；D. 肿瘤细胞 Claudin-1 阳性

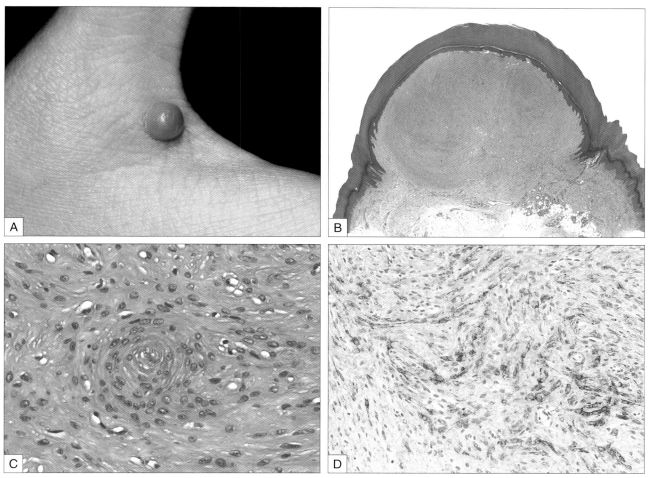

图 32.18　硬化性神经束膜瘤。A. 虎口处淡红色丘疹；B. 外生性小丘疹，真皮内肿瘤细胞增生，伴有胶原硬化；C. 肿瘤细胞为均质的上皮样细胞，局部形成涡旋状排列；D. 肿瘤细胞 EMA 弱阳性

## 恶性外周神经鞘肿瘤（malignant peripheral nerve sheath tumor, MPNST）

临床表现　非常罕见，常继发于神经纤维瘤病，少数情况下可自发产生。临床通常表现为在神经纤维瘤病的基础上出现局部的肿块，生长速度明显加快，伴有疼痛、肿胀等。

病理表现　恶性外周神经鞘肿瘤主要是神经纤维瘤病恶变，因此在部分切片可观察到良性病变。恶性病变区域表现为细胞染色质加深、异型性和核分裂象明显，形成肉瘤样改变或向其他恶性软组织肿瘤转化。肿瘤细胞表达 S100，但有时也因低分化出现低表达或标记丢失（图 32.19）。

诊断要点　需排除无色素性黑素瘤的可能性。

## Merkel 细胞癌（Merkel cell carcinoma）

临床表现　多发生于中老年人，女性略多。好发于头颈部，皮损常为单发的质地坚实的淡红色结节，生长迅速，也有在某一区域的多发现象，可有溃疡发生。部分病例可发生在上皮性肿瘤如鲍温病、鳞癌等基础之上。

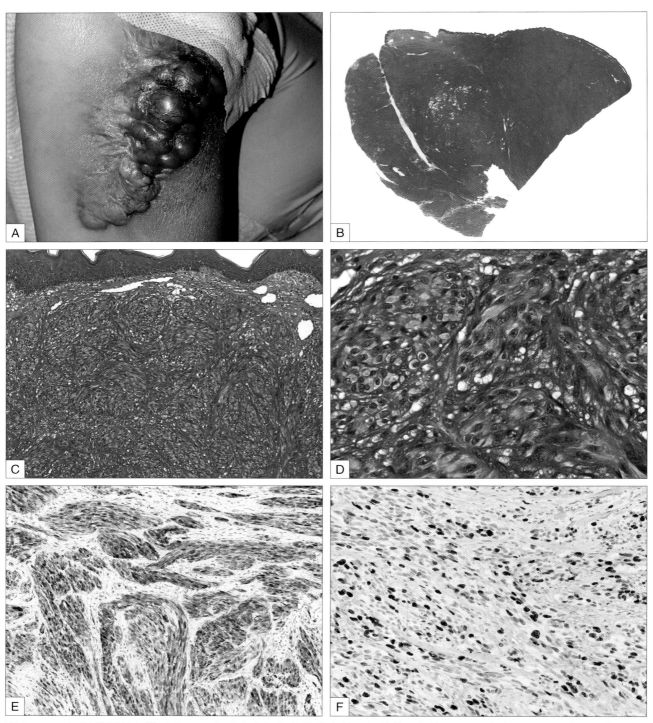

图 32.19　**恶性外周神经鞘肿瘤**。A. 上臂瘢痕部位突然增大的红色结节、斑块；B~D. 真皮内弥漫性肿瘤细胞增生，肿瘤细胞形成条索，细胞有异型性；E. 肿瘤细胞 S100 阳性；F. Ki67 染色显示高增殖指数

病理表现  肿瘤位于真皮或皮下，部分肿瘤可与表皮相连或发生于表皮内。肿瘤细胞呈片状生长，边界不规则，有特征性的小梁状浸润生长模式，瘤体内有单细胞坏死和片状坏死。瘤细胞呈片状或条索状相互交织，胞核染色较淡，尤其和周围淋巴细胞核相比，呈现水洗样细胞核。细胞核大而圆，胞浆甚少，胞核呈空泡状，可见明显核仁，有较多的分裂象。免疫组化示 CK20 和 CAM5.2 胞浆点状阳性，SYN 阳性，CD56 常阳性。多数病例 Merkel 细胞多瘤病毒（MCPyV）阳性（图 32.20，图 32.21）。

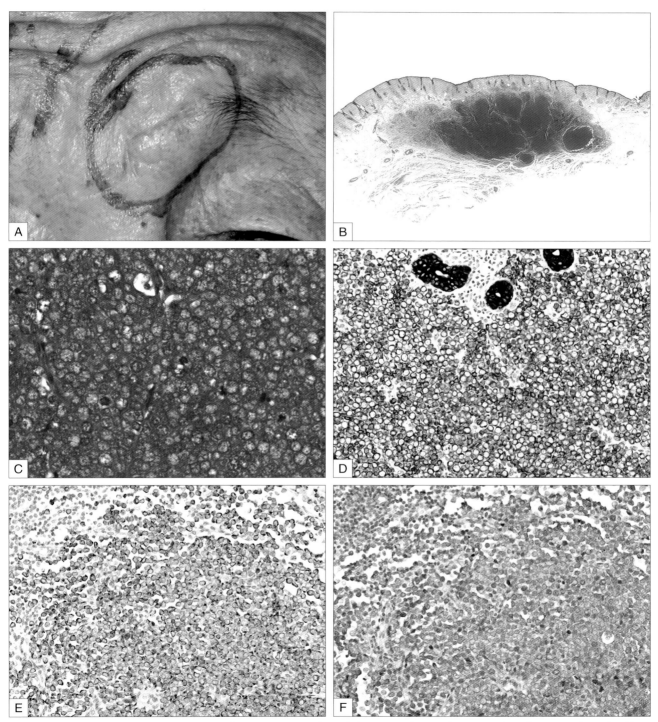

图 32.20  Merkel 细胞癌。A. 左眉部肿瘤；B、C. 真皮内肿瘤团块，肿瘤细胞呈水洗样细胞核，细胞排列拥挤；D. CAM5.2 阳性；E. CK20 阳性；F. MCPyV 阳性

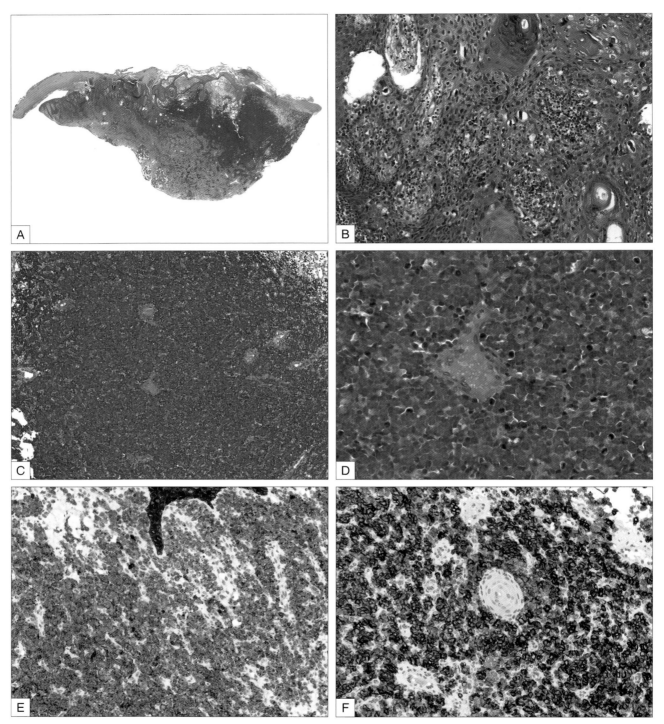

图 32.21　Merkel 细胞癌合并鲍温病。A、B. 手掌部位皮疹，局部呈现鲍温病病理改变；C、D. 局部可见片状增生的小嗜碱性细胞；E. 广谱角蛋白 AE1/3 弱阳性；F. CD56 阳性

　　诊断要点　瘤细胞细胞核染色较淡，呈现水洗样细胞核。TTF-1 阴性，可与肺小细胞癌鉴别。

# 33. 纤维组织细胞肿瘤
## (Fibrohistiocytic Neoplasms)

　　本章节主要包含来自纤维细胞、成纤维细胞和肌纤维母细胞的肿瘤。一些肿瘤在不同的病期可能有不同的细胞成分参与，如皮肤纤维瘤在早期可能有组织细胞参与，晚期则以纤维细胞和成纤维细胞增生为主。一些肿瘤的起源不明，如皮肤孤立性纤维性肿瘤、隆突性皮肤纤维肉瘤、非典型纤维黄瘤、恶性纤维组织细胞瘤、上皮样肉瘤等，因细胞形态为梭形至上皮样，因此也归于此章节描述。

## 目　录

## 纤维上皮息肉（fibroepithelial polyp）

　　临床表现　又称皮赘。多见于中老年人，尤其是女性患者。表现为颈部、腋下、腹股沟或其他部位外生性有蒂赘生物，质地柔软，单发或多发。个别直径可达数厘米，因外伤等原因可出现局部出血、疼痛。

　　病理表现　外生性息肉状结构，表皮可不规则，或呈乳头瘤样增生，真皮内胶原组织疏松，有时可见真皮内有脂肪组织，类似浅表脂肪瘤样痣（图 33.1，图 33.2）。

　　诊断要点　以临床诊断为主。

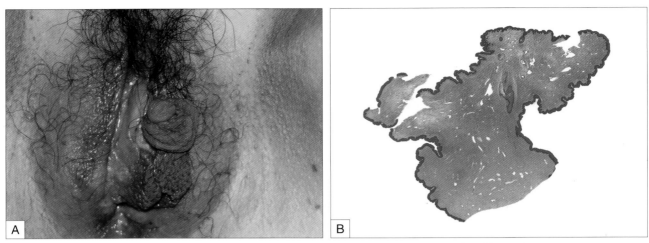

图 33.1　皮赘。A. 发生在大阴唇的质软赘生物；B. 病理表现为外生性息肉，以胶原增生为主

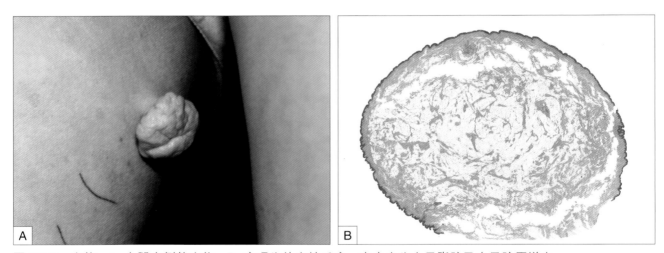

图 33.2　皮赘。A. 大腿内侧赘生物；B. 病理为外生性丘疹，真皮内为大量脂肪及少量胶原增生

## 获得性肢端纤维角皮瘤（acquired digital fibrokeratoma）

　　临床表现　多见于成年人，表现为手指关节周围单发外生性丘疹，表面可有角化现象。偶可发生于腕关节等大关节周围。

　　病理表现　表现为外生性纤维组织增生，周围表皮可有反应性增生及角化过度，两侧表皮呈衣领状包绕。真皮内可见致密的胶原增生，浅表部位胶原与表皮呈垂直排列，增生的胶原间有轻度成纤维细胞增生（图 33.3）。

　　诊断要点　良性外生性结节，以胶原和成纤维细胞增生为主。

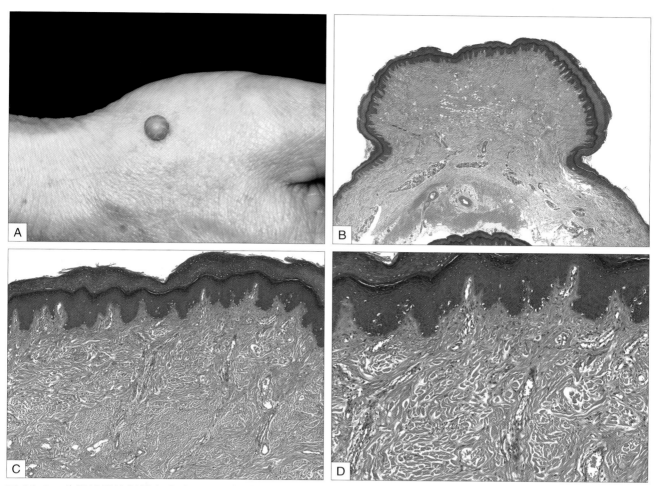

图 33.3　获得性肢端纤维角皮瘤。A. 手部外生性小丘疹；B~D. 外生性小丘疹，以胶原和少量成纤维细胞增生为主

## 浅表肢端纤维黏液瘤（superficial acral fibromyxoma）

　　临床表现　多见于青年人，表现为肢端，尤其是指端丘疹、结节。

　　病理表现　真皮浅部和中部边界清楚的肿瘤，含有丰富的黏液。肿瘤细胞由小椭圆形或梭形细胞组成，细胞形态均一，周围有明显的黏液沉积。肿瘤细胞 CD34 阳性（图 33.4）。

　　诊断要点　肢端边界清楚的黏液性肿瘤，CD34 阳性。

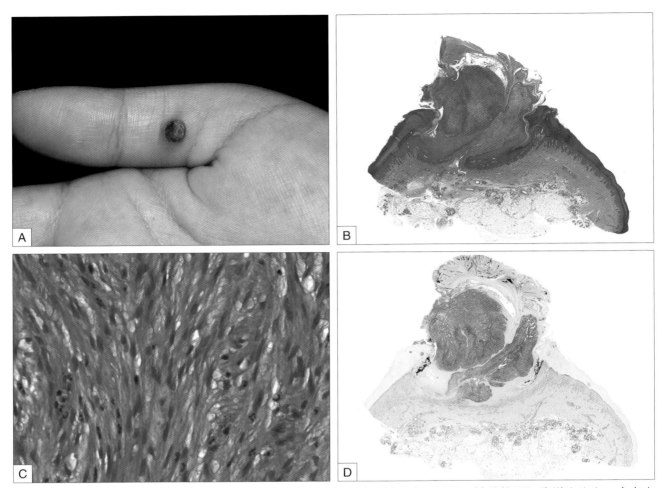

图 33.4　**浅表肢端纤维黏液瘤**。A. 手指部位小丘疹；B、C. 外生性丘疹，以局限性的梭形细胞增生为主，含有丰富的黏液；D. 肿瘤细胞 CD34 阳性

## 腱鞘巨细胞瘤（giant cell tumor of tendon sheath）

　　临床表现　多见于中年人，好发于四肢末端，尤其是手指。表现为结节、肿瘤，部分切除不完整容易复发。

　　病理表现　单结节性或多分叶状肿瘤，边界清楚。肿瘤细胞由多形性细胞组成，包括梭形细胞、小上皮样细胞、大上皮样细胞、多核巨细胞以及吞噬有含铁血黄素的组织细胞。肿瘤细胞表达组织细胞标记 CD68（图 33.5）。

　　诊断要点　典型病例含有破骨细胞样多核巨细胞、泡沫样组织细胞和吞噬有含铁血黄素的组织细胞。

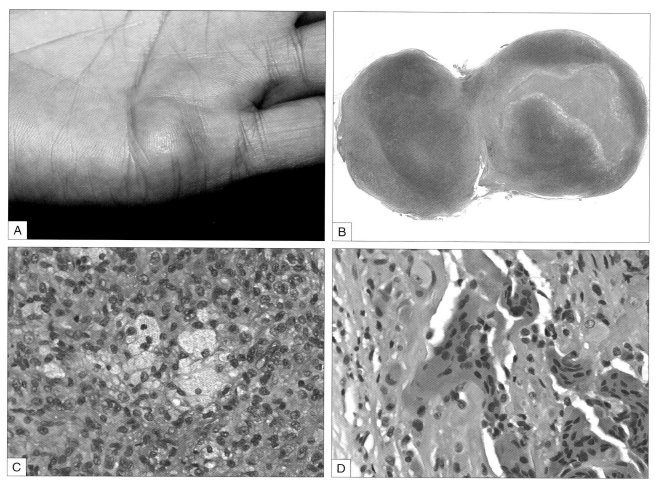

图 33.5　腱鞘巨细胞瘤。A. 手掌部位皮下结节；B. 边界清楚的分叶状结节，局部有坏死现象；C. 局部见泡沫样组织细胞；D. 破骨细胞样多核巨细胞

## 血管纤维瘤（angiofibroma）

临床表现　主要包括结节性硬化症相关的面部血管纤维瘤和甲周血管纤维瘤。面部血管纤维瘤表现为以鼻周为主的面部多发红色丘疹、结节性改变。甲周血管纤维瘤表现为甲周多发红色息肉状改变。

病理表现　表现为外生性丘疹性改变，真皮内可见程度不一的纤维细胞增生及毛细血管增生，部分纤维细胞增生活跃，可形成多角形或多核成纤维细胞（图 33.6）。

诊断要点　与发生在面部的纤维丘疹病病理一致。

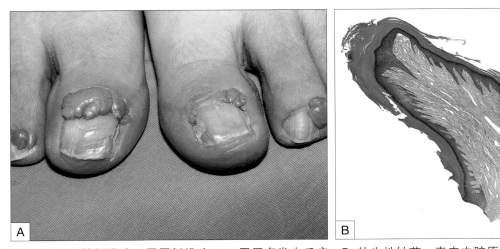

图 33.6　**血管纤维瘤，甲周纤维瘤**。A. 甲周多发小丘疹；B. 外生性结节，真皮内胶原增生，血管扩张

## 婴儿肢端纤维瘤病（infantile digital fibromatosis）

　　临床表现　又称为包涵体纤维瘤病。通常发生于婴儿或先天发生，表现为手指或足趾末端周围单发或多发的粉红色结节，表面光滑，有时可破坏甲板。

　　病理表现　真皮浅中层边界相对清楚的结节，以梭形细胞增生为主，局部可有黏液产生。增生的梭形细胞形态均一，胞浆内可含有染色类似红细胞的均质包涵体。Masson 三色染色可以更清晰地显示包涵体（图 33.7）。

　　诊断要点　临床具有特征性，病理上可见包涵体。

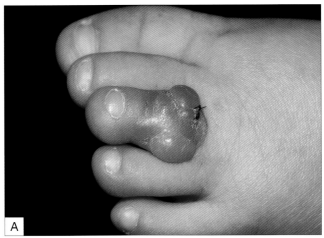

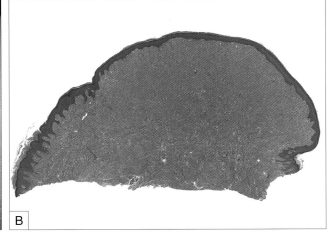

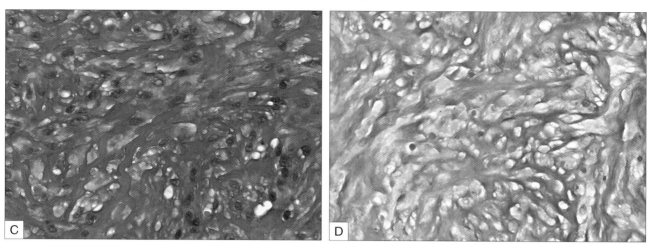

图 33.7　婴儿肢端纤维瘤病。A. 肢端光滑的粉红色结节；B. 真皮内弥漫性圆胖的梭形细胞及胶原增生；C. 增生的细胞胞浆内可见类似红细胞的包涵体；D. Masson 三色染色显示包涵体结构

# 皮肤纤维瘤（dermatofibroma）

临床表现　通常发生在四肢和躯干部位，头面部较少累及。通常单发，也有多发皮疹。典型皮疹表现为小丘疹、结节，表面有色素沉着，质地相对坚实，患者可有瘙痒、紧张、疼痛等不适。晚期皮疹因肿瘤发生部分消退可形成小凹陷。部分皮疹表现为外生性结节。

病理表现　表皮反应性增生，基底层平齐，基底层色素增加。部分皮疹可因真皮内微环境诱导形成畸形的毛囊或皮脂腺结构。肿瘤组织位于真皮浅部、中部或深部，与表皮之间有无浸润带，完整切除的皮疹边界清楚，无浸润性生长现象。①早期：肿瘤组织由组织细胞及成纤维细胞组成，可有出血现象、噬含铁血黄素细胞、泡沫细胞等沉积，可出现形态怪异的组织细胞。②成熟期：肿瘤组织由成纤维细胞及胶原纤维组成，组织细胞成分减少，常伴程度不同的纤维化，有时在肿瘤内可见硬化的胶原束。③晚期：肿瘤细胞成分减少，有时形成类似瘢痕的表现。细胞型皮肤纤维瘤由均匀一致的肿瘤细胞增生形成，增生的细胞为圆胖的梭形细胞，细胞之间含有一定程度的胶原纤维，与隆突性皮肤纤维肉瘤有明显区别。皮肤纤维瘤还可以出现其他不同的病理亚型，如黏液性皮肤纤维瘤、透明细胞皮肤纤维瘤、颗粒细胞皮肤纤维瘤、上皮样细胞皮肤纤维瘤等。发生于深部软组织的类似皮疹称为纤维组织细胞瘤。文献中曾报告少数皮肤纤维瘤出现复发、转移，有研究者称之为不典型皮肤纤维瘤或恶性皮肤纤维瘤，其本质特征尚不完全清楚（图 33.8~图 33.13）。

诊断要点　边界清楚的良性肿瘤，早期可有组织细胞增生，晚期以纤维化为主。

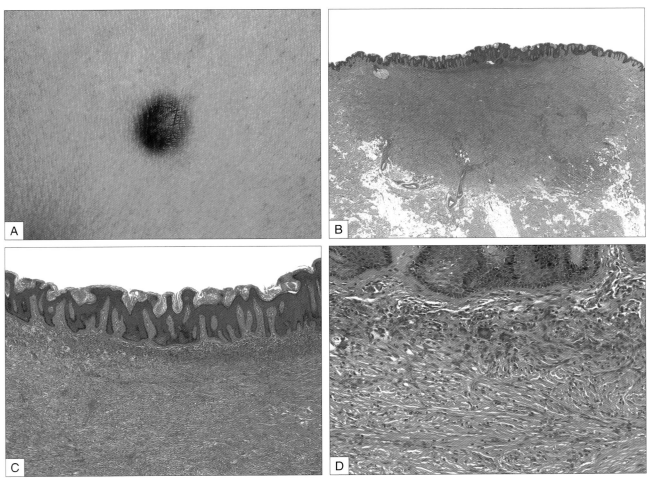

图 33.8　皮肤纤维瘤。A. 躯干部位褐色丘疹；B~D. 真皮内边界清楚的结节，伴有表皮反应性增生，真皮内增生的细胞为纤维细胞及组织细胞，可见多核巨细胞及胶原硬化现象

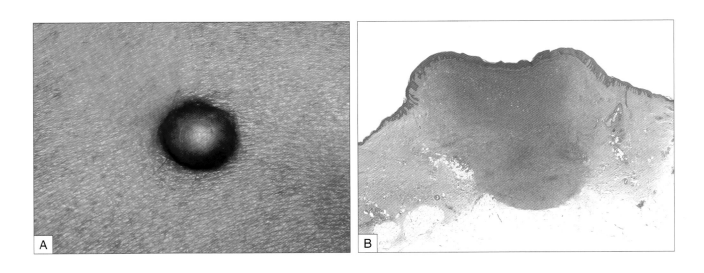

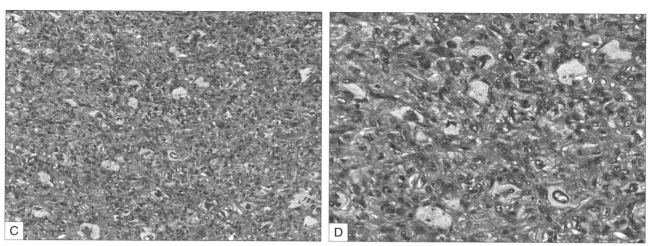

图 33.9 **皮肤纤维瘤**。A. 躯干部位实性丘疹；B~D. 边界清楚的真皮内肿瘤团块，以泡沫样组织细胞为主，表皮有反应性增生。此病例需与黄色肉芽肿鉴别，黄色肉芽肿表皮萎缩

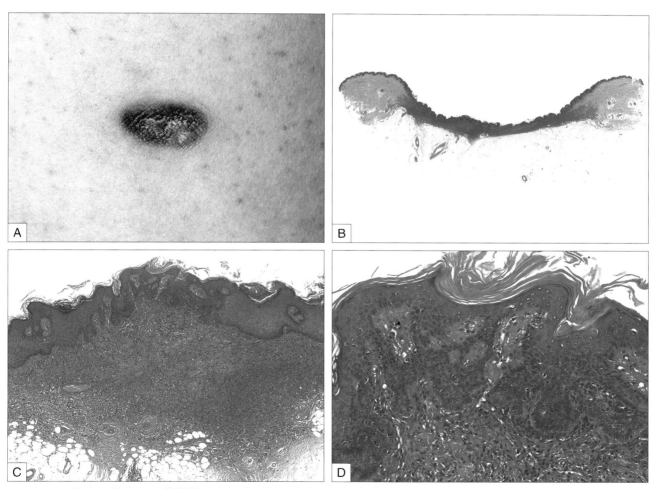

图 33.10 **皮肤纤维瘤**。A. 萎缩期皮疹形成局部凹陷；B. 可见皮肤局部凹陷，真皮内有梭形细胞增生，伴有胶原硬化；C、D. 表皮局部基底细胞增生，属于毛囊诱导现象，是皮肤纤维瘤常见的特征

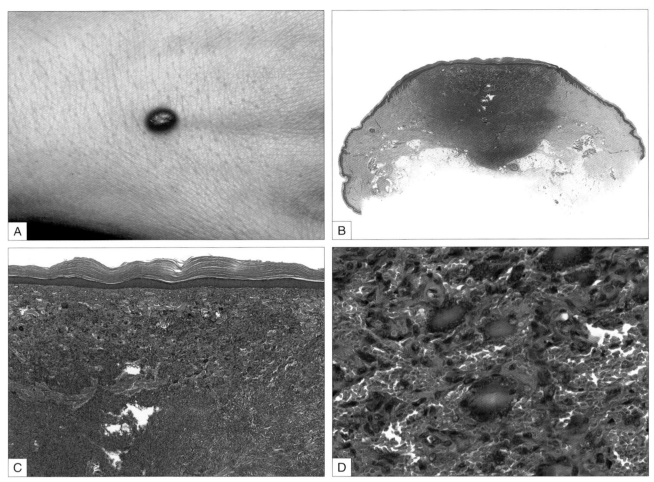

图 33.11　**皮肤纤维瘤**。A. 手背褐色丘疹；B~D. 边界清楚的结节，可见局部有明显的出血及多核巨细胞浸润，代表急性期反应

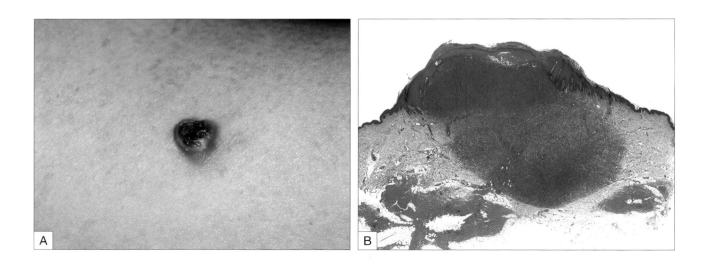

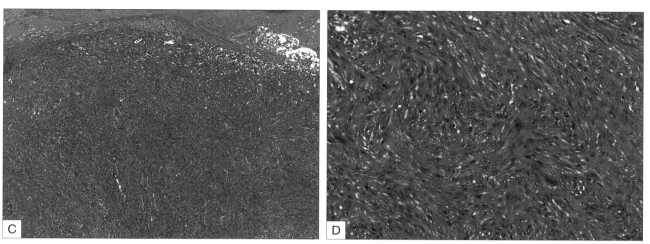

图 33.12　**皮肤纤维瘤**。A. 上臂丘疹，表面有糜烂；B~D. 边界清楚的结节，可见大量梭形细胞增生，局部形成编织状排列。此病例需与隆突性皮肤纤维肉瘤鉴别

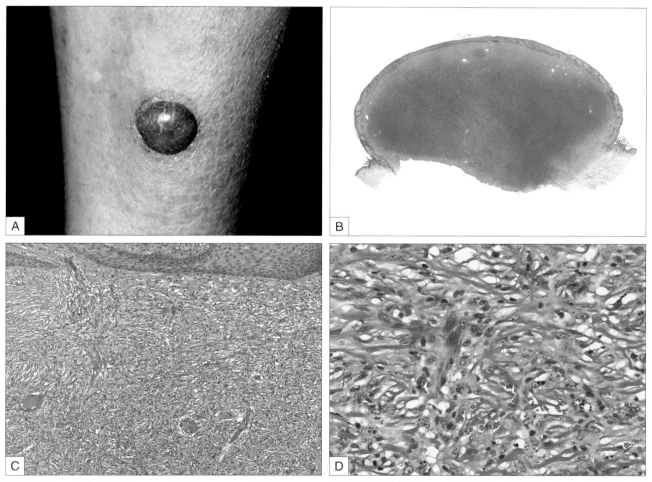

图 33.13　**皮肤纤维瘤**。A. 直径约 2.5cm 的肿瘤；B~D. 边界清楚的结节，可见梭形细胞增生，红细胞外溢及含铁血黄素沉积

## 皮肤肌纤维瘤（dermatomyofibroma）

临床表现　多见于儿童及青年人，为单发皮疹，表现为肩颈部或四肢近心端轻度萎缩性红斑、斑块。

病理表现　真皮内边界相对清楚的结节。肿瘤细胞为均一的梭形细胞，细胞为长条状核，两端略尖，胞浆界线不清楚，肿瘤细胞平行于表皮排列，类似肌纤维母细胞形态，肿瘤细胞间有散在的胶原纤维。肿瘤细胞可弱表达或不表达 SMA，Desmin 为阴性。弹力纤维染色显示肿瘤区域弹力纤维有增粗（图 33.14）。

诊断要点　肿瘤细胞平行于表皮排列，类似肌纤维母细胞。

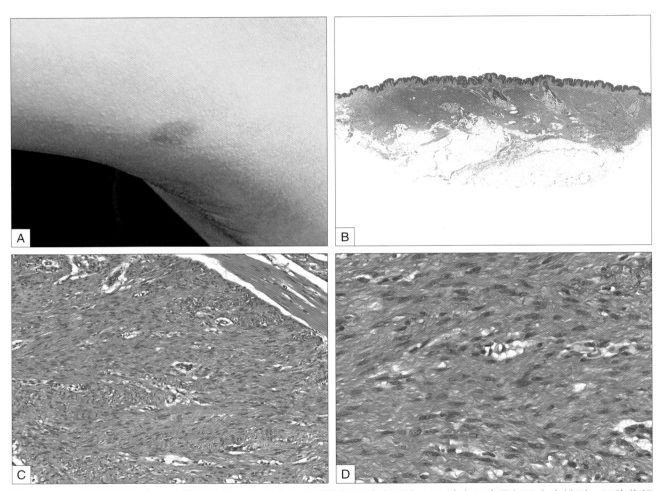

图 33.14　**皮肤肌纤维瘤**。A. 腋下结节；B. 真皮内边界清楚的肿瘤团块；C. 肿瘤细胞平行于表皮排列，细胞浆颜色淡于周围的平滑肌细胞；D. 肿瘤细胞核为长椭圆形

## 肌纤维瘤和肌纤维瘤病（myofibroma and myofibromatosis）

**临床表现**　多见于婴幼儿，表现为单发或多发的结节或斑块，好发部位包括头颈部、躯干，有少数患者甚至有家族史。少数多发患者可有骨骼、内脏等系统损害。皮疹可突出皮面或位于皮下，呈肤色、红色或褐色，直径可达数厘米。部分患者可在成年后出现单发皮疹，但这些病例的发生机制是否与婴幼儿病例一致尚不明确。最近研究发现 *PDGFRB* 基因突变与本病有关。

**病理表现**　肿瘤位于真皮或皮下，边界相对清楚，为富于细胞的肿瘤团块。肿瘤由胞浆丰富的梭形细胞和小椭圆形细胞组成。部分区域细胞较疏松，细胞胞浆更丰富，接近肌纤维母细胞形态。另一些区域细胞更为密集，细胞胞浆相对较少。部分病例可出现类似血管周皮细胞瘤样的富于分支状血管的增生模式或类似肌周皮细胞瘤样的洋葱皮样增生模式。肿瘤细胞表达 SMA，通常不表达 Desmin（图33.15）。

**诊断要点**　本病是好发于婴幼儿的来源于肌纤维母细胞的肿瘤，部分区域肿瘤细胞形态类似肌纤维母细胞形态，部分病理特征与血管周皮细胞瘤、肌周皮细胞瘤有一定重叠。

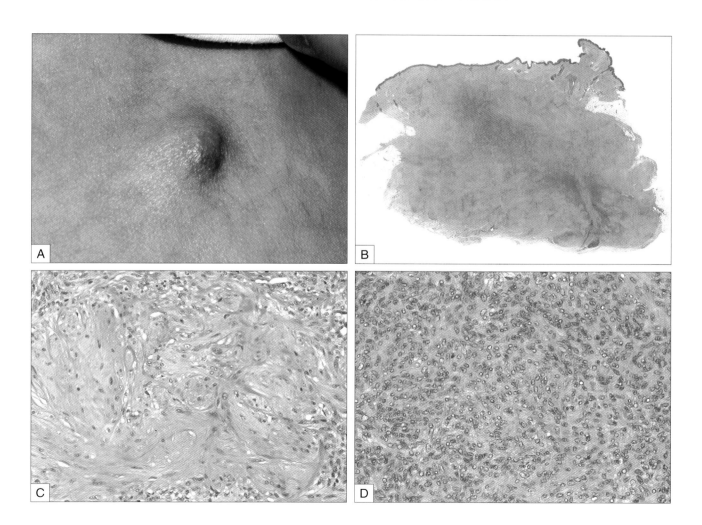

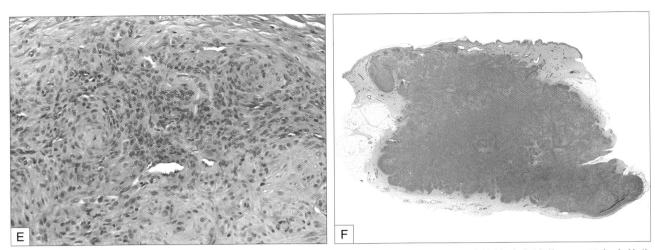

图 33.15　肌纤维瘤病。A. 婴儿躯干的结节；B. 累及真皮和皮下脂肪的边界相对清楚的肿瘤结节；C. 呈条索状分布的肿瘤细胞，细胞排列疏松，富于嗜酸性胞浆；D. 富于细胞的区域，为小椭圆形细胞，胞浆相对较少；E. 局部可见轻度洋葱皮样排列的细胞；F. 肿瘤细胞 SMA 阳性

## 婴儿纤维错构瘤（fibrous harmatoma of infancy）

　　**临床表现**　多发生于婴幼儿期，表现为以躯干为主的红色斑块，往往浸润较深在。

　　**病理表现**　表现为累及真皮深部及皮下脂肪的肿瘤，呈浸润性生长模式，边界不清。肿瘤有 3 种主要的成分组成：一是纤维性细胞条索；二是富于梭形细胞的区域，梭形细胞呈现肌纤维母细胞或成纤维细胞特点；三是位于纤维性细胞条索之间的成熟脂肪组织。梭形细胞可不同程度的表达 SMA（图33.16）。

　　**诊断要点**　梭形细胞、纤维条索与脂肪组织相互交叉。

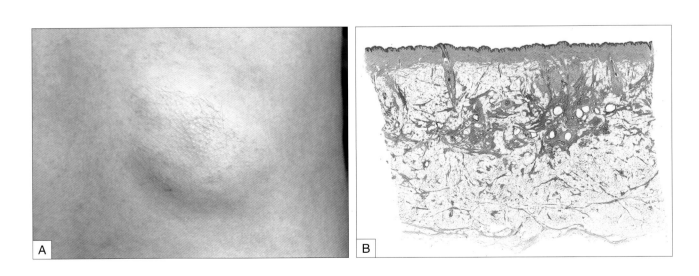

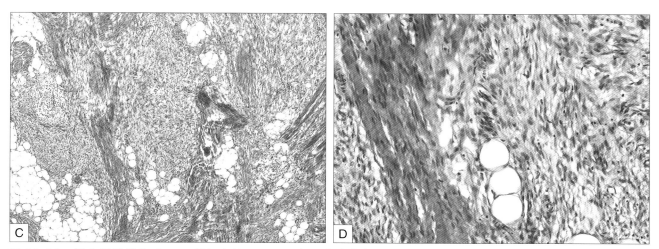

图33.16 婴儿纤维错构瘤。A.背部斑块；B、C.皮下脂肪内穿插生长的梭形细胞增生；D.部分肿瘤细胞圆胖，接近成纤维细胞的细胞形态，部分纤细，有嗜酸性胞浆，接近肌纤维细胞形态

## 结节性筋膜炎（nodular fasciitis）

临床表现 通常为成年人出现的单发皮下结节，偶可见于小儿。易发生于四肢等部位，表现为数周或数月内快速生长的皮下结节，常伴有疼痛。

病理表现 真皮深部或皮下脂肪间隔相对清楚的结节性改变。肿瘤常含有水肿性基质，增生的肿瘤细胞为梭形至上皮样增生活跃的成纤维细胞，肿瘤细胞核可出现深染及轻度异型性，有时含有血管外红细胞。后期皮疹细胞成分减少，纤维化更为明显。免疫组化显示肿瘤细胞有不同程度的SMA阳性，提示为肌纤维母细胞分化（图33.17，图33.18）。

诊断要点 临床病史较短，病理上边界相对清楚。诊断结节性筋膜炎需结合低倍镜下增生模式，如过分强调高倍镜下细胞形态，往往容易进入误区，被误诊为纤维肉瘤等恶性肿瘤。

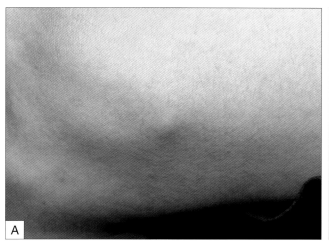
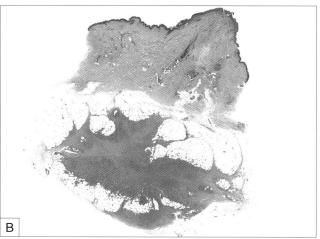

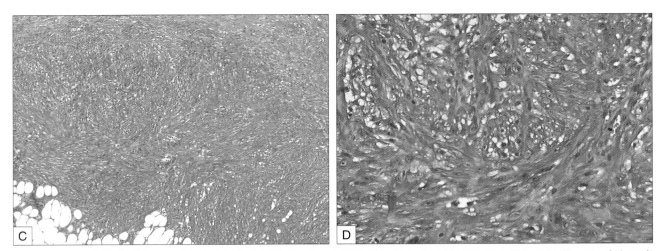

图 33.17　结节性筋膜炎。A.膝关节部位皮下结节；B.皮下脂肪间隔内生长的边界相对清楚的结节；C.肿瘤细胞轻度累及脂肪小叶，无明显浸润生长；D.肿瘤细胞为交织状生长的圆胖形成纤维细胞，有水肿性基质和红细胞外溢现象。此病例代表结节性筋膜炎早期改变

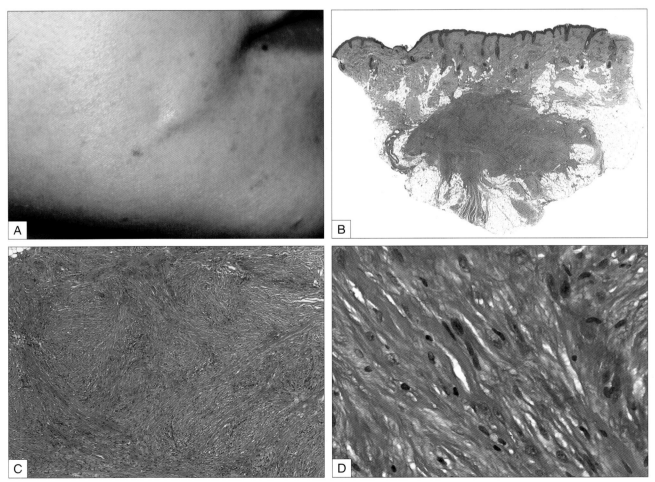

图 33.18　结节性筋膜炎。A.面部皮下结节；B.真皮深部生长的边界清楚的结节；C.肿瘤细胞交织状生长，产生胶原；D.肿瘤细胞有轻度异型性，周围有明显的胶原。此病例代表结节性筋膜炎后期改变

## 青少年透明纤维瘤病（juvenile hyaline fibromatosis）

　　**临床表现**　遗传性疾病，与系统性婴儿透明变性有共同致病基因。多于幼时起病，表现为头面部、躯干或四肢多发的结节、肿瘤。患者可有牙龈增生、骨盆等关节疼痛等不适。

　　**病理表现**　真皮内边界相对清楚的胶原硬化性结节，与周围正常组织有相对清晰的边界，增生硬化的胶原间有散在数量不等的成纤维细胞（图33.19）。

　　**诊断要点**　临床特征有高度提示性，病理为胶原和成纤维细胞的显著增生。

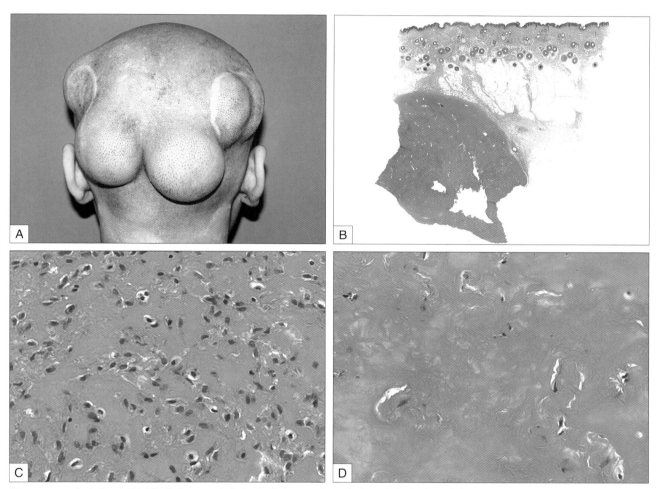

图33.19　**青少年透明纤维瘤病**。A.头皮多发肿瘤；B.皮下脂肪层生长的边界清楚的结节，含有丰富的胶原；C.散在椭圆形细胞增生，周围均质化胶原；D.部分视野胶原均质化明显，细胞数量少

## 变形综合征（Proteus syndrome）

**临床表现** 遗传性疾病，皮肤科就诊的患者通常表现为单侧肢体的脑回状胶原瘤改变。表现为手部或足部多发脑回状结节，有时伴有巨指（趾）症。

**病理表现** 低倍镜下表现为表皮不规则增生及真皮内胶原增生。真皮内含有数量不等的成纤维细胞及轻度硬化的胶原，成纤维细胞有时形成编织状排列或结节性分布，周围有硬化的胶原（图 33.20）。

**诊断要点** 以临床诊断为主。

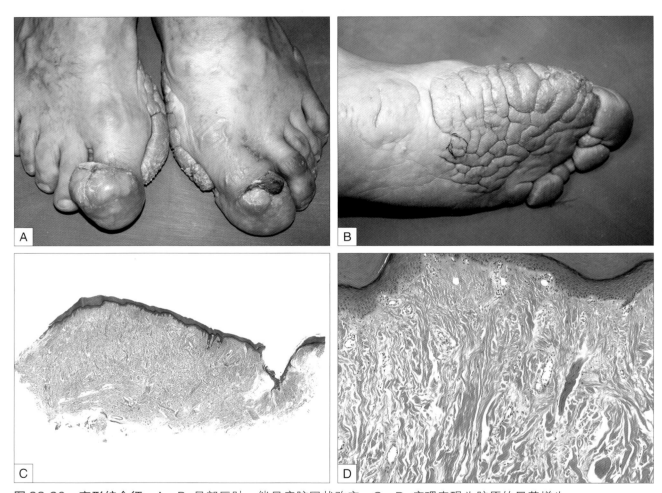

图 33.20 变形综合征。A、B. 足部巨趾，伴足底脑回状改变；C、D. 病理表现为胶原的显著增生

## 结缔组织痣（connective tissue nevus）

　　**临床表现**　又称为胶原瘤。通常为发育异常，表现为腰背部、四肢或其他部位的斑块、结节。也有泛发性皮疹患者称为发疹性胶原瘤。结节性硬化症的鲨鱼皮样斑块有类似的临床和病理改变。

　　**病理表现**　真皮内胶原的增生、粗大，有时伴有胶原排列方式的改变，伴有或不伴弹力纤维异常（图33.21）。

　　**诊断要点**　临床结合病理诊断。

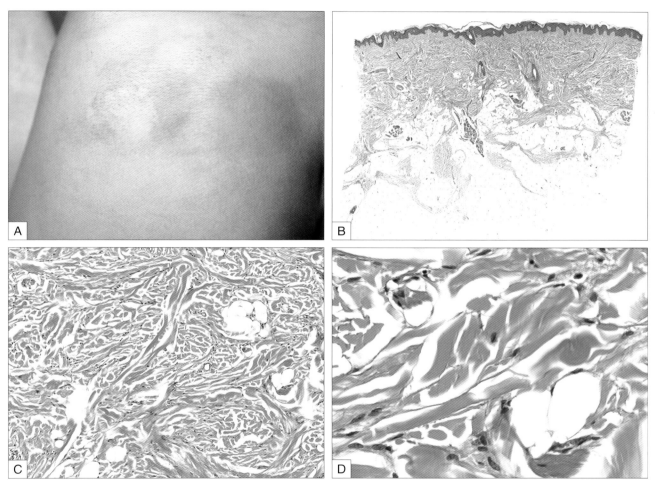

图 33.21　结缔组织痣。A. 幼儿左臀部斑块；B~D. 病理表现为真皮内胶原的增生，可见胶原粗大

## 纤维瘤病（fibromatosis）

　　**临床表现**　发生于皮肤的纤维瘤病主要见于掌跖部位，常见于成年人，表现为手掌或足掌部位质地坚硬的皮下结节、肿瘤，有时伴有疼痛。严重患者可导致掌跖部位挛缩和功能障碍。

　　**病理表现**　真皮内局限性结节性增生，肿瘤富于细胞成分，细胞形态为成纤维细胞或肌纤维母细胞成分，细胞异型性不明显，同时伴有周围胶原的硬化（图 33.22）。

　　**诊断要点**　以致密梭形细胞增生为主，晚期胶原化明显。

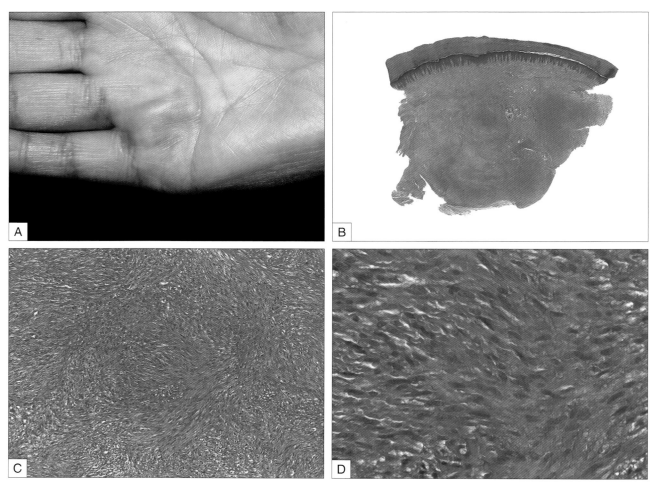

**图 33.22　掌跖纤维瘤病**。A. 手掌局部斑块；B~D. 真皮内边界欠清的嗜碱性细胞增生，为均质的梭形细胞，周围有纤维化

# 血管黏液瘤（angiomyxoma）

**临床表现**　常见于 Carney 综合征患者，也可孤立发生，不伴有系统症状。临床常表现为红色丘疹、结节，面部和四肢好发。侵袭性血管黏液瘤则常发生于女性外阴部位，表现为直径较大的结节或肿瘤，常因切除不完整导致复发。

**病理表现**　真皮浅部富于黏液的结节，结节由大量成纤维细胞组成，无明显异型性和核分裂象，周围富于黏液。侵袭性血管黏液瘤表现为浸润相对深在的结节，往往深部边界不清。镜下可见黏液性及富于血管性的肿瘤，高倍镜下可见黏液区域内散在成纤维细胞增生（图 33.23）。

**诊断要点**　常为 Carney 综合征的皮肤表现，主要由成纤维细胞组成的黏液性肿瘤。

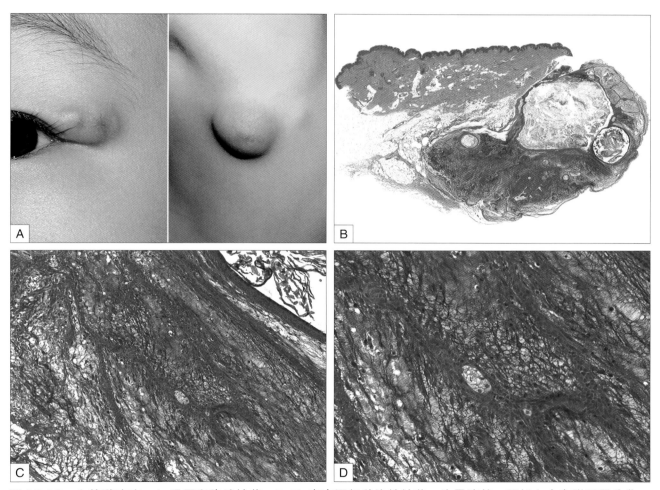

**图 33.23　血管黏液瘤**。A. 眼周和胸壁结节；B~D. 真皮深部黏液性结节，边界清楚，局部上皮有附属器分化。此病例患者母亲有心脏黏液瘤病史

## 皮肤孤立性纤维性肿瘤（cutaneous solitary fibrous tumor）

**临床表现** 孤立性纤维性肿瘤可发生于任何器官，包括皮肤组织。皮肤孤立性纤维性肿瘤少见，常表现为头面部皮下结节。

**病理表现** 真皮内边界清楚的结节性改变。低倍镜下肿瘤细胞富于细胞成分，同时可见程度不等的扩张血管及血管周围胶原硬化，部分病例呈现分支状血管。肿瘤细胞形态相对均一，为梭形细胞或小上皮样细胞形态，肿瘤细胞间有程度不一的胶原纤维。肿瘤细胞表达 CD34、STAT6、BCL2 和 CD99（图 33.24）。

**诊断要点** 分支状血管和梭形细胞或小上皮样细胞形态具有诊断提示意义。

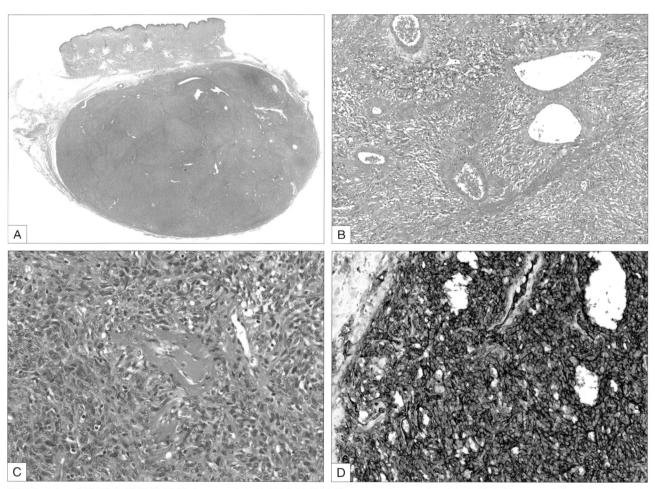

图 33.24 **皮肤孤立性纤维性肿瘤**。A. 皮下边界清楚的结节；B. 局部可见相对丰富的血管；C. 肿瘤细胞为相对密集的小上皮样细胞；D. CD34 阳性（日本木村铁宣医师提供）

# 皮肤血管周上皮样细胞肿瘤（cutaneous perivascular epithelioid cell tumor, cutaneous PEComa）

　　**临床表现**　肿瘤细胞起源不明确，可发生于皮肤软组织、女性生殖系统、胸腔等部位。发生于皮肤的病例多见于中年女性，下肢多发，表现为结节、肿瘤。

　　**病理表现**　真皮内或累及皮下脂肪的边界清楚的肿瘤结节，可有相对丰富的血管。肿瘤细胞为均匀一致的上皮样细胞，有丰富的透明胞浆，细胞核圆形。肿瘤细胞表达 HMB45、MiTF，通常不表达 Melan-A、S100 和 SOX10，CD31 和 CD34 染色显示肿瘤有丰富的血管（图 33.25）。

　　**诊断要点**　肿瘤细胞为上皮样透明细胞，HMB45、MiTF 阳性，但其他黑素细胞标记阴性。

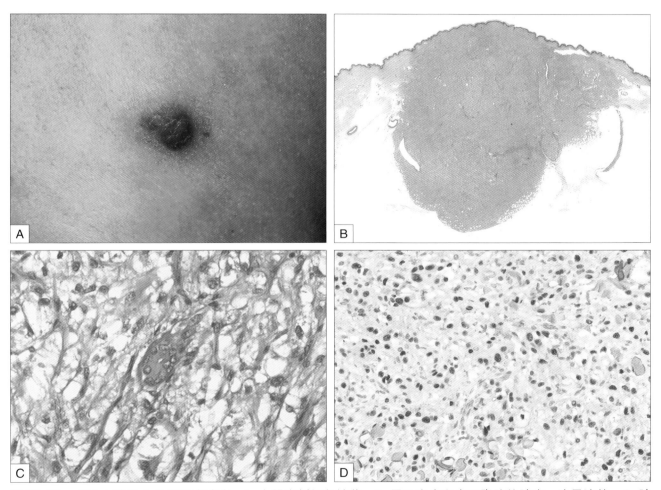

图 33.25　**皮肤血管周上皮样细胞肿瘤**。A. 大腿内侧红色结节；B. 累及真皮和皮下脂肪的肿瘤，边界清楚；C. 肿瘤细胞为相对均匀一致的上皮样细胞，有丰富的透明胞浆；D. MiTF 染色显示细胞核阳性

# 隆突性皮肤纤维肉瘤（dermatofibrosarcoma protuberans）

临床表现　最常见的低度恶性软组织肿瘤，临床可见于任何年龄人群，但仍以青年人居多，好发于躯干，表现为局限性浸润性斑块、肿瘤，进展缓慢。典型临床表现为在萎缩性斑块基础上出现多发大小不一的隆起性结节，也有患者临床表现为萎缩性斑片或完全隆起性结节。色素性隆突性肤皮纤维肉瘤表现为褐色或黑色皮疹。巨细胞纤维母细胞瘤是隆突性皮肤纤维肉瘤的病理亚型，临床常见于儿童，与经典的隆突性皮肤纤维肉瘤无明显区别。

病理表现　真皮及皮下脂肪的梭形细胞增生，肿瘤呈明显的浸润性生长，侵犯脂肪，包绕于真皮内血管及附属器周围。肿瘤细胞明显浸润脂肪组织，常呈现典型的蜂房样或蜂窝煤样结构。肿瘤细胞形态均一，为小的椭圆形细胞，常形成编织状排列，细胞无明显异型性，核分裂象少见。肿瘤细胞表达 CD34 是隆突性皮肤纤维肉瘤最显著的特点（图 33.26）。肿瘤可出现一些病理变异，如明显的黏液样变、胶原硬化，出现萎缩性改变等。色素性隆突性皮肤纤维肉瘤形态学与经典型类似，在肿瘤细胞间可见散在含有色素颗粒的细胞（图 33.27）。巨细胞纤维母细胞瘤表现为肿瘤细胞出现局灶性多核巨细胞，可有明显的异型性。纤维肉瘤样隆突性皮肤纤维肉瘤表现为肿瘤局部呈现纤维肉瘤样改变，即呈现鱼骨样排列，细胞核染色质加深，异型性和核分裂象增加。纤维肉瘤样变区域 CD34 表达减少或丢失（图 33.28）。

诊断要点　浸润性生长是本病的特点，除肉瘤样变外，本病弥漫性表达 CD34，需与斑块状 CD34 阳性真皮纤维瘤鉴别，后者是浅表的无浸润生长模式的良性肿瘤。

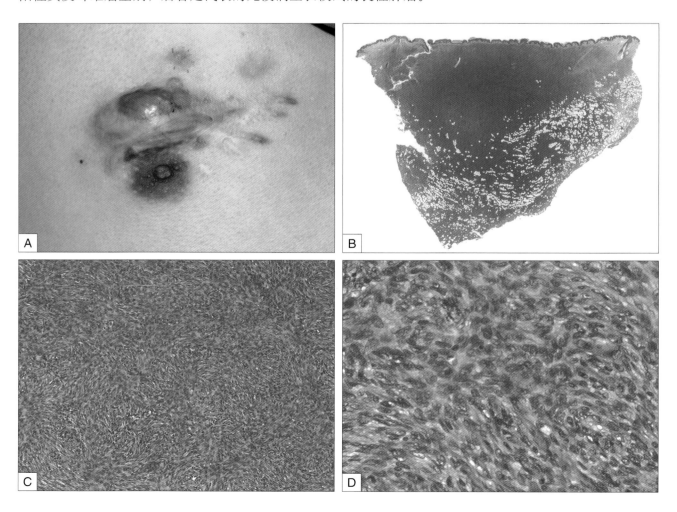

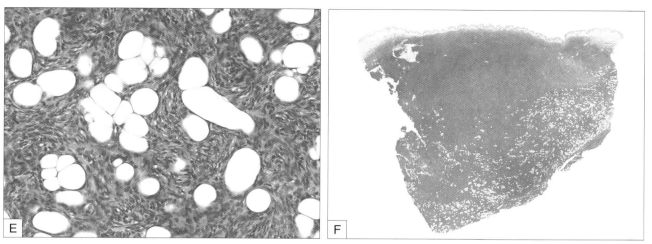

图 33.26 **隆突性皮肤纤维肉瘤**。A. 胸部乳房周围浸润性斑块，肿瘤；B. 呈浸润性生长的肿瘤；C、D. 肿瘤呈编织状排列，细胞异型性轻微；E. 肿瘤细胞浸润至脂肪组织，形成蜂窝煤状结构；F. CD34 弥漫阳性

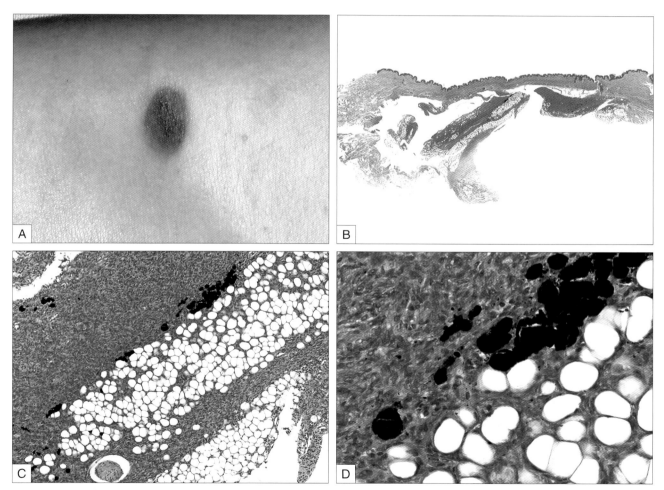

图 33.27 **色素性隆突性皮肤纤维肉瘤**。A. 肩部萎缩性黑褐色斑块；B. 肿瘤明显累及脂肪；C、D. 肿瘤细胞浸润至脂肪组织，伴有明显的色素

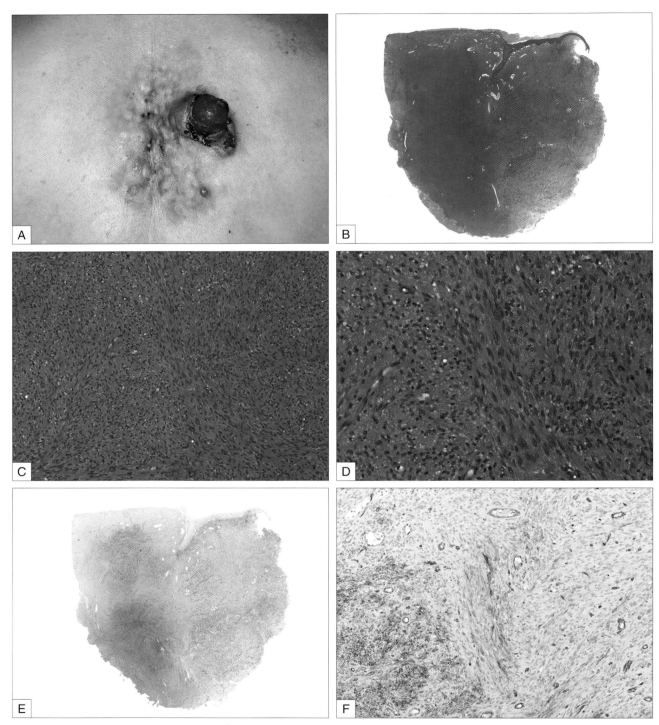

图 33.28　**隆突性皮肤纤维肉瘤**。A. 背部斑块，局部形成红色结节；B~D. 肿瘤细胞排列致密，局部形成编织状排列；E、F. 肿瘤细胞局部 CD34 阳性，可见部分肿瘤细胞 CD34 染色丢失，提示为肉瘤样变

# 非典型纤维黄瘤和多形性真皮肉瘤（atypical fibroxanthoma and pleomorphic dermal sarcoma）

**临床表现** 通常发生于老年人头面部，表现为结节、肿瘤，常出现糜烂、溃疡。多形性真皮肉瘤被描述为比非典型纤维黄瘤更为深在的累及脂肪层的皮疹，二者应当属于谱系性改变。

**病理表现** 非典型纤维黄瘤表现为真皮浅中部结节性改变，常不累及皮下脂肪组织。肿瘤细胞由多形性细胞组成，包括梭形细胞、上皮样细胞、多核巨细胞、黄瘤样细胞等。在单个病例通常以其中的一种或两种细胞成分为主。免疫组化主要起辅助诊断作用，肿瘤细胞通常 CD10 阳性，不同程度的表达 SMA、CD68 等标记。肿瘤细胞不表达角蛋白或局灶性微弱表达，可与低分化鳞癌鉴别。多形性真皮肉瘤增生模式和细胞形态与非典型纤维黄瘤相同，但肿瘤细胞累及皮下脂肪、深筋膜或骨骼肌，可侵犯神经及血管，具有更高的侵袭性（图 33.29）。

**诊断要点** 面部皮疹需与低分化鳞癌鉴别，p40、p63 等抗体可用于鉴别。非典型纤维黄瘤和多形性真皮肉瘤只有浸润深度的差别，细胞形态完全一致。

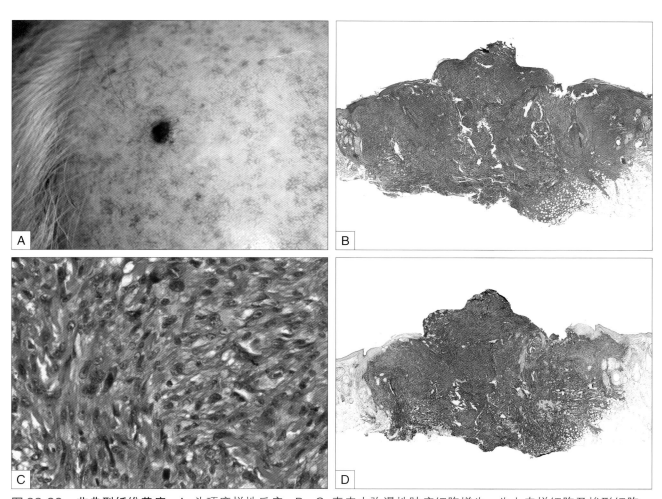

图 33.29 **非典型纤维黄瘤**。A. 头顶糜烂性丘疹；B、C. 真皮内弥漫性肿瘤细胞增生，为上皮样细胞及梭形细胞，细胞有明显的异型性；D. CD10 染色阳性

589

# 恶性纤维组织细胞瘤（malignant fibrous histocytoma）

临床表现　本病又名多形性未分化肉瘤（pleomorphic undifferentiated sarcoma），实际上是以多形性上皮样肿瘤细胞增生为特点的侵袭性恶性软组织肿瘤，其具体起源和分化方向不明。皮肤发生的恶性纤维组织细胞瘤通常表现为直径较大、浸润深在的软组织肿瘤。

病理表现　表现为结节性肿瘤细胞增生，累及真皮和皮下组织。肿瘤呈浸润性生长模式，细胞为上皮样多形性形态，有明显的异型性和核分裂象。免疫组化不表达角蛋白，表达 SMA 等标记，CD68 表达程度不一。本病的诊断应当建立在排除其他类型的软组织恶性肿瘤的基础之上（图 33.30，图 33.31）。

诊断要点　恶性纤维组织细胞瘤是排除性诊断，代表了无法分类的以上皮样或多形性细胞增生为主的一类软组织肿瘤。

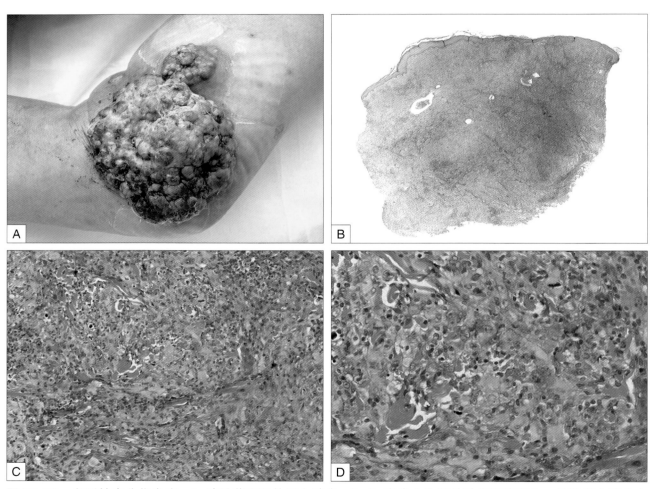

图 33.30　**多形性未分化肉瘤**。A. 膝关节周围的巨大肿瘤；B~D. 真皮内弥漫性肿瘤细胞增生，为胞浆丰富的上皮样细胞，细胞异型性明显

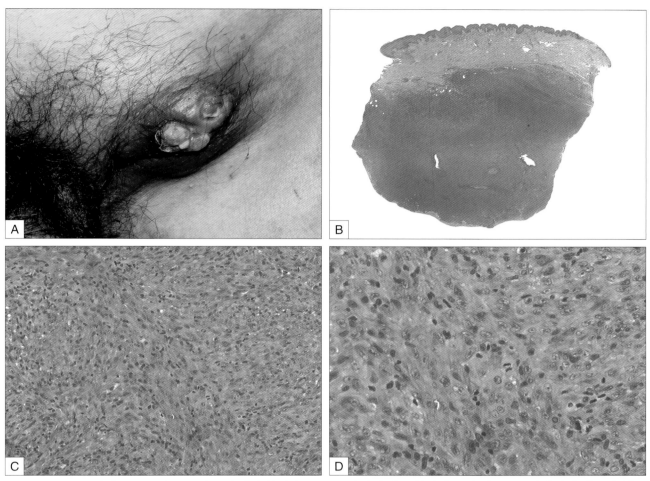

图 33.31　**多形性未分化肉瘤**。A. 腹股沟溃疡性肿瘤；B~D. 真皮内弥漫性肿瘤细胞增生，为胞浆丰富的上皮样细胞，有明显的异型性和核分裂象

## 纤维肉瘤（fibrosarcoma）

　　临床表现　发生于皮肤的纤维肉瘤罕见，主要表现为以四肢为主的结节、溃疡。

　　病理表现　可分为不同的亚型，包括经典的纤维肉瘤、硬化性上皮样纤维肉瘤、黏液型纤维肉瘤、纤维黏液型纤维肉瘤以及先天性纤维肉瘤等。经典的纤维肉瘤表现为边界不清的肿瘤细胞增生，形成编织状或鱼骨样排列，细胞为梭长形类似成纤维细胞的形态，有明显的异型性和核分裂象（图 33.32）。

　　诊断要点　肿瘤细胞具有类似成纤维细胞形态是纤维肉瘤的特点，但肿瘤分化往往较差，甚至形成上皮样或多形性明显的细胞形态，当取材组织较小时，纤维肉瘤与恶性纤维组织细胞瘤之间可能存在重叠。

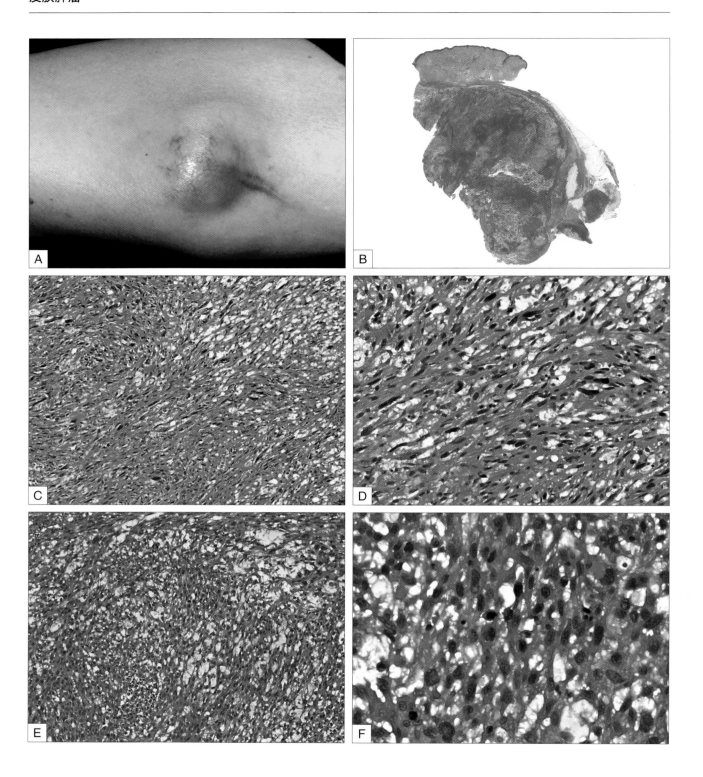

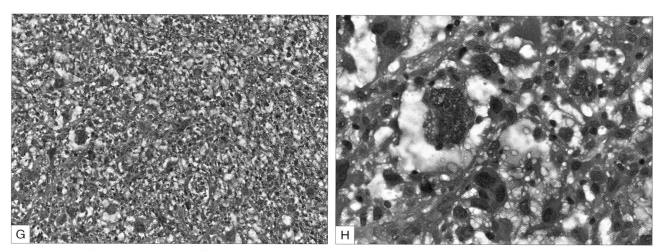

图 33.32　纤维肉瘤。A.上肢复发的肿瘤结节；B.肿瘤发生于真皮深部，形成较大的肿瘤结节，有黏液产生；C、D.部分区域肿瘤细胞纤细，有大量胶原，形成类似经典的纤维肉瘤的形态；E~H.局部肿瘤细胞分化为上皮样甚至是异型性明显的肿瘤细胞，类似恶性纤维组织细胞瘤的形态

## 上皮样肉瘤（epithelioid sarcoma）

　　**临床表现**　多见于青壮年，上肢多见，也可见于外阴、骨盆等部位的软组织。表现为多发的丘疹、结节、溃疡，常发生远处转移。

　　**病理表现**　真皮至皮下的肿瘤细胞增生，部分肿瘤低倍镜下可形成类似环状肉芽肿的增生模式，高倍镜下可见明显的恶性肿瘤细胞形态。肿瘤细胞可以是圆胖的梭形细胞或上皮样细胞，或者二者均有，肿瘤细胞有明显的细胞异型性和高增殖指数。免疫组化通常表达角蛋白、EMA、CD34，不表达血管标记如 ERG 和 CD31，INI-1 阴性（图 33.33）。

　　**诊断要点**　既往有很多上皮样肉瘤样血管内皮瘤被误诊为上皮样肉瘤，免疫组化有助于诊断。上皮样肉瘤不表达血管标记如 ERG 和 CD31，INI-1 阴性。

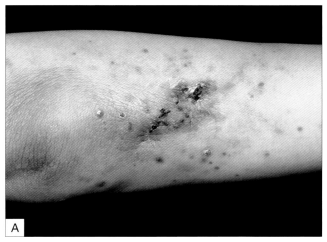

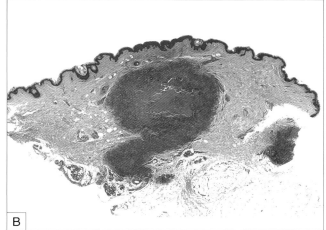

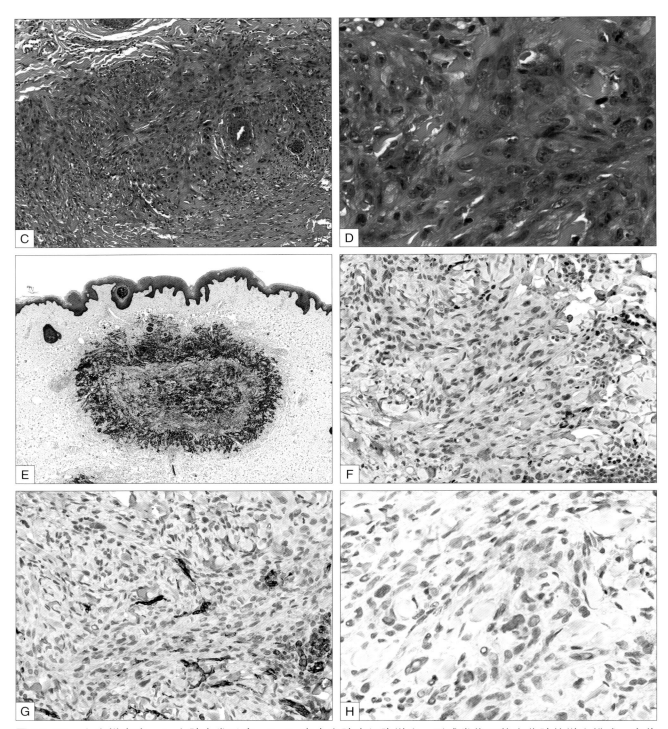

图 33.33　**上皮样肉瘤**。A. 上肢多发丘疹；B~D. 真皮内肿瘤细胞增生，形成类似环状肉芽肿的增生模式，高倍镜下可见明显异型性的梭形细胞和上皮样肿瘤细胞；E. AE1/3 阳性；F. ERG 阴性；G. CD31 阴性；H. INI-1 阴性

# 34. 脂肪、肌肉、软骨、骨和其他软组织肿瘤
## (Neoplasms of Fat, Muscle, Cartilage, Bone and Other Origins)

本章描述相对常见的发生于脂肪、平滑肌、横纹肌、软骨和骨的皮肤软组织肿瘤。脂肪瘤最常见，脂肪肉瘤属于皮肤病理中的罕见现象。发生于平滑肌的肿瘤与起源有关，常见的是立毛肌和血管平滑肌来源的平滑肌瘤。横纹肌肿瘤相对少见，包括罕见的横纹肌肉瘤。骨性肿瘤中较为常见的是甲下外生骨疣。

## 目 录

## 浅表脂肪瘤样痣（nevus lipomatosus superficialis）

临床表现 先天性发育畸形，通常发生于臀部、四肢近心端等部位。表现为群集多发外生性结节、斑块，质地较软。

病理表现 真皮层可见大量的成熟脂肪细胞及梭形细胞增生，脂肪细胞形态同正常脂肪细胞（图34.1）。

诊断要点 属于发育畸形，病理可见表浅的成熟脂肪细胞。一些皮赘和表浅的脂肪瘤可出现真皮内脂肪细胞，需与之鉴别。

## 脂肪瘤（lipoma）

临床表现 多见于成年人，表现为单发或多发皮下结节，直径为数厘米，偶有巨大脂肪瘤患者。皮疹质地柔软，患者常无不适或有触痛。

病理表现 边界相对清楚的结节，由成熟的脂肪细胞组成，无细胞异型性。如为部分取材，则难以见到完整包膜，镜下结构类似正常脂肪组织（图34.2）。

诊断要点 多数依据临床和超声诊断。

## 血管脂肪瘤（angiolipoma）

临床表现 常见于成年人，表现为多发皮下结节，患者常有紧张、疼痛等不适。

病理表现 脂肪层边界清楚的结节，有程度不等的血管增生，增生的血管主要分布于肿瘤组织的

周边或局限于某一区域，个别肿瘤血管增生占主要组分。增生的血管为毛细血管，常见微血栓现象（图34.3）。

　　诊断要点　在脂肪瘤的基础上合并不同程度的毛细血管增生。

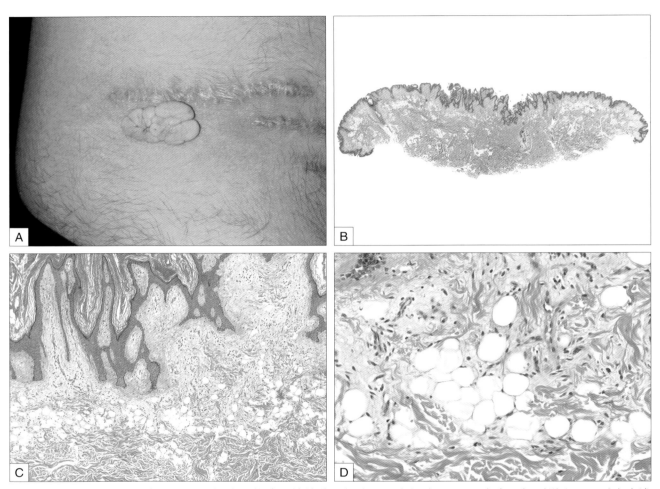

图34.1　浅表脂肪瘤样痣。A.腰骶部脑回状外生性结节，部分已手术切除；B~D.表皮不规则增生，同时真皮浅层有成熟的脂肪细胞和少量梭形细胞增生

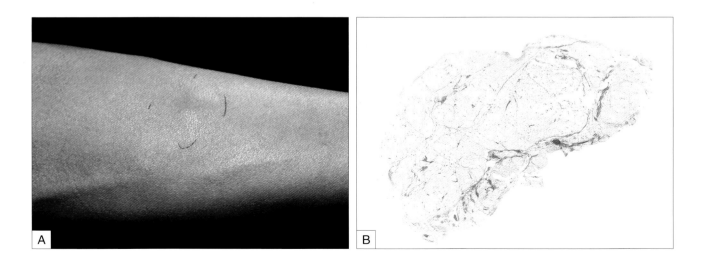

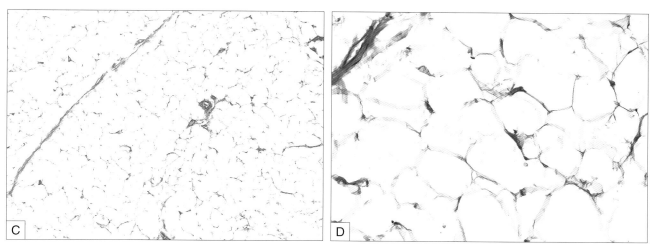

图 34.2　**脂肪瘤**。A. 上肢局部皮下质软结节；B~D. 皮下剥离的肿瘤组织，边界相对清楚，高倍镜下显示为成熟的脂肪细胞

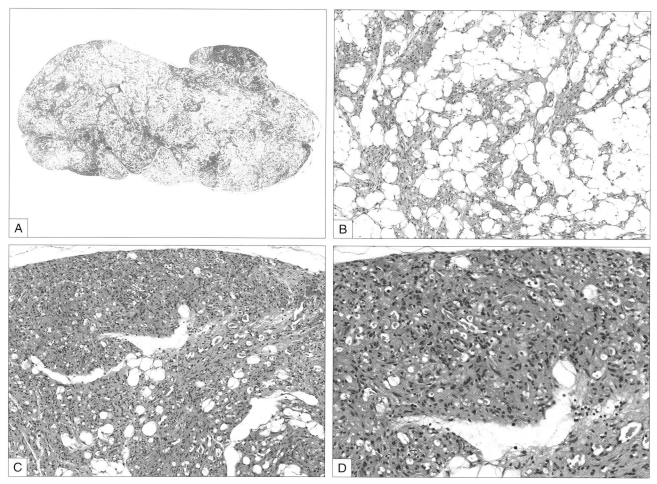

图 34.3　**血管脂肪瘤**。A、B. 边界清楚的结节，包含脂肪细胞和增生的血管；C、D. 皮疹局部以血管内皮细胞增生为主

## 梭形细胞脂肪瘤和多形性脂肪瘤（spindle cell lipoma and plemorphic lipoma）

临床表现　常见于中年人，男性多见，表现为背部或其他部位的结节、肿瘤性改变。

病理表现　梭形细胞脂肪瘤表现为真皮深部或皮下脂肪肿瘤性改变，肿瘤界线往往相对清楚，含有一定程度的成熟脂肪组织以及梭形或花瓣状细胞形成的区域，对不同的病例二者比例不同。成熟的脂肪细胞区域和正常脂肪细胞无异。梭形细胞则由均一的梭形细胞组成，周围含有不同程度的胶原或黏液成分。多形性脂肪瘤中增生的梭形细胞可有轻度异型性，但往往无明显核分裂象，周围多为黏液型基质。梭形细胞脂肪瘤表达 CD34。近年来报告一些细胞有轻微细胞异型的病例，称为非典型梭形细胞脂肪瘤（图 34.4）。

诊断要点　肿瘤往往有不同程度的梭形细胞增生和黏液沉积。

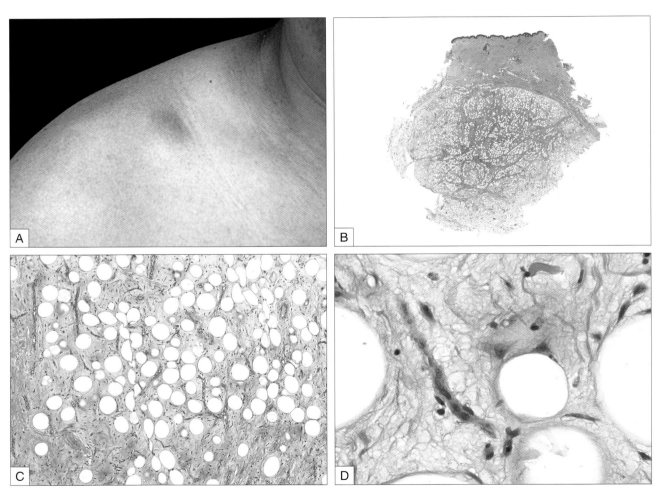

图 34.4　**梭形细胞脂肪瘤**。A. 肩部皮下结节；B~D. 真皮脂肪层内边界清楚的肿瘤，有黏液性基质，可见脂肪细胞之间有梭形细胞增生

## 脂肪肉瘤（liposarcoma）

　　**临床表现**　发生于皮肤的脂肪肉瘤非常罕见，表现为浅表结节或肿瘤，部分病例可能代表深在软组织肿瘤扩散至皮肤。直径可为数厘米甚至更大。皮肤脂肪肉瘤预后相对较好。

　　**病理表现**　包括不典型脂肪肉瘤、分化良好的脂肪肉瘤、去分化脂肪肉瘤、黏液型脂肪肉瘤、多形性脂肪肉瘤等亚型。不典型脂肪肉瘤和去分化脂肪肉瘤有类似的发病机制，二者可同时发生。不典型脂肪肉瘤低倍镜下可见较多明显成熟的脂肪细胞，伴有程度不等的纤维间隔，高倍镜下可见明显异型的不成熟脂肪细胞及脂肪母细胞（图34.5）。去分化脂肪肉瘤分化较差，以梭形细胞、上皮样细胞增生为主，形成肉瘤样改变，容易被误诊为未分化肉瘤或梭形细胞肉瘤，甚至可出现软骨、横纹肌等分化，或局部出现黏液样变，相当一部分病例很难找到脂肪母细胞。不典型脂肪肉瘤和去分化脂肪肉瘤p16、MDM2和CDK4多同时染色阳性，荧光原位杂交显示*MDM2*基因扩增。黏液型脂肪肉瘤具有丰富的黏液性基质，有纤细的分支状毛细血管，可找到散在的脂肪母细胞，具有特异性的*DDIT3*融合基因（图34.6）。多形性脂肪肉瘤表现为多形性梭形或上皮样细胞增生，较容易找到不典型脂肪母细胞形态，目前尚未发现特异性基因改变。

　　**诊断要点**　对于分化差的肿瘤要找到脂肪细胞分化的依据，即找到不同程度分化的脂肪母细胞。S100染色有助于染色相对成熟的脂肪细胞，Adipophilin和Perilipin可染色脂肪母细胞中存在的脂质，有助于判断脂肪细胞起源。在判断为脂肪肉瘤后可依据形态学特征、组化标记和基因检测进一步分类。

## 平滑肌错构瘤（smooth muscle hamartoma）

　　**临床表现**　先天发生的平滑肌细胞的异常增殖。表现为局限性皮下结节性改变，有时可伴有局部多毛。

　　**病理表现**　真皮内局限性增生的平滑肌细胞，细胞呈现雪茄样细胞核和嗜酸性胞浆，形态均一（图34.7）。

　　**诊断要点**　先天发生，局限性皮疹，区别于平滑肌瘤。

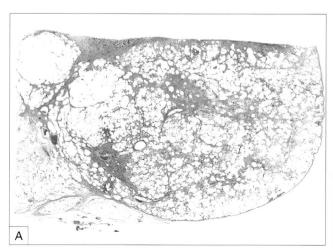
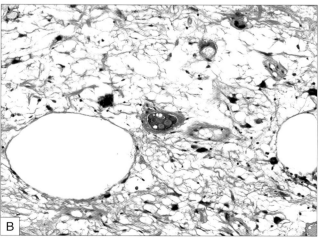

图 34.5　**不典型脂肪肉瘤**。A. 边界相对清楚的脂肪细胞肿瘤；B. 肿瘤细胞呈不同程度的脂肪母细胞分化，细胞有异型性（日本木村铁宣医师提供）

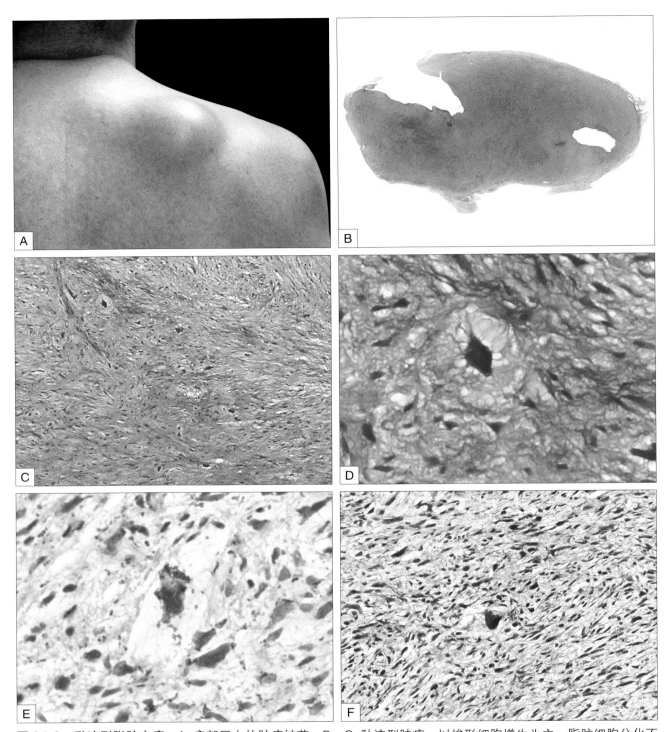

图 34.6　**黏液型脂肪肉瘤**。A. 肩部巨大的肿瘤结节；B、C. 黏液型肿瘤，以梭形细胞增生为主，脂肪细胞分化不明显；D. 局部可见核深染细胞，周围胞浆有空泡，类似脂肪母细胞形态；E. Adipophilin 染色显示肿瘤细胞胞浆中不同程度的小泡状着色，提示脂肪细胞分化；F. p16 阳性

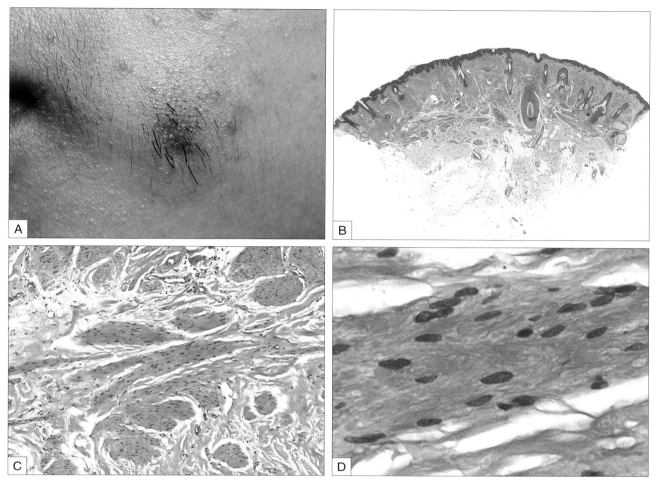

图 34.7　平滑肌错构瘤。A.面部局部丘疹，伴多毛；B~D.真皮全层见大量增生的立毛肌

## 平滑肌瘤（leiomyoma）

　　**临床表现**　后天发生的平滑肌细胞肿瘤，起源于立毛肌、血管平滑肌和生殖器平滑肌。毛发平滑肌瘤见于成年人，表现为多发丘疹，常局限性分布或带状分布。血管平滑肌瘤多见于四肢，常见于下肢，表现为丘疹、结节，可有疼痛。乳房平滑肌瘤表现为乳晕周围的单发丘疹，常见于青年女性。外阴平滑肌瘤多见于成年男性阴囊和女性大阴唇部位，可表现为丘疹、结节或斑块。

　　**病理表现**　各种类型的平滑肌瘤均表现为平滑肌细胞增生。沿长轴切面可见增生的肿瘤细胞表现为雪茄样杆状核，嗜伊红色胞浆，细胞形态均一。如为横切片或斜切面则表现为圆形或椭圆形细胞核。细胞形态均一，无异型性。毛囊平滑肌瘤表现为真皮内条索状或束状增生的平滑肌，部分瘤团可类似正常立毛肌形态。发生于血管的平滑肌瘤表现为边界清楚、周围光滑的结节。发生于阴囊、女阴或乳晕的平滑肌瘤表现为真皮内结节性增生，但周边界线非光滑圆形，与血管平滑肌瘤有区别。肿瘤细胞表达 SMA、Desmin（图 34.8~图 34.10）。

　　**诊断要点**　肿瘤细胞为杆状核，有丰富的嗜酸性胞浆。

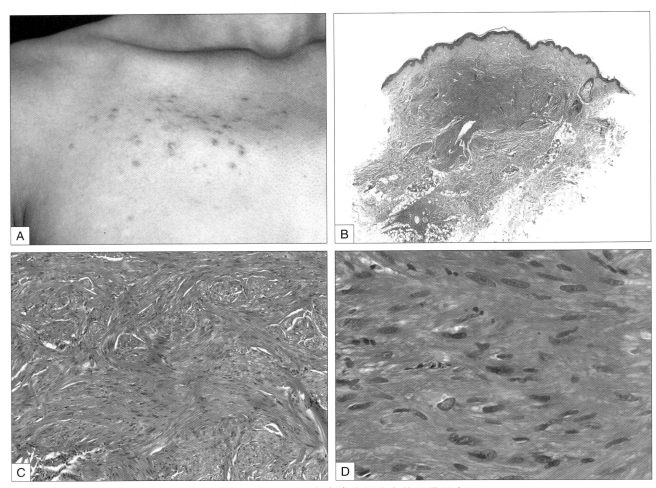

图 34.8 立毛肌平滑肌瘤。A. 胸部群集丘疹；B~D. 真皮浅中层分布的平滑肌束

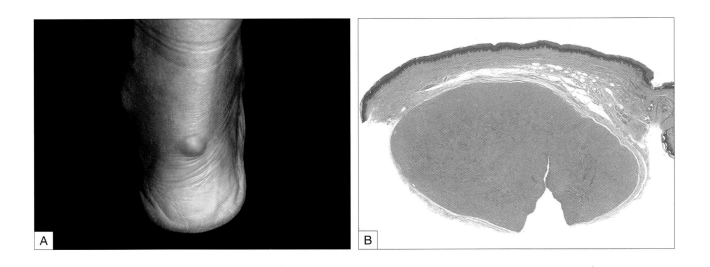

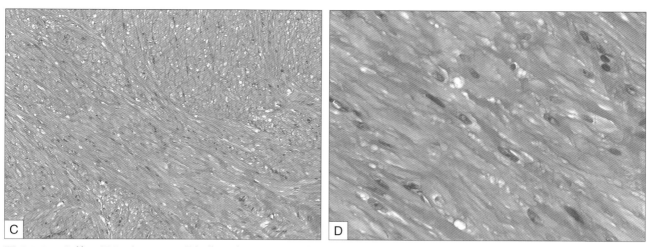

图 34.9　**血管平滑肌瘤**。A. 足踝部位丘疹；B~D. 真皮内边界清楚的肿瘤结节，由嗜酸性平滑肌细胞组成

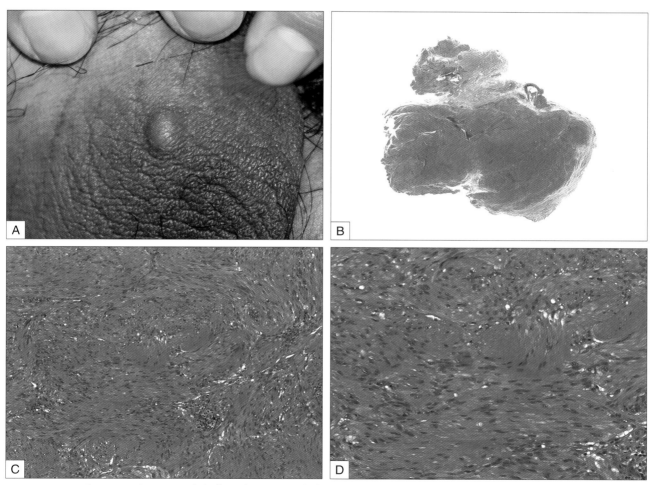

图 34.10　**阴囊平滑肌瘤**。A. 阴囊部位丘疹；B~D. 真皮内剥离的肿瘤，由大量嗜酸性平滑肌细胞组成

## 平滑肌肉瘤（leiomyosarcoma）

临床表现　发生于四肢、头面部或其他部位，表现为渐增大的肿瘤结节。

病理表现　发生于真皮或深在软组织。肿瘤可起源于立毛肌或血管壁平滑肌，表现为浸润性生长的肿瘤结节。肿瘤细胞形态类似平滑肌细胞，但细胞有明显的异型性和核分裂象（图 34.11）。

诊断要点　需与平滑肌瘤鉴别，本病有浸润性生长和细胞形态的异常。

## 横纹肌瘤和横纹肌间质错构瘤（rhabdomyoma and rhabdomyomatous mesenchymal hamartoma）

临床表现　横纹肌瘤多发生在舌、口唇、外阴等部位，表现为丘疹或结节。横纹肌间质错构瘤发生于面部，尤其是口鼻周围，表现为丘疹、结节或息肉。

病理表现　二者均有类似表现，即具有横纹肌增生。横纹肌瘤表现为成熟的横纹肌细胞增生，细胞胞浆丰富，嗜酸染色，可见横纹。胎儿型横纹肌瘤表现为细长的梭形细胞增生，横纹不明显。横纹肌间质错构瘤除横纹肌外，有时还可见间质成分，如毛囊、皮脂腺、汗腺、脂肪等成分（图 34.12）。

诊断要点　需与面部正常的表情肌鉴别，表情肌相对深在，数量较少。

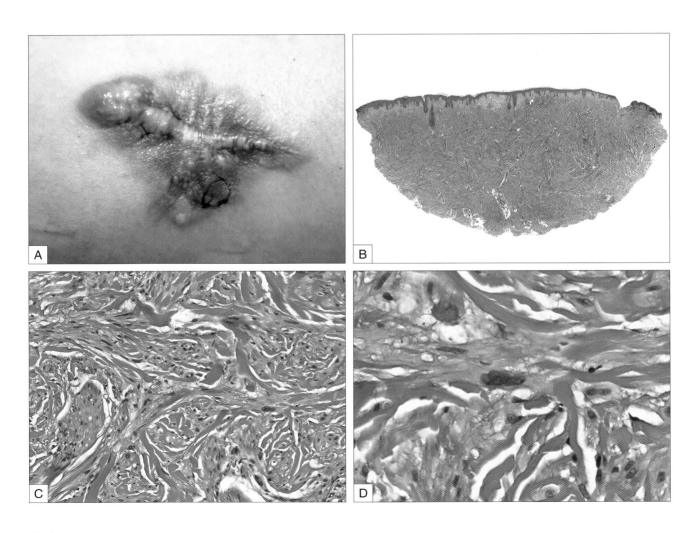

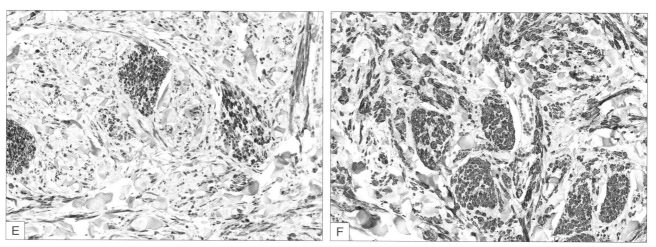

图 34.11　平滑肌肉瘤。A. 躯干部位浸润性斑块；B~D. 肿瘤细胞呈浸润性生长，有异型性；E. SMA 阳性；F. Desmin 阳性

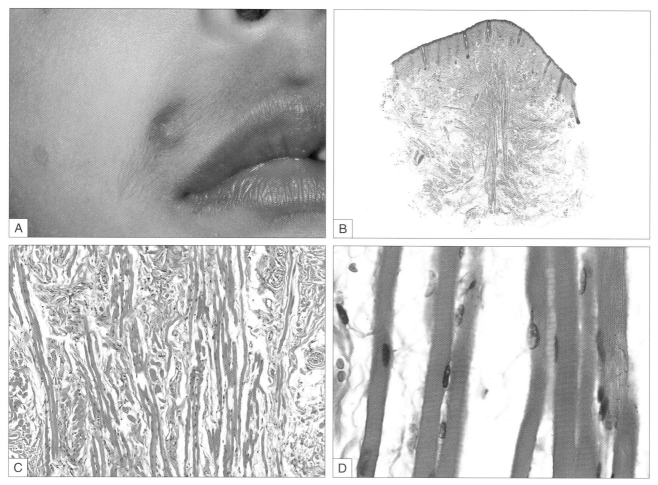

图 34.12　横纹肌间质错构瘤。A. 口唇周围丘疹；B~D. 真皮浅层至深部增生的横纹肌细胞，可见明显的横纹

## 横纹肌肉瘤（rhabdomyosarcoma）

　　临床表现　皮肤横纹肌肉瘤非常罕见，多见于口腔、鼻、耳周围或外阴，表现为结节、肿瘤，质地往往较为坚实。

　　病理表现　皮肤病理中常见的类型是腺泡状横纹肌肉瘤和胚胎横纹肌肉瘤，肿瘤在低倍镜下呈浸润性生长模式，肿瘤细胞往往为嗜碱性细胞，有明显的异型性，很难观察到往横纹肌分化的现象。免疫组化如 desmin、myogenin、MyoD1 等抗体可用于辅助诊断。横纹肌肉瘤可表达 CD56、S100 等标记（图 34.13）。

　　诊断要点　诊断难点在于细胞分化较差，免疫组化标记有助于确诊。

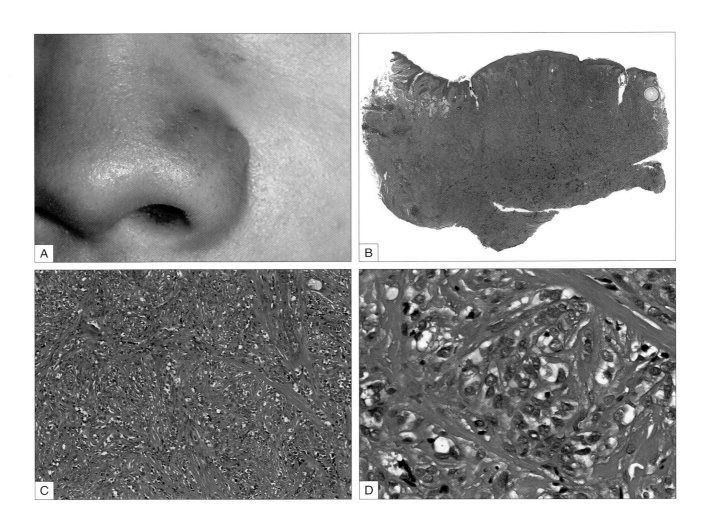

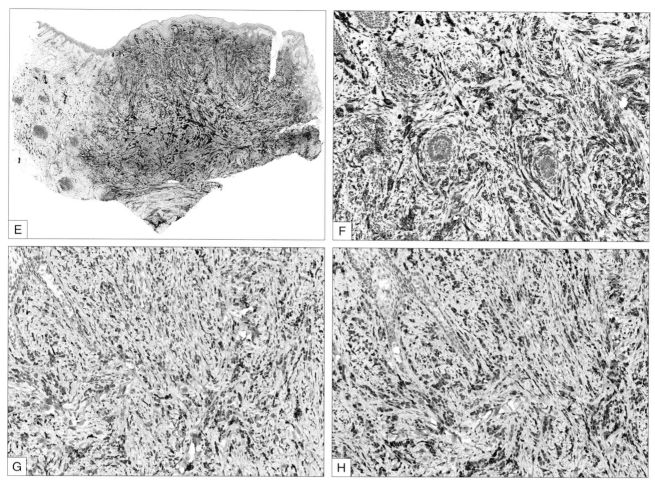

图 34.13　横纹肌肉瘤。A. 鼻部红色斑块；B~D. 真皮内增生的嗜碱性细胞，细胞核大深染，有异型性；E. CD56 阳性；F. Desmin 阳性；G. MyoD1 阳性；H. myogenin 阳性

## 皮肤软骨瘤（cutaneous chondroma）

　　临床表现　无明显特征性，表现为皮肤结节。

　　病理表现　低倍镜下可见真皮内结节，结节由嗜碱性染色的软骨组织组成，内含散在的软骨细胞，细胞核周围有空晕，细胞无异型性（图 34.14）。

　　诊断要点　依据病理确诊。

## 皮肤骨瘤（osteoma cutis）

　　临床表现　皮肤骨瘤指皮肤局部形成的骨组织，发病原因多样。临床可单发也可多发，形成质地坚实的丘疹或结节。在一些肿瘤如色素痣、毛母质瘤等也偶尔可见骨化现象。

　　病理表现　真皮内局限性骨性结构形成，可见成骨细胞及其形成的骨小梁结构（图 34.15）。

　　诊断要点　依据病理确诊，需结合临床特征分析骨化原因。

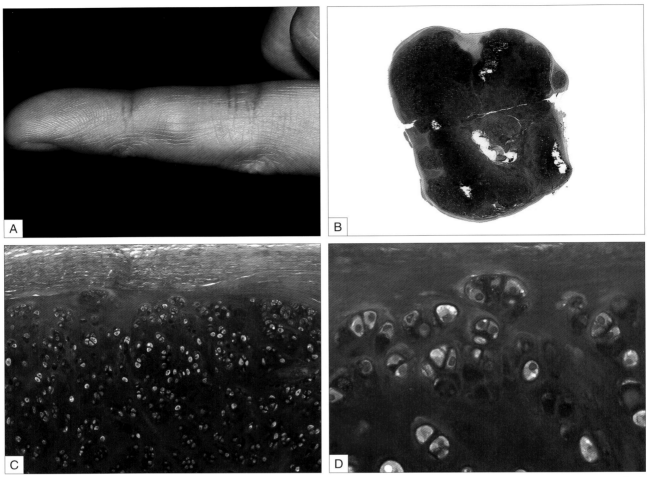

图 34.14　**软骨瘤**。A. 手指丘疹；B~D. 剥离的边界清楚的肿瘤，周围有纤维性包膜，软骨细胞单个或多个聚集成小巢，位于软骨陷窝中，周围为嗜碱性软骨基质

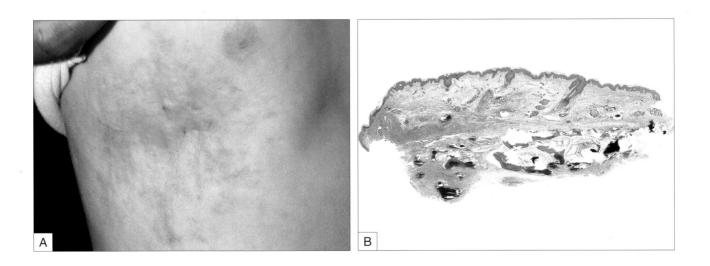

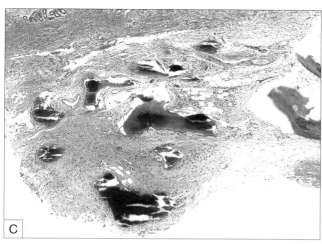
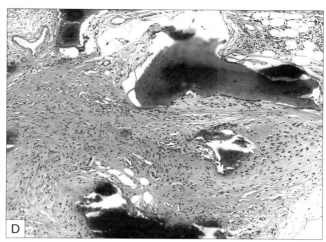

图 34.15 **皮肤骨瘤**。A. 发生在胸壁的硬化性斑块；B~D. 发生在真皮和皮下的骨化，可见到钙化现象，骨痂周围有成纤维细胞增生

## 甲下外生骨疣（subungual exostosis）

**临床表现** 多发生于成年人，好发于第一趾。表现为丘疹、结节，可有局部糜烂、溃疡或甲板破坏。影像学显示与趾骨相连的骨性结构。

**病理表现** 真皮内成熟骨性结构，其顶部可有成熟软骨细胞形成的软骨帽或纤维黏液性基质，基底为骨性结构，与深部趾骨附着（图 34.16）。

**诊断要点** 根据 X 线表现可做出准确诊断。

## 透明细胞肉瘤（clear cell sarcoma）

**临床表现** 起源不明。易发生于成年人，以足部、踝部等深在软组织多见，也可见于皮肤组织。临床常表现为结节、肿瘤，缓慢生长，通常会在长时间后复发、转移。

**病理表现** 真皮深部软组织或真皮浅部结节、肿瘤性改变。肿瘤的部分区域可呈现透明化改变。肿瘤细胞形成团块或条索，肿瘤细胞条索之间有增厚的胶原纤维成分。肿瘤由形态轻度异型的椭圆形肿瘤细胞组成，有时可形成多核巨细胞。部分区域肿瘤细胞胞浆呈透明化改变。透明细胞肉瘤免疫标记与黑素瘤相同，因此免疫组化不足以区分二者。透明细胞肉瘤多存在 *EWS-ATF1* 融合基因表达，可通过荧光原位杂交方法进行检测（图 34.17）。

**诊断要点** 需与黑素瘤鉴别，本病为软组织肿瘤，肿瘤细胞条索之间往往有增厚的胶原纤维，必要时可行 *EWS-ATF1* 融合基因检测。

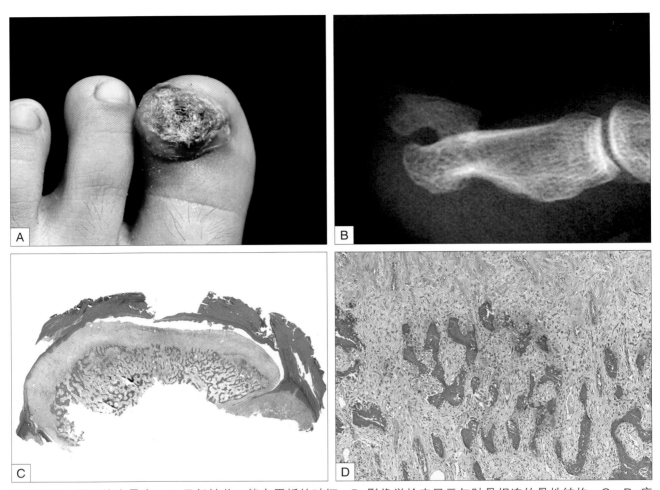

图 34.16　甲下外生骨疣。A. 足部结节，伴有甲板的破坏；B. 影像学检查显示与趾骨相连的骨性结构；C、D. 病理可见增生的骨质，其上有溃疡及纤维细胞增生

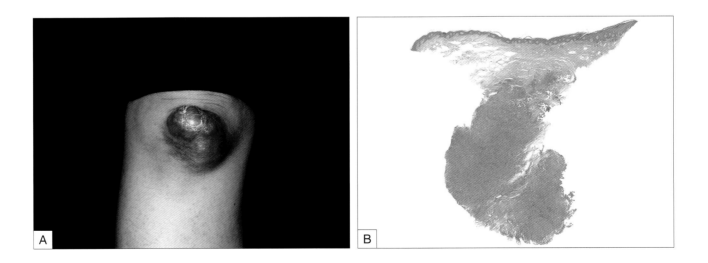

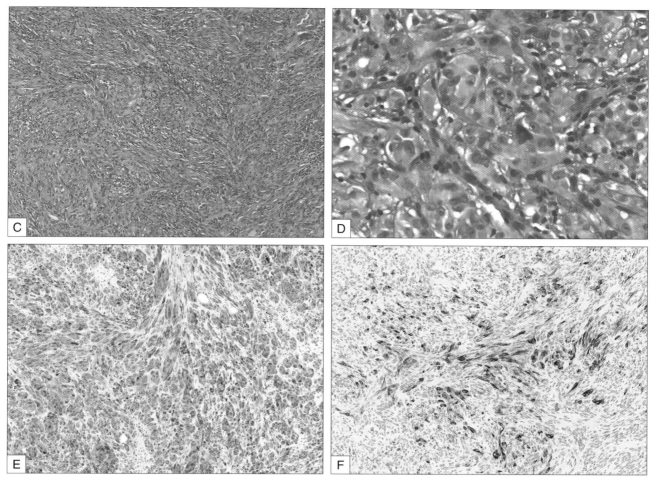

图34.17　**透明细胞肉瘤**。A. 膝关节部位肿瘤；B~D. 真皮深部的肿瘤结节，以上皮样肿瘤细胞增生为主，肿瘤细胞胞浆染色较淡；E. 肿瘤细胞 S100 阳性；F. 肿瘤细胞 Melan-A 局部阳性。此病例 FISH 检测提示有 *EWS-ATF1* 融合基因

## 皮肤 Ewing 肉瘤（cutaneous Ewing sarcoma）

　　临床表现　Ewing 肉瘤和原始神经外胚层肿瘤属于一种疾病。发生于皮肤的 Ewing 肉瘤罕见，可见于各个年龄人群，表现为结节或肿瘤。

　　病理表现　原发于皮肤、局部复发以及由其他部位转移至皮肤的肿瘤形态一致。表现为结节性均质性小圆形或椭圆形细胞增生，局部可有坏死现象。肿瘤细胞表达 CD99、Fli-1、ERG 等标记，其中 CD99 常为强阳性表达。荧光原位杂交显示绝大多数病例出现 *EWSR1* 基因发生断裂融合现象（图34.18）。

　　诊断要点　需与淋巴瘤、Merkel 细胞癌等鉴别，免疫组化有助于诊断。

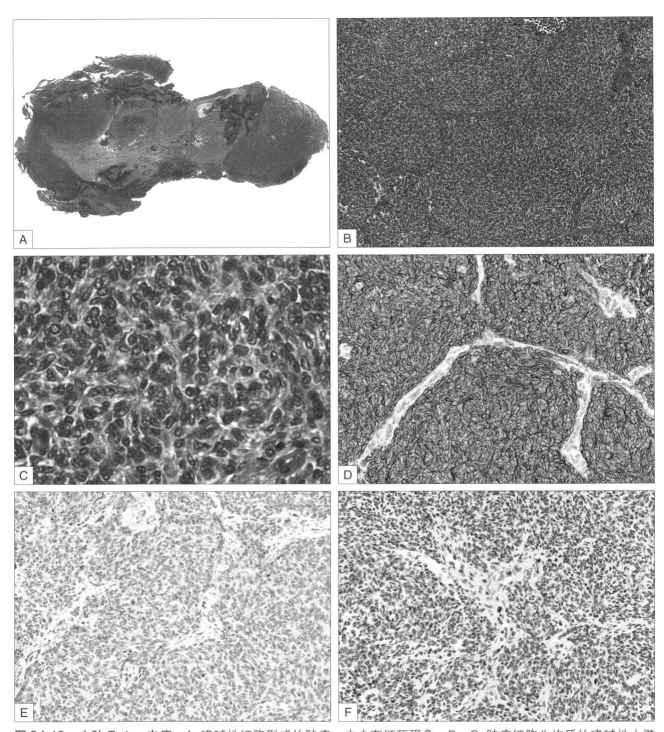

**图 34.18　皮肤 Ewing 肉瘤。**A. 嗜碱性细胞形成的肿瘤，中央有坏死现象；B、C. 肿瘤细胞为均质的嗜碱性小椭圆形细胞；D. CD99 强阳性；E. ERG 阳性；F. Fli-1 阳性。此病例临床皮疹为发生于耳后的复发结节，荧光原位杂交确认 *EWSR1* 基因发生断裂

# 35. 皮肤淋巴瘤和白血病
## (Cutaneous Lymphoma and Leukemia)

皮肤淋巴瘤的分类主要是基于 2005 年 WHO-EORTC 分类标准，随后在 2008 年、2016 年、2018 年 WHO 肿瘤分类中予以更新。皮肤淋巴瘤的诊断在多数情况下需在结合临床特征的基础上进行，单纯凭病理检查往往会导致误诊或走很多弯路，增加诊断时间。

皮肤淋巴瘤以 T 细胞淋巴瘤居多，常见的种类包括蕈样肉芽肿、淋巴瘤样丘疹病、原发皮肤间变性大细胞淋巴瘤、结外 NK/T 细胞淋巴瘤，鼻型、种痘样水疱病样淋巴细胞增生性疾病、皮下脂膜炎样 T 细胞淋巴瘤等。相对罕见的包括高侵袭性的原发皮肤表皮性 CD8⁺ T 细胞淋巴瘤、原发皮肤 γ/δ T 细胞淋巴瘤和惰性的原发皮肤肢端 CD8⁺ T 细胞淋巴瘤。皮肤 B 细胞淋巴瘤相对少见，包括皮肤边缘区 B 细胞淋巴瘤、皮肤滤泡中心淋巴瘤和皮肤弥漫大 B 细胞淋巴瘤，腿型，以及相对较少见的 EBV 相关黏膜皮肤溃疡、血管内大 B 细胞淋巴瘤。

皮肤淋巴瘤的发生与种族有密切的关系，中国人容易发生 EBV 相关的淋巴瘤，如结外 NK/T 细胞淋巴瘤，鼻型和种痘样水疱病样淋巴细胞增生性疾病，而成人 T 细胞白血病 / 淋巴瘤在日本高发，在中国南部沿海地区仅有零星病例报告。一些新近报告的病种包括原发皮肤肢端 CD8⁺ 皮肤 T 细胞瘤和 EBV 相关黏膜皮肤溃疡。

## 目 录

## 蕈样肉芽肿（mycosis fungoides）

**临床表现** 最常见的皮肤淋巴瘤，为惰性淋巴瘤，通常可分为斑片期、斑块期和肿瘤期。大斑片副银屑病实际上是蕈样肉芽肿的早期表现。小斑片副银屑病（指状皮炎）是否是蕈样肉芽肿的早期表现尚有争议，其中至少有部分病例最终演变为经典的蕈样肉芽肿。

斑片期蕈样肉芽肿通常发生于大腿内侧、臀部、上肢内侧等非曝光部位，表现为长期持续存在的斑片，有时可表现为色素增加或色素减退性斑片，部分皮疹表面皱缩形成羊皮纸样外观。

斑块期蕈样肉芽肿临床分布部位与早期蕈样肉芽肿无异，由斑片期皮疹逐渐增生肥厚所形成。

肿瘤期皮疹表现为在斑片、斑块基础上发生的单发或多发的结节，隆起于皮面，表面可继发溃疡。肿瘤期往往表现为斑片、斑块和肿瘤期皮疹共存的现象。

　　**病理表现**　斑片期表现为明显的淋巴细胞亲表皮性改变，即表皮内或基底层可见较多散在的淋巴细胞浸润，淋巴细胞周围有轻度空晕，同时周围无明显的海绵水肿形成。有时可观察到表皮内淋巴细胞体积略大，有轻度异型性，但大多数时候这种特征并不十分明显。淋巴细胞聚集形成 Pautrier 微脓疡在蕈样肉芽肿少见，不能作为诊断标准。通过免疫组化染色如 CD3 染色，可以更清晰地显示表皮内的淋巴细胞，有助于明确诊断。而 CD4 和 CD8 的组合应用也有助于判断，表皮内单一的 CD4 或 CD8 阳性细胞浸润往往提示蕈样肉芽肿，而混合性 CD4 和 CD8 细胞浸润则往往提示炎症反应。全 T 细胞标记的表达丢失也提示肿瘤的可能性。TCR 基因重排检测阳性结果往往提示蕈样肉芽肿，而阴性结果则不能完全排除早期肿瘤的诊断（图 35.1~图 35.4）。

　　斑块期蕈样肉芽肿除符合斑片期蕈样肉芽肿的特点之外，真皮浅层浸润的淋巴细胞往往增多，因淋巴细胞长期浸润，乳头层胶原常粗大或呈不规则排列（图 35.5）。

　　肿瘤期蕈样肉芽肿通常表现为以真皮为主，甚至累及皮下脂肪组织的片状或结节状淋巴细胞浸润。肿瘤期蕈样肉芽肿亲表皮性通常不明显。真皮内肿瘤细胞常具有明显的细胞异型性和核分裂象。在部分肿瘤期蕈样肉芽肿和少数斑块期蕈样肉芽肿可以出现大细胞转化，肿瘤细胞体积明显增大，有时形成类似组织细胞的形态，大细胞转化的蕈样肉芽肿可表达或不表达 CD30 标记（图 35.6，图 35.7）。

　　**诊断要点**　早期斑片期蕈样肉芽肿非常容易被误诊，有时需反复取材、多部位取材才能达到准确诊断，临床和病理的密切结合也有助于提高诊断的准确性。亲表皮性是本病的特点，但肿瘤期病变亲表皮性不明显。

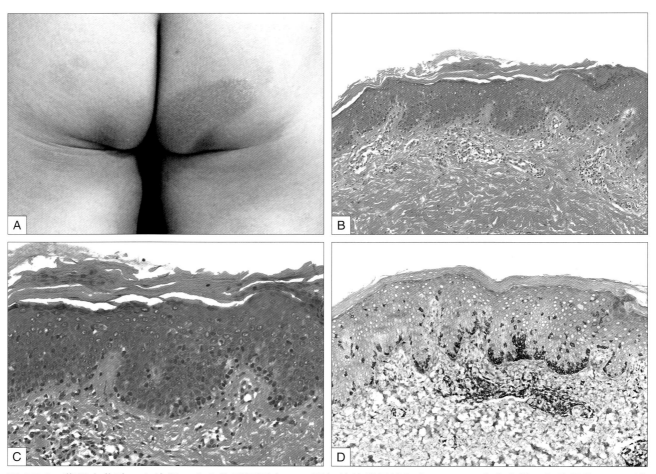

**图 35.1　蕈样肉芽肿，斑片期，大斑片副银屑病**。A. 臀部片状鳞屑性红斑；B、C. 表皮内淋巴细胞浸润，可见淋巴细胞分布于表皮内及基底层，呈列队移入现象；D. CD3 染色显示亲表皮的淋巴细胞

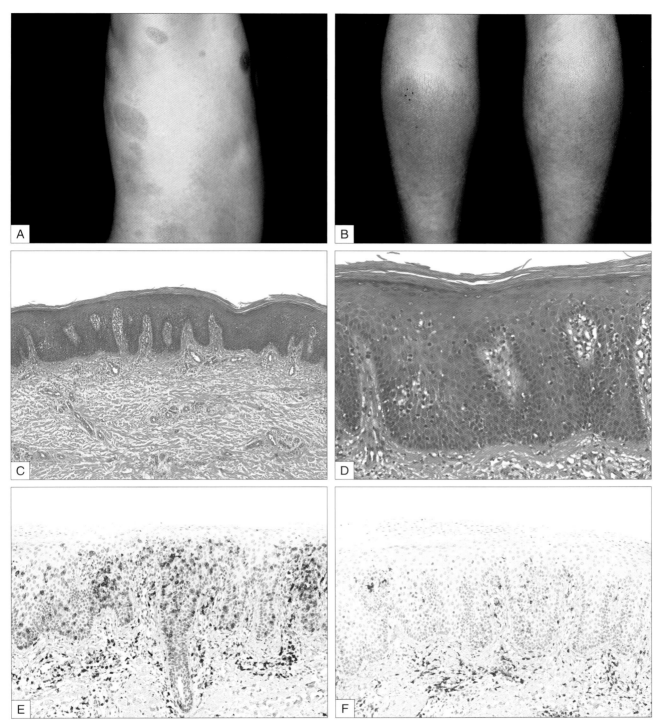

图 35.2　**蕈样肉芽肿，斑片期**。A、B. 躯干和下肢散在分布的淡红色斑片；C、D. 表皮呈轻度银屑病样增生，可见表皮内散在的淋巴细胞浸润；E. CD8 染色显示亲表皮的淋巴细胞，其中表皮内细胞着色淡，提示抗原部分丢失；F. CD5 染色显示表皮内淋巴细胞发生抗原丢失，提示为肿瘤性病变

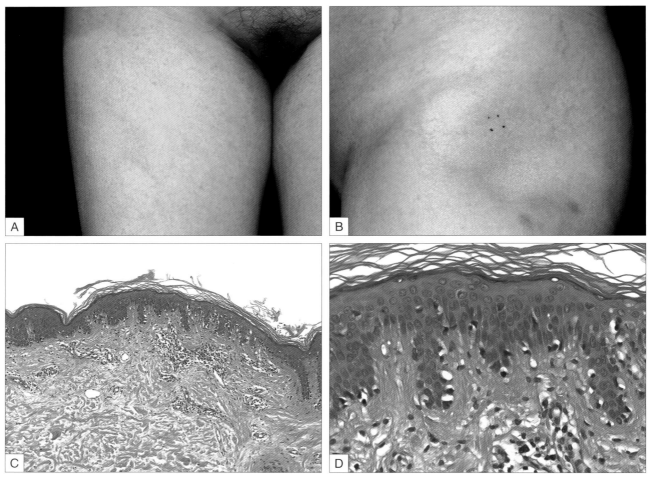

图 35.3　**色素减退性蕈样肉芽肿**。A、B. 大腿及臀部色素减退斑，表面略皱缩；C、D. 病理显示淋巴细胞亲表皮现象，淋巴细胞周围有空晕

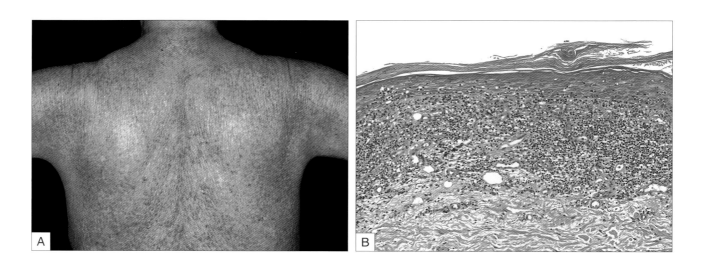

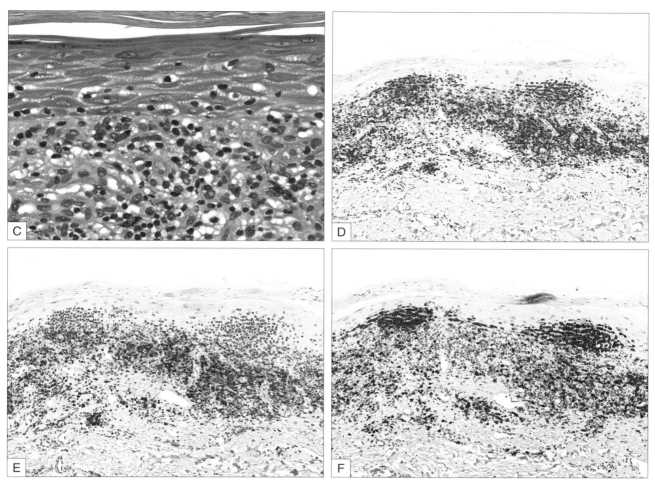

图35.4　蕈样肉芽肿，斑片期，皮肤异色症样改变。A. 躯干部位皮肤皱缩，伴色素沉着及点状色素脱失；B、C. 真皮浅层为主的淋巴细胞浸润，伴有表皮内散在淋巴细胞聚集，真皮内可见噬黑素细胞；D. 肿瘤细胞 CD3 阳性；E. CD4 阴性；F. CD8 阳性，可见表皮内聚集成团的肿瘤细胞。此病例容易被误诊为界面皮炎

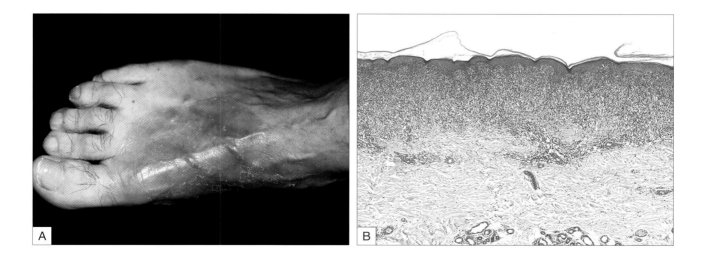

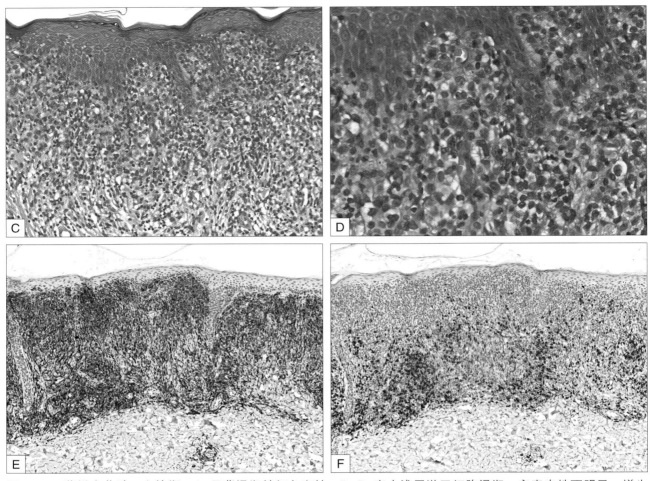

图 35.5  蕈样肉芽肿，斑块期。A. 足背浸润性红色斑块；B~D. 真皮浅层淋巴细胞浸润，亲表皮性不明显，增生的淋巴细胞体积略大，有轻微异型性；E、F. 肿瘤细胞 CD4 阳性，CD8 阴性，提示为单克隆性增生，支持淋巴瘤诊断

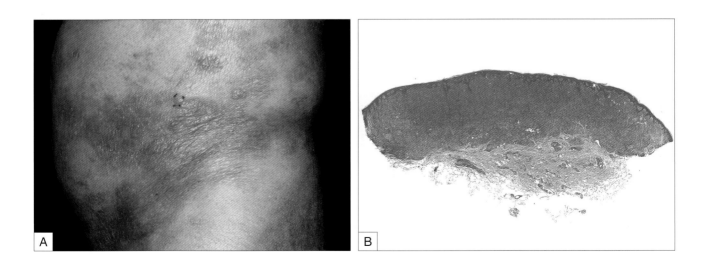

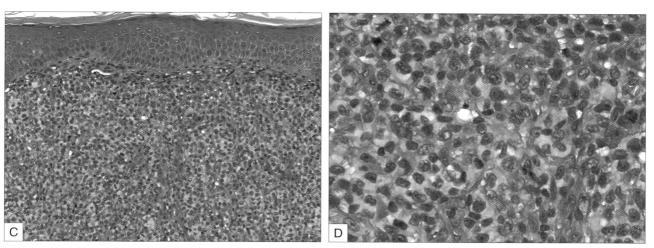

图 35.6　**蕈样肉芽肿，斑块期至肿瘤期**。A. 腰部斑片及斑块，局部隆起形成小结节；B. 病理显示肿瘤期改变，表现为真皮内弥漫性肿瘤细胞增生；C. 肿瘤细胞无明显的亲表皮性；D. 肿瘤细胞体积增大，有细胞异型性

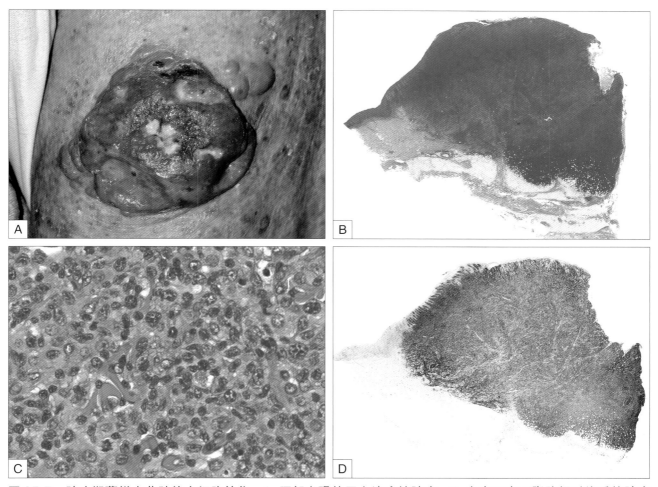

图 35.7　**肿瘤期蕈样肉芽肿伴大细胞转化**。A. 腰部出现的巨大溃疡性肿瘤；B. 真皮至皮下脂肪相对均质的肿瘤细胞增生；C. 肿瘤细胞体积较大，有明显的异型性和核分裂象；D. 肿瘤细胞表达 CD30。此病例需与原发皮肤间变性大细胞淋巴瘤鉴别，因此临床特征和病史显得尤为重要

## 蕈样肉芽肿变异（variants of mycosis fungoides）

　　**亲毛囊性蕈样肉芽肿**　表现为两种形式，一种是形成多发的粟丘疹样改变，以头面部多见，另一种是以毛囊黏蛋白变性为主，病理上可称为毛囊黏蛋白病。以粟丘疹样改变为主的亲毛囊蕈样肉芽肿非常少见，临床上表现为群集性粉刺，但与常见的痤疮的发病年龄和部位不一致。病理上表现为真皮内多发的小表皮囊肿或毛囊漏斗部扩张的现象，囊壁及周围有致密的淋巴细胞浸润，免疫组化可证实其主要为单一的 CD4$^+$ T 细胞增生。以毛囊黏蛋白病为表现的亲毛囊性蕈样肉芽肿相对更为常见，临床上常表现为头面部、头皮为主的红斑、斑块或脱发，常伴有剧烈的瘙痒。病理上的显著特点是毛囊黏蛋白沉积及周围的淋巴细胞浸润，有时还伴有嗜酸性粒细胞。毛囊黏蛋白沉积在少数其他炎症性疾病中可见，但不是十分明显。作者认为毛囊黏蛋白病在绝大多数情况下应该是蕈样肉芽肿，少数情况为特发的良性毛囊黏蛋白病或其他改变（图 35.8，图 35.9）。

　　**亲汗腺性蕈样肉芽肿**　亲汗腺性蕈样肉芽肿是最罕见的亚型，临床上有部分病例与亲毛囊蕈样肉芽肿伴发，此部分病例临床上表现为与亲毛囊蕈样肉芽肿一致的临床特点，另一部分病例则不伴有亲毛囊性改变，临床上表现为散在分布的小丘疹、结节或肿瘤。亲汗腺性蕈样肉芽肿在病理上往往表现为以真皮汗腺分泌部周围为主的致密淋巴细胞浸润，汗腺间变是其突出表现，即汗腺分泌部上皮间变为类似鳞状细胞团块状增生的模式，角蛋白染色显示更为清楚（图 35.10）。

　　**Paget 样网状细胞增生症**　是局限性的蕈样肉芽肿，临床常位于掌跖部，表现为有鳞屑的浸润性红斑、斑块。低倍镜下因亲表皮性显著，类似苔藓样浸润，在中倍镜或高倍镜下可以见到显著的亲表皮性。Paget 样网状细胞增生症通常表达 CD8 表型。本病需与原发皮肤侵袭性亲表皮性 CD8$^+$ 细胞毒性 T 细胞淋巴瘤鉴别，后者临床呈侵袭性改变（图 35.11）。

　　**肉芽肿性蕈样肉芽肿**　本病是蕈样肉芽肿出现明显的肉芽肿性反应，临床和病理上误诊率非常高。临床上皮疹可形成斑块、肿瘤，但在其他部位可找到典型的斑片期或斑块期蕈样肉芽肿表现。病理表现为真皮内弥漫性淋巴细胞浸润及散在肉芽肿性改变，可见多核巨细胞（图 35.12）。

　　**肉芽肿性皮肤松弛症**　肉芽肿性皮肤松弛症在临床上表现为腋下或腹股沟等部位皮肤松弛，严重时形成皮肤明显下垂。病理表现和肉芽肿性蕈样肉芽肿类似，但浸润的多核巨细胞体积巨大。有时在切片局部可观察到亲表皮现象。弹力纤维染色表现为弹力纤维减少，与临床皮肤松弛的现象相对应（图 35.13）。

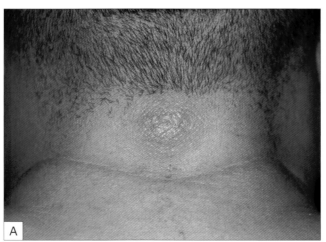

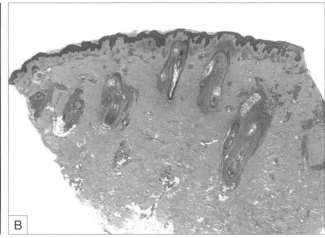

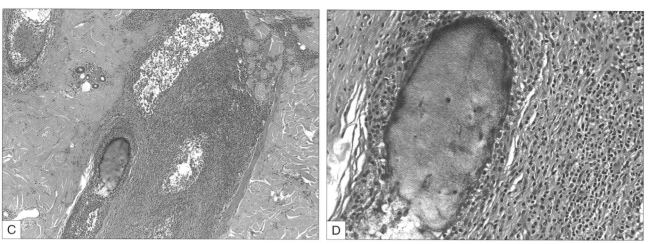

图 35.8　亲毛囊性蕈样肉芽肿。A. 颈部红色斑块；B~D. 以毛囊黏蛋白病为主要病理改变，毛囊周围有致密淋巴细胞浸润

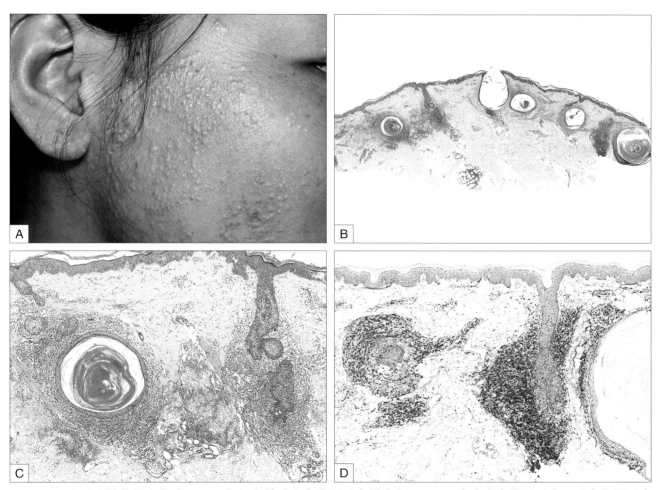

图 35.9　亲毛囊性蕈样肉芽肿。A. 面部红斑基础上多发粟丘疹样改变；B、C. 真皮内多发粟丘疹，毛囊和粟丘疹周围有大量淋巴细胞浸润；D. 毛囊和粟丘疹周围浸润的淋巴细胞 CD3 阳性

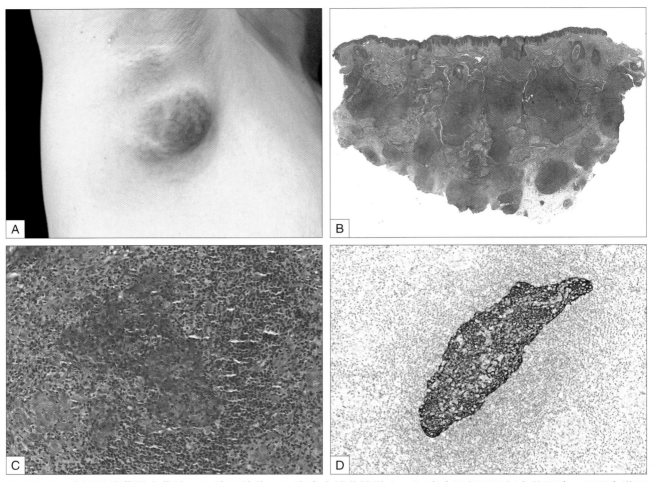

图 35.10　**亲汗腺性蕈样肉芽肿**。A. 腋下结节；B. 真皮内结节性增生；C. 真皮深部可见间变的汗腺，周围有淋巴细胞浸润及组织细胞浸润；D. 角蛋白染色显示间变的汗腺。此病例除有亲汗腺的表现外同时还有肉芽肿性改变

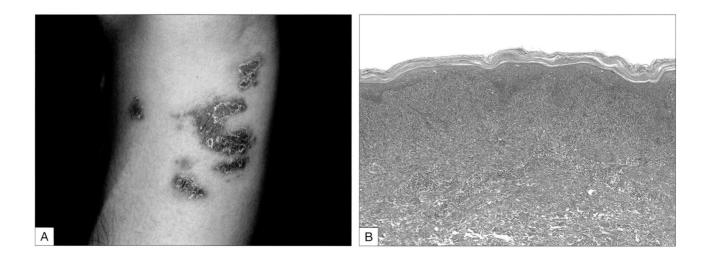

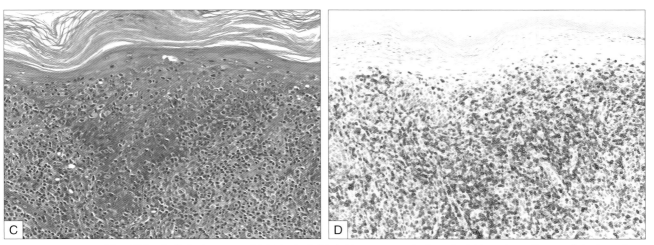

图 35.11　Paget 样网状细胞增生症。A. 下肢局部角化性斑块；B、C. 表皮及真皮浅层大量淋巴细胞浸润，有明显的亲表皮性；D. CD3 染色显示亲表皮的淋巴细胞

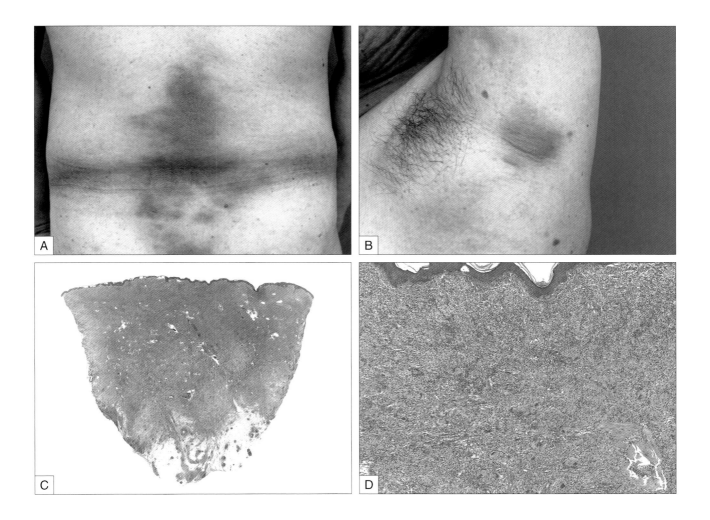

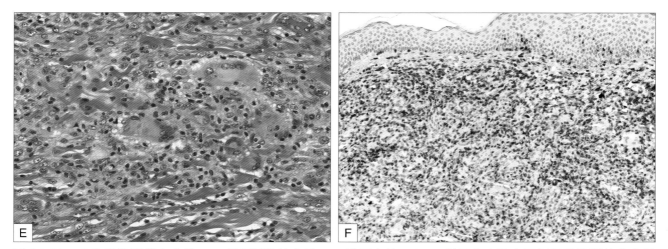

图 35.12　**肉芽肿性蕈样肉芽肿**。A. 背部浸润性斑块；B. 腋下斑块；C~E. 累及真皮及皮下组织的弥漫性肉芽肿性炎症，伴有散在的淋巴细胞浸润，亲表皮性不明显；F. CD3 染色显示真皮内较多淋巴细胞浸润，少数细胞进入表皮

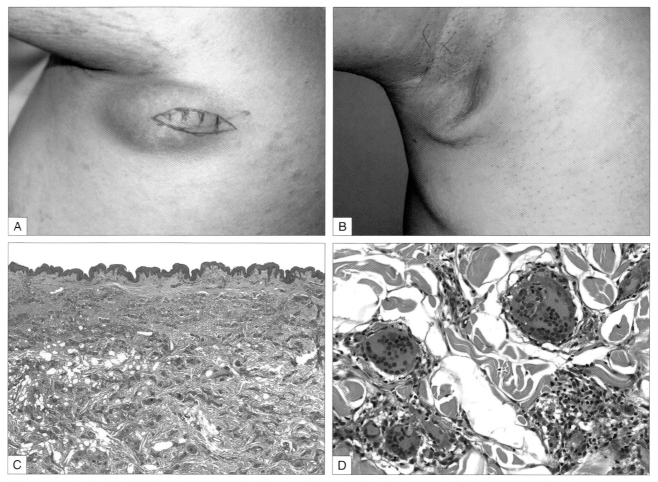

图 35.13　**肉芽肿性皮肤松弛症**。A、B. 发生在腋下的肿瘤，皮肤松弛；C. 真皮内弥漫的肉芽肿性改变；D. 高倍镜下见体积巨大的多核细胞及散在的小淋巴细胞浸润（上海市皮肤病医院陈佳医师提供）

# Sézary 综合征（Sézary syndrome）

临床表现　Sézary 综合征和蕈样肉芽肿是完全不同的两个病种。本病是一个白血病样肿瘤，表现为全身红皮病样改变，并伴有明显的全身淋巴结肿大，外周血有异型淋巴细胞。对怀疑 Sézary 综合征的患者除了病理检查外，更便捷的方法是用流式细胞仪检测外周血 CD4/CD8 细胞的比例，Sézary 综合征外周血 CD4 阳性比例显著升高。

病理表现　表现为类似蕈样肉芽肿的病理改变，但亲表皮性有时候不明显。细胞可有异型性，但有时容易被忽略，表皮有时有明显的海绵水肿，如不提供相关临床资料则非常容易被误诊为皮肤炎症（图35.14）。

诊断要点　Sézary 综合征是一种累及皮肤的白血病样改变。

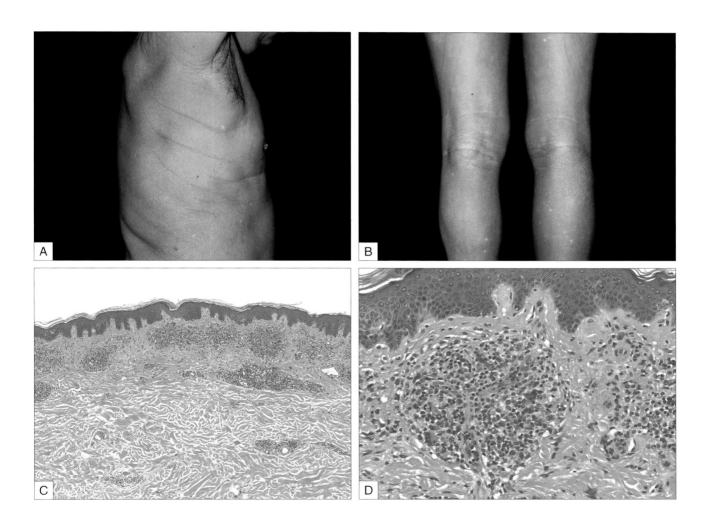

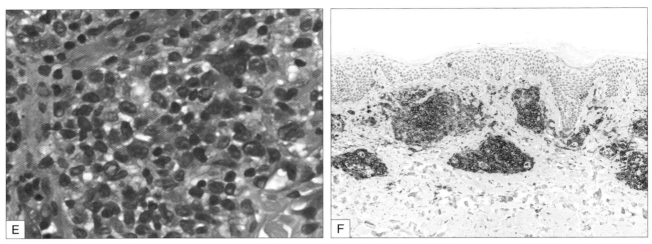

图 35.14　Sézary 综合征。A、B. 全身红皮病样改变，肉眼可见腋下淋巴结肿大；C~E. 病理显示真皮血管周围淋巴细胞浸润，亲表皮性不明显，高倍镜下细胞有异型性；F. 血管周围淋巴细胞 CD4 阳性

## 淋巴瘤样丘疹病（lymphomatoid papulosis）

临床表现　淋巴瘤样丘疹病和原发皮肤间变性大细胞淋巴瘤为谱系性疾病，二者同属皮肤 CD30⁺ T 细胞淋巴瘤。表现为多发甚至泛发的反复发作的坏死性丘疹，愈合后可形成浅表萎缩性瘢痕。反复发作是淋巴瘤样丘疹病的主要特点。

病理表现　依据病理表现分为多个亚型：① A 型，又称组织细胞型，即低倍镜下表现为楔形浸润，高倍镜下表现为在炎症性背景下散在体积较大的组织细胞样淋巴细胞浸润，肿瘤细胞 CD30 阳性（图35.15）。② B 型，又称为蕈样肉芽肿样型，是相对少见的类型。即病理上类似斑块期蕈样肉芽肿，肿瘤细胞常为 CD4 阳性，CD30 弱阳性。③ C 型，即间变性大细胞淋巴瘤样型，临床上表现为经典的淋巴瘤样丘疹病特征，但病理上表现为片状肿瘤细胞浸润，类似间变性大细胞淋巴瘤，肿瘤细胞 CD30 阳性（图35.16）。④ D 型，即亲表皮性 CD8 阳性淋巴瘤样丘疹病，临床上常为泛发的小的坏死性丘疹，与急性痘疮样苔藓样糠疹常无法鉴别，二者可能呈谱系性改变。病理表现为亲表皮的淋巴细胞浸润，伴有角化不全或角质形成细胞的坏死现象，或轻度的界面破坏，有轻度或中度细胞异型性。免疫表型为 CD8 阳性，CD30 阳性（图 35.17）。⑤ E 型，即亲血管型淋巴瘤样丘疹病，临床上表现为散在单个或数个坏死性丘疹或小溃疡，病理上表现为亲血管的淋巴细胞浸润，伴有血管壁的破坏和表皮的坏死，免疫组化常为 CD8 和 CD30 阳性。*DUSP22-IRF4* 基因重排类型：临床多见于老年人，表现为小丘疹或结节。病理特征表现为真皮内中等大小的 CD30⁺ T 细胞增生，以及亲表皮的弱表达 CD30 的 T 细胞增生。采用 *DUSP22-IRF4* 断点探针行 FISH 检测可检测到 6p25.3 基因重排。

诊断要点　所有的淋巴瘤样丘疹病都表现为皮疹此起彼伏、反复发作的临床特点。表达 CD30 是诊断本病的必要条件而不是充分条件。

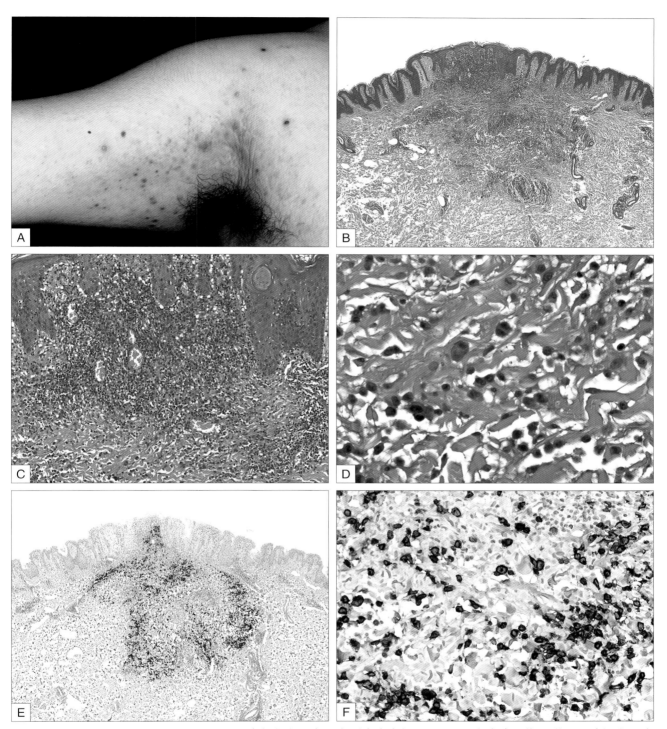

图 35.15　淋巴瘤样丘疹病，A 型。A. 上肢多发小丘疹，个别皮疹有坏死；B~D. 真皮浅层楔形淋巴细胞浸润，高倍镜下可见异型的类似组织细胞形态的淋巴细胞；E、F. 肿瘤细胞 CD30 阳性

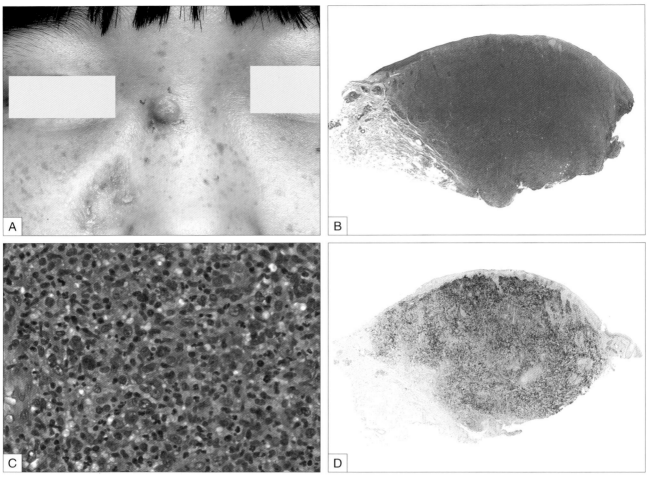

图 35.16　淋巴瘤样丘疹病，C 型。A. 鼻根部丘疹，右面部可见愈后形成的瘢痕；B、C. 真皮结节性肿瘤细胞增生，增生的肿瘤细胞有明显的异型性；D. 肿瘤细胞 CD30 阳性

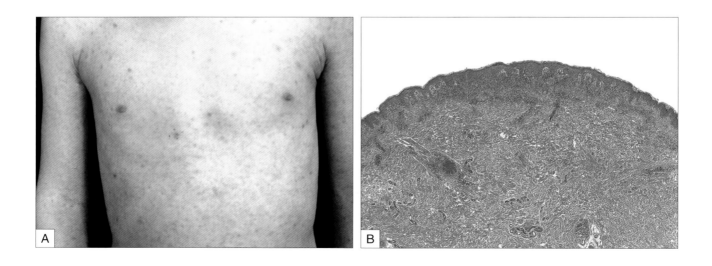

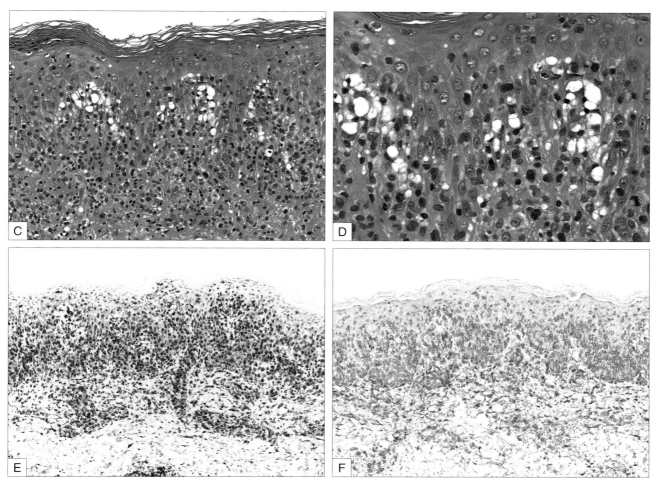

图 35.17　淋巴瘤样丘疹病，D 型。A. 幼儿躯干多发丘疹；B~D. 低倍镜下类似界面皮炎，高倍镜下可见空泡样改变，可见表皮内浸润的淋巴细胞有轻度异型性；E. 肿瘤细胞 CD8 阳性；F. 肿瘤细胞 CD30 阳性。作者认为 D 型淋巴瘤样丘疹病和急性痘疮样苔藓样糠疹属于谱系性疾病，其临床表现、治疗和预后类似，部分病例在病理上不宜过度区分

## 原发皮肤间变性大细胞淋巴瘤（primary cutaneous anaplastic large cell lymphoma）

　　临床表现　表现为单发或多发皮疹，单发皮疹更为常见。临床上多表现为结节、溃疡，常不伴有发热、消瘦、体重减轻等系统症状，多数病例生物学行为偏惰性。

　　病理表现　真皮内结节性肿瘤细胞浸润，有时可累及皮下脂肪。肿瘤细胞体积较大，有时类似组织细胞，有时形成大的间变细胞，异型性和核分裂象明显。肿瘤细胞表达 CD30，也可表达 CD56 等标记，但与生物学行为关系不大。少数病例可出现明显的表皮假上皮瘤样增生，少数病例可出现大量的反应性中性粒细胞或嗜酸性粒细胞，不仔细观察易导致误判（图 35.18～图 35.20）。

　　诊断要点　对原发性皮肤间变性大细胞淋巴瘤需进行系统查体，排除系统性肿瘤转移到皮肤的情况，ALK 的阴性表达提示原发性损害。部分蕈样肉芽肿肿瘤期可出现 CD30 的表达。需做 EBER 原位杂交排除结外 NK/T 细胞淋巴瘤，鼻型。

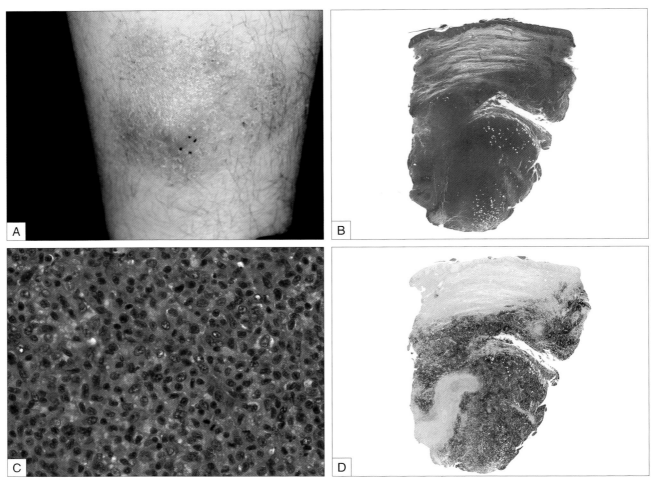

图 35.18　原发皮肤间变性大细胞淋巴瘤。A. 下肢皮下结节；B、C. 低倍镜下显示累及真皮深部及皮下脂肪的肿瘤，肿瘤细胞体积较大，有明显的细胞异型性；D. 肿瘤细胞弥漫性 CD30 阳性

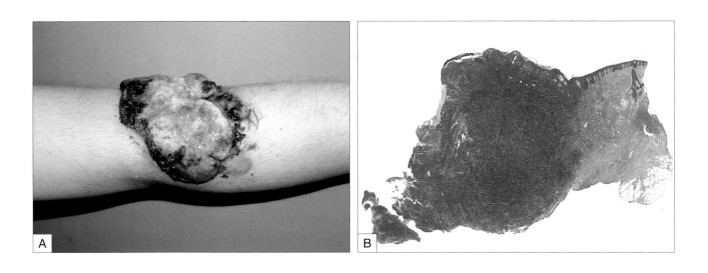

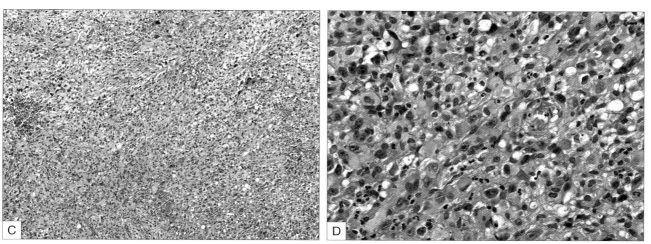

图 35.19　**原发皮肤间变性大细胞淋巴瘤**。A. 上臂溃疡；B~D. 真皮内弥漫性肿瘤细胞增生，肿瘤细胞体积大，形态明显异常，呈明显的间变状态

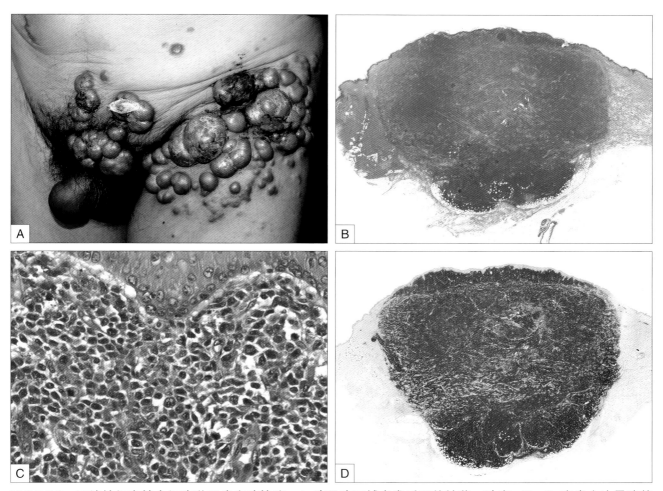

图 35.20　**系统性间变性大细胞淋巴瘤皮肤转移**。A. 腹股沟区域多发质硬的结节、肿瘤；B、C. 真皮内边界清楚的结节性肿瘤细胞浸润，肿瘤细胞体积大，有明显的异型性；D. CD30 弥漫阳性

## 结外 NK/T 细胞淋巴瘤，鼻型（extranodal NK/T-cell lymphoma, nasal type）

　　**临床表现**　　高度侵袭性恶性肿瘤，可累及皮肤、口腔、鼻咽、胃肠道、血液等多器官和系统，在东亚人群中相对常见。皮肤科就诊的患者往往表现为红斑、结节、肿瘤、溃疡性改变，患者可有系统症状如发热、疲乏、体重减轻等改变，也可在早期无系统症状。来自口腔黏膜或鼻咽部位的病例在既往的文献中描述为致死性中线肉芽肿（图 35.21）。

　　**病理表现**　　真皮及皮下脂肪的片状肿瘤细胞浸润，细胞多数以中等大小为主，也有病例表现为大的组织细胞样细胞，亲血管现象常见，但并非诊断必需。单独累及皮下脂肪的病例少见，需与皮下脂膜炎样 T 细胞淋巴瘤鉴别。免疫组化通常为 CD3 阳性，CD56 阳性，细胞毒颗粒阳性，CD4、CD8 阴性，TCRβ 和 TCRγ 阴性，基因重排阴性，但这些特征并非绝对的。EBER 原位杂交阳性（图 35.22，图 35.23）。

　　**诊断要点**　　EBER 弥漫阳性是诊断的必需条件，EBER 阴性的患者不应当被诊断为本病。

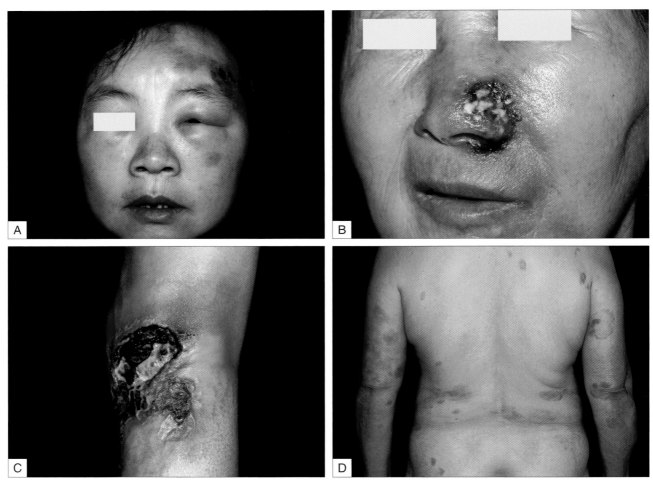

图 35.21　结外 NK/T 细胞淋巴瘤，鼻型的临床表现。A. 左侧面额、眼睑肿胀；B. 鼻部红斑、糜烂；C. 下肢局部溃疡；D. 躯干及双上肢多发红斑、斑块

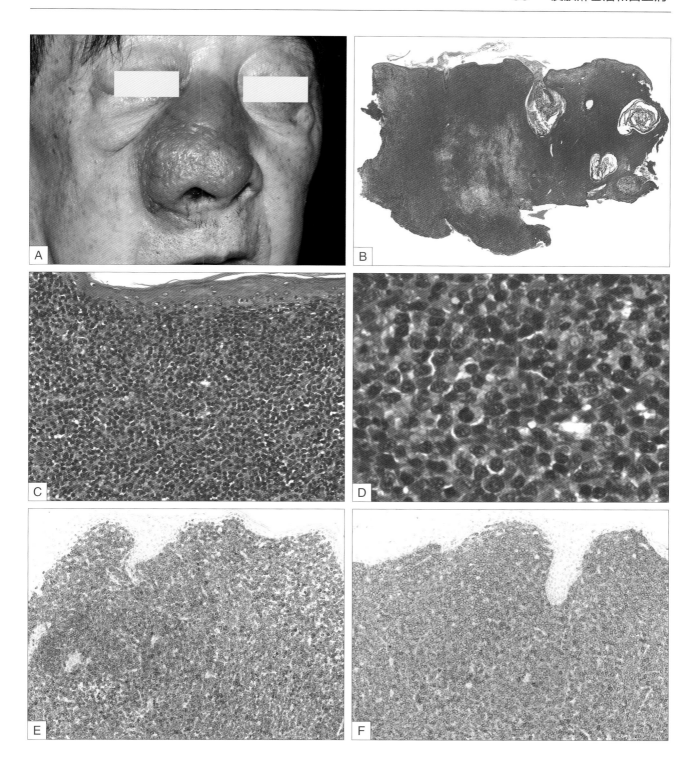

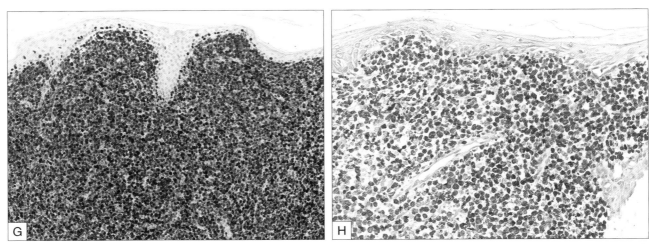

图 35.22　结外 NK/T 细胞淋巴瘤，鼻型。A. 鼻周肿胀性斑块；B~D. 累及真皮全层的弥漫性淋巴细胞浸润，为中等大小淋巴细胞，有明显的异型性和核分裂象；E. CD3 阳性；F. CD56 阳性；G. Ki67 染色显示几乎所有肿瘤细胞阳性；H. EBER 原位杂交阳性

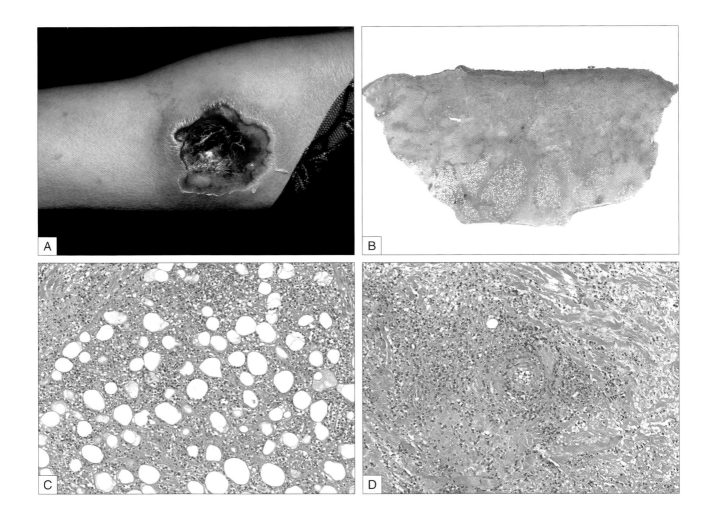

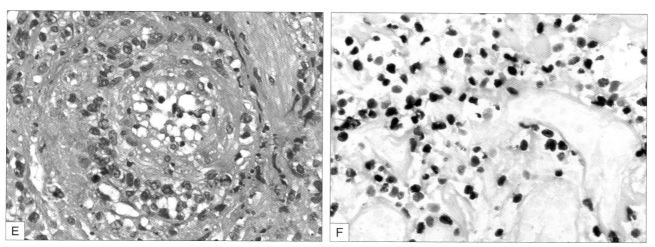

图 35.23　结外 NK/T 细胞淋巴瘤，鼻型。A. 上肢局部溃疡；B、C. 肿瘤累及真皮全层和皮下脂肪，有坏死和溃疡形成；D、E. 以血管为中心的中等大小淋巴细胞浸润；F. EBER 原位杂交阳性

## 种痘样水疱病样淋巴细胞增生性疾病（hydroa vacciniforme-like lymphoproliferative disease）

**临床表现**　也称为种痘样水疱病和种痘样水疱病样淋巴瘤，在东亚和南美人种相对高发。临床习惯把症状轻微、不伴有系统症状的患者诊断为种痘样水疱病，把临床症状相对较重的患者诊断为种痘样水疱病样淋巴瘤，实际上二者并不能绝对区分。通常见于学龄期儿童，也有成人患者发病。多数患者表现为面部、耳郭、双手背等曝光部位为主的坏死性丘疹、小溃疡，多在痊愈后留有瘢痕并反复发作。部分患者具有光敏感及蚊虫叮咬后高反应。轻症患者多无系统症状，重症患者在急性发作期往往有高热、疲乏、体重减轻、血 EBV 病毒载量升高等系统症状。

**病理表现**　真皮内以血管周围为主的淋巴细胞浸润，通常伴有表皮坏死或伴有表皮下水疱形成，提示本病具有亲血管的本质。部分病例细胞异型性明显，但也可无明显的细胞异型性，部分病例可伴有嗜酸性粒细胞浸润。EBER 原位杂交为散在细胞阳性，阳性比例在各个病例不一致。本病多为 CD4、CD8 阳性细胞混合浸润，少数病例会出现一定程度的 CD56 和 CD30 表达，需与淋巴瘤样丘疹病鉴别。TCR 基因重排绝大多数为阳性（图 35.24）。

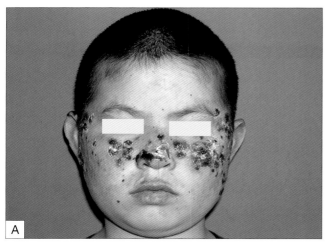
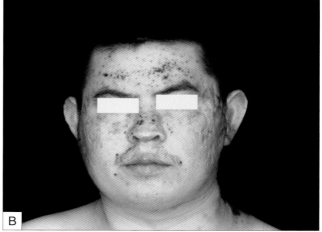

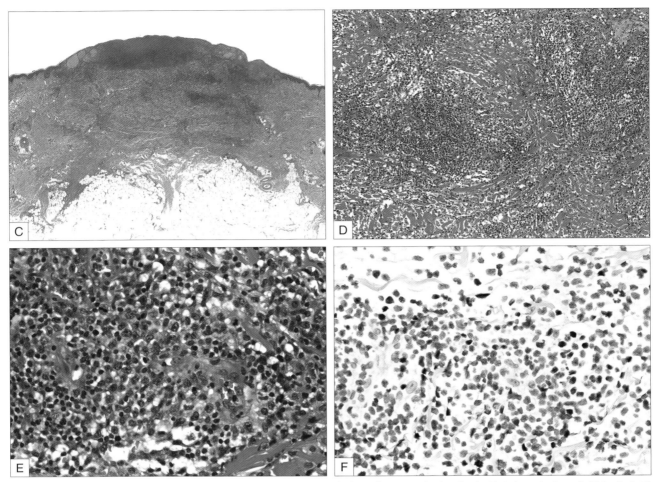

图 35.24 种痘样水疱病样淋巴细胞增生性疾病。A、B.患者 6 岁和 22 岁时面部出现丘疹、水疱、糜烂和瘢痕形成；C~E. 病理显示表皮坏死，水疱形成，伴真皮内以血管周围为主的淋巴细胞浸润，浸润的淋巴细胞有轻微异型性；F. EBER 染色显示散在阳性的细胞

诊断要点　曝光部位反复发作的丘疱疹是本病特点，严重患者血 EBV 病毒载量升高。EBER 原位杂交阳性。

## 皮下脂膜炎样 T 细胞淋巴瘤（subcutaneous panniculitis-like T-cell lymphoma）

临床表现　通常表现为以四肢为主的红斑或皮下结节，临床常表现为脂膜炎。患者可伴发热、消瘦等系统症状。

病理表现　低倍镜下表现为仅累及脂肪小叶的小叶性脂膜炎样改变。高倍镜下可见肿瘤细胞围绕脂肪细胞形成的花环状排列，通过 CD8 或 Ki67 等组化染色显示更明显。细胞通常为小至中等大小，可观察到细胞异型性和核分裂象。免疫组化表型通常为 βF1 阳性，CD3 阳性，CD8 阳性，EBER 阴性，克隆性 TCR 基因重排有助于诊断（图 35.25）。

诊断要点　需与狼疮性脂膜炎鉴别，需注意有少数皮下脂膜炎样 T 细胞淋巴瘤可发生在狼疮性脂膜炎的基础上。TCRγ 阳性的患者要考虑到 γ/δ T 细胞淋巴瘤，EBER 阳性的患者应当被诊断为结外 NK/T 细胞淋巴瘤，鼻型。表皮有明显 CD8 阳性细胞浸润的患者需怀疑原发皮肤侵袭性亲表皮性 CD8⁺ T 细胞淋巴瘤。

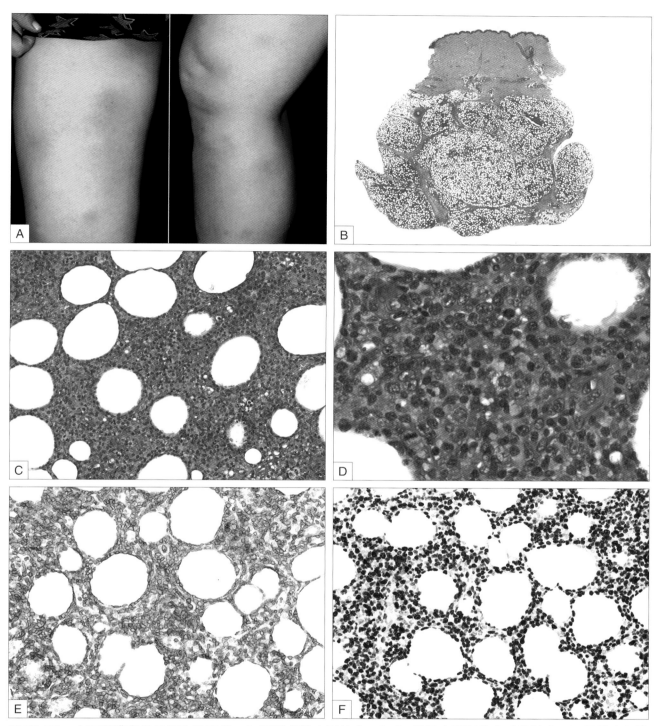

图 35.25　皮下脂膜炎样 T 细胞淋巴瘤。A. 下肢多发皮下结节；B~D. 累及皮下脂肪小叶的肿瘤，可见肿瘤细胞分布于脂肪细胞之间，有明显的异型性；E. CD3 阳性；F. Ki67 显示高增殖指数

# 皮肤原发小至中等细胞 CD4$^+$ T 细胞增生性疾病（cutaneous CD4$^+$ small / medium T-cell lymphoproliferative disorder）

　　**临床表现**　多发生于面部、耳垂，表现为红色丘疹或结节，表面光滑，边界清楚。本病无侵袭性，过去曾被定义为惰性淋巴瘤，因为生物学行为良性，在最新 WHO 分类中修订为淋巴增生性疾病。

　　**病理表现**　真皮内结节性的小至中等大小的淋巴细胞浸润，细胞有轻度异型性。CD3 阳性，CD4 阳性细胞比例显著高于 CD8 阳性细胞比例，有数量不等的反应性 B 细胞。肿瘤细胞表达辅助 T 细胞标志如 PD-1、BCL6、CD10、CXCL13 等。有部分类似病例表现为 CD8 表型，也是惰性肿瘤（图 35.26）。

　　**诊断要点**　需与蕈样肉芽肿的肿瘤性结节鉴别，病理上二者相似，但临床差异巨大。原发肢端 CD8$^+$ T 细胞淋巴瘤（primary cutaneous acral CD8$^+$ T-cell lymphoma）与本病的临床表现和生物学行为类似，但免疫表型为 CD8 阳性。

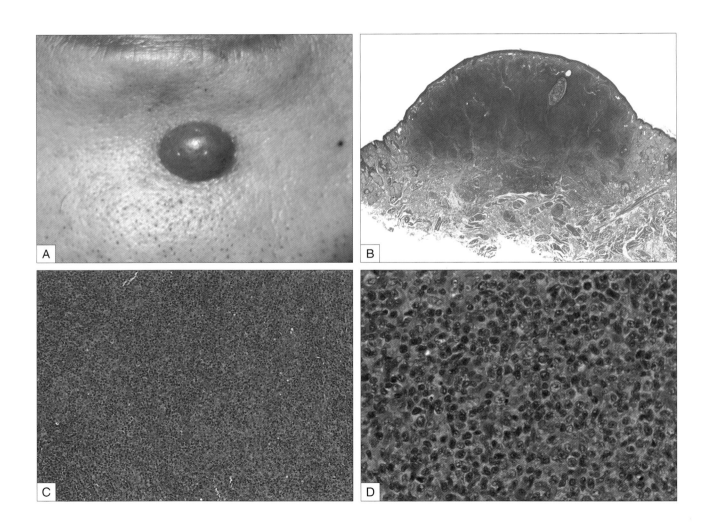

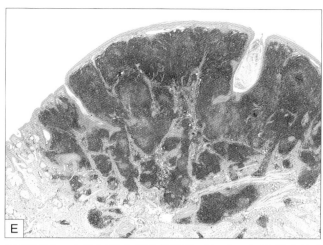
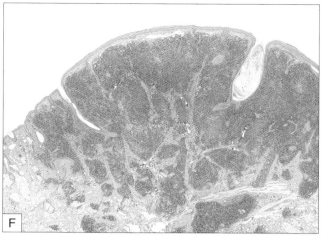

图 35.26　皮肤原发小至中等细胞 CD4+ T 细胞增生性疾病。A. 下颌红色丘疹；B~D. 真皮内结节性增生，增生的细胞均质分布，细胞有轻度异型性；E、F. 肿瘤细胞表达 CD4，不表达 CD8

## 皮肤边缘区 B 细胞淋巴瘤 （cutaneous marginal zone B cell lymphoma）

　　临床表现　在欧美国家相对常见，表现为局部累及的单发或多发丘疹、结节、斑块，不破溃，为惰性肿瘤。

　　病理表现　真皮内结节性淋巴细胞浸润，部分结节中央可形成反应性的淋巴滤泡。依据肿瘤细胞分化程度的不同，可分为经典型、淋巴浆细胞型、浆细胞型和母细胞型。经典型肿瘤细胞表达 CD20、CD79 以及边缘区 B 细胞标记 BCL2，但不表达滤泡 B 细胞标记 BCL6、CD10。经典型皮肤边缘区 B 细胞淋巴瘤往往含有较多的 T 细胞浸润，有时比例甚至超过 B 细胞。如果分化程度接近浆细胞形态，则表达浆细胞标记如 CD38、CD138，不表达 CD20 和 CD79。因肿瘤呈不同程度的浆细胞分化，所以能观察到显著的免疫球蛋白单克隆增生现象，即肿瘤细胞单一性的表达 κ 链或 λ 链。最近研究发现，经典型皮肤边缘区 B 细胞淋巴瘤可分为两种类型：表达 IgM 的病例较少，更易形成结节性增生模式，累及皮下脂肪组织，免疫组化表型和预后更接近黏膜相关淋巴组织（MALT）淋巴瘤的特点；表达 IgG、IgA 或 IgE 的病例较多，称为存在抗体类别转换的类型，其生物学行为更偏惰性（图 35.27）。

　　诊断要点　要注意筛查系统性浆细胞瘤和骨髓瘤的可能性。

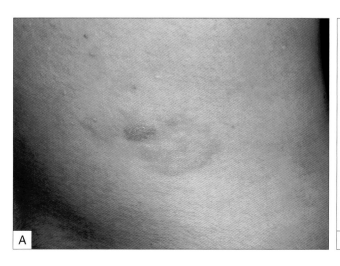
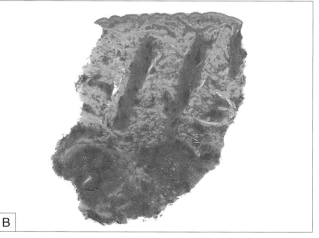

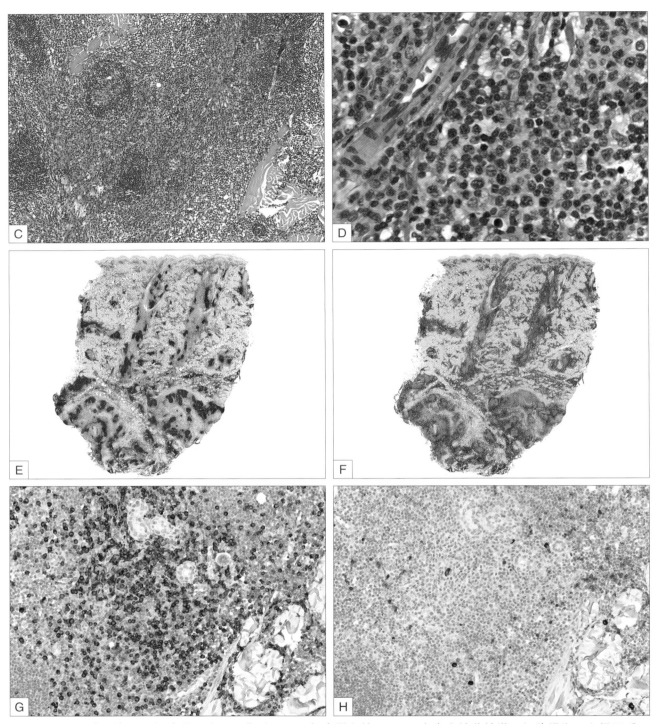

图 35.27　皮肤边缘区 B 细胞淋巴瘤，经典型。A. 腰部扁平斑块；B~D. 真皮内结节性淋巴细胞浸润，上轻下重，肿瘤细胞有相对丰富的胞浆和轻度异型性，局部有散在浆细胞；E. CD20 染色显示增生的 B 细胞；F. CD3 染色显示大量浸润的 T 细胞；G. κ 链染色阳性；H. λ 链染色阴性

## 皮肤滤泡中心淋巴瘤（cutaneous follicle center lymphoma）

　　临床表现　单发或多发性的丘疹、结节、斑块，可发生于头面部或躯干，一般不发生溃疡。

　　病理表现　早期皮损表现为真皮内结节性肿瘤细胞增生，肿瘤细胞体积较大，多数为泡状细胞核，类似于滤泡中心细胞。成熟期皮疹表现为形态不规则的滤泡结构，缺乏巨噬细胞，淋巴滤泡增殖指数比正常滤泡低。有部分皮疹表现为弥漫性肿瘤细胞增生，不形成淋巴滤泡。少数病例可出现肿瘤细胞形成梭形细胞改变。肿瘤细胞表达 CD20、BCL6 和 CD10，通常不表达 BCL2。诊断本病时需考虑到系统性滤泡中心淋巴瘤转移到皮肤的可能性（图 35.28，图 35.29）。

　　诊断要点　肿瘤细胞可形成结节性或弥漫性改变，免疫组化标记可与弥漫性大 B 细胞淋巴瘤，腿型鉴别。

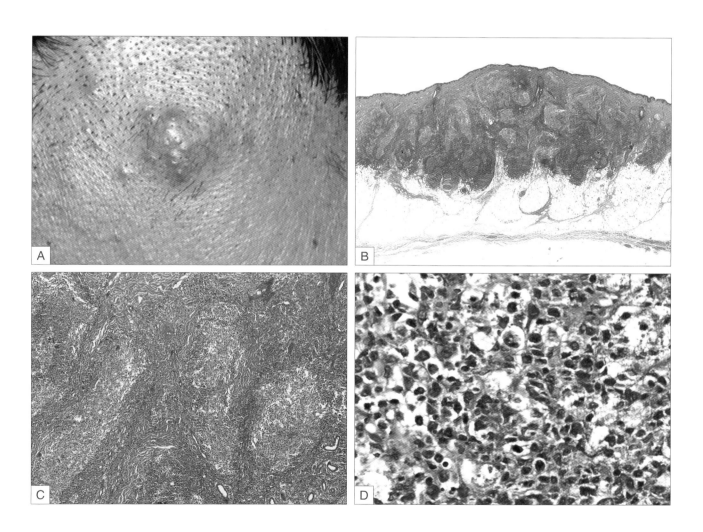

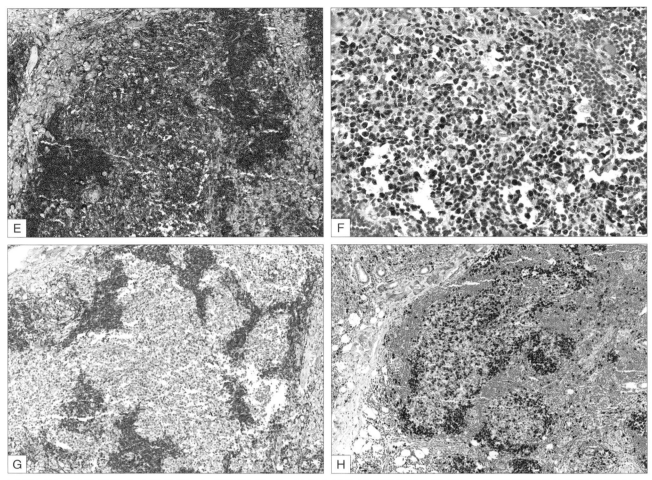

图35.28　皮肤滤泡中心淋巴瘤。A. 额部结节；B. 真皮全层的结节性肿瘤细胞增生；C.可见畸形的淋巴滤泡结构，与良性淋巴反应性增生形成的圆形滤泡有差异；D. 肿瘤细胞以滤泡中心细胞增生为主；E. 肿瘤细胞 CD20 阳性；F. BCL6 阳性；G. BCL2 阴性，可见淋巴滤泡边界不规则；H. Ki67 显示增殖指数低于正常淋巴滤泡中心增殖指数（正常淋巴结和反应性增生性淋巴结的滤泡中心增殖指数在 95% 以上，淋巴滤泡增殖指数降低是皮肤滤泡中心淋巴瘤的诊断线索）

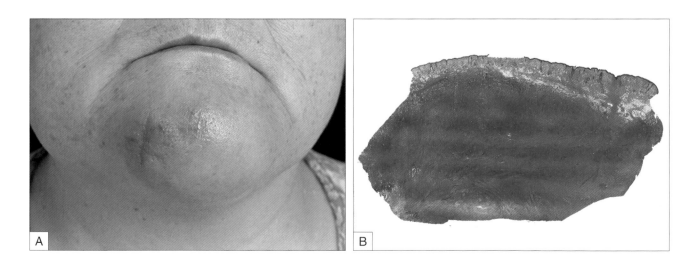

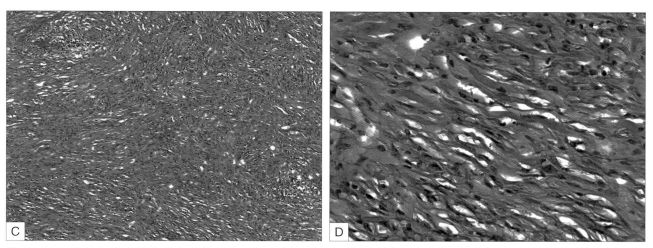

图 35.29　**梭形细胞皮肤滤泡中心淋巴瘤**。A. 下颌结节；B. 真皮至皮下脂肪的弥漫性增生；C、D. 肿瘤细胞以梭形细胞增生为主，伴有周围的胶原硬化

## 皮肤弥漫大 B 细胞淋巴瘤，腿型（cutaneous diffuse large B-cell lymphoma, leg type）

　　临床表现　本病是一种恶性程度相对较高的肿瘤，多见于老年人，常发生于下肢，但不是所有病例都发生于下肢。早期可以表现为红斑或斑块，晚期多形成结节和肿瘤。

　　病理表现　真皮内肿瘤细胞增生，形成弥漫性增生模式，不形成淋巴滤泡。肿瘤细胞体积大，细胞核染色质深染，异型性明显。肿瘤细胞弥漫表达 CD20、CD79、BCL2、MUM-1、IgM 和 Foxp1，BCL6 表达程度不定。Ki67 显示肿瘤细胞为高增殖指数（图 35.30）。

　　诊断要点　需与弥漫性增生的皮肤滤泡中心淋巴瘤鉴别，本病 BCL2 和 MUM-1 阳性，Ki67 显示高增殖指数。需进行 EBER 原位杂交检测，排除 EBV 相关 B 细胞淋巴瘤的可能性。需排除 Mantle B 细胞淋巴瘤的可能性。

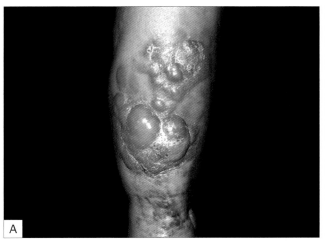
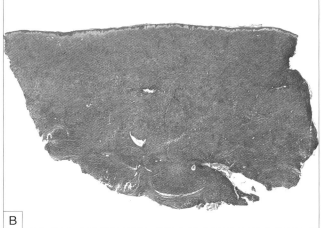

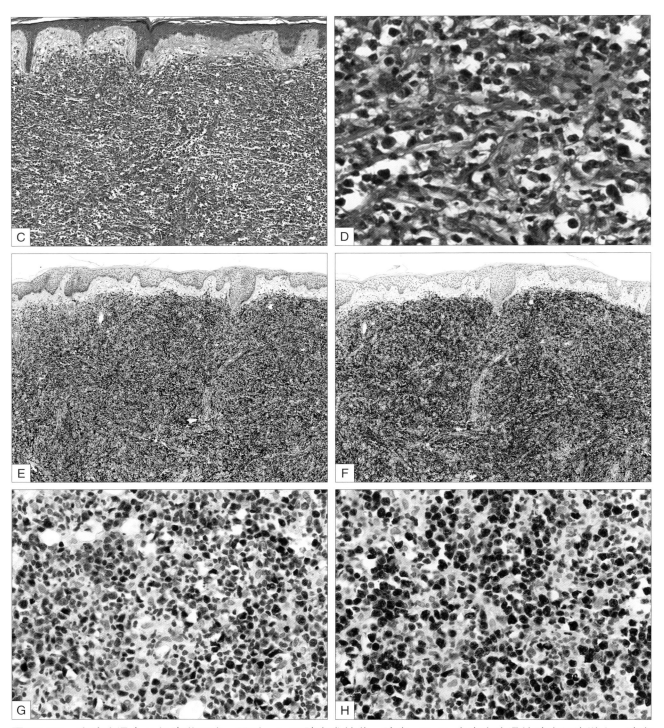

图 35.30　皮肤弥漫大 B 细胞淋巴瘤，腿型。A. 下肢多发结节、肿瘤；B~D. 真皮内弥漫性肿瘤细胞增生，肿瘤
细胞无亲表皮性，细胞体积较大，异型性明显；E. CD20 阳性；F. BCL2 阳性；G. MUM-1 阳性；H. Ki67 显示高
增殖指数

# 血管内淋巴瘤（intravascular lymphoma）

　　**血管内淋巴瘤**　是指在血管（或淋巴管）管腔内出现的淋巴瘤，根据免疫表型分为不同的类型。所有类型的血管内淋巴瘤在临床上往往表现为红斑和皮下结节。血管内大 B 细胞淋巴瘤和血管内 NK/T 细胞淋巴瘤往往会累及颅脑或其他系统，患者常出现发热、体重下降等系统表现。除了以下所描述的三种血管内淋巴瘤外，其他类型的淋巴瘤也可出现罕见的血管内转移。

　　**血管内大 B 细胞淋巴瘤**　真皮和皮下组织小血管腔内的肿瘤细胞增生，肿瘤细胞为大细胞形态，有异型性，具有高增殖指数，免疫组化表达 CD20、CD79、BCL2 和 MUM-1，BCL6、CD5 等表达不一（图 35.31）。

　　**血管内 NK/T 细胞淋巴瘤**　真皮和皮下组织小血管腔内的肿瘤细胞增生，肿瘤细胞为中至大细胞形态，细胞核染色质深，有异型性，具有高增殖指数，免疫组化标记和结外 NK/T 细胞淋巴瘤，鼻型类似（图 35.32）。

　　**淋巴管内间变性大细胞淋巴瘤**　原称为血管内间变性大细胞淋巴瘤，现证实肿瘤位于淋巴管内，扩张的淋巴管内皮细胞 D2-40 阳性。本病代表了间变性大细胞淋巴瘤在淋巴管内的转移灶。最近有研究发现淋巴瘤样丘疹病也有少数病例出现淋巴管内肿瘤细胞（图 35.33）。

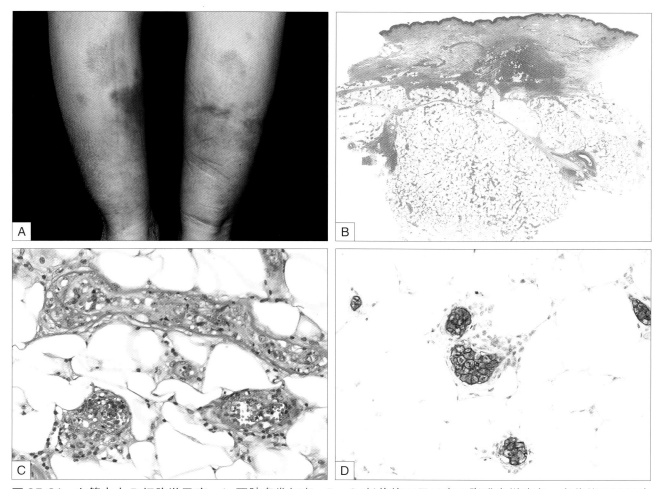

图 35.31　血管内大 B 细胞淋巴瘤。A. 下肢多发红斑；B、C. 低倍镜下显示皮下脂膜炎样改变，高倍镜下显示皮下脂肪血管内肿瘤细胞；D. 血管内肿瘤细胞 CD20 阳性

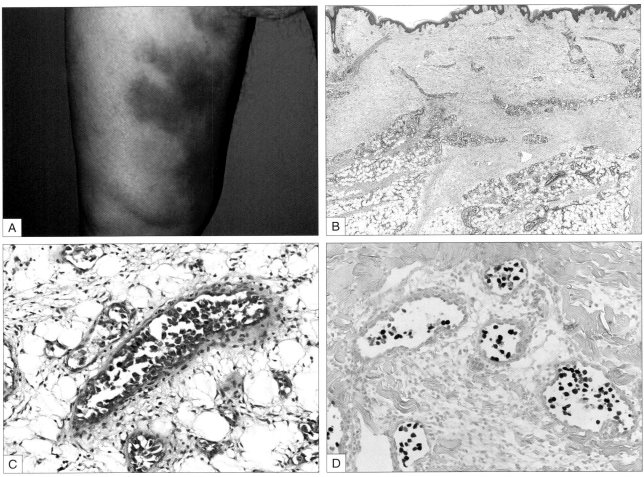

图 35.32　**血管内 NK/T 细胞淋巴瘤**。A. 大腿浸润性红斑；B、C. 低倍镜下显示真皮和皮下脂肪层内血管扩张，高倍镜下显示血管内肿瘤细胞浸润；D. 血管内肿瘤细胞 EBER 原位杂交阳性

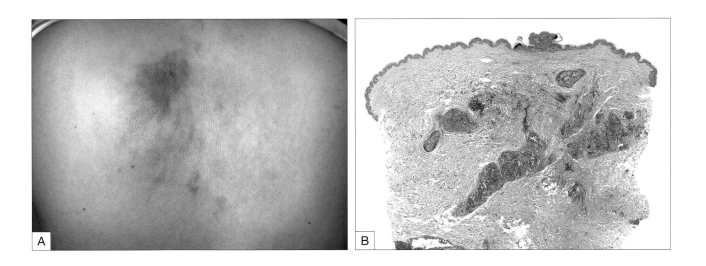

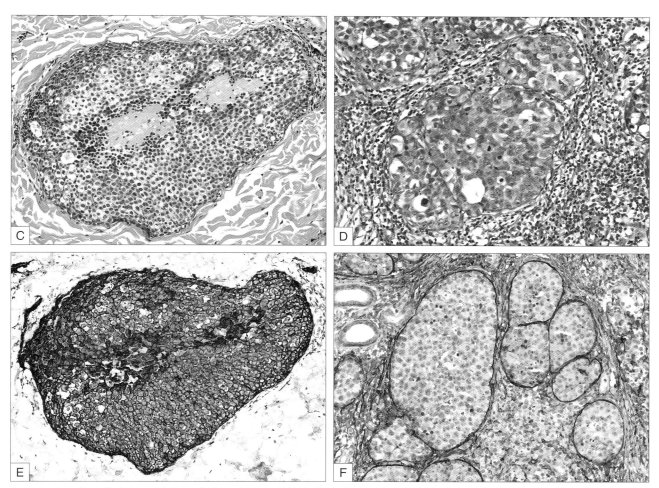

图 35.33　淋巴管内间变性大细胞淋巴瘤。A. 背部红色斑块；B~D. 真皮内肿瘤细胞形成多个光滑的结节，肿瘤细胞体积大，细胞异型性明显，周围有小淋巴细胞浸润；E. 肿瘤细胞表达 CD30；F. 瘤团位于 D2-40 阳性的淋巴管内

## 母细胞性浆细胞样树突状细胞肿瘤（blastic plasmacytoid dendritic cell neoplasm）

　　**临床表现**　起源于浆细胞样树突状细胞的高度恶性肿瘤，多发生于皮肤。临床多表现为单发或多发的结节，呈皮色或暗红色，皮疹不破溃。

　　**病理表现**　真皮以及皮下脂肪的肿瘤细胞增生。早期为血管周围分布的肿瘤细胞，如不注意易被误诊为血管周围炎。成熟皮疹形成真皮内片状肿瘤细胞增生，不亲表皮，可累及皮下脂肪组织。肿瘤细胞体积为中等大小，形态相对一致，细胞核染色质略深，呈母细胞性改变，可见轻中度异型性及核分裂象。肿瘤细胞表达 CD4、CD56、CD123、TCL-1 等标记，CD31 通常阳性，CD3 阴性，MPO 阴性，EBER 阴性，TCR 基因重排阴性（图 35.34）。

　　**诊断要点**　早期皮疹类似血管周围淋巴细胞浸润，需警惕被误诊为炎症性改变，免疫组化包括 Ki67 染色可有助于鉴别。本病需与髓样白血病鉴别，本病一般 CD68 阴性、CD303 阳性，二者之间可能代表了一种谱系性改变。

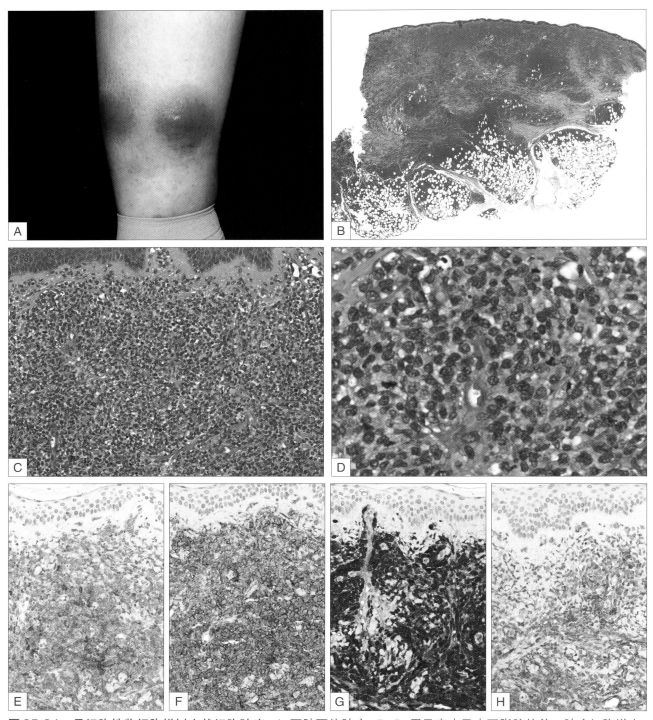

**图 35.34 母细胞性浆细胞样树突状细胞肿瘤**。A. 下肢两处肿瘤；B~D. 累及真皮及皮下脂肪的单一肿瘤细胞增生，肿瘤细胞为小的上皮样细胞形态，有异型性；E~H. 肿瘤细胞表达 CD4、CD56、TCL-1 和 CD123

# 皮肤白血病（cutaneous leukemia）

皮肤白血病是白血病在皮肤的特殊表现，多继发于血液系统确诊的白血病，也有少数病例先出现皮肤表现，继而发现血液系统受累。B 细胞慢性淋巴细胞白血病是最常见累及皮肤的白血病，常表现为红斑、结节。病理上类似血管周围炎，肿瘤细胞非常均一，细胞核染色质略深，有时细胞可发生大细胞转化。肿瘤细胞表达 CD20、CD5 等标记。其他少见情况包括皮肤淋巴母细胞性白血病／淋巴瘤、髓系白血病皮肤转移等（图 35.35，图 35.36)。

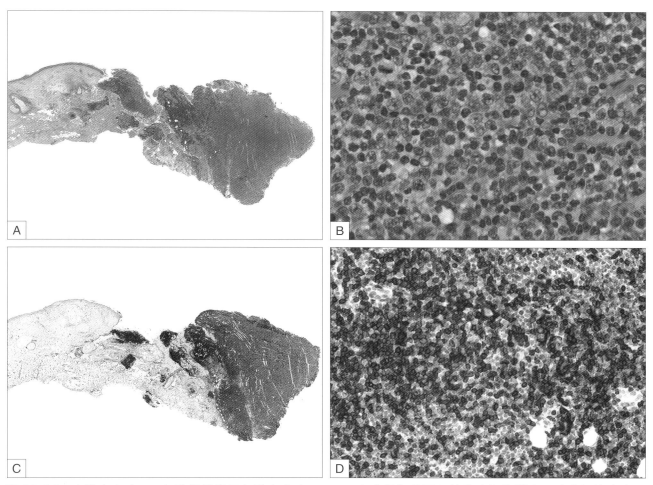

**图 35.35　皮肤白血病，B 细胞慢性淋巴细胞白血病。** A、B. 真皮深部的局限性肿瘤细胞增生，肿瘤细胞为小而均质的淋巴细胞，有轻度异型性；C. 肿瘤细胞表达 CD20；D. 多数肿瘤细胞 CD5 阳性。此病例临床为面部皮下结节，既往曾在血液科确诊为 B 细胞慢性淋巴细胞白血病

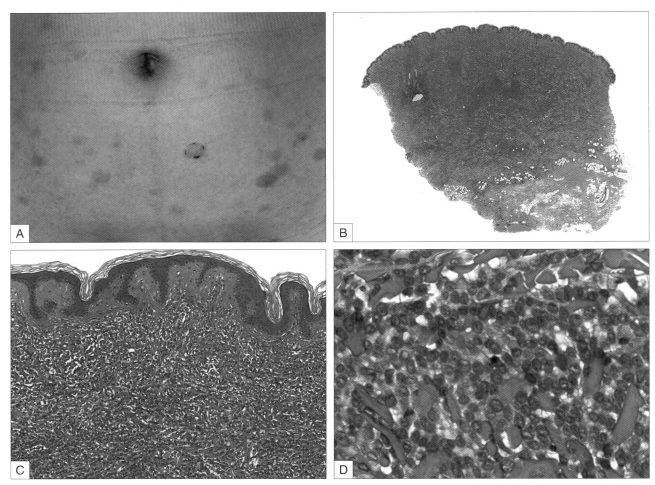

图 35.36　皮肤髓系白血病。A. 下腹部多发褐色斑丘疹；B~D. 真皮全层胶原间散在分布的肿瘤细胞，为胞浆丰富的单一核细胞增生，细胞有明显异型性。患者于 1 个月前血液科确诊为皮肤急性髓系白血病，化疗中出现皮肤转移

## 皮肤淋巴母细胞淋巴瘤（cutaneous lymphoblastic lymphoma）

　　**临床表现**　皮肤 B 淋巴母细胞淋巴瘤相对常见，多见于儿童，表现为头面部为主的浸润性斑块、肿瘤。皮肤 T 淋巴母细胞淋巴瘤见于成年人，罕见于儿童，表现为皮肤局限性或泛发性的结节。

　　**病理表现**　肿瘤细胞在真皮或皮下脂肪形成结节性浸润。肿瘤细胞可分布于胶原之间，形成分割现象，有明显的异型性和核分裂象。绝大多数肿瘤表达 TdT，Ki67 染色显示高增殖指数。皮肤 B 淋巴母细胞淋巴瘤表达 B 细胞标记，以及 CD10、CD34 等。皮肤 T 淋巴母细胞淋巴瘤表达 T 细胞标记、CD34 等（图 35.37）。

　　**诊断要点**　需与套细胞淋巴瘤或其他类型白血病鉴别。

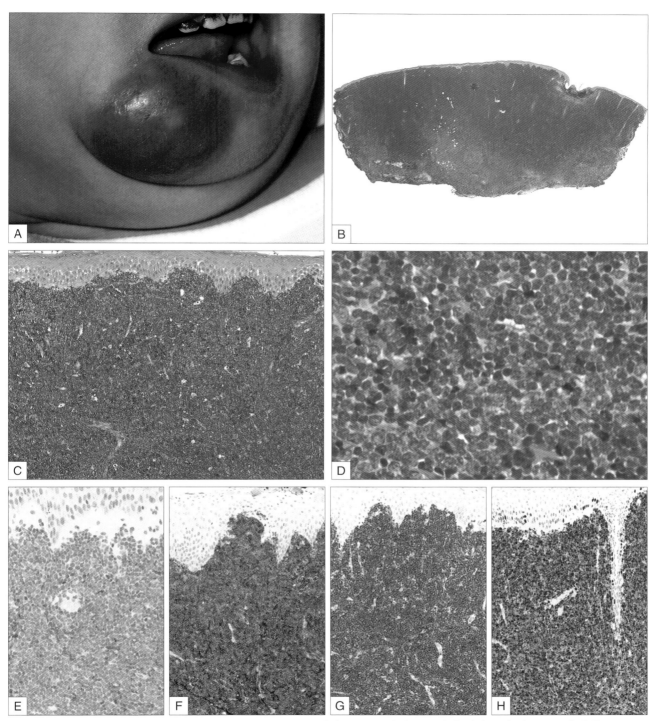

图 35.37　皮肤 B 淋巴母细胞淋巴瘤。A. 幼儿下颌质硬肿瘤；B~D. 真皮全层密集肿瘤细胞增生，细胞核染色质深，有明显异型性；E. 此病例 TdT 阴性；F~H. PAX5 阳性，CD10 阳性，Ki67 几乎在所有肿瘤细胞均为阳性

## 皮肤假性淋巴瘤（cutaneous pseudolymphoma）

　　皮肤假性淋巴瘤是一种反应性多克隆性皮肤淋巴增生性病变，因病理特点类似真性皮肤淋巴瘤而易造成诊断困难。过去常将皮肤假性淋巴瘤分为 T 细胞假性淋巴瘤或 B 细胞假性淋巴瘤，但临床实际情况更为复杂。临床中最常见的是以丘疹、结节为表现的假性淋巴瘤。此类型假性淋巴瘤多好发于面部，表现为红色丘疹、结节，直径较小。病理表现为混合性 T 细胞和 B 细胞浸润，有时有反应性淋巴滤泡形成。细胞无明显的异型性，基因重排结果为阴性（图 35.38，图 35.39）。

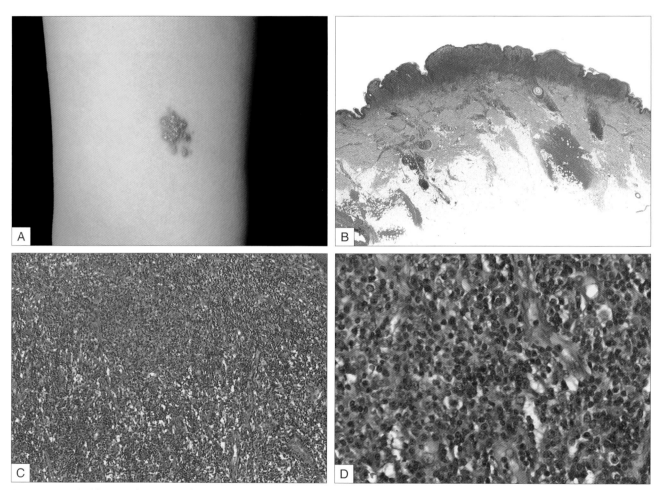

图 35.38　假性淋巴瘤。A. 下肢局部斑块；B~D. 真皮浅中层带状淋巴细胞增生，为均质的小淋巴细胞，无亲表皮改变和异型性

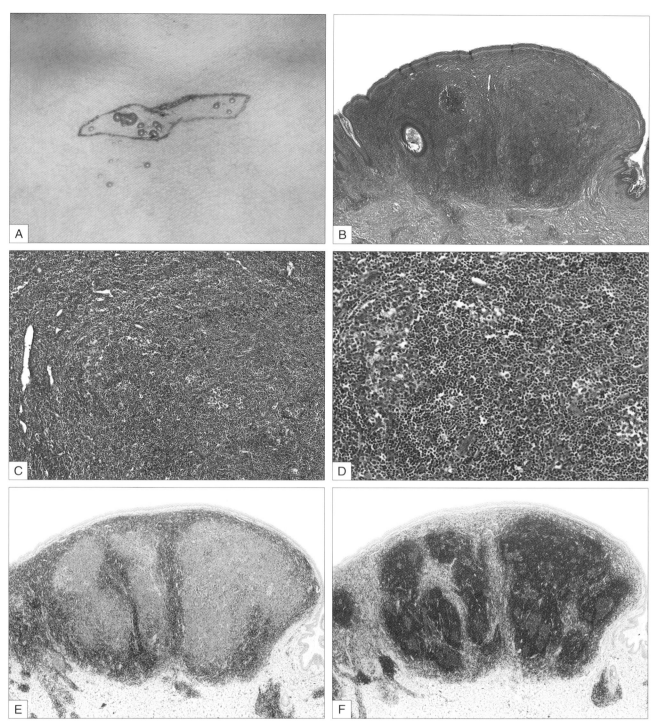

图 35.39  **假性淋巴瘤**。A. 胸口多发丘疹；B~D. 真皮局限性淋巴细胞增生，形成不典型淋巴滤泡；E. 外周细胞表达 CD3；F. 中央细胞表达 CD20

## 皮肤浆细胞增生症（cutaneous plasmacytosis）

　　**临床表现**　多见于中国、日本等东亚人，表现为躯干部位多发褐色斑片或丘疹，少数情况下为局限性分布。多数患者仅有皮肤表现，可消退或长期存在。少数患者可有系统性改变，如骨髓浆细胞数量增加等。

　　**病理表现**　表皮可有基底层色素增加。真皮内以血管周围为主的浆细胞浸润，或淋巴细胞、浆细胞混合浸润。浆细胞多混合性表达 κ 链和 λ 链，也有患者呈单克隆性表达（图 35.40）。

　　**诊断要点**　以临床诊断为主，真皮全层血管周围浆细胞为主的浸润提示本病可能性。

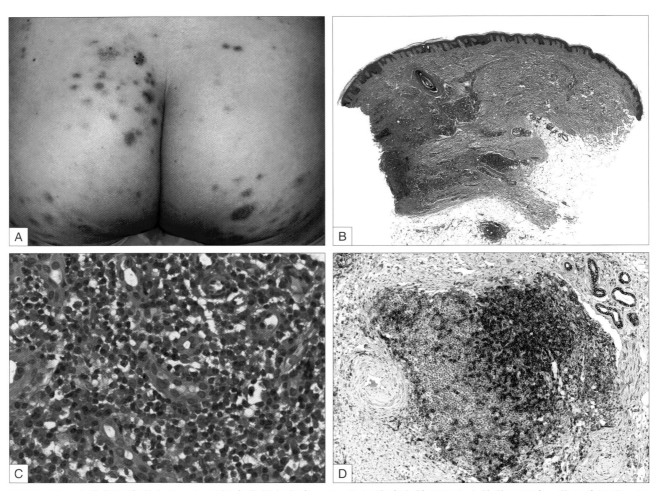

**图 35.40**　皮肤浆细胞增生症。A. 臀部多发褐色斑疹；B、C. 以真皮血管周围为主的淋巴细胞、浆细胞浸润；D. CD138 染色显示大量浆细胞

# 36. 皮肤组织细胞和肥大细胞增生性疾病
## (Cutaneous Histiocytosis and Mastocytosis)

　　组织细胞增生性疾病按照起源分为朗格汉斯细胞组织细胞增生症和单核巨噬细胞来源的组织细胞增生性疾病。朗格汉斯细胞组织细胞增生症是系统性疾病，病理表现为 S100、CD1a 和 CD207 阳性的朗格汉斯细胞增生。单核巨噬细胞来源的组织细胞增生性疾病是一组杂合性疾病，表现为 CD68 阳性，S100 和 CD1a 阴性的组织细胞增生。这一组疾病中有相对常见的黄色肉芽肿，也有一些其他罕见的病种。皮肤 Rosai-Dorfman 病并不罕见，表现为 S100 阳性，CD1a 阴性的组织细胞增生。未定类组织细胞增生症 CD68 阳性，不同程度的表达 S100 和 CD1a，但不表达 CD207。本章节还包含了一组以泡沫样组织细胞增生为主的疾病，包括不伴有血脂异常的疣状黄瘤、播散性黄瘤以及伴有高胆固醇血症、高甘油三酯血症等血脂异常的黄瘤病。肥大细胞增生症可仅累及皮肤或呈系统性累及，累及皮肤的常见类型是色素性荨麻疹和肥大细胞瘤，持久性发疹性斑状毛细血管扩张相对少见，部分合并系统性肥大细胞增生症。

## 目 录

## 朗格汉斯细胞组织细胞增生症（Langerhans cell histiocytosis）

　　**临床表现**　本病是系统性疾病，常有皮肤表现，既往依据临床表现可分为 Letterer-Siwe 病、Hand-Schüller-Christian 病、嗜酸性肉芽肿（eosinophilic granuloma）和先天性自愈性组织细胞增生症（congenital self-healing histiocytosis）。除嗜酸性肉芽肿之外，其余三个亚型好发于皮肤。临床中最常见的是 Letterer-Siwe 病，常发生于婴幼儿，表现为躯干、四肢等部位泛发性小丘疹，可有鳞屑，有时类似脂溢性皮炎。Hand-Schüller-Christian 病多发生于 2~6 岁儿童，表现为尿崩症、溶骨性改变和突眼征，可表现为溃疡性斑块，尤其是在肛周、腋下、腹股沟等部位。先天性自愈性组织细胞增生症先天发生，表现为单个丘疹或结节，可自然消退，无明显系统累及，但需长期随访。朗格汉斯细胞组织细胞增生症需进行包括骨骼、头颅、肝脾等部位的系统性评估，常见的临床并发症包括尿崩症、溶骨性改变等。一些病例很难确定是哪一类型，可直接诊断为朗格汉斯细胞组织细胞增生症，并注明所累及的主要器官。朗格汉斯细胞组织细胞增生症易与血液和淋巴细胞恶性肿瘤并发，少数与化疗、放射线治疗等有关。

　　**病理表现**　本病多具有亲表皮的特征，肿瘤常在真皮浅层形成苔藓样或结节性浸润，最常见的 Letterer-Siwe 病常表现为真表皮交界部位组织细胞增生，低倍镜下特点类似界面皮炎。肿瘤细胞为椭圆形、肾形，有的有核沟。朗格汉斯细胞组织细胞增生症常伴有数量不等的嗜酸性粒细胞浸润，可作为诊断线索之一。肿瘤细胞表达 CD1a、S100 和 CD207，不表达或低表达 CD68，在电镜下寻找 Birbeck 颗粒的方法已经被免疫组化取代。朗格汉斯细胞可出现恶性增生性疾病，即朗格汉斯细胞肉瘤，病理上可见片状、结节状的肿瘤细胞增生，同时肿瘤细胞有明显的细胞异型性和核分裂象（图 36.1～图 36.3）。

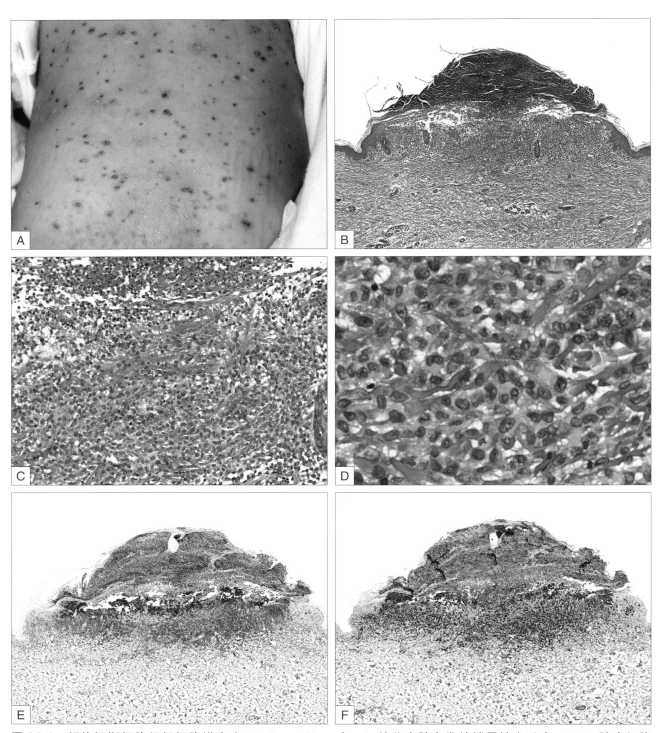

图 36.1　朗格汉斯细胞组织细胞增生症，Letterer-Siwe 病。A. 幼儿皮肤多发性鳞屑性小丘疹；B~D. 肿瘤细胞位于真表皮交界部位，肿瘤细胞为小上皮样细胞，伴有肿瘤细胞亲表皮性改变，上方可见角化不全；E. 肿瘤细胞 S100 阳性；F. CD1a 阳性

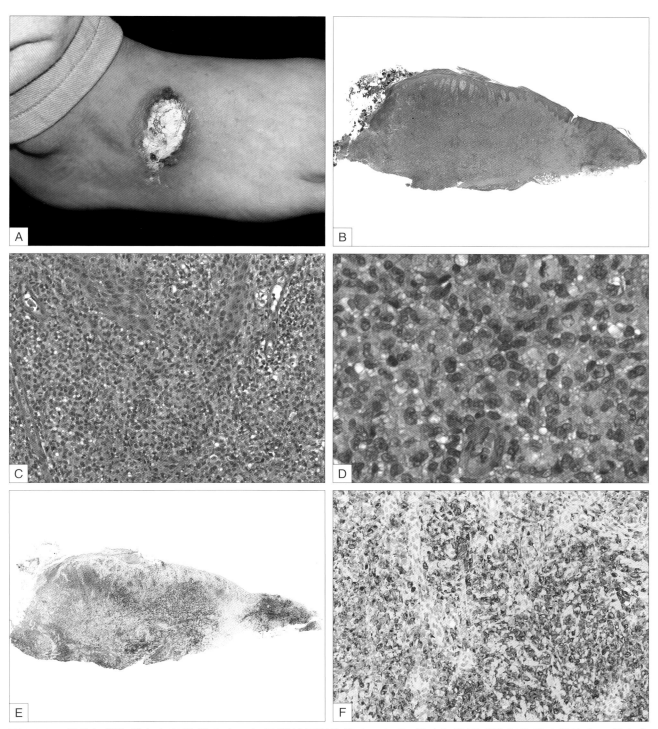

图 36.2　朗格汉斯细胞组织细胞增生症。A. 足背部局限性溃疡；B~D. 肿瘤细胞形成弥漫性增生性改变，伴有表皮局部溃疡形成，肿瘤细胞具有相对均质的椭圆形细胞核，部分有核沟，可见散在个别嗜酸性粒细胞；E、F. 肿瘤细胞 CD207 阳性

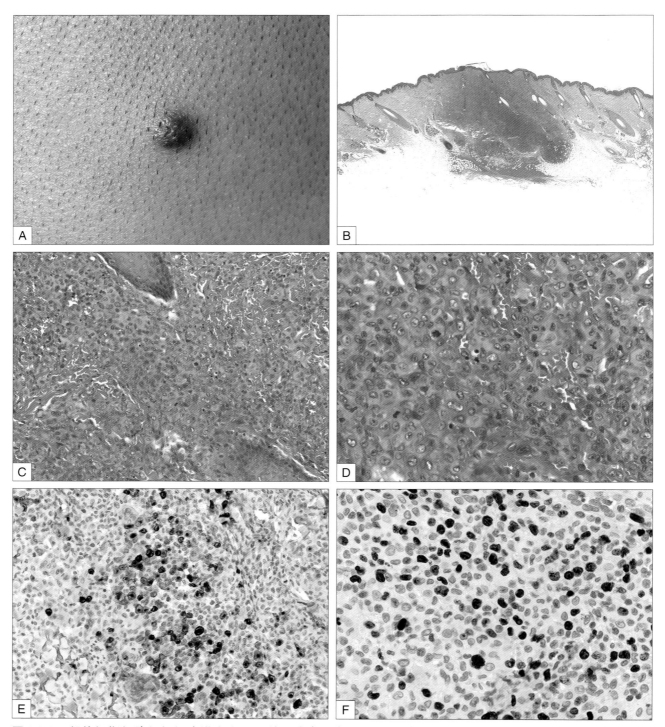

图 36.3　朗格汉斯细胞组织细胞增生症。A. 幼儿头皮丘疹；B~D. 真皮内局限的肿瘤细胞增生，肿瘤细胞为小上皮样细胞，有轻度异型性，核分裂象增多；E.CD207 呈现局灶性阳性；F. Ki67 染色显示局部增殖指数较高。此病例 S100 和 CD1a 弥漫强阳性（未展示），但 CD207 为弱阳性，形态学上细胞有异型性和核分裂象，Ki67 增殖指数增高，与经典的先天性自愈性组织细胞增生症略有区别，因此建议长期随访

　　诊断要点　本病是系统性疾病，需进行系统检查。亲表皮性是皮肤相关朗格汉斯细胞组织细胞增生症的特点。椭圆形、肾形、有核沟的细胞形态常提示朗格汉斯细胞组织细胞增生症，免疫组化可确诊。

# 皮肤 Rosai-Dorfman 病（cutaneous Rosai-Dorfman disease）

**临床表现**　多见于中国人，提示本病可能存在种族差异。常表现为单发或多发的丘疹、结节、肿瘤，少数患者可出现泛发性皮疹。皮疹常呈暗红色，不破溃。

**病理表现**　真皮内弥漫性组织细胞和淋巴细胞、浆细胞混合浸润。部分视野以淋巴细胞、浆细胞为主，散在体积大的组织细胞，呈现星空现象。部分视野以组织细胞片状增生为主，混有数量不等的淋巴细胞、浆细胞。组织细胞体积大，胞浆丰富，有时可见吞噬淋巴细胞现象。组织细胞特异性表达 S100 和 CD68，不表达 CD1a 和 CD207（图 36.4，图 36.5）。

**诊断要点**　增生的组织细胞常呈片状分布或散在分布，与淋巴细胞、浆细胞伴随是其特点，组织细胞体积相对较大。S100 阳性和 CD1a 阴性支持诊断。

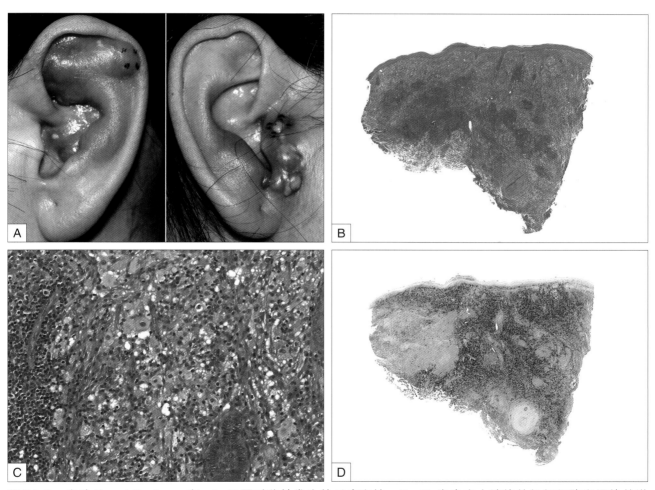

图 34.5　皮肤 Rosai-Dorfman 病。A. 双耳对称性发生的丘疹斑块；B、C. 真皮内由淡染的组织细胞和深染的淋巴细胞、浆细胞形成的弥漫性增生；D. 增生的组织细胞 S100 阳性

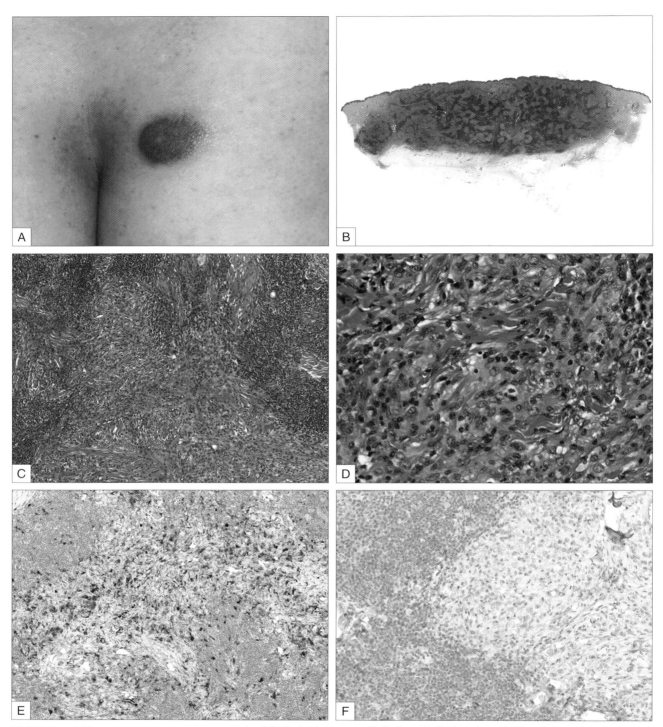

图 36.5　皮肤 Rosai-Dorfman 病。A. 臀部暗红色斑块；B~D. 真皮全层结节性肿瘤细胞增生，低倍镜下呈现淡染的组织细胞和深染的淋巴细胞、浆细胞分布相交替的现象，高倍镜下可见胞浆丰富的组织细胞，有少量吞噬淋巴细胞；E. 增生的组织细胞 S100 阳性；F. CD1a 阴性

## 未定类组织细胞增生症（indeterminate cell histiocytosis）

　　**临床表现**　本病罕见，发生于各个年龄阶段。表现为多发或泛发性皮疹，多为小丘疹或结节，部分病例易发生在面部形成狮面样外观。极个别的病例可融合为斑块或发生于淋巴结等脏器。部分患者合并有血液系统肿瘤。

　　**病理表现**　真皮内结节性组织细胞增生，常不累及真皮乳头层。肿瘤细胞为单个椭圆形小上皮样细胞，胞浆界线不清，细胞核相对均一，有时有核沟，有时在局部可形成多核细胞或泡沫样组织细胞。免疫组化 CD68 阳性，CD1a 和 S100 至少有一个呈阳性表达，但 CD207 阴性（图 36.6）。

　　**诊断要点**　病理上不亲表皮，以及 CD207 阴性可与朗格汉斯细胞组织细胞增生症鉴别。

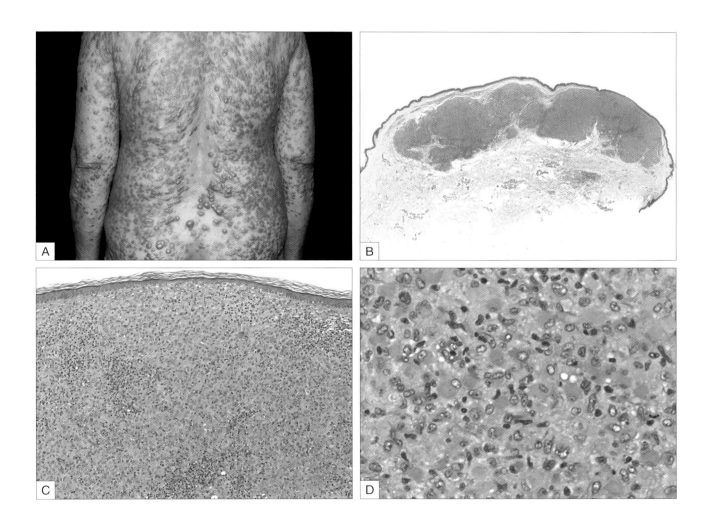

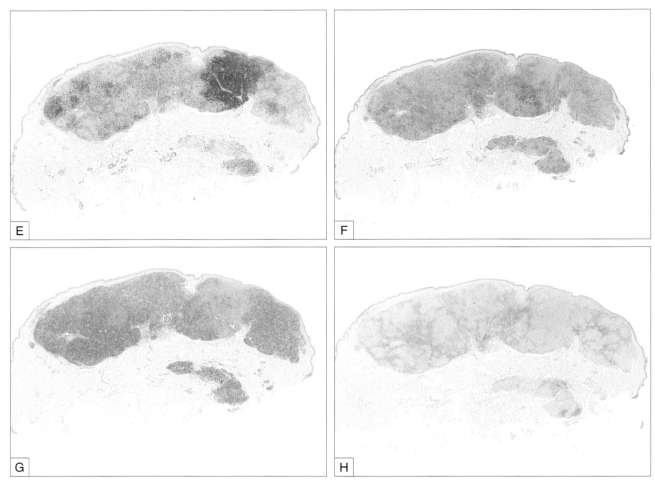

图 36.6　未定类组织细胞增生症。A. 躯干及上肢多发丘疹、结节；B~D. 真皮内结节性组织细胞增生，组织细胞有丰富的嗜酸性胞浆；E. S100 局灶阳性；F. CD1a 局灶阳性；G. CD68 阳性；H. CD207 阴性

## 黄色肉芽肿（xanthogranuloma）

临床表现　最常见的非朗格汉斯细胞组织细胞增生症。可发生于小儿和成年人，表现为单发或多发黄色、红色或褐色的丘疹、结节。

病理表现　表皮常被压缩变薄，肿瘤细胞无亲表皮性。肿瘤表现为真皮浅部至深部的组织细胞浸润，边界清楚，周围有反应性淋巴细胞浸润。组织细胞具有多形性，即在同一张切片上可以看到多种形态的组织细胞。早期皮疹以小上皮样组织细胞为主，典型皮疹以大的或多核组织细胞为主，有泡沫样细胞，有时形成 Touton 巨细胞，晚期以梭形、纤维化的细胞为主。组织细胞表达 CD68 标记，CD1a 和 S100 阴性（图 36.7~图 36.9）。

诊断要点　表现为多形性的而不是单一的组织细胞形态，界线相对局限。

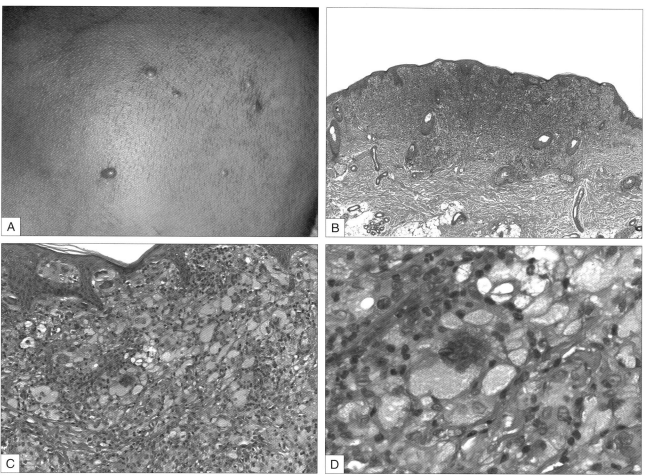

图 36.7 **黄色肉芽肿**。A. 头皮多发丘疹；B~D. 真皮内结节性肿瘤细胞增生，增生的细胞多数为泡沫样细胞及多核泡沫细胞，个别细胞呈现 Touton 巨细胞形态

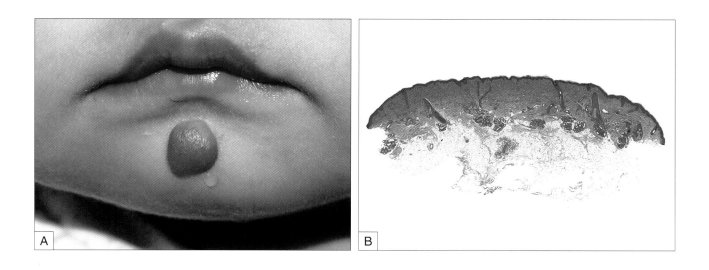

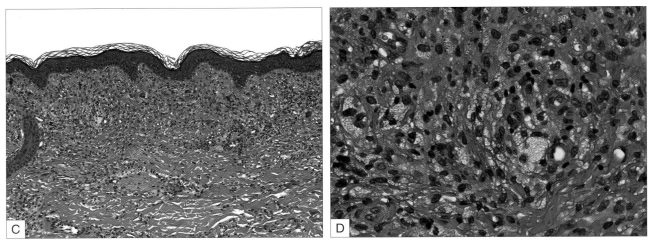

图 36.8　黄色肉芽肿。A. 下颌红色丘疹；B~D. 真皮浅表分布的组织细胞增生，肿瘤细胞无亲表皮现象，有少数细胞呈现泡沫样胞浆，大多数细胞为小上皮样细胞

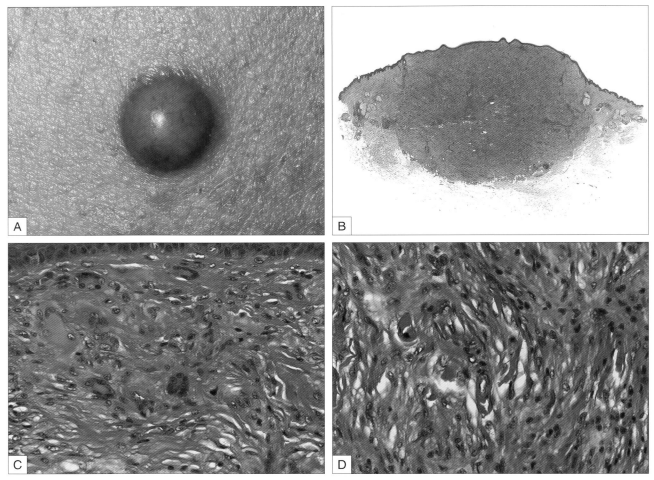

图 36.9　黄色肉芽肿。A. 局限的黄色圆顶形丘疹；B、C. 真皮内结节性肿瘤细胞增生，表皮相对萎缩，浅部有多核巨细胞；D. 真皮深部以梭形组织细胞增生为主，有一定纤维化现象。梭形细胞黄色肉芽肿需与皮肤纤维瘤鉴别，皮肤纤维瘤常有表皮反应性增生

# 良性头部组织细胞增生症（benign cephalic histiocytosis）

**临床表现** 多发生于小儿，表现为直径 2~5mm 的多发斑丘疹，常为红褐色或淡褐色，皮疹以头面部为主，也可累及全身。有文献报告个别病例累及垂体，发生尿崩症。

**病理表现** 真皮浅层为主的小结节状组织细胞浸润，累及真皮乳头层，但不累及表皮。肿瘤细胞多数为单一核，细胞形态为椭圆形或肾形，接近朗格汉斯细胞组织细胞增生症的肿瘤细胞形态，但有时可见胞浆更为明显的细胞甚至少量有泡沫样胞浆的组织细胞以及多核巨细胞，有时有散在嗜酸性粒细胞浸润。组织细胞表达 CD68 标记，CD1a、S100 和 CD207 阴性（图 36.10）。

**诊断要点** 临床特征可与黄色肉芽肿区别。病理上不亲表皮及免疫组化特点可与朗格汉斯细胞组织细胞增生症鉴别。有文献指出本病属于黄色肉芽肿家族中的成员之一，作者认为良性头部组织细胞增生症可能代表黄色肉芽肿的变异或近亲。

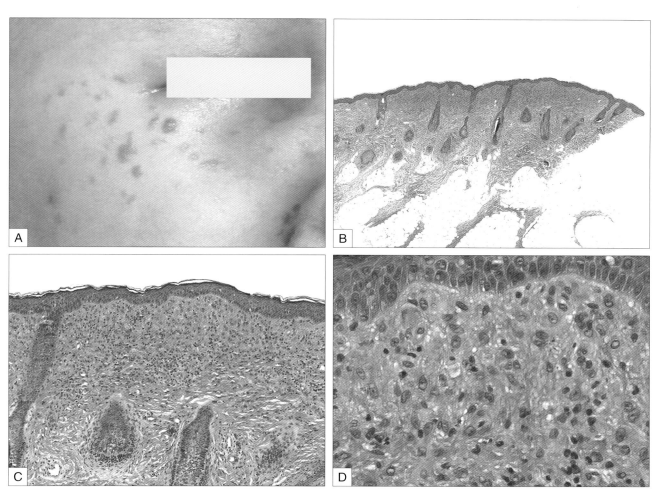

图 36.10 **良性头部组织细胞增生症**。A. 面部多发小丘疹；B~D. 真皮内结节状上皮样组织细胞增生，组织细胞无明显的泡沫样胞浆，伴有少量嗜酸性粒细胞浸润

## 网状组织细胞瘤（reticulohistiocytoma）

　　临床表现　多见于成年人，也可见于老年人和儿童。表现为单发的边界清楚的光滑丘疹、结节。

　　病理表现　真皮内边界清楚的组织细胞增生性结节。组织细胞为单一形态，胞浆丰富，呈多角形或上皮样形态，有明显嗜酸性胞浆，呈毛玻璃样改变。可有散在夹杂的反应性炎症细胞。免疫组化表达CD68标记，不表达朗格汉斯细胞标记（图36.11）。

　　诊断要点　肿瘤细胞形态类似多中心网状组织细胞增生症，但临床特征差异明显。

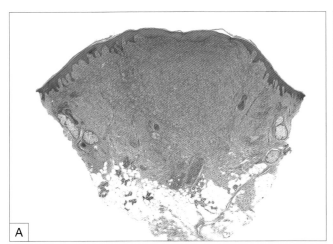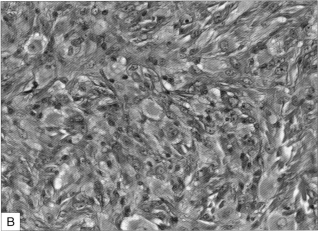

图36.11　网状组织细胞瘤。A.真皮内边界清楚的结节；B.肿瘤细胞呈多角形，有丰富的均质嗜酸性胞浆（日本木村铁宣医师提供）

## 多中心网状组织细胞增生症（multicentric reticulohistiocytosis）

　　临床表现　常累及四肢末端，表现为肢端小关节周围多发的坚实丘疹、小结节，严重病例可发生溶骨性损害。本病可合并系统性自身免疫病或恶性肿瘤。

　　病理表现　真皮内组织细胞增生，位于真皮浅层或深部，但边界不清。早期皮疹为散在细胞增生，成熟皮疹为片状或结节性组织细胞增生。组织细胞胞浆丰富，呈多角形或上皮样形态，有明显嗜酸性胞浆，呈毛玻璃样改变。免疫组化表达CD68标记（图36.12）。

　　诊断要点　依据临床特征可鉴别网状组织细胞瘤。

## 播散性黄瘤（disseminated xanthoma）

　　临床表现　多见于成年人，表现为腋下、腹股沟等部位为主的丘疹、斑块，多数患者面部可出现红斑、丘疹。除皮肤外，咽喉、上呼吸道、上消化道可出现相应病损并导致声嘶、吞咽功能障碍等表现。可累及垂体，出现尿崩症表现，个别患者累及肝脏、骨髓等。患者无血脂异常。

　　病理表现　真皮内以泡沫细胞为主的增生，有时可出现非泡沫样组织细胞增生，类似黄色肉芽肿。肿瘤细胞表达CD68，不表达朗格汉斯细胞标记（图36.13）。

　　诊断要点　临床特征有提示作用，病理提示为非朗格汉斯细胞组织细胞增生症。

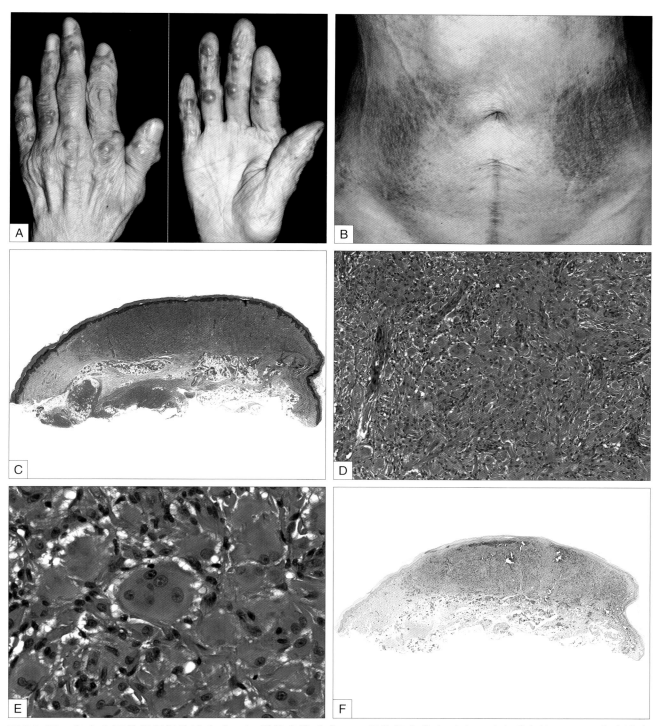

图 36.12　**多中心网状组织细胞增生症**。A. 手部多发丘疹；B. 腰腹部多发小丘疹，融合成斑块；C~E. 真皮浅中层弥漫性组织细胞增生，有均质嗜酸性胞浆；F. 肿瘤细胞 CD68 阳性

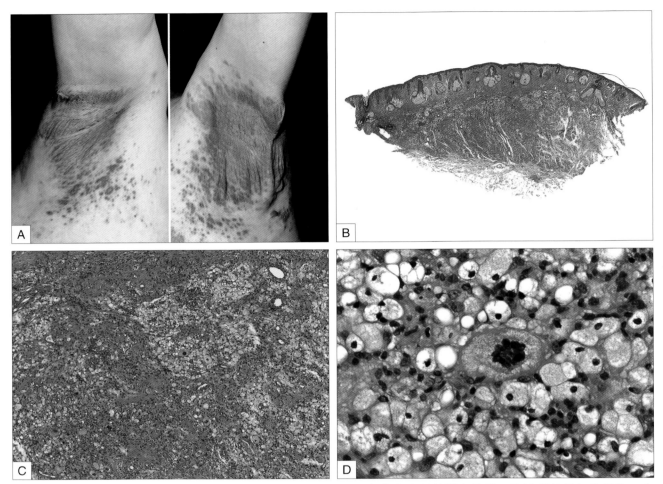

图 36.13　**播散性黄瘤**。A. 双腋下对称性丘疹、斑块；　B~D. 真皮内弥漫性增生的单一泡沫样组织细胞浸润，有个别 Touton 巨细胞

## 丘疹性黄瘤（papular xanthoma）

　　临床表现为单发、多发或泛发性的黄色丘疹、结节。病理表现为局限的泡沫细胞增生，可形成 Touton 巨细胞，缺乏其他类型的组织细胞或炎症细胞成分。本病与脂代谢异常无关。文献中报告的丘疹性黄瘤基本都是个案或小样本报告，作者认为丘疹性黄瘤接近于黄色肉芽肿的特点。

## 泛发性发疹性组织细胞瘤（generalized eruptive histiocytosis）

　　表现为全身散在分布的泛发性小丘疹，病理为真皮内组织细胞增生，类似黄色肉芽肿的病理。本病诊断需临床结合病理，与脂代谢异常无关。一些文献中描述的婴儿或儿童发生的泛发性发疹性组织细胞瘤可能更接近于良性头部组织细胞增生症。

## 进行性结节性组织细胞瘤（progressive nodular histiocytosis）

表现为全身散在分布的结节、斑块性的损害，易出现面部的结节、斑块甚至毁容，部分患者合并上消化道、眼结膜等部位病变。病理为真皮内组织细胞增生，多数情况下表现为以梭形细胞为主的增生。本病属于临床结合病理的诊断，与脂代谢异常无关。

## 渐进性坏死性黄色肉芽肿（necrobiotic xanthogranuloma）

临床表现　通常见于中老年人，表现为结节、斑块，眼周和头面部容易发生，也可见于其他部位。部分患者合并有面积相对广泛的扁平黄瘤。患者可有肝脾肿大等系统表现。绝大多数患者有副球蛋白血症，合并有浆细胞异常增生或异常淋巴细胞增生性疾病。

病理表现　常累及真皮全层，形成栅栏状肉芽肿，中央往往见变性的胶原或胆固醇结晶，组织细胞为多形性改变，可形成多核巨细胞或 Touton 巨细胞形态（图 36.14）。

诊断要点　属于副球蛋白血症的临床表现之一，需结合临床及病理诊断。

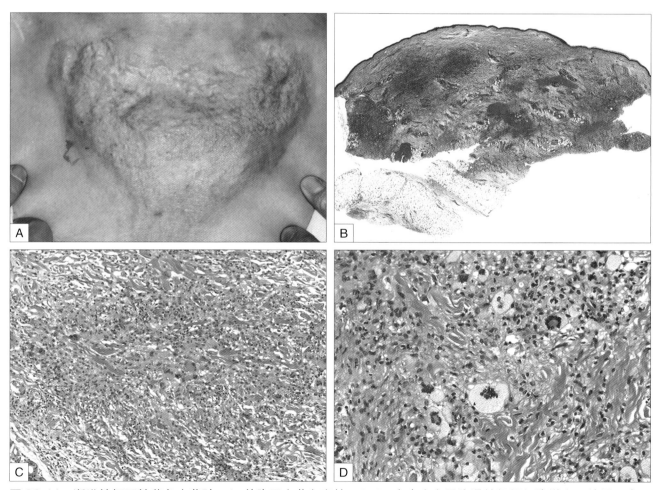

图 36.14　**渐进性坏死性黄色肉芽肿**。A. 前胸巨大黄色斑块；B~D. 真皮内全层弥漫性组织细胞增生，并累及皮下脂肪间隔，增生的组织细胞具有多形性形态，包括泡沫样组织细胞和 Touton 巨细胞

## 疣状黄瘤（verruciform xanthoma）

临床表现　好发于口腔和外生殖器部位，表现为表面呈疣状的红色或黄色丘疹、结节。

病理表现　疣状增生，表皮常有片状嗜酸性坏死现象。低倍镜下易忽略泡沫样组织细胞的存在，高倍镜下可见真皮乳头部位聚集的形态均一的泡沫状组织细胞（图 36.15）。

诊断要点　疣状增生模式和乳头层泡沫样组织细胞浸润是其特点。

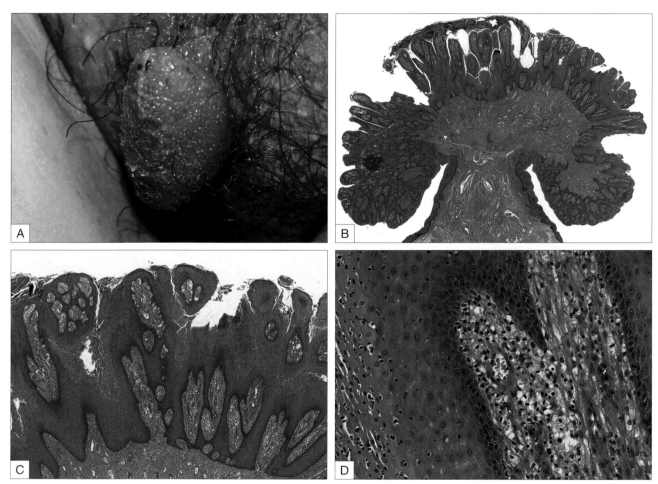

图 36.15　**疣状黄瘤**。A. 外阴部位红色外生性丘疹；B、C. 外生性息肉状丘疹，表皮有明显的疣状增生，同时浅表表皮有坏死；D. 真皮乳头层可见增生的泡沫样组织细胞

## 睑黄瘤（xanthelasma）

临床表现　双眼内眦对称性分布的黄色丘疹、斑块。仅有部分患者合并有高脂血症，有部分患者有明确家族史。

病理表现　真皮内弥漫性泡沫状组织细胞浸润。组织细胞形态相对单一，呈片状或以血管为中心分布（图 36.16）。

诊断要点　临床特征鲜明，病理为单一泡沫状组织细胞浸润。

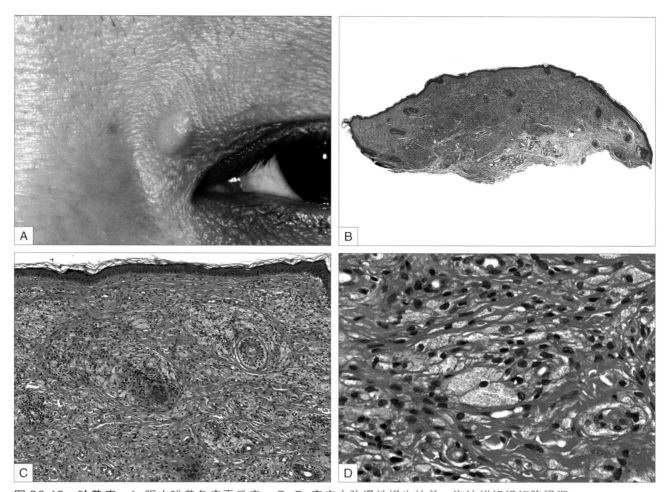

图 36.16　睑黄瘤。A. 眼内眦黄色扁平丘疹；B~D. 真皮内弥漫性增生的单一泡沫样组织细胞浸润

## 脂代谢异常相关黄瘤病 (xanthoma associated with abnormal lipid metabolism)

　　临床表现　一组与脂代谢密切相关的黄瘤性疾病，患者有脂代谢相关基因异常。依据其临床表现可分为发疹性黄瘤、结节性黄瘤、腱黄瘤、扁平黄瘤等。发疹性黄瘤多与高甘油三酯血症有关，结节性黄瘤、腱黄瘤多与高胆固醇血症相关。

　　病理表现　形态均一的泡沫状组织细胞浸润，可弥漫性或沿血管为中心分布（图 36.17，图 36.18）。

　　诊断要点　单一泡沫状组织细胞提示黄瘤病，结合临床特征及异常血脂检查结果可进行具体分型。部分扁平黄瘤的发生可能与副球蛋白血症相关，与渐进性坏死性黄色肉芽肿的临床表现有重叠。

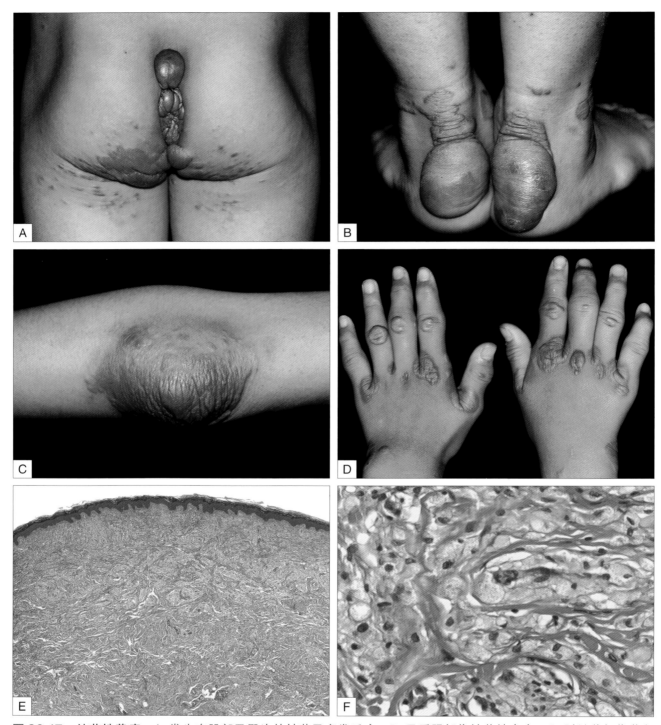

图 36.17　**结节性黄瘤**。A. 发生在股部及臀沟的结节及多发丘疹；B. 足后跟部位结节性皮疹；C. 肘关节部位黄色斑块；D. 指关节伸侧多发斑块；E、F. 真皮内弥漫组织细胞增生，为单一泡沫状组织细胞

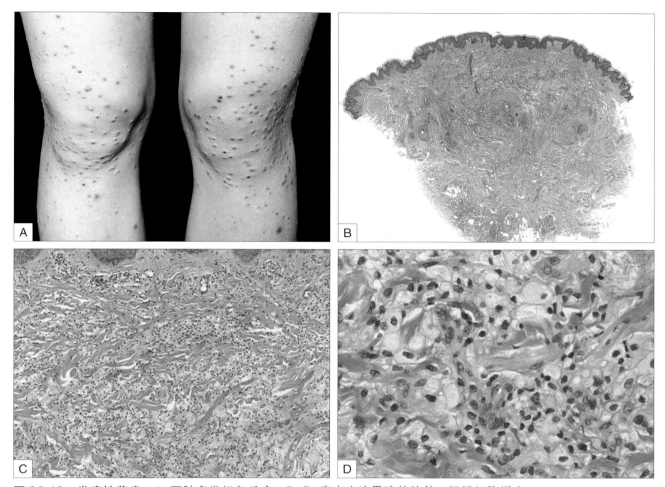

图 36.18　发疹性黄瘤。A. 下肢多发红色丘疹；B~D. 真皮内边界清楚的单一组织细胞增生

## 色素性荨麻疹（pigmented urticaria）

　　临床表现　最常见的肥大细胞增生性疾病。幼儿多见，也可见于成年人。临床表现为多发或泛发的褐色斑疹、丘疹，伴有瘙痒，摩擦后发红。

　　病理表现　表皮基底层色素增加，真皮浅层明显的肥大细胞增生，不同病例肥大细胞数量可有差别，可伴有嗜酸性粒细胞浸润。肥大细胞胞浆丰富，有嗜碱性颗粒，形态为圆形或椭圆形。Giemsa 染色、甲苯胺兰染色或 CD117 染色有助于鉴定（图 36.19）。

　　诊断要点　所有的皮肤肥大细胞增生症都应该排除系统累及的可能性，尤其是成人发生的病例，骨髓检测以及 KIT 基因检测等有助于判断是否有系统累及。

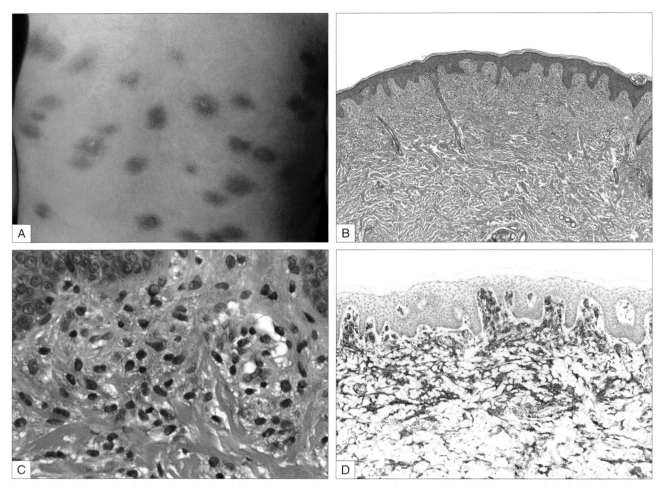

**图 36.19** 色素性荨麻疹。A. 幼儿躯干多发红褐色斑疹；B、C. 真皮浅层散在的细胞增生，增生的细胞为小椭圆形细胞，有颗粒状胞浆；D. 肿瘤细胞 CD117 阳性

## 肥大细胞瘤（mastocytoma）

　　**临床表现**　常见于小儿。表现为单发的丘疹、结节或肿瘤，常为红褐色，瘙痒明显，严重时可发生水疱。

　　**病理表现**　真皮内弥漫性肥大细胞聚集，细胞形态均一，排列均匀，特殊染色可确认肥大细胞（图 36.20）。

　　**诊断要点**　依据病理可确诊。

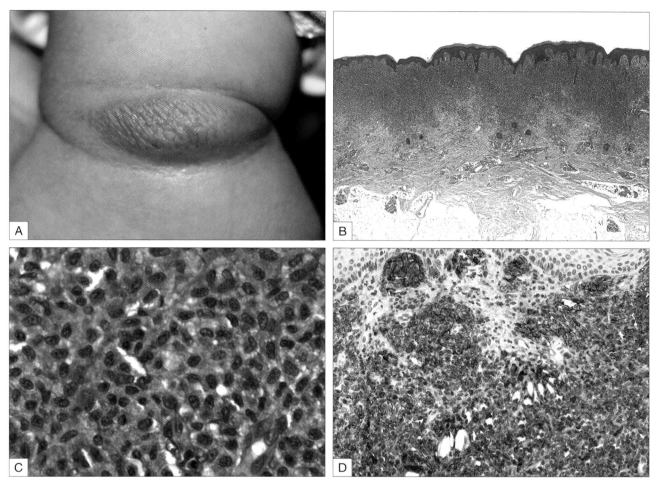

**图 36.20　肥大细胞瘤**。A. 婴儿手腕部位肿瘤；B、C. 真皮密集的肿瘤细胞增生，增生的细胞为均质的小椭圆形细胞，胞浆丰富；D. CD117 阳性

## 持久性发疹性斑状毛细血管扩张（telangiectasia macularis eruptive perstans）

　　**临床表现**　可发生于躯干、肩背部、上肢等部位。表现为局部红色或棕色斑疹，合并有明显毛细血管扩张。

　　**病理表现**　血管扩张，周围有散在肥大细胞增生，肥大细胞可呈梭形，需借助特殊染色确认（图 36.21）。

　　**诊断要点**　可借助特殊染色鉴别血管周围增生的肥大细胞。

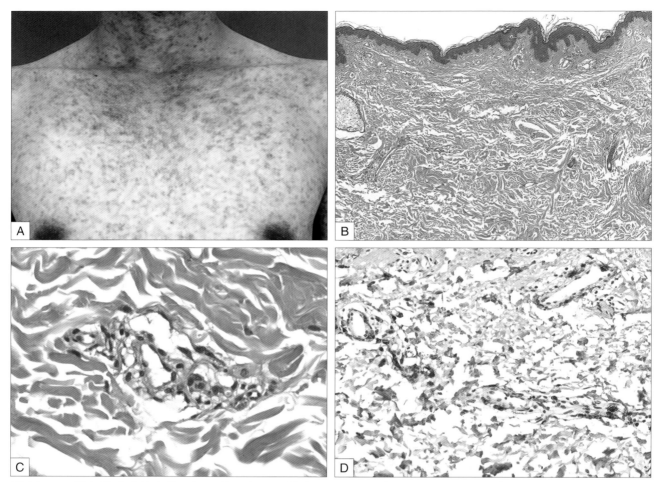

图 36.21　**持久性发疹性斑状毛细血管扩张**。A. 前胸泛发毛细血管扩张；B、C. 真皮浅中层血管扩张，血管周围有散在梭形肥大细胞浸润；D. CD117 染色显示扩张的血管周围分布的肥大细胞

# 37. 皮肤转移性肿瘤 (Cutaneous Metastases)

　　几乎所有的肿瘤都可以转移到皮肤，临床中最常见的皮肤转移性肿瘤包括乳腺癌、结直肠癌、肺癌、胃癌、肾癌和黑素瘤皮肤转移。皮肤转移癌常表现为头皮或躯干部位单发或多发的结节，临床通常为红色或皮色，可出现局部糜烂或溃疡。当病理检查怀疑皮肤转移癌时，明确患者既往的肿瘤病史有助于诊断，系统体格检查和影像学检查往往比病理学检查更容易明确肿瘤起源。转移的肿瘤细胞往往累及真皮组织，散在或成片分布于真皮胶原之间，或存在于扩张的淋巴管或血管内。多数转移癌与常见的皮肤原发肿瘤在肿瘤细胞形态上有明显区别。本章节描述临床上相对常见的皮肤转移癌。

## 目　录

## 乳腺癌皮肤转移 (cutaneous metastases from breast carcinoma)

　　**临床表现**　通常表现为手术区及其周围的红斑、结节、斑块或皮肤软组织肿胀，临床可分为结节性转移癌、炎性癌、铠甲癌、毛细血管扩张性转移癌等。

　　**病理表现**　通常表现为真皮内结节性肿瘤细胞增生，或胶原间散在肿瘤细胞增生，或淋巴管内或血管内肿瘤细胞增生。肿瘤细胞形成团块状或腺样分布，有明显的细胞异型性和核分裂象。肿瘤细胞表达 CK7，不表达 CK20，部分病例可表达雌激素受体、孕激素受体和 Her-2（图 37.1～图 37.3）。

　　**诊断要点**　多数患者能追溯到明确的肿瘤病史。病理表现为腺样分化的肿瘤并表达 CK7。

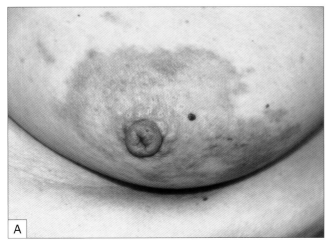

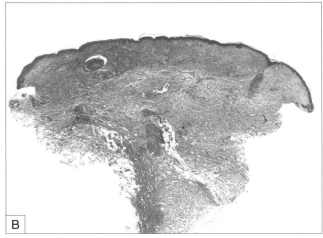

677

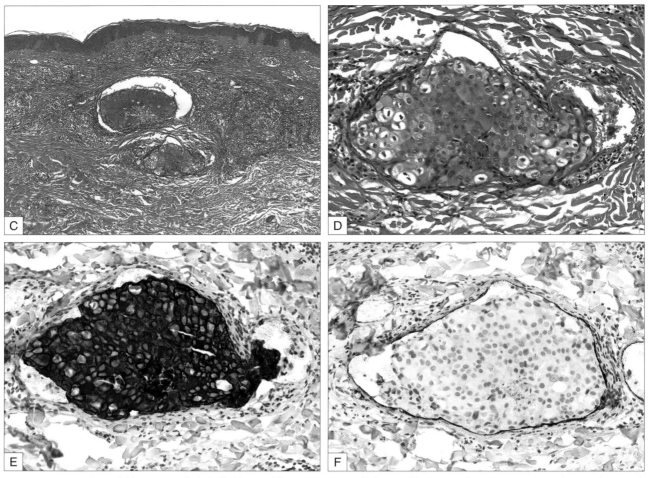

**图 37.1 乳腺癌皮肤转移**。A. 乳房部位的浸润性红斑；B~D. 真皮内以管腔内分布为主的结节性增生性改变，管腔内边界清楚的肿瘤细胞增生，肿瘤细胞有异型性；E. 肿瘤细胞 CK7 阳性；F. D2-40 染色显示肿瘤细胞位于扩张的淋巴管内

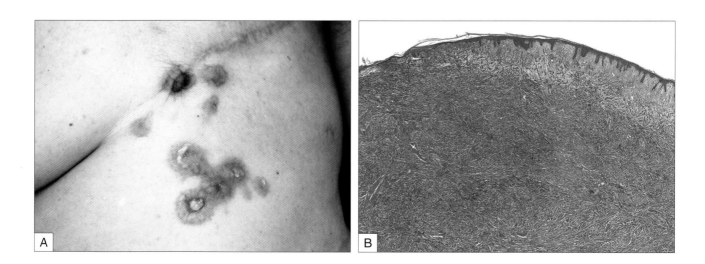

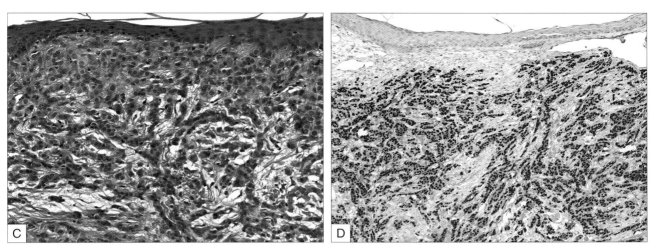

图37.2　**乳腺癌皮肤转移**。A.术后左胸部伤口周围出现的多发浸润性斑块；B.肿瘤细胞在真皮内呈现弥漫性生长；C.肿瘤细胞形成条索样增生模式，散在于真皮胶原间；D.肿瘤细胞孕激素受体阳性

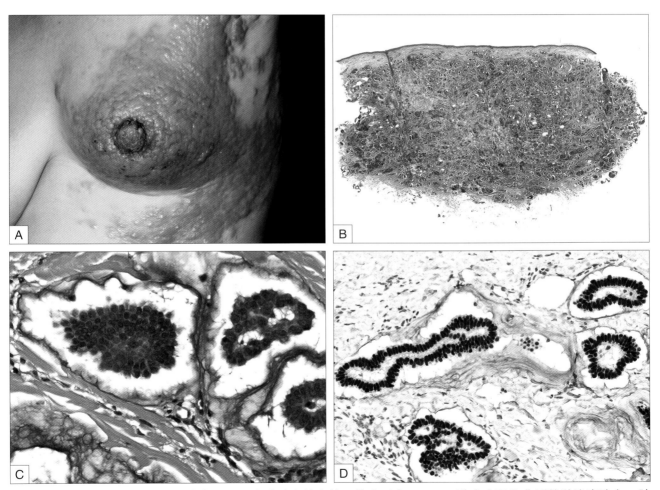

图37.3　**乳腺癌皮肤转移**。A.乳房及周围皮肤融合性斑块及散在丘疹；B、C.肿瘤表现为典型的黏液癌改变，肿瘤细胞团块周边有大量的黏液；D.肿瘤细胞雌激素受体阳性

## 肺癌皮肤转移（cutaneous metastases from lung carcinoma）

**临床表现** 通常表现为躯干或头面部的红色结节、斑块。

**病理表现** 真皮内结节性或胶原间浸润性生长模式。如同原发肿瘤，转移的肺癌细胞形态通常分为鳞癌、腺癌和小细胞癌。鳞癌通常表现为具有丰富嗜酸性胞浆的细胞，可出现角化现象，表达 p63、CK5/6 等。腺癌通常表现为腺管样结构，可伴有黏液分泌，瘤细胞高度异型性，表达 TTF-1、CK7。小细胞癌通常表现为片状小细胞增生，核深染，缺乏明显的胞浆，表达 NSE、TTF-1 等（图 37.4，图 37.5）。

**诊断要点** 诊断本病需明确追溯到肺癌病史或查到明显肺部病变。小细胞肺癌皮肤转移需与 Merkel 细胞癌鉴别，Merkel 细胞癌不表达 TTF-1，可表达 Merkel 细胞癌多瘤病毒抗原。

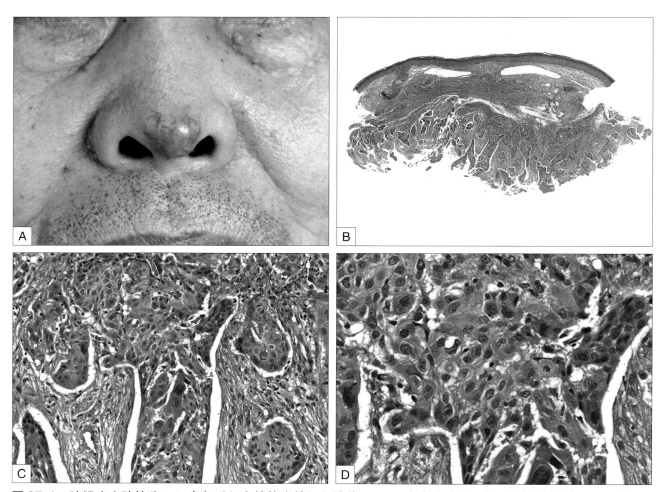

**图 37.4 肺鳞癌皮肤转移**。A. 鼻部毛细血管扩张性红色结节；B~D. 真皮内边界不规则的结节性增生，细胞有丰富的嗜酸性胞浆，异型性明显

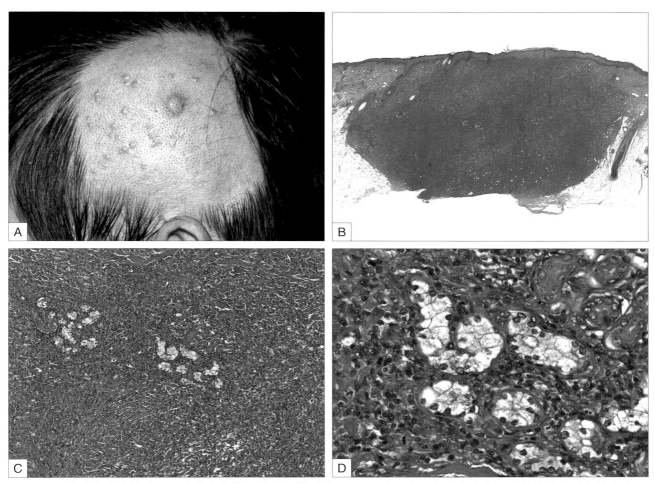

图 37.5　**肺腺癌皮肤转移**。A. 头皮多发的大小不一的丘疹；B~D. 肿瘤表现为真皮内弥漫性的小嗜碱性细胞增生，局部有明显的腺样分化，部分肿瘤细胞有空泡样胞浆

## 结直肠癌皮肤转移（cutaneous metastases from colorectal carcinoma）

　　临床表现　通常表现为腹部或其他部位皮肤的结节、肿瘤或溃疡，肚脐为胃肠道转移癌的好发部位。

　　病理表现　真皮内结节性或浸润性生长模式，肿瘤细胞形成肥大的腺体并伴有不同程度的黏液，同时可出现细胞坏死、核碎片等现象（文献称为 dirty necrosis）。结直肠癌表达 CK20，不表达 CK7（图37.6）。

　　诊断要点　肥大的腺体并伴有细胞坏死和核碎裂现象提示结直肠癌皮肤转移，免疫组化可辅助诊断。

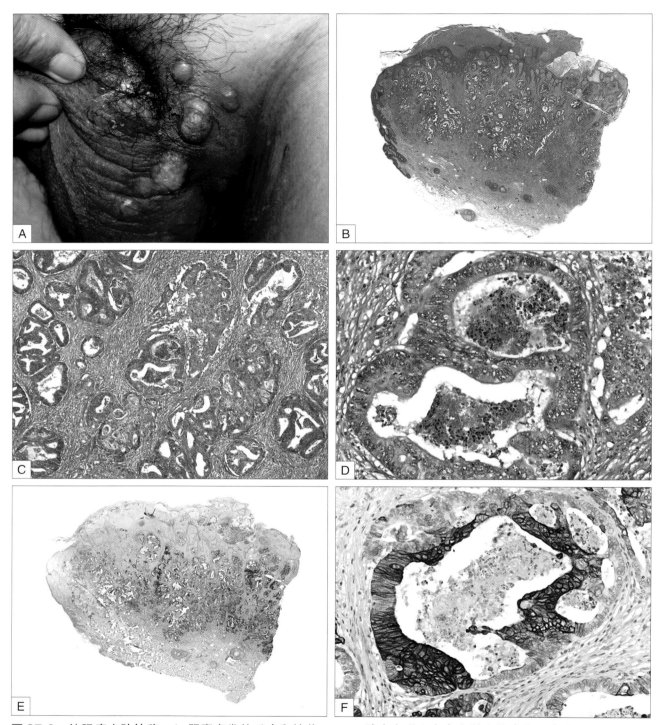

图 37.6　结肠癌皮肤转移。A. 阴囊多发的丘疹和结节；B~D. 肿瘤表现为真皮内增生的腺体，腺体肥大，有明显的坏死现象；E、F. 肿瘤细胞 CK20 阳性

## 胃癌皮肤转移（cutaneous metastases from gastric carcinoma）

　　临床表现　可发生于腹壁、手术切口、肚脐等部位，通常表现为结节。
　　病理表现　通常表现为结节模式或胶原间浸润模式。可形成腺样结构，或由富于黏液的印戒细胞所组成。胃癌可表达 CK7 或 CK20，也可为阴性（图 37.7～图 37.9）。

诊断要点　印戒细胞癌转移较为常见，需结合临床诊断。

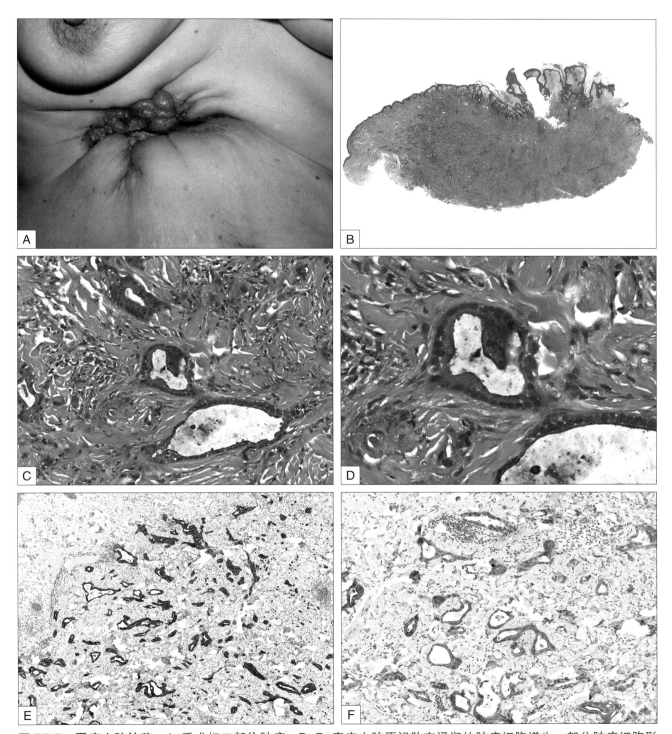

**图 37.7　胃癌皮肤转移**。A. 手术切口部位肿瘤；B~D. 真皮内胶原间散在浸润的肿瘤细胞增生，部分肿瘤细胞形成明显的腺体；E. 肿瘤细胞 CK7 阳性；F. 肿瘤细胞 Villin 阳性

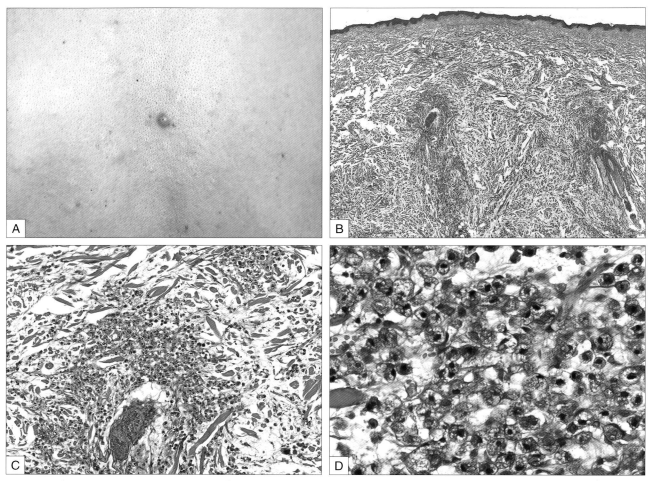

图 37.8　**胃印戒细胞癌皮肤转移**。A. 背部多发的小丘疹；B~D. 真皮内胶原间散在的肿瘤细胞，肿瘤细胞含有丰富的黏液性胞浆，部分细胞核位于周边

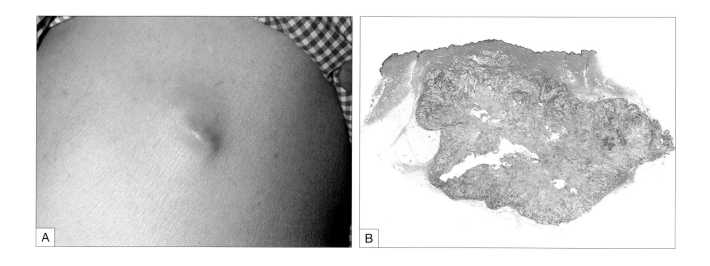

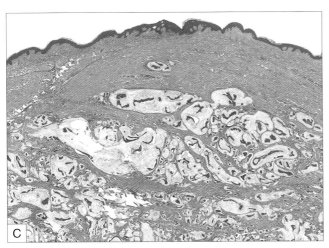

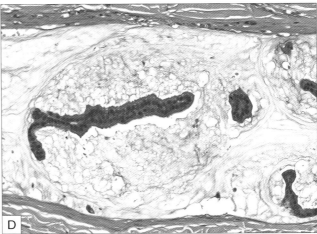

图 37.9　**胃黏液癌皮肤转移**。A. 腰背部孤立性皮下结节；B~D. 病理显示典型的黏液癌结构，从形态学上与皮肤、乳腺等部位的黏液癌无法区别

## 肾癌皮肤转移（cutaneous metastases from renal carcinoma）

　　临床表现　通常表现为红色结节。

　　病理表现　以透明细胞肾癌多见，表现为结节性透明细胞增生，可形成小梁状、管状或乳头状结构，含有丰富的血管（图 37.10）。

　　诊断要点　需与透明细胞汗腺瘤鉴别，透明细胞肾癌表达 vimentin、角蛋白、CD10。

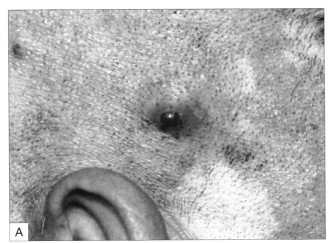

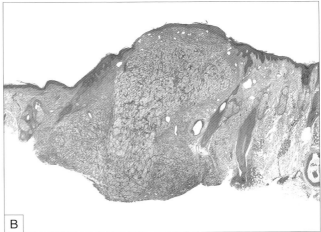

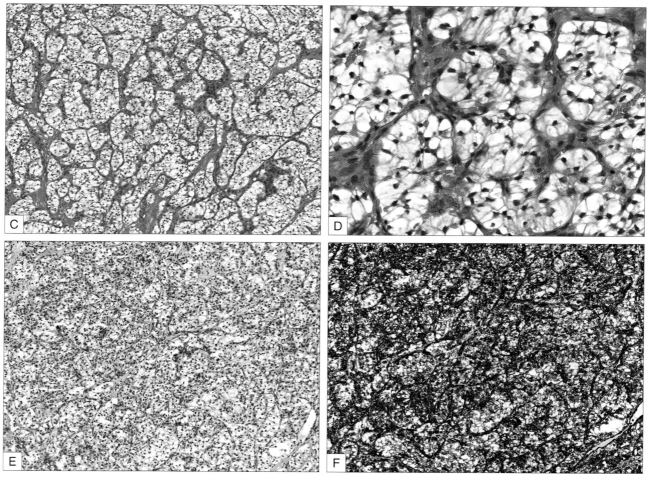

图 37.10 　肾透明细胞癌皮肤转移。A. 头皮局部红色丘疹；B~D. 真皮内透明细胞形成的结节，肿瘤细胞团之间含有丰富的纤维间隔及小血管；E. 肿瘤细胞 AE1/AE3 弱阳性；F. vimentin 阳性

# 中文名词索引 (Index of Chinese)

# 英文名词索引（Index of English）

# 主要参考文献（Main References）

[1] Ackerman AB, Böer A, Benin B, et al. Histologic diagnosis of inflammatory skin diseases. An algorithmic method based on pattern analysis[M]. 3rd ed. New York: Ardor Scribendi, 2005:1-522.

[2] Ackerman AB. A philosophy of practice of surgical pathology: dermatopathology as model[M]. New York: Ardor Scribendi, 1999:1-470.

[3] Carlson JA, Ng BT, Chen KR. Cutaneous vasculitis update: diagnostic criteria, classification, epidemiology, etiology, pathogenesis, evaluation and prognosis[J]. Am J Dermatopathol, 2005,27(6):504-528.

[4] Carlson JA, Chen KR. Cutaneous vasculitis update: small vessel neutrophilic vasculitis syndromes[J]. Am J Dermatopathol, 2006,28(6):486-506.

[5] Carlson JA, Chen KR. Cutaneous vasculitis update: neutrophilic muscular vessel and eosinophilic, granulomatous, and lymphocytic vasculitis syndromes[J]. Am J Dermatopathol, 2007,29(1):32-45.

[6] Carlson JA, Chen KR. Cutaneous pseudovasculitis[J]. Am J Dermatopathol, 2007,29(1):44-55.

[7] Requena L, Sánchez Yus E. Panniculitis. Part I. Mostly septal panniculitis[J]. J Am Acad Dermatol, 2001,45(2):163-183.

[8] Requena L, Sánchez Yus E. Panniculitis. Part II. Mostly lobular panniculitis[J]. J Am Acad Dermatol, 2001,45(3):325-361.

[9] Bernárdez C, Molina-Ruiz AM, Requena L. Histologic features of alopecias. part I: nonscarring alopecias[J]. Actas Dermosifiliogr, 2015,106(3):158-167.

[10] Bernárdez C, Molina-Ruiz AM, Requena L. Histologic features of alopecias. part II: scarring alopecias[J]. Actas Dermosifiliogr, 2015,106(4):260-270.

[11] Sperling LC, Cowper SE, Knopp EA. An atlas of hair pathology with clinical correlations[M]. 2nd ed. New York: Informa Healthcare, 2012,1-216.

[12] Molina-Ruiz AM, Cerroni L, Kutzner H, et al. Cutaneous deposits[J]. Am J Dermatopathol, 2014,36(1):1-48.

[13] Kazakov DV, McKee PH, Michal M, et al. Cutaneous adnexal tumors[M]. Philadelphia: Lippincott Williams & Wilkins Health, 2012:1-814.

[14] Requena L, Kutzner H. Cutaneous soft tissue tumors[M]. Philadelphia: Wolters Kluwer, 2015:1-963.

[15] Argenyi Z, Jokinen CH. Cutaneous neural neoplasms[M]. New York: Humana Press, 2011:1-135.

[16] Cerroni L. Skin lymphoma. The illustrated guide[M]. 4th ed. New York: Wiley-Blackwell, 2014:1-425.

[17] Alcaraz I, Cerroni L, A Rütten, et al. Cutaneous metastases from internal malignancies: a clinicopathologic and immunohistochemical review[J]. Am J Dermatopathol, 2012,34(4):347-393.